实用盆底超声技术

Practical Pelvic Floor Ultrasonography
A Multicompartmental Approach to 2D/3D/4D Ultrasonography of the Pelvic Floor

（原著第 2 版）

原著　［美］S.Abbas Shobeiri

主审　王建六

主译　孙秀丽　苗娅莉　耿　京

世界图书出版公司

西安　北京　广州　上海

图书在版编目 (CIP) 数据

实用盆底超声技术 / (美) S. 阿巴斯·肖贝里 (S.Abbas Shobeiri) 主编; 孙秀丽, 苗娅莉, 耿京主译. —西安: 世界图书出版西安有限公司, 2020.12
书名原文: Practical Pelvic Floor Ultrasonography:A Multicompartmental Approach to 2D/3D/4D Ultrasonography of the Pelvic Floor
ISBN 978−7−5192−7379−8

Ⅰ.①实… Ⅱ.①S… ②孙… ③苗… ④耿… Ⅲ.①女性－骨盆底－骨疾病－超声波诊断 Ⅳ.①R711.330.4

中国版本图书馆 CIP 数据核字 (2020) 第 232436 号

First published in English under the title
Practical Pelvic Floor Ultrasonography:A Multicompartmental Approach to
2D/3D/4D Ultrasonography of the Pelvic Floor
edited by Abbas Shobeiri,edition:2
Copyright© Springer International Publishing AG 2014,2017
This edition has been translated and published under licence from
Springer Nature Switzerland AG.

书　　名	实用盆底超声技术	
	SHIYONG PENDI CHAOSHENG JISHU	
原　　著	［美］S.Abbas Shobeiri	
主　　译	孙秀丽　苗娅莉　耿　京	
责任编辑	王　娜	
装帧设计	绝色设计	
出版发行	世界图书出版西安有限公司	
地　　址	西安市高新区锦业路 1 号都市之门 C 座	
邮　　编	710065	
电　　话	029-87214941　029-87233647（市场营销部）	
	029-87234767（总编室）	
网　　址	http://www.wpcxa.com	
邮　　箱	xast@wpcxa.com	
经　　销	新华书店	
印　　刷	陕西天意印务有限责任公司	
开　　本	787mm×1092mm　1/16	
印　　张	24.25	
字　　数	489 千字	
版次印次	2020 年 12 月第 1 版　2020 年 12 月第 1 次印刷	
版权登记	25-2020-181	
国际书号	ISBN 978-7-5192-7379-8	
定　　价	298.00 元	

译者名单

主　审　王建六

主　译　孙秀丽　苗娅莉　耿　京

编译委　（按姓氏笔画排序）

　　　　刘　娟　孙秀丽　孙松朋　杨　帆　李　环　吴桂珠　何　丽
　　　　宋　悦　张广民　张美琴　苗娅莉　赵志美　耿　京　郭晓霞

译　者　（按姓氏笔画排序）

　　　　王世言（北京大学人民医院）

　　　　王　玥（北京大学深圳医院）

　　　　文继锐（四川大学基础医学与法医学院）

　　　　刘　娟（广州医科大学第三附属医院）

　　　　孙秀丽（北京大学人民医院）

　　　　孙松朋（北京中医药大学东直门医院）

　　　　杨　帆（四川大学华西第二医院）

　　　　李　环（北京大学深圳医院）

　　　　吴桂珠（同济大学附属第一妇婴保健院）

　　　　何　丽（成都市妇女儿童中心医院）

　　　　宋　悦（中国医科大学附属盛京医院）

　　　　张广民（内蒙古民族大学第三临床医学院）

　　　　张美琴（四川大学华西第二医院）

　　　　陈硕臻（广州医科大学第三附属医院）

　　　　苗娅莉（四川大学华西第二医院）

　　　　赵志伟（四川大学基础医学与法医学院）

　　　　耿　京（北京大学人民医院）

　　　　贾元元（北京大学人民医院）

　　　　高远菁（北京协和医学院 / 北京协和医院）

　　　　高倩倩（四川大学华西第二医院）

　　　　郭晓霞（四川省人民医院）

秘　书　王世言　文继锐

原著作者名单

Parag Chitnis Department of Bioengineering, George Mason University, Fairfax, VA, USA

G. Willy Davila Section of Urogynecology and Reconstructive Pelvic Surgery, Department of Gynecology Florida, The Cleveland Clinic, Weston, FL, USA

Kim W.M. Van Delft Department of Obstetrics and Gynecology, Radboud University Nijmegen Medical Centre, Nijmegen, The Netherlands

Alexandros Derpapas Department of Urogynecology, Royal Victoria Infirmary, The Newcastle upon Tyne Hospitals NHS Foundation Trust, Newcastle upon Tyne, UK

Vladimir Egorov Technology Development, ARTANN Laboratories, Inc, West Trenton, NJ, USA

Aparna Hegde Center for Urogynecology and Pelvic Health (C.U.P), Sama Hospital, New Delhi, India

Pouya Javadian Department of Obstetrics and Gynecology, Newark Beth Israel Medical Center, Newark, NJ, USA

Baerbel Junginger Department of Gynecology, Pelvic Floor Centre, Charité Universitaetsmedizin Berlin, Berlin, Germany

Vik Khullar Department of UroGynecology, St Mary's Hospital, Imperial College Healthcare NHS Trust, London, UK

Kang Kim Medicine and Heart and Vascular Institute, University of Pittsburgh Medical Center, Pittsburgh, PA, USA

University of Pittsburgh School of Medicine, Pittsburgh, PA, USA

Jittima Manonai Department of Obstetrics and Gynaecology, Faculty of Medicine Ramathibodi Hospital, Mahidol University, Bangkok, Thailand

Sthela M. Murad-Regadas Department of Surgery, Medical School of Federal

University of Ceara, Fortaleza, CE, Brazil

Unit of Pelvic Floor and Anorectal Physiology, Clinical Hospital, Medical School of Federal University of Ceará, Fortaleza, CE, Brazil

Unit of Pelvic Floor of Sao Carlos Hospital, Fortaleza, CE,

Lieschen H. Quiroz Department of Obstetrics and Gynecology, Female Pelvic Medicine and Reconstructive Surgery, The University of Oklahoma Health Sciences Center, Women's Pelvic and Bladder Health Center, Oklahoma City, OK, USA

Ghazaleh Rostaminia Department of Obstetrics and Gynecology, INOVA Women's Hospital, Virginia Commonwealth University, Falls Church, VA, USA

Andrea C. Santiago Division of Urogynecology, Department of Obstetrics and Gynecology, University of Toronto-Mount Sinai Hospital, Toronto, ON, Canada

Giulio Aniello Santoro Pelvic Floor Unit, Department of Surgery, Treviso Regional Hospital, Treviso, Italy

S. Abbas Shobeiri Department of Obstetrics and Gynecology, Gynecologic Subspecialties, INOVA Women's Hospital, Virginia Commonwealth University, Falls Church, VA, USA

Department of Bioengineering, George Mason University, Fairfax, VA, USA

Siddhartha Sikdar Department of Bioengineering, George Mason University, Fairfax, VA, USA

Qi Wei Department of Bioengineering, George Mason University, Fairfax, VA, USA

Milena M. Weinstein Department of Obstetrics and Gynecology, Division of Female Pelvic Medicine and Reconstructive Surgery, Massachusetts General Hospital, Boston, MA, USA

Andrzej Paweł Wieczorek Department of Pediatric Radiology, University Children's Hospital, Medical University of Lublin, Lublin, Poland

Magdalena Maria Woźniak Department of Pediatric Radiology, University Children's Hospital, Medical University of Lublin, Lublin, Poland

致　谢

深夜，清晨，周末，我努力地编写本书。它花费了我大约一年的时间，这是以牺牲我妻子和三个女儿的宝贵时间为代价的。没有什么比和她们在一起更幸福。她们相信我的努力是为了传播、学习、交流、研究和减轻妇女的病痛。

序

盆底功能障碍性疾病是中老年女性常见病，严重影响了女性的生活质量和家庭幸福。近20年来，我国妇产科工作者高度重视对盆底功能障碍性疾病的诊治工作，在全国范围内开展了盆底功能障碍性疾病发病率流行病学调查、诊断标准及方法探索、各种治疗方法的临床应用和总结等，有力地推动了该领域的研究工作，显著降低了治疗失败率和并发症发病率。

随着我们对女性盆底功能障碍性疾病深入的认识和理解，其发病机制多元化，疾病表现复杂化，特别是在病情评估方面缺乏客观准确、适合临床推广应用的技术方法。超声是妇产科应用最为广泛的辅助诊断技术。盆底超声检查作为一种非侵入性、可重复、易实施、具有良好耐受性的方法，可通过会阴、阴道、直肠等不同途径，对不同的盆底结构进行细致入微的观察和诊断，还能够通过多腔室多层次超声成像，对盆底结构进行整体的描绘和呈现，帮助临床医生更加准确、全面、多维度的完成对疾病的诊治。盆底超声检查经过10余年的探索和发展，已经成为盆底功能障碍性疾病重要的辅助诊断方法，并逐渐受到关注。但是，目前临床上缺少一本实用的盆底超声参考书。

美国学者 S. Abbas Shobeiri 和全世界该领域的专家们精心编写了 *Practical Pelvic Floor Ultrasonography* 一书。该书系统地介绍了盆底超声的原理、方法、临床应用等。经第一版出版发行以来，收到学界广泛的认可和欢迎，目前出版至第二版，已成为该领域的教科书。

北京大学人民医院的孙秀丽、耿京大夫及四川大学华西第二医院的苗娅莉大夫与国内该领域的年轻专家们一起，通力合作，短时间内将该书翻译为中文并出版发行，希望中文版的《实用盆底超声技术》一书能够给盆底超声领域带来新的知识、新的技术和新的思想，进而推进盆底医学的发展。看见一批年轻的盆底专家们活跃在盆底学术领域的第一线，我感到很欣慰，也很高兴。因此，我愿意在此书出版发行之际写几句话做为序。希望我国的盆底医学快速发展，取得更多的成绩，展现在国际学术舞台上。

王建六

北京大学人民医院副院长

中华医学会妇产科学分会常委

中华医学会妇科肿瘤分会常委

全国女性盆底疾病学组副组长

中国研究型医院学会妇产科学专业委员会主任委员

中国整形美容协会女性生殖整复分会会长

北京医学会妇产科分会主任委员

北京医学会妇科肿瘤学分会候任主任委员

北京市医师协会妇产科分会会长

庚子年（2020年）夏于北京

译者前言

随着我们对女性盆底功能障碍性疾病进一步的认识和理解,我们越加需要一种工具帮助延伸我们的视觉深度和广度。盆底超声检查作为一种非侵入性、可重复、易实施、具有良好耐受性的方法已逐渐成为盆底医学不可或缺的工具和手段,使我们日益依赖和信任。

数十年来,盆底超声检查已逐步广泛应用于女性盆底功能障碍性疾病的诊断、盆底康复治疗、盆底重建术前评估、术后疗效评价、手术并发症诊治等。通过选择恰当的超声设备、超声探头及成像模式,盆底超声检查可通过会阴、阴道、直肠等不同途径,对不同的盆底结构进行细致入微的观察和诊断,更能够通过多腔室多层次超声成像,对盆底结构进行整体的描绘和呈现,帮助临床医生更加准确、全面、多维度的完成疾病诊治。

美国学者 S. Abbas Shobeiri 等专家精心编写的 *Practical Pelvic Floor Ultrasonography* 是一本专注于讲述女性盆底功能障碍性疾病超声学的工具书。其涵盖了超声检查的基本原理和技术、超声设备、盆底正常解剖结构、肛提肌损伤、阴道网片、盆底康复治疗、手术超声等内容,提供了大量高质量的超声图片和丰富的临床超声实践,兼顾了新手及盆底超声专家的需求,尤其适用于盆底专业医生。本书的译者有专业的盆底超声医生,也有妇科泌尿专业的医生,对盆底疾病的诊治均有着丰富的临床经验,从超声医生和临床医生不同的角度来学习、认识、理解和表述女性盆底超声,是本书优于其他盆底超声著作的特点。本书还有一独特之处就是,它对不同型号的超声仪器、超声探头的性能指标和超声视窗等方面进行了详实而准确的评价,有利于加强我们对超声设备的理解和认识,从而更加精准的评价超声图像及结果。

作为本书的主译,特别感谢世界图书出版西安有限公司的厚爱和支持,感谢本书的俩位秘书——王世言主治医师和文继锐博士所做的大量服务和联络工作。如果本书存在翻译不妥和错误之处,敬请读者批评指正,以期再版重印之时得以修正。

孙秀丽　苗娅莉　耿　京

庚子年（2020 年）夏于北京、成都

原著前言

在本书第一版出版后的短短数年里，多腔室盆底超声已经成为女性盆底疾病临床检查的重要方法和手段。尽管磁共振成像是最有前途的方法之一，但其存在成本和可获得性的限制。另一方面，超声检查已经成为妇产科、泌尿科、物理治疗和结直肠外科的常规检查手段。经会阴超声成像广泛应用于不便于进行经阴道/直肠超声检查的患者。经肛门超声成像已经成为肛门直肠疾病临床检查方法的金标准。在过去的 20 年里，肛门括约肌成像得到了广泛的应用[1-4]。高分辨率 3D 腔内超声探头成像不能取代经会阴 2D 动态成像。人们通常认为，采用不同的超声路径能够对不同的结构进行更好地观察。盆底作为一个整体结构，应该提倡采用多腔室多层次超声成像[3]。本书对 2D 会阴超声、3D 阴道超声和 3D 肛肠超声这三种方法进行了集中阐述。

本书囊括了目前最新、最先进的文献综述，它详细介绍了盆底超声成像是如何用于基本临床诊断和复杂诊疗的。该书强调了对盆底解剖结构的理解[5-6]，因为如果没有对盆底解剖结构透彻的理解，超声医生在面对视觉成像时会不知所措。针对盆底精细解剖学和组织学研究，我们的团队在 2006 年率先采用 3D 阴道内超声成像对盆底结构进行了研究，并在 2009 年发表了我们的研究结果[7-8]。我们与世界各国的研究人员合作，对超声技术进行了改进[3, 7]。我们在美国和国际会议上举行学习板，向临床医生、超声医生和物理治疗师传播我们关于盆底超声的知识。通过我们与志趣相投的研究人员的合作，自从第一版出版以来，利用盆底超声方法进行的研究与日俱增。

腔内超声技术的侵入性比盆腔检查小，易于对盆底结构进行成像。4D 超声成像技术的发展提高了经会阴超声技术的竞争力，但腔内超声成像技术仍然具有巨大的优势。在本书的结尾，我们希望读者能够掌握经会阴超声、经阴道超声和经肛门超声，2D/3D/4D成像技术评价盆底功能的技术，包括对肛门括约肌和肛提肌的评估。读完本书，读者应该能够对如何进行会阴、阴道和肛门盆底超声检查有一个基本的了解。

3D和4D超声成像技术的巨大进步使我们对盆底的复杂解剖结构及病理改变有了更深入的理解。我们可以利用这些技术对分娩产伤导致的粪失禁和尿失禁、盆腔器官脱垂、排便障碍的机制进行更准确的评估，从而选择适当的治疗方案。

产伤导致的女性盆底疾病，尿道周围结构、肛提肌、肛直肠支持结构，尿失禁、粪失禁、盆腔器官脱垂、梗阻性排便障碍的机制，采用超声成像技术都能够比较容易地进行评估。由于盆底疾病诊断方法的改进，新的治疗方式也随之涌现，疗效也得到了改善。新的3D/4D经会阴超声、3D经阴道超声、3D经肛门超声成像技术使我们能够对盆底复杂的解剖结构有进一步地了解。超声已经取代其他方法和手段，成为诊断女性盆底疾病的重要成像模式。3D/4D经会阴超声、3D经阴道超声、3D经肛门超声成像技术都能够对盆底结构进行评估。尽管3D经阴道超声和经肛门超声能够对盆底肌肉提供最多的静态信息数据，但盆底结构是一个整体，大家通常认为2D会阴成像能够为盆底整体功能成像提供最有价值的数据。联合两种超声成像模式能够相互补充，对盆底结构和功能提供更好的、更充分的数据。本书全面介绍了用于盆底疾病诊断的各种成像模式和手段，超声作为一种成本－收益率高的手段和方法，能够给临床诊断和治疗提供有效的帮助。

为了更好地理解盆底疾病及其对妇女生活质量的影响，我们编撰了本书。它是一本有志于为女性盆底功能障碍性疾病超声成像、诊断和治疗的从业者提供帮助的工具书。本书出版的目的是为了给一线临床工作者提供参考，并传授盆底超声技术。该书由业内专家撰写，并辅以高质量的图标和图像，对该领域提供全面的知识和文献更新。同时在相关章节加入测量和测评方法，以及实践案例。

该书增加了大量标注清晰的图片，由各个领域的专家撰写最新的3D会阴超声章节，以及肛提肌损伤、阴道网片、尿道肿物、超声在物理治疗中的应用、手术超声、新技术和有限元模型等章节，读者能够在阅读后对盆底超声检查的基本原理和技术、盆底正常解剖结构，以及各种良性盆底疾病有一个清晰的认识。本书提供了丰富的临床实践，兼顾新手及盆底超声专家的需求。

享受你的阅读吧。

S. Abbas Shobeiri

于美国弗吉尼亚州福尔斯教堂

（苗娅莉译）

参考文献

［1］Santoro G, Wieczorek A, Shobeiri S, Mueller E, Pilat J, Stankiewicz A, et al. Interobserver and interdisciplinary reproducibility of 3D endovaginal ultrasound assessment of pelvic floor anatomy. Int Urogynecol J. 2010;22(1):53-9.

［2］Quiroz LH, Shobeiri SA, Nihira MA. Three-dimensional ultrasound imaging for diagnosis of urethrovaginal fistula. Int Urogynecol J. 2010;21(8):1031-3.

［3］Santoro GA, Wieczorek AP, Dietz HP, Mellgren A, Sultan AH, Shobeiri SA, et al. State of the art: an integrated approach to pelvic floor ultrasonography. Ultrasound Obstet Gynecol. 2011;37(4):381-96.

［4］Shobeiri SA, White D, Quiroz LH, Nihira MA. Anterior and posterior compartment 3D endovaginal ultrasound anatomy based on direct histologic comparison. Int Urogynecol J. 2012;23(8):1047-53.

［5］Shobeiri SA, Chesson RR, Gasser RF. The internal innervation and morphology of the human female levator ani muscle. Am J Obstet Gynecol. 2008;199(6):686. e1-e6.

［6］Shobeiri SA, Elkins TE, Thomas KA. Comparison of sacrospinous ligament, sacrotuberous ligament, and 0 polypropylene suture tensile strength. J Pelvic Surg. 2000;6(5):261-7.

［7］Santoro GA, Wieczorek AP, Stankiewicz A, Wozniak MM, Bogusiewicz M, Rechberger T. High-resolution three-dimensional endovaginal ultrasonography in the assessment of pelvic floor anatomy: a preliminary study. Int Urogynecol J Pelvic Floor Dysfunct. 2009;20(10):1213-22.

［8］Shobeiri SA, Leclaire E, Nihira MA, Quiroz LH, O'Donoghue D. Appearance of the levator ani muscle subdivisions in endovaginal three-dimensional ultrasonography. Obstet Gynecol. 2009;114(1):66-72.

目　录

第 1 章　盆底解剖学

学习目标

1. 形成盆腔器官支持的概念。

2. 熟悉支持盆腔器官的腔室理论和吊床理论。

3. 理解肛提肌各部的精细解剖结构。

4. 理解盆内筋膜和结缔组织在支持盆腔器官中的作用。

1.1　引言

盆底疾病，在美国是一个重要的公共卫生问题[1]，主要包括尿失禁（urinary incontinence，UI），粪失禁（fecal incontinence，FI）和盆腔器官脱垂（pelvic organ prolapse，POP）等疾病。这些疾病严重影响女性日常生活，并导致其生活质量下降；在美国，24% 的成年女性至少患有一种盆底疾病[2]，每 9 个女性中就有一个因此需要进行手术治疗[3]。据美国国家卫生统计中心估计，每年约完成 400 000 台盆底功能障碍的修复手术，其中 300 000 例需住院治疗[4]。一项针对澳大利亚女性的研究发现，一般女性群体中因盆腔器官脱垂接受手术的终生风险为 19%[5]。在奥地利的一项研究中指出，6%~8% 的子宫切除术后患者由于阴道穹窿脱垂需要再次进行手术

修复[6]。有研究表明，单次经阴道分娩将显著增加盆腔器官脱垂的概率（OR 9.73，95% CI 2.68~35.35）。但多次阴道分娩相比单次而言，盆腔器官脱垂的概率并无显著增加[7]。

据预测，美国女性中至少患有一种盆底疾病的总人数将从 2010 年的 2810 万增加到 2050 年的 4380 万。在此期间，尿失禁女性人数将增加 55%，从 1830 万到 2840 万；粪失禁女性人数将增加 59%，从 1060 万到 1680 万；而盆腔器官脱垂女性人数将增加 46%，从 330 万到 490 万。最高估计至 2050 年，美国将有 5820 万女性至少患有一种盆底疾病，4130 万女性患有尿失禁，2530 万女性患有粪失禁，920 万女性患有盆腔器官脱垂。这项预测具有重要的公共卫生意义，对盆底疾病病因的认识尚处于起步阶段。但已知盆腔器官脱垂是由支持和维持正常盆底功能的肌肉、神经及结缔组织的损伤及退化引起的。本章重点介绍女性盆底的功能解剖学及前、后、顶、侧腔室的支持结构。

盆腔器官的支持结构：概念

盆腔器官的支持主要依靠附着于盆壁的所有结缔组织和受外周及中枢神经系统控制的肛提肌群（levator ani muscles,

LAMs）。本章中"盆底"一词泛指所有支撑盆腔的结构，而非仅指肛提肌群。

我们为使读者更好地理解盆底支持的 3D 结构，使用"腔室理论"来对其描述。简单来说，我们把盆底看成一个房间，则盆底裂孔就是这个房间的门（图 1.1）。如果从骶骨方向向下观察，则会阴膜就是门框，肛提肌（levator ani muscle，LAM）是房间的墙和地板，而耻骨则是房间的天花板。就此我们将盆底分为 3 个部分（图 1.2），分别称之为前盆腔、中盆腔、后盆腔和侧腔室（图 1.3）。分隔前、中盆腔的组织是耻骨宫颈纤维肌层或耻骨宫颈筋膜，而分隔中、后盆腔的是直肠阴道筋膜或直肠阴道隔或直肠阴道纤维肌层（图 1.4）。耻骨宫颈纤维肌层和直肠阴道隔为附着于肛提肌外侧缘，并局部增厚的组织结构。解剖学上，盆内筋膜指的是围绕阴道周围的网状结缔组织。它沿阴道纵向延伸，成为环绕在盆腔脏器周围的疏松网状组织。组织学上阴道可分为上皮、肌层和外膜 3 层[8, 9]。其中，外膜主要为由胶原蛋白和弹性蛋白组成的疏松网状结缔组织，并形成阴道管壁。外科医生在术中称其为筋膜组织，但因它是由肌层和外膜交织构成的，故称之为纤维肌层可能更为恰当。

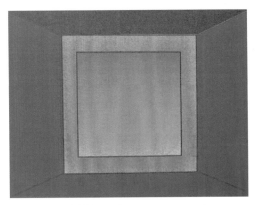

图 1.1　腔室模拟图（©Shobeiri 2013）

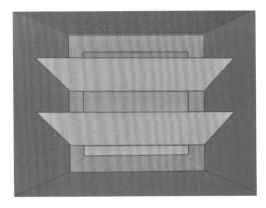

图 1.2　腔室模拟图显示三个腔室（©Shobeiri 2013）

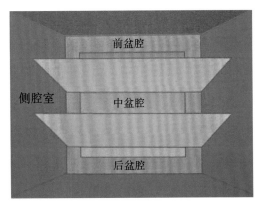

图 1.3　前盆腔、中盆腔、后盆腔和侧腔室（©Shobeiri 2013）

前盆腔，耻骨宫颈纤维肌层以盆筋膜腱弓附着于肛提肌（图 1.5）。直肠阴道隔膜向后附着于肛提肌，我们将其称为后弓（图 1.6）[10]。前盆腔主要包括尿道和膀胱的远端。阴道位于中盆腔，而后盆腔主要包括肛直肠（图 1.7）。腔室理论比较接近盆底的真实情况。当我们观测盆底结构时，这三部分如上述，可较为清楚的进行划分（图 1.8）。盆底的腔室理论可能导致不同专业的医生过度关注与己相关的腔室，而忽视了盆底结构的整体性（图 1.9）。

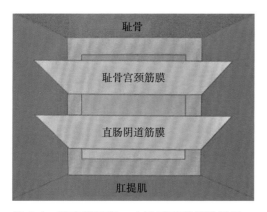

图 1.4　腔室模拟图：由耻骨宫颈纤维肌层、直肠阴道筋膜分隔的盆底三腔室（©Shobeiri 2013）

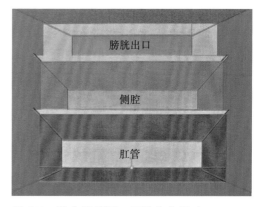

图 1.7　腔室模拟图：三腔室分隔（©Shobeiri 2013）

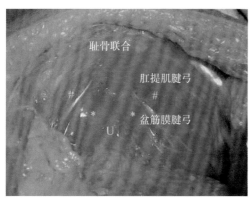

图 1.5　耻骨后解剖显示肛提肌腱弓和盆筋膜腱弓的附着点。尿道像耻骨宫颈纤维肌层一样位于吊床上。# 表示肛提肌与闭孔内肌附着（©Shobeiri 2013）

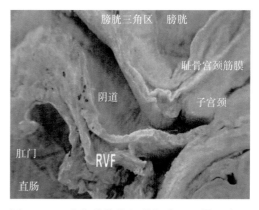

图 1.8　正中矢状位的尸体标本，可见三个不同的腔室。图示为直肠阴道纤维肌层（RVF）（©Shobeiri 2013）

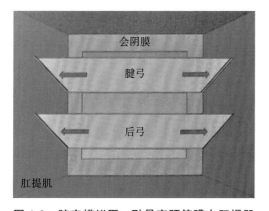

图 1.6　腔室模拟图：耻骨宫颈筋膜在肛提肌上的附着线即盆筋膜腱弓。直肠阴道筋膜与肛提肌的附着线我们称之为后弓。两者均用红线表示（©Shobeiri 2013）

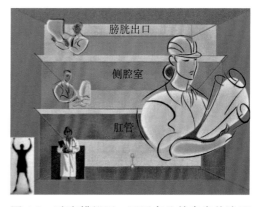

图 1.9　腔室模拟图：不同专业的专家关注不同的腔室，但现在非常需要一种专业，能够理解不同腔室之间的相互作用，将其作为一个整体来进行关注（©Shobeiri 2013）

3

如果你从侧面观察中盆腔，就能看出 DeLancey 及其同事描述的不同层次的支撑结构[11]（图 1.10）。从矢状位观察这些支持结构，可以清楚地发现支撑各个腔室的结缔组织，通常我们用"吊桥"类比相关结构（图 1.11）。虽然在腔室理论中，盆腔器官位于前、中、后盆腔。但事实上，盆腔脏器本身就是盆底的一部分，通过其相关结构（如子宫主韧带和子宫骶骨韧带）对盆底支撑起到重要作用。在吊桥理论中，可以把会阴体和骶骨看作桥梁的两个锚定点。会阴膜（水平Ⅲ）和子宫骶骨韧带（水平Ⅰ）为吊桥的两个桅杆（图 1.12）。两侧桅杆的吊索则为位于侧壁的肛提肌（图 1.13），阴道向侧面附着于肛提肌外侧构成水平Ⅱ支撑。肛提肌和与之关联的纤维肌性结构在前方支撑着膀胱和尿道，在中部支撑了阴道，而在后部则支撑了肛肠结构（图 1.14）。

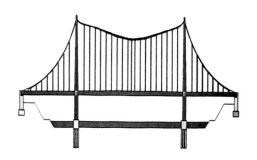

图 1.11　吊桥理论：普通吊桥模型（©Shobeiri 2013）

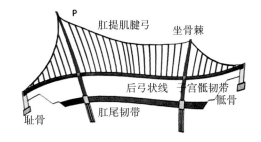

图 1.12　吊桥理论：把女性盆底结构比作一个吊桥，红色桅杆是坐骨棘和耻骨。蓝色线条是肛提肌纤维。绿色线条是宫骶韧带及相延续的后弓状线。肛尾韧带为后部组织提供锚定点（©Shobeiri 2013）

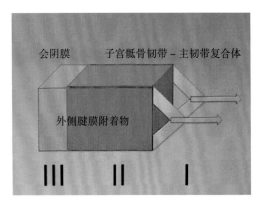

图 1.10　腔室模拟图：水平Ⅰ支撑由子宫骶骨韧带－主韧带复合体（黄色箭头）提供，使"腔室"保持直立。水平Ⅱ支撑由外侧腱膜附着物（红线）提供。水平Ⅲ支撑由会阴膜（绿色区域）构成（©Shobeiri 2013）

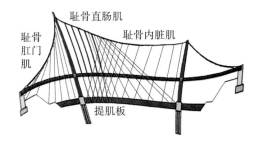

图 1.13　吊桥理论：把女性盆底结构比作一个吊桥，肛提肌纤维错综复杂相互交叠。耻骨肛门肌和耻骨会阴肌形成会阴支撑结构。耻骨直肠肌在直肠后方形成一吊带。我们在这里将髂尾肌和耻尾肌统称为耻骨内脏肌。耻骨内脏肌和耻骨直肠肌纤维相互叠加形成提肌板（©Shobeiri 2013）

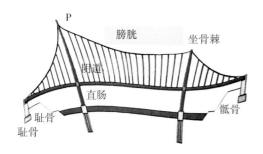

图 1.14　吊桥理论：盆底不同的腔室
（©Shobeiri 2013）

正如腔室和吊桥一样，盆底可承受与其结构相匹配的荷载。如果荷载超过盆底的承受能力，轻则一个重则多个支撑结构就会出现损伤。盆底不是一个静态的结构，肛提肌与韧带结构协同工作，以承受腹部压力。在日常活动中，腹部压力可能会导致盆腔器官脱垂、尿失禁和粪失禁（图 1.15）。盆底下端由盆底肌肉（pelvic floor muscle，PFM）封闭，通过收缩盆底肌肉来防止器官脱垂。同时，盆腔器官和盆底的位置关系也很重要。盆底肌肉、韧带和骨盆、器官的位置关系共同完成盆底支撑。

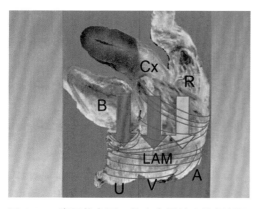

图 1.15　腹压状态下三腔室右侧站立位解剖示意图，激活肌肉可防止脱垂或粪、尿失禁。图示为膀胱（B），宫颈（Cx），直肠（R），肛提肌（LAM），尿道（U），阴道（V），肛门（A）
（©Shobeiri 2013）

肛提肌分为耻骨会阴肌、耻骨肛门肌、耻骨阴道肌、耻骨直肠肌（puborectalis，PR）、耻尾肌和髂尾肌（图 1.16）。耻尾肌与髂尾肌是同一功能单位，这两者统称为耻骨内脏肌（pubovisceral，PV）。这些肌彼此之间的关系很特别，它们以不同的角度相互交叉（图 1.17 和图 1.18）。

1.2　实地解剖和盆腔器官脱垂

1.2.1　概论

盆底水平 I 支持结构由子宫骶韧带和子宫主韧带组成，它们形成子宫和阴道上 1/3 的支撑。其过度拉伸或失效可导致单纯顶端脱垂（子宫脱垂）或直肠膨出。耻骨宫颈筋膜和直肠阴道纤维肌层（筋膜）侧向附着于肛提肌，构成水平 II 支撑。该水平支撑缺损导致的变化将在下个部分进行阐述。在水平 III 支撑中，阴道前壁与尿道融合，后部与会阴体融合，主要由包裹阴道口外侧壁的肛提肌纤维鞘组成。

1.2.2　顶端

手术证实子宫主韧带和子宫骶韧带是支持宫颈和阴道上的水平 I 支撑结构，它们形成子宫颈和阴道上 1/3 的支撑 [12, 13]。二者呈扇形向骶骨和骨盆侧壁延伸，为包含结缔组织、血管、神经、平滑肌和脂肪组织的复合物。子宫骶韧带的作用类似于橡皮筋，它们可随 Valsalva 动

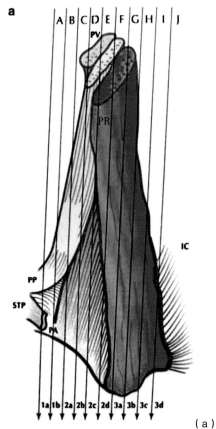

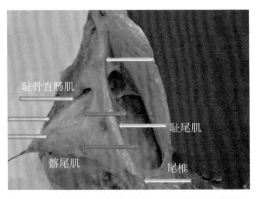

图 1.17　新鲜冰冻右半骨盆：不同部分肛提肌。图示为橙色箭头：耻骨直肠肌；蓝色箭头：髂尾肌；白色箭头：耻尾肌。注意髂尾肌和耻尾肌之间的关系（©Shobeiri 2013）

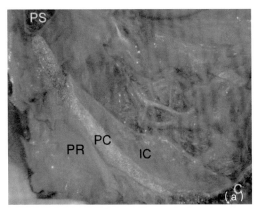

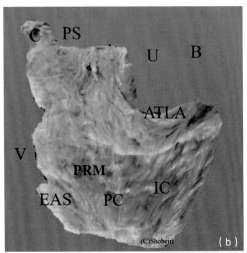

图 1.16　（a）超声图像下肛提肌各部的相对位置。图示为髂尾肌（IC），耻骨会阴肌（PP），会阴浅横肌（STP），耻骨肛门肌（PA）。（b）左半盆骨左侧面观。图示为肛提肌腱弓（ATLA），膀胱（B），肛门外括约肌（EAS），髂尾肌（IC），耻尾肌（PC），耻骨直肠肌（PR），耻骨联合（PS），尿道（U）（©Shobeiri 2013）

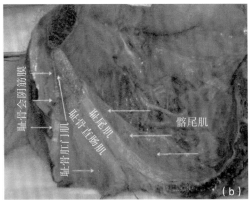

图 1.18　（a）器官移除后的新鲜冰冻右半盆骨。图示为耻骨直肠肌（PR），髂尾肌（IC）和耻尾肌（PC）形成侧壁，耻骨联合（PS），尾椎（C）。注意髂尾肌和耻尾肌之间的关系。（b）同一器官移除后的新鲜冰冻右半盆骨。标记耻骨肛门肌和耻骨会阴肌。这些纤维各自参与肛门和会阴区的结构稳定维持（©Shobeiri 2013）

作逐步延长，但必须在临界长度或断裂临界点前恢复原长，不能再进一步延长（图1.19）。水平Ⅰ支撑结构和肛提肌相互依赖。完整的肛提肌可减轻水平Ⅰ支撑结构上的张力，同时完整的水平Ⅰ支撑减轻了从上方施加在盆底的压力。

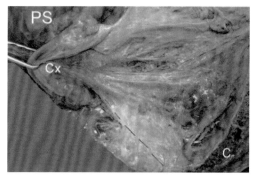

图 1.19　新鲜冰冻右半骨盆显示子宫骶韧带。韧带边界以虚线显示。图示为子宫颈（Cx），尾骨（C），耻骨联合（PS）（©Shobeiri 2013）

1.2.3　前盆腔

前盆腔的支撑依靠完整的阴道肌层和外膜以及与它们相连的盆筋膜腱弓。盆筋膜腱弓位于耻骨下 1/6 处，耻骨联合（pubic symphysis，PS）中线外侧 1~2 cm和坐骨棘之间。耻骨宫颈纤维肌层的缺陷可导致单纯性膀胱膨出（图 1.20）。

阴道前壁筋膜附着于盆筋膜腱弓，被 Richardson 等[14] 称为阴道旁筋膜复合体。盆筋膜腱弓和肛提肌分离与压力性尿失禁（stress urinary incontinence，SUI）和前盆腔脱垂相关，分离可为单侧（图 1.21）或双侧（图 1.22），均可导致膀胱膨出。此外，也可分为完全性分离和部分性分离两种情况。外科医生行单

纯前盆腔修复（图 1.22），可能会导致更糟糕的潜在疾病。由于缺乏水平Ⅰ支撑

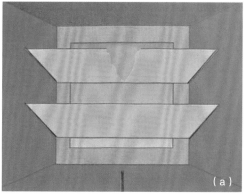

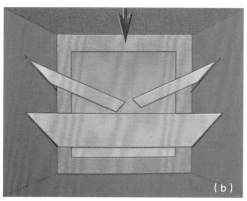

图 1.20　腔室模拟图：隐匿性耻骨宫颈纤维肌层缺损（a）可导致明显的膀胱膨出（b）（©Shobeiri 2013）

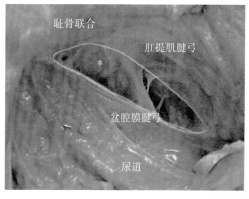

图 1.21　新鲜冷冻右侧骨盆，以绿色线条显示出的阴道旁缺损（©Shobeiri 2013）

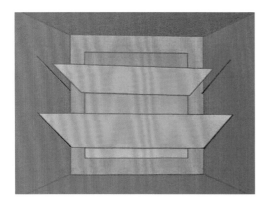

图 1.22　腔室模拟图：双侧耻骨宫颈纤维肌层撕脱可导致膀胱膨出（©Shobeiri 2013）

和骶主韧带复合体功能障碍，可能会导致阴道前壁上段脱垂。随着时间的推移，这种脱垂可能增加阴道旁区域负荷，进而使得阴道周围水平Ⅱ支撑结构受损。一项纳入 71 名前盆腔脱垂女性的研究表明，阴道旁缺损通常是因为盆筋膜腱弓从坐骨棘撕脱，而耻骨部分撕脱则较为罕见[15]。在阴道旁和阴道前壁修补术中，悬吊阴道顶端，可帮助阴道前壁恢复至正常解剖位置，至少可以预防脱垂的复发。在术中，外科医生面临的另一个问题就是前盆腔缺乏实质性纤维肌肉组织（图 1.23）。所以，阴道前壁修补术中折叠缝合阴道黏膜下组织可能导致阴道狭窄和性交困难。了解这种情况很重要，因为在阴道前壁修补术中需要利用自体筋膜进行桥接[16]。市售的生物膜在阴道前壁修补术中失败率较高，且对阴道后壁修补几乎无效。网片已被证实在阴道前、后壁修补术中均会导致严重的并发症。

在各种不同的盆腔器官脱垂定量评估中（Pelvic Organ Prolapse Quantification，POP-Q）中[17]，都没有考虑到导致脱垂

的深层原因。目前已经采用各种不同的临床和影像学检查来精确定位缺陷。虽然磁共振成像（MRI）在这方面颇有前景，但缺乏高质量的有效研究数据证实该技术优于常规体格检查。

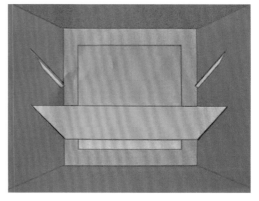

图 1.23　腔室模拟图：耻骨宫颈纤维肌层（耻骨宫颈筋膜）的缺损或严重缺陷可导致膀胱膨出（©Shobeiri 2013）

1.2.4　会阴膜（尿生殖膈）

在盆底支撑结构中有一个作用非常关键但还未被充分认识的结构，就是构成水平Ⅲ支撑，并作为吊桥理论锚定点之一的会阴膜（图 1.24）。在肛提肌尾部的前方，有一个致密的三角形区域被

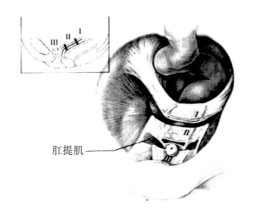

肛提肌

图 1.24　三水平支撑（经允许引自 DeLancey[11]）

称为泌尿生殖膈。此部分并不仅是具有双层筋膜的肌肉层（膈），而是围绕尿道的一组结缔组织；近年来，有人开始用"会阴膜"一词来定义此部分结构[18]。会阴膜是结缔组织膜状结构，肌肉位于其上方。其与处女膜处相同高度水平，并将尿道、阴道和会阴体附着于坐骨耻骨支。

1.2.5 后盆腔和会阴膜

后盆腔与会阴体和会阴膜尾部（水平Ⅲ），阴道旁组织和子宫骶韧带头端（水平Ⅰ），连接肛提肌侧面的后弓（水平Ⅱ）相邻。与前盆腔一样，直肠阴道纤维肌层的单纯缺陷（图 1.25），可引起直肠前壁脱垂。后弓也称为直肠阴道腱弓（arcus tendinous rectovaginalis，ATRV），后弓缺陷与直肠旁的单侧（图 1.26）或双侧（图 1.27）缺损有关（图 1.27），需同直肠阴道纤维肌层全部缺损鉴别，后者需要用自体或同种组织来加强。通常来说，后弓撕脱可能是起自顶端，需要将后弓重新连接到子宫骶韧带或髂尾肌。

会阴膜纤维与会阴体相连，阻止直肠向下脱垂。对于前盆腔和后盆腔，不存在单纯的水平Ⅰ支撑。在腔室理论中，会阴膜类似于门框。如果门框的底部缺失（图 1.28），那么下降的阻力就会消失，从而导致会阴膨出。这种情况其实较难鉴别，因为临床诊断时需要在靠近阴道口的位置用挡板遮挡会阴区域，以便观察阴道后壁上端和阴道后穹窿是否存在肠管膨出或蠕动，以鉴别会阴膨出和阴道后壁上段脱垂、穹窿脱垂。会阴膨出

体格检查特点为会阴体拉长或会阴体空虚（图 1.29）。会阴体修补术时需重新缝合分离结构，以纠正缺陷，这一过程是会阴重建手术的关键步骤。因为耻骨会阴肌与会阴膜的前表面连接紧密，所以这种缝合手术可以将肌肉修复到正常的解剖位置，以便为盆腔器官提供支撑。

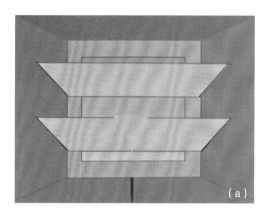

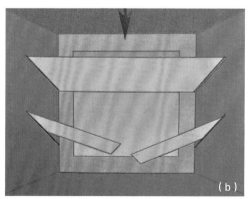

图 1.25 腔室模拟图：隐匿性直肠阴道隔膜缺损（a）可导致明显的直肠脱垂（b）（©Shobeiri 2013）

肛门内括约肌（internal anal sphincter，IAS）、肛门外括约肌（external anal sphincter，EAS）和提肌板（levator plate，LP）是控制排便的 3 组肛管肌结构。肛门外括约肌是包裹肛管的随意肌，主要由 3 部分构成：

1. 深部：与耻骨直肠肌合为一体，

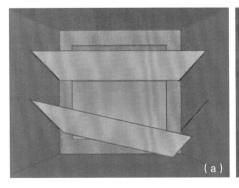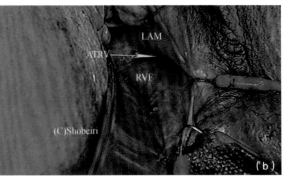

图 1.26　（a）腔室模拟图：直肠阴道隔膜右侧撕脱可导致直肠脱垂。（b）术中见后盆腔肛提肌（LAM），直肠阴道纤维肌层（RVF）与直肠阴道筋膜腱弓（ATRV）之间的关系（©Shobeiri 2013）

后部有韧带附着，前部有环形肌纤维。

2. 浅部：可通过肛尾韧带与尾骨下方广泛附着。在前部分为环形肌纤维和一个十字交叉部与会阴浅横肌附着

3. 皮下部：位于肛门内括约肌下方，肛门内括约肌通常向头侧延伸至肛门外括约肌，并超过 1~2 cm。肛门内括约肌位于肛门外括约肌和肛门黏膜之间，并延伸至齿状线下方 1 cm。通常情况下，肛门外括约肌起始部低于肛门内括约肌[19]。

来自肛提肌耻骨肛门部分的肌肉纤维向尾部延伸，与肛门内括约肌、肛门外括约肌之间行纵肌（longitudinal muscle，LM）融合，形成纤维弹性组织[20]（图 1.29b 和图 1.30a，b）。纵肌肌纤维和耻骨肛门肌肌纤维在临床上难以触诊。而位于中间位置的耻骨会阴肌因与会阴体相连，可触及一明显纤维带（图 1.29b 和图 1.31）。

根据 Hsu 及其同事进行的 MRI 研究，肛门外括约肌可分为皮下部（EAS–SQ）（图 1.31），一个明显独立的深部（EAS–M），以及具有侧翼样的浅部（EAS–W）。皮下部是肛门外括约肌有相对明显分界的部分（图 1.32）。深部和翼状浅部之间不存在明显分界。浅部纤维与其他部分纤维走行方向不同，形成一个开放的"U"形结构，在肛门后部可见，但矢状面上无法看到。这些肌纤维与肛门外括约肌相邻，但明显与提肌板平行分离[21]。

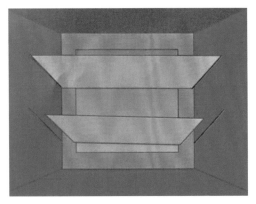

图 1.27　腔室模拟图：双侧直肠阴道隔撕脱导致直肠脱垂（©Shobeiri 2013）

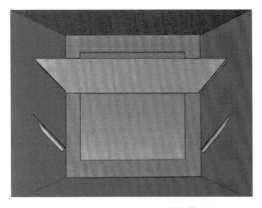

图 1.28　腔室模拟图：直肠阴道筋膜缺失或严重缺损导致直肠脱垂（©Shobeiri 2013）

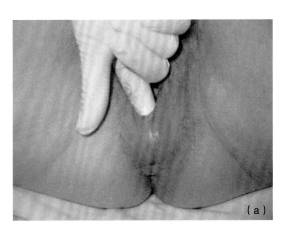
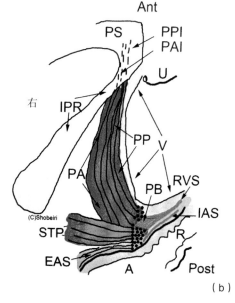

图 1.29　（a）会阴脱垂。（b）右半骨盆矢状面侧视图显示会阴支撑结构。会阴似乎是女性身体一个微不足道的部分，由肌肉和筋膜层以复杂的方式相互连接组成。图示为肛门外括约肌（EAS），肛门内括约肌（IAS），坐骨耻骨支（IPR），耻骨肛门肌（PA），耻骨肛门肌止点（PAI），会阴体（PB），耻骨会阴肌（PP），耻骨会阴肌止点（PPI），耻骨联合（PS），直肠（R），直肠阴道隔（RVS），浅表横膈（STP），尿道（U），阴道（V）（©Shobeiri 2013）

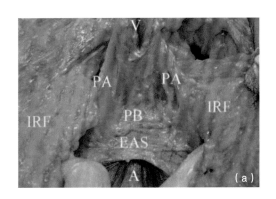
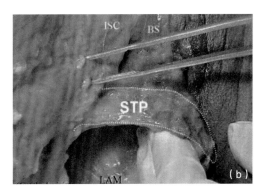

图 1.30　（a）新鲜冷冻骨盆会阴区解剖显示肛门外括约肌与会阴体和耻骨肛门肌 / 耻骨会阴肌复合体的关系。图示为阴道（V），耻骨肛门肌（PA），肛门外括约肌（EAS），肛门（A），坐骨直肠脂肪（IRF）。（b）新鲜冷冻的骨盆会阴区解剖显示会阴浅横肌与其他从会阴水平插入并环绕肛管的耻骨直肠肌的关系。图示为坐骨海绵体肌（ISC），球海绵体肌（BS），会阴浅横肌（STP）（©Shobeiri 2013）

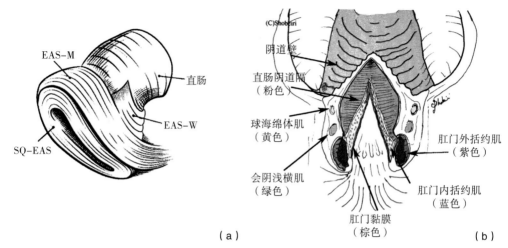

（a）

（b）

图1.31 （a）描绘肛门外括约肌各部分。模拟图的前部为左侧，后部为右侧。注意到肌纤维在后部交叉连向尾骨。肛门外括约肌深部呈同心结构，在该视图中未显示。图示为肛门外括约肌深部（EAS-M），肛门外括约肌浅部（EAS-W），肛门外括约肌皮下部（SQ-EAS）。（b）自中线切开外阴，清洁后可见会阴区域绘制。该图描绘了肌肉与直肠阴道隔的关系（©Shobeiri 2013）

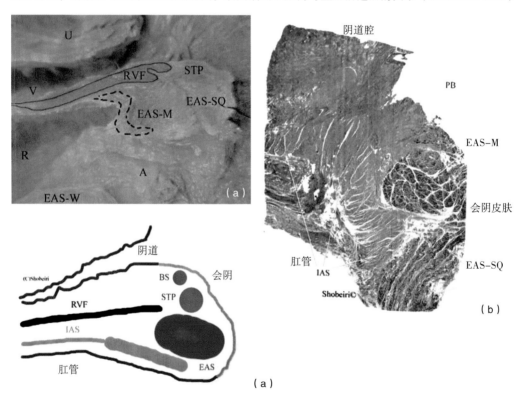

图1.32 （a）尸体会阴解剖显示肛门外括约肌皮下部和肛门外括约肌深部、肛门外括约肌浅部及会阴浅横肌之间的关系，肛门内括约肌用虚线标记。（b）组织学的切片显示肛门外括约肌皮下部和肛门外括约肌深部及肛门内括约肌之间的关系。（c）绘制图（a）的正中矢状面左侧视图。图示为尿道（U），阴道（V），直肠（R），会阴浅横肌（STP），肛门括约肌皮下部（EAS-SQ），肛门括约肌深部（EAS-M），肛管（A），肛门括约肌浅部（EAS-W），尿道海绵体（BS），肛门内括约肌（EAS），肛门外括约肌（EAS），直肠阴道筋膜（RVF），会阴浅横肌（STP）（©Shobeiri 2013）

1.2.6　侧腔室和肛提肌

一般认为，肛提肌及其筋膜像漏斗一样包围盆腔器官并形成盆膈 [22]。鉴于临床上经常使用盆底痉挛、肛提肌痉挛、盆底无力等术语，因此在进行临床诊断前有必要充分理解盆底肌肉的基本概念。耻骨后面区域是相互连接的致密肛提肌带；这与肛提肌包括耻骨直肠肌、耻尾肌和髂尾肌的传统描述相悖。在 Kearney 等人的研究中进一步描述了肛提肌远端的细分解剖结构 [23]。表 1.1 和图 1.16 总结了这些肌肉的起止点，以及它们特有的解剖学关系。耻骨后的肛提肌亚群鲜为人知，按照基于起止点的肌肉命名原则，耻骨后肛提肌亚群包括耻骨阴道肌、耻骨肛门肌和耻骨会阴肌。关于耻骨阴道肌的描述很少，可能通常用尿道阴道韧带来指代它。耻骨肛门肌起于耻骨后面，形成一条薄肌束，并在肛门周围止于纵行韧带。耻骨会阴肌一般直径约 0.5 cm，起于耻骨止于会阴体。肛提肌主要由 4 部分组成：髂尾肌，它形成一个薄而相对平坦的水平支架，横跨骨盆两侧壁之间，并形成潜在间隙；耻尾肌，从尾骨尖到耻骨（图 1.17）；耻骨直肠肌起于会阴膜前部和耻骨，在直肠后形成悬带样结构；耻骨会阴肌和耻骨肛门肌均薄且宽，附着于会阴体和肛门之间，以维持会阴区稳定，关于这两个肌肉的描述少见。

Margulies 及其同事在未产妇的志愿者中使用 MRI 观察肛提肌主要部分，其结果的可靠性和可重复性极佳 [24]。由于耻骨肛门肌、耻骨阴道肌和耻骨会阴肌很小，很难通过 MRI 观察它们。但使用 3D 阴道内超声（endovaginal ultrasound，EVUS）可以很好地观察到这些肌肉 [25]。

表 1.1　肛提肌各部的国际标准术语

项目	起点 / 终点
耻骨会阴肌	耻骨 / 会阴体
耻骨阴道肌	耻骨 / 尿道中段水平的阴道壁
耻骨肛门肌	耻骨 / 肛门内外括约肌间隙至肛门皮肤末端的括约肌沟
耻骨直肠肌	耻骨 / 形成直肠后悬带样结构
髂尾肌	肛提肌腱弓 / 双侧融合在髂尾骨中缝
耻尾肌	耻骨联合到肛尾韧带浅表部分

耻骨联合和提肌板之间的最短距离即最小肛提肌裂孔（minimal levator hiatus，MLH）。这不同于尿生殖膈裂孔，尿生殖膈裂孔前部为耻骨，侧面为肛提肌，后部为会阴体和肛门外括约肌。肛提肌强直收缩将尿道、阴道和直肠压向耻骨，以关闭最小肛提肌裂孔 [26]。肛提肌纤维在直肠后会聚，形成提肌板。随着肛提肌收缩，提肌板升高形成盆腔器官水平支架。肛提肌任何部分的损伤都会导致提肌板功能减弱和盆腔器官下降 [27]。

1.2.7　盆内筋膜和肛提肌的关系

肛提肌和盆内筋膜作为一个功能体来支撑盆腔器官。如果肌肉保持正常张力，即使腹部压力增加，盆内筋膜的韧带也几乎没有张力（图 1.33）。如肌肉撕裂或从附着点撕脱，盆底中央下垂，盆腔器官则可通过尿生殖膈裂孔脱出（图 1.34）。在这种情况下，韧带和盆

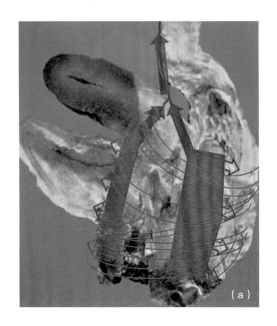

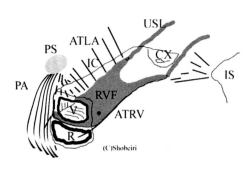

（a）

（b）

（c）

图 1.33 （a）右侧站立位剖面显示肛提肌和子宫骶 – 主韧带复合体的相互作用。（b）描绘直肠阴道纤维肌层和子宫骶韧带之间的相互作用。肛提肌和子宫骶 – 主韧带复合体给予后腔室顶端支撑，而髂尾肌给予后腔室侧向支撑。在耻骨直肠肌关闭肛提肌裂孔时，耻骨肛门肌和耻骨会阴肌可稳定会阴区域。图示为肛提肌腱弓（ATLA），直肠阴道筋膜腱弓（ATRV），子宫颈（CX），髂尾肌（IC），坐骨棘（IS），耻骨联合（PS），直肠（R），直肠阴道纤维肌层（RVF），子宫骶韧带（USL），阴道（V）。（c）左冠状位肛管组织学切片，显示肛门括约肌各部分与耻骨肛门肌纤维（向下的小箭头勾勒出耻骨肛门肌边缘）的关系。底部小箭头勾勒出了纵向肌肉纤维的轮廓，其是髂尾肌的延伸，逐渐纤维化，直到它们嵌入肛门括约肌复合体。耻骨直肠肌关闭提肌裂孔时，耻骨肛门肌和耻骨会阴肌稳定会阴区域。图示为肛门外括约肌皮下部（EAS-SQ），肛门外括约肌深部（EAS-M），肛门外括约肌浅部（EAS-W），肛门内括约肌（IAS），坐骨直肠脂肪（IRF），纵行肌纤维（LMF），耻骨肛门肌（PA），耻骨直肠肌（PR），阴道（V）（©Shobeiri 2013）

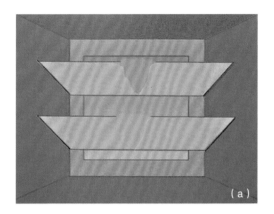

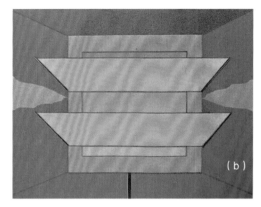

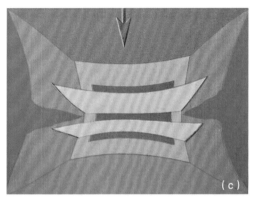

图 1.34　腔室模拟图：膀胱脱垂 / 直肠脱垂相同临床表现可能有不同的病理生理。（a）由于耻骨宫颈纤维肌层和直肠阴道纤维肌层的缺损导致的膀胱脱垂 / 直肠脱垂。（b）双侧肛提肌撕裂最初可能不一定会导致脱垂或粪失禁。（c）但随着时间的推移，其他支持结构失代偿，导致盆底松弛（©Shobeiri 2013）

内筋膜将承受盆底的大部分负荷，直到失效。不同型的肛提肌损伤可导致不同类型的临床缺陷。耻骨内脏肌群损伤和撕脱可导致膀胱脱垂（图 1.35）。然而，临床医生可能无法区分这是由于阴道旁缺损、腱弓撕脱，还是由于肌肉损伤导致的膀胱脱垂。而这种认识缺乏可能使外科医生在进行阴道前壁修补术时仅修补耻骨宫颈纤维肌层，而致使侧方缺损更严重。不了解肛提肌状态可能导致阴道前壁修补术的不同结果。另外，在尝试阴道旁修补术时，外科医生可能会发现缺损部位并没有肌肉与盆筋膜腱弓相连。压力过大可导致部分缺损（图 1.35a），这种缺损可能随着时间的推移而加重，

最终导致顶端和后盆腔缺损（图 1.35b）。这种情况进展的速度取决于患者结缔组织的强度。有些女性虽肌肉受损，但其结缔组织强壮能够代偿，因而并不会发展为脱垂；而肌肉损伤较少，但结缔组织较弱的女性则可能会因衰老而发生脱垂。分娩往往会对盆底造成灾难性损伤，分娩可导致完全的肌肉损伤，并出现膀胱脱垂、直肠脱垂和各种类型的尿失禁（图 1.36）。这种情况与因耻骨宫颈筋膜和直肠阴道纤维肌层缺损的患者不同（图 1.37），后者随时间推移可进展为膀胱及直肠脱垂，适用于后者的膀胱及直肠脱垂修补术将使肛提肌损伤患者的病情恶化。

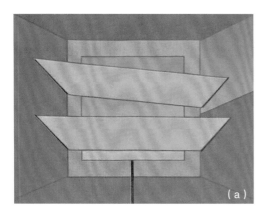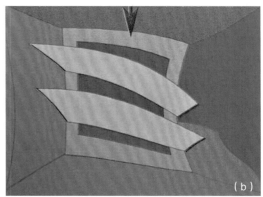

图 1.35　腔室模拟图：（a）单侧肛提肌撕裂最初不一定会导致脱垂或粪失禁。（b）但随着时间的推移，其他支持结构失代偿导致盆底松弛（©Shobeiri 2013）

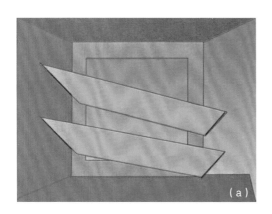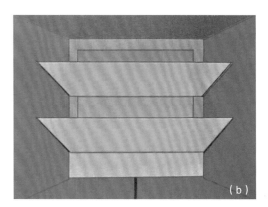

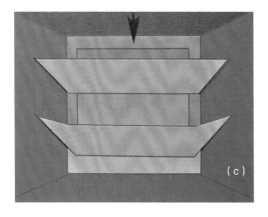

图 1.36　腔室模拟图：产伤可能是灾难性的或极轻微的。（a）完全右侧肛提肌撕脱。（b）会阴支撑损伤（绿色部分标示门框缺失）。（c）导致直肠阴道筋膜位移和临床上会阴脱垂（©Shobeiri 2013）

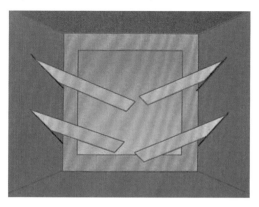

图 1.37 腔室模拟图：多腔室缺损——耻骨宫颈纤维肌层和直肠阴道隔缺损（©Shobeiri 2013）

1.2.8 提肌板

提肌板有不同的定义，并且从不同角度看差别很大。在 MRI 中，Hsu 及其同事的模型是将其视为一种需要子宫骶韧带从背侧牵引的瓣阀，在某种程度上来说，它也需要子宫主韧带提供牵引力，以便将子宫颈保持在骶骨前的中空部位。提肌板角（levator plate angle，LPA）可通过测量获得。它还需要肛提肌的耻尾部分从腹侧牵引，以使提肌板更接近水平位以闭合尿生殖膈裂孔。从我们的角度来看，提肌板位于耻骨直肠肌和耻骨内脏肌在直肠下汇聚形成肛直肠角（anorectal angle，ARA）的位置（图 1.13，图 1.17 和图 1.18）。在 3D 阴道内超声中，我们通过提肌板下降角（levator plate descent angle，LPDA）的测量来评估提肌板相对于耻骨的运动[28]。提肌板角和提肌板下降角可能代表不同的功能改变。提肌板下降角变化与肛提肌缺陷有关（图 1.38）。提肌板的位置取决于肛提肌和肛尾韧带的完整性（图 1.39a，b），而提肌板的运动则依赖于占据其空间的肌纤维的完整性和方向性（图 1.39c）。

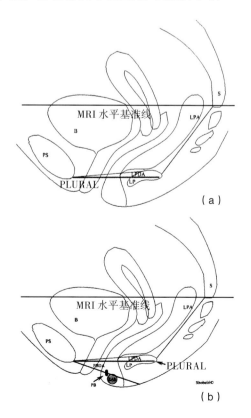

图 1.38 （a）MRI 测量提肌板角度与 3D 阴道内超声测量提肌板下降角的对比。图示以耻骨提肌板超声参考评估线（PLURAL）为参考的提肌板位置。相对于 PLURAL 的正常提肌板下降角通常为 −15°~0°。图示为膀胱（B），提肌板（LP），提肌板角度（LPA），提肌板下降角（LPDA），耻骨联合（PS），骶骨 / 尾骨（S）。（b）描绘提肌板下降角与 3D 阴道内超声会阴体下降角对比图。会阴体下降角是评估正常个体会阴膨出有效的客观测量指标。图示为会阴体下降角（PBDA），肛门外括约肌（EAS），会阴体（PB）（©Shobeiri 2013）

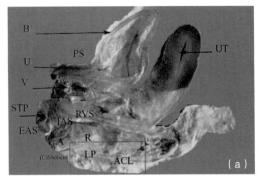
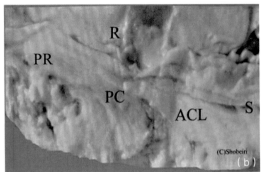

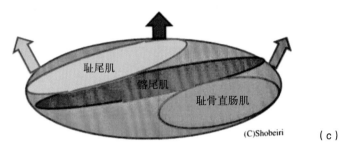

图1.39 （a）右半骨盆正中矢状位视图，红色框突出显示提肌板区域。图示为肛门（A），肛尾韧带（ACL），膀胱（B），肛门外括约肌（EAS），肛门内括约肌（IAS），提肌板（LP），耻骨联合（PS），直肠（R），直肠阴道筋膜（RVS），骶骨/尾骨（S），会阴浅横肌（STP），尿道（U），子宫（UT），阴道（V）。（b）右半骨盆正中矢状位视图，是（a）图红色框的放大图。图示为肛尾韧带（ACL），耻尾肌（PC），耻骨直肠肌（PR），直肠（R），骶骨/尾骨（S）。（c）描绘提肌板和肛提肌各部的主要运动方向（©Shobeiri 2013）

1.2.9 神经

盆底主要由2组神经支配。

1. 阴部神经：支配尿道和肛门括约肌及会阴肌。阴部神经起自S_2至S_4并穿过Alcock管，该管位于肛提肌的尾部。阴部神经有3个分支：阴蒂支、会阴支和肛支，分别支配阴蒂、会阴肌、会阴部皮肤和肛门外括约肌[20]。阴部神经阻滞可降低阴道和直肠的静息压和收缩压，增加尿生殖膈裂孔的长度，并减少耻骨直肠肌的肌肉电活动[29]。

2. 肛提肌神经：支配支持盆底的主要肌肉组织。肛提肌神经起源于S_3至S_5，在骨盆内部的肛提肌表面走行，并为所有肌束提供神经支配。

3. 盆内脏运动神经：来自L_5-骶前神经丛交感神经纤维，和S_2~S_4盆底内脏神经的副交感神经纤维。肛提肌通常受双重躯体神经支配，提肛神经作为其恒定的主要神经支配[20, 30]。

1.3 总结

盆底解剖学和功能学的知识对盆底病变的超声成像诊断至关重要。随着超声技术的发展，新的超声技术提高了我们检测盆底缺损的能力，并帮助我们深入了解盆底疾病的病理生理学机制。

（高远菁、赵志伟译，苗娅莉校）

参考文献

[1] NIH state-of-the science conference statement on prevention of fecal and urinary incontinence in adults. NIH Consens State Sci Statements. 2007;24(1):1–37.

[2] Nygaard I, Barber MD, Burgio KL, Kenton K, Meikle S, Schaffer J, et al. Prevalence of symptomatic pelvic floor disorders in US women. JAMA. 2008;300(11):1311–6.

[3] Olsen AL, Smith VJ, Bergstrom JO, Colling JC, Clark AL. Epidemiology of surgically managed pelvic organ prolapse and urinary incontinence. Obstet Gynecol. 1997;89(4):501–6.

[4] Boyles SH, Weber AM, Meyn L. Procedures for pelvic organ prolapse in the United States, 1979–1997. Am J Obstet Gynecol. 2003;188(1):108–15.

[5] Smith FJ, Holman CD, Moorin RE, Tsokos N. Lifetime risk of undergoing surgery for pelvic organ prolapse. Obstet Gynecol. 2010;116(5):1096–100.

[6] Aigmueller T, Dungl A, Hinterholzer S, Geiss I, Riss P. An estimation of the frequency of surgery for posthysterectomy vault prolapse. Int Urogynecol J. 2010;21(3):299–302.

[7] Quiroz LH, Munoz A, Shippey SH, Gutman RE, Handa VL. Vaginal parity and pelvic organ prolapse. J Reprod Med. 2010;55(3–4):93–8.

[8] Ricci JV, Thom CH. The myth of a surgically useful fascia in vaginal plastic reconstructions. Q Rev Surg Obstet Gynecol. 1954;11(4):253–61.

[9] Gitsch E, Palmrich AH. Operative anatomie. Berlin: De Gruyter; 1977.

[10] Albright T, Gehrich A, Davis G, Sabi F, Buller J. Arcus tendineus fascia pelvis: a further understanding. Am J Obstet Gynecol. 2005;193(3):677–81.

[11] DeLancey JO. Anatomic aspects of vaginal eversion after hysterectomy. Am J Obstet Gynecol. 1992;166(6 Pt 1):1717–24.. discussion 1724-8

[12] Campbell RM. The anatomy and histology of the sacrouterine ligaments. Am J Obstet Gynecol. 1950;59(1):1–12.

[13] Range RL, Woodburne RT. The gross and microscopic anatomy of the transverse cervical ligaments/. Am J Obstet Gynecol. 1964;90:460–7.

[14] Richardson AC, Edmonds PB, Williams NL. Treatment of stress urinary incontinence due to paravaginal fascial defect. Obstet Gynecol. 1981;57(3):357–62.

[15] DeLancey J. Fascial and muscular abnormalities in women with urethral hypermobility and anterior vaginal wall prolapse. Am J Obstet Gynecol. 2002;187(1):93–8.

[16] Chesson RR, Schlossberg SM, Elkins TE, Menefee S, McCammon K, Franco N, et al. The use of fascia lata graft for correction of severe or recurrent anterior vaginal wall defects. J Pelvic Surg. 1999;5(2):96–103.

[17] Bump RC, Mattiasson A, Bo K, Brubaker LP, DeLancey JO, Klarskov P, et al. The standardization of terminology of female pelvic organ prolapse and pelvic loor dysfunction. Am J Obstet Gynecol. 1996;175(1):10–7.

[18] Oelrich T. The striated urogenital sphincter muscle in the female. Anat Rec. 1983;205(2):223–32.

[19] DeLancey JO, Toglia MR, Perucchini D. Internal and external anal sphincter anatomy as it relates to midline obstetric lacerations. Obstet Gynecol. 1997; 90(6):924–7.

[20] Shobeiri SA, Chesson RR, Gasser RF. The internal innervation and morphology of the human female levator ani muscle. Am J Obstet Gynecol. 2008; 199(6):686.e1–6.

[21] Hsu Y, Fenner DE, Weadock WJ, DeLancey JO. Magnetic resonance imaging and 3-dimensional analysis of external anal sphincter anatomy. Obstet Gynecol. 2005;106(6):1259–65.

[22] Lawson JO. Pelvic anatomy. I. Pelvic floor muscles. Ann R Coll Surg Engl. 1974;54(5):244–52.

[23] Kearney R, Sawhney R, DeLancey JOL. Levator ani muscle anatomy evaluated by origin-insertion Pairs. Obstet Gynecol. 2004;104(1):168–73.

[24] Margulies RU, Hsu Y, Kearney R, Stein T, Umek WH, DeLancey JOL. Appearance of the levator ani muscle subdivisions in magnetic resonance images. Obstet Gynecol. 2006;107(5):1064–9.

[25] Shobeiri SA, Leclaire E, Nihira MA, Quiroz LH, O'Donoghue D. Appearance of the levator ani muscle subdivisions in endovaginal three-dimensional ultrasonography. Obstet Gynecol. 2009;114(1): 66–72.

[26] Taverner D, Smiddy FG. An electromyographic study of the normal function of the external anal sphincter and pelvic diaphragm. Dis Colon Rectum. 1959;2(2): 153–60.

[27] Nichols DH, Milley PS, Randall CL. Significance of restoration of normal vaginal depth and axis. Obstet Gynecol. 1970;36(2):251–6.

[28] Shobeiri SA, Rostaminia G, White DE, Quiroz LH. The determinants of minimal levator hiatus and their relationship to the puborectalis muscle and the levator plate. BJOG. 2013;120(2):205–11.

[29] Guaderrama NM, Liu J, Nager CW, Pretorius DH, Sheean G, Kassab G, et al. Evidence for the innervation of pelvic floor muscles by the pudendal nerve. Obstet Gynecol. 2005;106(4):774–81.

[30] Wallner C, van Wissen J, Maas CP, Dabhoiwala N, DeRuiter MC, Lamers WH. The contribution of the levator ani nerve and the pudendal nerve to the innervation of the levator ani muscles; a study in human fetuses. Eur Urol. 2008;54(5):1136–42.

第2章 2D/3D 阴道内及肛肠超声设备和技术

学习目标

1. 了解盆底超声（pelvic floor ultrasound, PFUS）设备及技术。

2. 理解超声设备的功能和局限性。

3. 熟悉 2D/3D 阴道内超声（EVUS）或肛肠超声（endoanal ultrasound, EAUS）成像技术系统和技术。

4. 学习如何使用盆底超声成像技术进行准确、全面的诊断和指导治疗方案。

2.1 引言

不同的盆底疾病需要不同的成像技术才能进行适当的诊疗。盆底是一个在功能上和解剖学上都很复杂的结构，肌肉、神经和结缔组织在各项盆底功能的正常运转中发挥作用。许多因素都在盆底功能障碍的发生中扮演某种角色，包括生育相关的创伤和年龄。尽管在盆底功能障碍性疾病（pelvic floor dysfunction, PFD）的诊断方面已取得很大进展，但全科医生可能还不完全了解盆底超声检查在女性盆底保健方面的潜能。体格检查、膀胱镜检查和尿动力学是盆底疾病诊断的主流手段，而廉价、简单、无创的 2D，以及 3D 或 4D 超声

检查尚未被广泛使用。查看盆底的所有腔室是非常重要的，便于找出盆底功能障碍的原因，制订治疗计划，以及评估治疗效果。越来越多的临床研究报道了盆底超声检查的价值，包括阴道内超声、肛肠超声和经会阴超声（transperineal ultrasound, TPUS）。研究者们已经逐渐认识到高分辨率 3D 超声对于盆底结构成像的优势。阴道网片并发症日益增多，并成为一个公共卫生问题，但 CT 和 MRI 无法对网片成像，而超声是唯一可对阴道网片成像的方式，3D 阴道内超声（EVUS）已在临床评估网片中占据重要位置。

超声能够快速实现门诊患者盆底结构的多腔室评估，高分辨率超声能够评估盆底不同部位的形态和功能，有助于全面观察盆底结构，同时对盆底结构的自然状态影响最小。进行术前超声检查能够发现尿失禁（UI）患者更多详细的信息，这可能有助于医生在挤压和 Valsalva 等动作中评估膀胱颈和尿道的位置及活动性。除了判断脱垂分度、膀胱脱垂、直肠脱垂和肠疝外，超声还可以帮助定位网带或网片导致疼痛和功能障碍的具体部位。文献报道已证实，肛门括约肌超声是检测和评估肛门括约肌撕裂和肛周瘘的金标准[1]。

2.2 2D 会阴、3D 阴道内、肛肠超声成像

将腹部 2D 凸阵超声探头（以下简称为"探头"）放置于会阴部进行盆底超声成像即可获得许多基本信息[2]，而阴道内超声和肛肠超声成像则可以获得更多盆底的详细信息。BK Flex Focus 超声设备（BK Ultrasound，Analogic，Peabody，MA，USA）具有高效、高速、高分辨率的 19 寸显示器，具有灵敏出色的空间分辨率和高灵敏度的彩色多普勒成像技术。BK Flex Focus 超声设备（图 2.1，表 2.1）占地面积小，适用于狭窄空间，可实现 4 h 无外接电源成像。它易于使用，密封键盘便于清洁和消毒，并配备了最先进的探头。尽管探头种类繁多，但盆底成像仅需要 2~3 种探头。这些探头设计新颖，便于使用，能够指导穿刺，且配备一键式控制按钮，易于灭菌和消毒。

表 2.1　BK Flex Focus 超声设备规格

项目	规格
成像模式	B，M，彩色多普勒，PW 多普勒，组织谐波
功能和选项	3D 360° 探头，DICOM，BK 动力单元
显示器	19 寸 LCD 平面显示器
尺寸	总高度 1350~1602 mm/53~63 英寸；键盘距地高度 745~1055 mm/29~41.5 英寸；机体宽度 350 mm/14 英寸，深度 610 mm/24 英寸
重量	49 kg/108 磅（不包括探头和打印机），7 kg/15 磅（成像装置）

2.2.1　2D 探头

尽管任何可用的 2~8 MHz 腹部探头都可以用于扫描盆底，但本书中的图像来自经会阴成像的 BK 腹部探头，除非另有说明（图 2.2，表 2.2）。

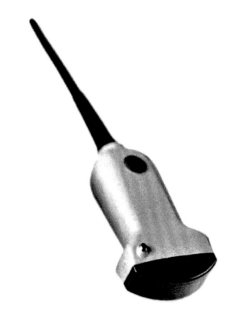

图 2.2　BK 用于经会阴成像的腹部探头（BK Ultrasound，Analogic，Peabody，MA，USA）

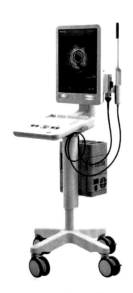

图 2.1　BK Flex Focus 超声设备（BK Ultrasound，Analogic，Peabody，MA，USA）

表 2.2　BK 探头规格

项目	规格
频率范围	4.3~6.0 MHz
对焦范围（典型）	6~114 mm
接触面积	52 mm × 8 mm
消毒	浸泡消毒，无菌覆盖
物理数据（长 × 宽）	100 mm × 60 mm
重量	150 g

2.2.2　3D 腔内高分辨率探头

3D 高分辨率探头可以通过合成大量平行横向或径向的 2D 图像自动采集和构建高分辨率数据包，确保 x、y 和 z 平面中的真实尺寸都相等。3D 数据合成技术能够提供精确的距离、面积、角度和体积数据，高分辨率 3D 绘制技术能够对深层结构进行精确成像。可在 30~60 s 内获得高分辨率的阴道内或肛肠解剖结构，由于操作依赖性有限，扫描数据集具有高度可重复性。探头可以显示直肠壁全层，评估括约肌撕裂的径向及纵向延伸，并准确详细地测量所有 x，y 和 z 平面的盆底构造（图 2.3）。

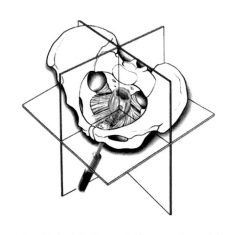

图 2.3　腔内探头与 3D 成像 x, y, z 平面的相互关系

2.2.3　BK 2052 肛直肠 3D 探头（腔内 360° 探头）

BK 2052 肛直肠 3D 探头（BK Ultrasound, Analogic, Peabody, MA, USA）（表 2.3，图 2.4）通常用于肛直肠肿瘤分期诊断，其内部设置自动电动系统，可以让探头在腔内不移动时，60 s 内在 60 mm 距离内每 0.2 mm 采集 300 个对齐的横轴 2D 图像（图 2.5）。尽管也可使用盆底轮廓成像的阴道内超声 / 肛肠超声探头（BK 8838），但 BK 2052 探头仍常用于肛门括约肌复合体（anal sphincter complex，ASC）的成像。BK 2052 探头手柄上有按钮，可以手动控制探头（图 2.6）。一组 2D 图像可被即时容积重建为高分辨率 3D 图像，借助专用的 3D 浏览软件，3D 容积成像也可以存档，以便在超声设备或计算机上进行离线分析。该探头的主要局限性是探头的总长度为 54 cm。尽管该探头常被结直肠外科医生用于确认直肠肿瘤的分期，而这需要足够的长度；但在盆底成像时，探头过长可能会给患者带来焦虑和不适。对于盆底成像，探头需要被保持在稳定位置以避免图像失真。从方法论的角度来看，探头的机械特性不允许操作者在所有方位获得相同的图像分辨率；只有轴平面图像质量最好，而经 3D 容积数据处理后其他方位的图像分辨率都较低。

表 2.3　BK 2052 腔内 360° 超声探头规格

项目	规格
频率范围	6~16 MHz
对焦范围（典型）	可到 50 mm
截面角度	360°
消毒	浸泡消毒
物理数据	总长度：542 mm
	探头长度：270 mm
	把手宽度：38.4 mm
	探头宽度：17 mm
重量	850 g

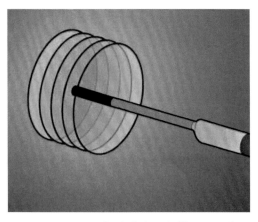

图 2.5　BK 2052 探头产生平行轴平面图像，用以合成 3D 容积成像

2.2.4　BK 8848 腔内双平面探头

虽然 BK 8848 探头没有较宽视野的盆底检查功能，但目前仍然在生产。该探头主要被 BK 8838 探头取代，BK 8838 探头可以获得 360° 自动成像，无需将盆底分为前盆腔和后盆腔分别成像，而 BK 8848 探头只能限于 179° 成像。BK 8838 探头是完全自动化的，不需要移动设备，而 BK 8848 需要一个庞大的移动设备。我们把 BK 8848 探头纳入讨论是因为我们意识到不是每个人都能够使用 BK 8838 探头。使用 BK 8848 探头也可以获得用于功能和解剖学研究的前盆腔和后盆腔的广阔视图（表 2.4，图 2.7）。为了获得前盆腔和后盆腔的

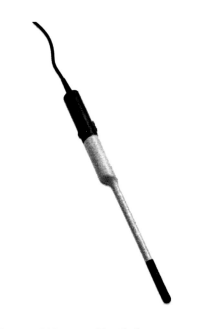

图 2.4　BK 2052 探头（BK Ultrasound, Analogic, Peabody, MA, USA）

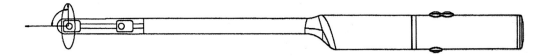

图 2.6　BK 2052 探头手柄处有两个按钮，可以手动操作探头进行扫描。后部的按钮可激活探头或冻结屏幕上的图像

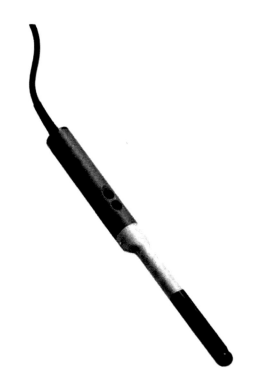

表 2.4　BK 8848 180° 超声探头规格

项目	规格
频率范围	5~12 MHz
对焦范围（典型）	3~60 mm
帧速率	>150
消毒	浸泡消毒，过氧乙酸低温灭菌（STERIS SYSTEM1）50 s、（STERIS SYSTEM1E）100 s、过氧化氢低温等离子灭菌（STERRAD）200 s
扫描模式	B，M，多普勒，BCFM，组织谐波成像
接触面积（总）	横断面 127 mm²，矢状面 357 mm²
成像视野	180°（横断面）
重量	250 g

图 2.7　BK 8848 探 头（BK Ultrasound，Analogic，Peabody，MA，USA）

快速成像，可以手动旋转探头；但为了获得可重复的 180° 3D 测量图像，应将 BK 8848 探头安装在外部移动器上（图 2.8）。如果使用新型的 BK 8838 自动采集探头，则完全不需要使用 BK 8848 探头。BK 8848 探头在手柄上有两个按钮，可以选择轴平面或矢状面扫描。BK 8848 探头能够进行高分辨率 6.5 cm 线阵和凸阵双平面成像。将 BK 8848 探头放入阴道扫描尿道或直肠时，在矢状面手动旋转 180° 并将手柄撤出 6.5 cm，可以获得 3D 容积超声成像。然而，如果只是想测量结构，这样的 3D 容积超声成像则不够准确。为了获得稳定一致的 3D 容积图像，需要使用 3D 移动器。

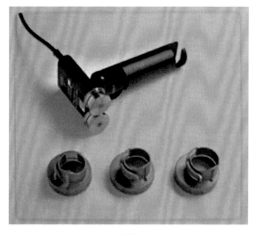

图 2.8　BK 8848 探头的外部移动设备

2.2.5　BK 8838 探头（腔内 360° 探头）

BK 8838 探头与 BK 8848 探头类似，但其功能设置均为内置（表 2.5，图 2.9）。该探头是世界上第一款具有内置高分辨率 3D 功能的阴道内和肛肠成像电子探头。该探头内置线性阵列，可在探头内旋转 360°，且无需额外的配件或移动器，移动部位不与患者接触。探头具有动态 2D（图 2.10）和 3D 扫描（图 2.11）的功能，且具有较宽的频率范围（6~12 MHz），在所有频率上均具有相同出色的成像能力。该探头直径仅 16 mm（0.6），可以更舒适地为患者成像，并且使操作者可以轻松握持和操作。不同于为诊断结肠直肠癌分期而设计的 BK 2052 探头那么长，BK 8838 探头很短，对患者造成的心理压力较小。

BK 8838 探头在获取径向 2D 图像时无需在腔内移动。该组 2D 图像可被即时重建为高分辨率 3D 图像，以进行实时操作和容积重建；还可以使用 BK 计算机软件存档 3D 容积数据以进行离线分析。

表 2.5　BK 8838 腔内 360° 探头规格

项目	规格
2D 频率	12~6 MHz
多普勒频率	7.5~6.5 MHz
组织谐波成像频率	10 MHz
对比成像频率	4 MHz
成像视野	65 mm 宽的声学表面能 360° 旋转
2D 穿透深度	82~85 mm
超声探头压迹面积	65 mm × 5.5 mm

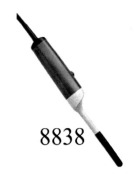

图 2.9　BK 8838 探 头（BK Ultrasound, Analogic, Peabody, MA, USA）

图 2.10　BK 8838 探头扫描 12 点位，用于前房 / 膀胱和尿道的静态和动态成像

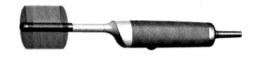

图 2.11　BK 8838 探头在轴内径向移动以产生 3D 容积数据

2.2.6　BK 3D 阅读器软件

虽然可于超声扫描仪上观看 3D 容积成像，但如果可以在其他电脑上安装免费软件查看，则易用性和功能性会更好（图 2.12）。功能列表在屏幕右侧、底部或左侧。可以在检查任何患者后将其数据文件导出到 CD、DVD、USB、外部硬盘或服务器，随时可以在任意一个计算机上查看。这类似于患者的虚拟检查，且可以被轻松保存和复制。在屏幕左侧有一个"眼睛"图标，可以在其中创建"记忆点"。通过单击眼睛图标，可以保存 3D 视图并在以后轻松找到它，并用来进行编辑或研究（图 2.13）。眼睛图标下方是注释和箭头图标，用来在 3D 容积图像上写入和标记结构（图 2.14）。屏幕左侧的第 3 个图标是测量图标，可以进行线性测量、角度测量、面积测量和体积测量。在测量模式下，右上角会出现一些其他图标，用来撤销或删除所有测量值（图 2.15）。屏幕左上角的第 4 个图标是切割图标，可以切割结构（图 2.16）或切割结构内部（图

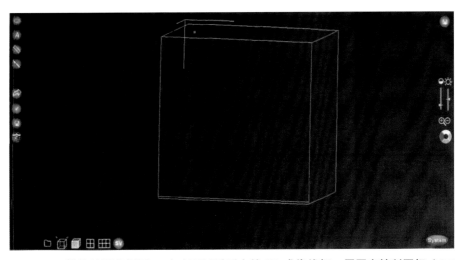

图 2.12　BK 3D 软件的屏幕视图。中央可以看到空的 3D 成像线框，周围有控制图标（©Shobeiri 2013）

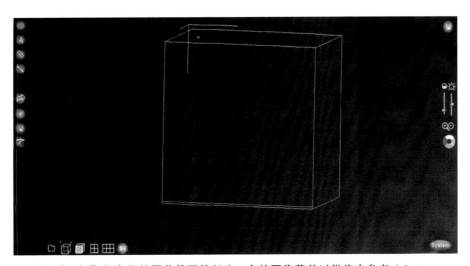

图 2.13　"眼睛图标"保存您的屏幕截图并创建一个的图像菜单以供将来参考（©Shobeiri 2013）

2.17），或者完全隔离某个结构（图 2.18）。屏幕左侧中间有以下 4 个图标，用于拍摄快照、画线框、删除个人数据和保存图像（图 2.12）。在屏幕右侧，有两个用于调整亮度和色调的图标。还有一个图标用于将容积图像颜色更改为柔和的黄色、蓝色或绿色（图 2.19）。在屏幕底部，有用于打开文件的图标，获取重建视图（图 2.20）。容积重建

模式是一种通过数字增强单个要素来分析 3D 容积信息的技术。它是目前用于 CT 的最先进和计算机密集型绘制算法之一，也可应用于高分辨率 3D 超声数据包。

屏幕上还有 2 个图标用来在屏幕上同时显示 4 个或 6 个并行视图（图 2.21）。在交互式屏幕上，当 x、y 和 z 平面向右上方移动时，其他视图都会自动调整，

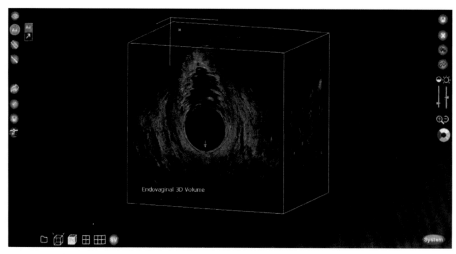

图 2.14　注释和箭头图标用以在屏幕上标记结构（©Shobeiri 2013）

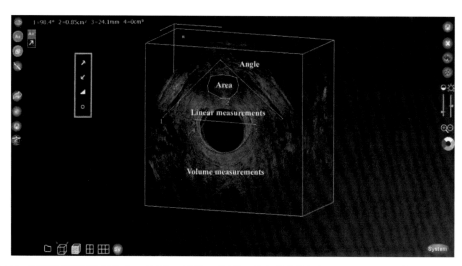

图 2.15　测量图标可进行角度、面积、线性、面积／体积的测量（©Shobeiri 2013）

以便让观察者准确知道正在查看的内容。BK 3D 软件的另一个重要特征是其分析功能可以分别在轴平面、冠状面和矢状面进行。这些平面也可以倾斜（图 2.22），以追踪结构到它们的起始部位。这样可以纠正在图像采集过程中操作者可能发生的任何错误，并可以一次性操作多个平面（图 2.23）。

2.3　多腔室超声技术

2.3.1　患者体位

在超声检查期间，可以将患者置于膀胱截石位、左侧位或俯卧位。患者的体位取决于患者的文化传统习俗、医生

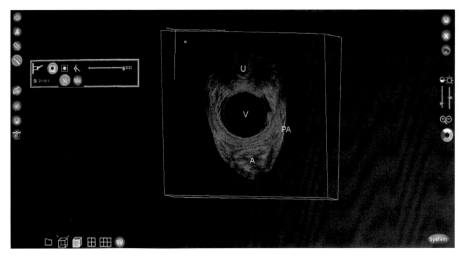

图 2.16　切割图标打开一个多功能的窗口，可见独立的耻骨肛门肌。图示为尿道（U），阴道（V），肛门（A），耻骨肛门肌（PA）（©Shobeiri 2013）

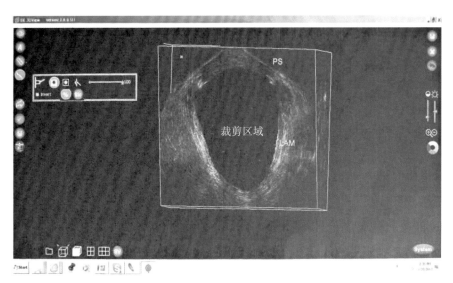

图 2.17　切割图标打开一个多功能的窗口，裁剪出最小的提肌裂孔，周围是肛提肌。图示为耻骨联合（PS），肛提肌（LAM）（©Shobeiri 2013）

操作习惯和设备可用性。在美国，泌尿科医生在膀胱截石位进行盆底超声检查。在我们的机构里，包括肛肠超声均在膀胱截石位进行。该位置便于获取对称性 3D 超声成像，无论是经阴道或肛肠 [3, 4]。

根据患者的症状，盆底超声成像可以一步完成或者通过以下 3 个步骤组合完成（图 2.24）。

2.3.2　2D 经会阴超声成像

2D 经会阴超声适应证：小肠脱垂、直肠脱垂、膀胱脱垂、吊带和阴道网片位置。

探头表面覆盖凝胶和非粉末手套或套子，将探头放置在阴唇之间的会阴

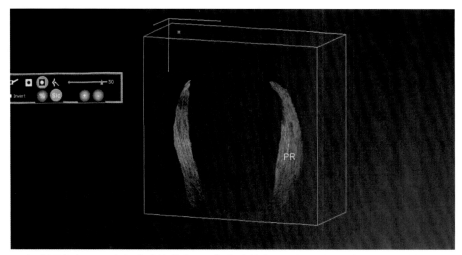

图2.18　切割图标打开一个多种功能的窗口，裁剪耻骨直肠肌（PR），其他结构均被裁除（©Shobeiri 2013）

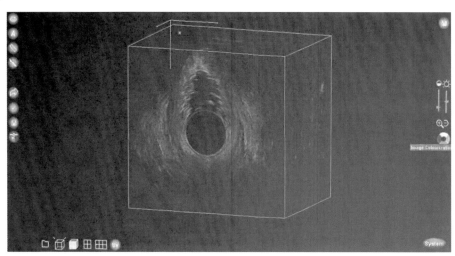

图2.19　右上角的两个图标具有切换功能，可调节亮度和色调。四色圆圈控制所需的颜色。这里的图像以柔和的黄色着色（©Shobeiri 2013）

前庭。耻骨联合（PS）在最前面，从前向后依次是尿道、阴道、肛管和提肌板（LP）。图像应同时包含耻骨联合和提肌板。盆底超声需要患者膀胱截石位及膀胱适度充盈，适度充盈膀胱能够帮助区分盆腔结构，但如果膀胱充盈过度可能影响脱垂器官成像。必要的时候可以要求患者站立位进行超声检查。

在静息状态和Valsalva动作幅度最大时测量膀胱颈下降（bladder neck descent，BND）幅度，目前没有正常值范围。尽管在超声检查时可能发现膀胱颈漏斗形成，但关于膀胱颈漏斗形成并没有明确的超声定义。

经会阴超声对间接评估盆底功能最有意义，可以在静息状态和Valsalva动作时通过测量最小肛提肌裂孔（MLH）前后径（anterior posterior，AP）来评估耻骨联合到提肌板的距离。

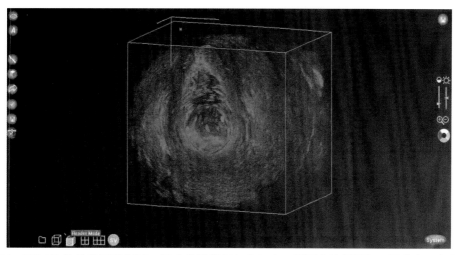

图 2.20　BK 3D 软件的屏幕视图。重建的阴道框架在正中，周围有控制图标。屏幕左下角的图标从左到右分别为：打开文件，普通视图，重建视图，4 镜头和 6 镜头视图（©Shobeiri 2013）

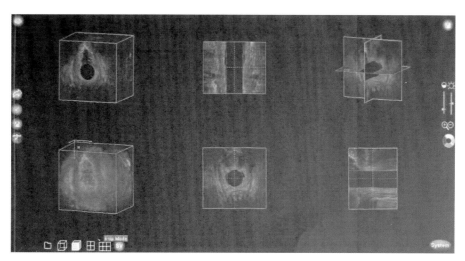

图 2.21　BK 3D 软件的屏幕视图。6 镜头视图是一个非常有用的工具，可以同时执行许多功能（©Shobeiri 2013）

超声可以识别不同形式的膀胱膨出，但由于宫颈呈低回声，因此宫颈较难识别。经会阴超声能够很好地观察后盆腔脱垂，能够识别高位直肠脱垂、乙状结肠脱垂和低位直肠脱垂。

患者适当充盈膀胱，使用手套或避孕套套在探头上，探头表面涂上水溶性凝胶，将探头放置于阴唇之间的会阴前庭（图 2.26），观察屏幕（图 2.25），调整屏幕上的图像使其看起来好像患者面朝屏幕右侧站立（图 2.27）一样。表 2.6 中列举了经会阴超声检查的基本步骤。可以分别在静息状态、Valsalva 动作和收缩状态下测量耻骨联合边缘到提肌板边缘的距离。文献证实这些数据与肛提肌功能具有很好的相关性。

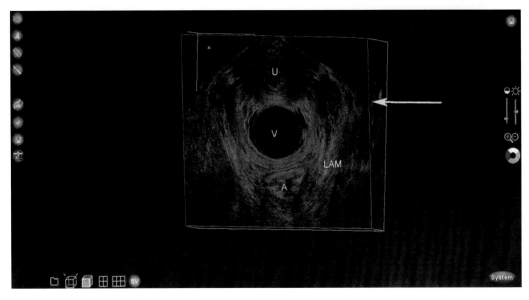

图 2.22 BK 软件的一个独特功能是能够扭转平面来采集轴平面、矢状面或冠状面结构。在扭转平面时，线框变为红色以表示动作。图示为尿道（U），阴道（V），肛门（A），肛提肌（LAM）。黄色箭头指向轴平面视图中框架的倾斜（©Shobeiri 2013）

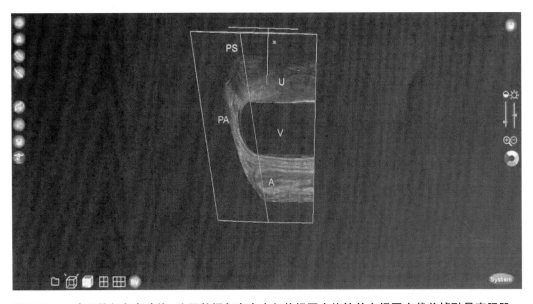

图 2.23 一次可执行多个功能。这里数据包在右中矢状视图中旋转并在视图中裁剪掉耻骨直肠肌，隔离耻骨肛门肌以显示尿道、阴道和肛门的长度。图示为耻骨联合（PS），耻骨肛门肌（PA），尿道（U），阴道（V）和肛门（A）。（©Shobeiri 2013）

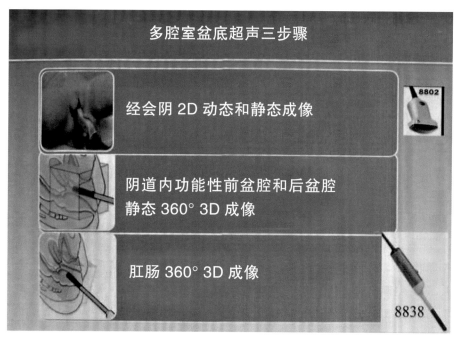

图 2.24　执行多腔室盆底超声成像的三步骤（©Shobeiri 2013）

表 2.6　使用腹部探头进行会阴 2D 超声
成像的步骤

会阴 2D 超声成像的步骤
识别探头
识别探头方向
按压探头侧面的按钮激活探头
设定超声成像深度为 6.7 cm
设定超声分辨率为 1/32 Hz
将探头置于会阴区域并获得膀胱、阴道和直肠的矢状图（包括耻骨联合的正中矢状图）
调整增益
嘱患者咳嗽或增大腹压以观察前盆腔，阴道顶端和后盆腔的运动
可按 DISK 按钮，进行该动作时的超声录像，可记录长达 10 s
嘱患者收缩阴道或做 Kegels 运动，成像肛提肌运动
可按 DISK 按钮，进行该动作时的超声录像，可记录长达 10 s

注：此例中，均使用 BK 探头

2D 经会阴超声适应证：排尿功能障碍，肠疝，膀胱膨出，阴道网片和吊带的位置，阴道前部肿块和囊肿，瘘管。

2.3.3　前盆腔 2D/3D 阴道内超声成像

可以使用 BK 8848 探头（图 2.28）和 BK 8838 探头（图 2.29）进行前盆腔 2D/3D 阴道内超声成像。探头套上避孕套或探头套，探头前端覆盖足够的水溶性凝胶，将探头放入阴道内（图 2.30）。可以看到尿道和膀胱的 2D 动态视图（图 2.31）。表 2.7 给出了 BK 8838 探头的测量方案，可以测量尿道或任何可见网片或吊带[5]（图 2.32）。通过稍微向后按压探头可以显示膀胱颈漏斗[2, 6, 7]。

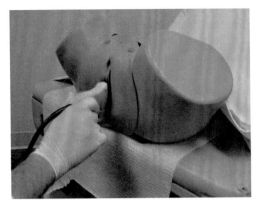

图 2.25 患者体位及会阴超声中 BK 8802 探头的位置（©Shobeiri 2013）

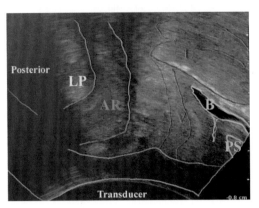

图 2.27 该视图显示了正确的定位，成像最初的 2D 视野包括前部的耻骨联合（PS）和后部的提肌板（LP），还可看到膀胱（B），子宫（U），阴道（V）和肛直肠（AR）（©Shobeiri 2013）

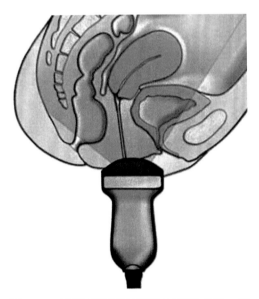

图 2.26 该视图显示的是错误的探头位置，因为成像最初的 2D 视野应包括前面的耻骨联合和后面的肛直肠角。图中所示的视野没有包含耻骨联合。因此，测量耻骨联合边缘到形成肛直肠角提肌板边缘的距离。根据患者的身体情况和盆底松弛情况，该视野可能需要放大。

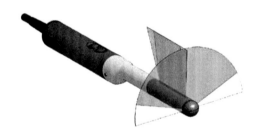

图 2.28 BK 8848 探头，展示 180° 轴平面和 2D 矢状面扫描

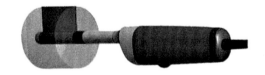

图 2.29 BK 8838 探头，展示 360° 旋转。可以对探头进行设置来获得 180° 前盆腔或后盆腔的 3D 容积超声，可以一步完成 360° 前盆腔、后盆腔和侧面的 3D 容积超声

前盆腔 2D/3D 阴道内超声适应证：排便功能障碍，便秘，肠套叠，乙状结肠脱垂，肠疝，直肠脱垂，会阴脱垂，网片，阴道肿块和囊肿，瘘管。

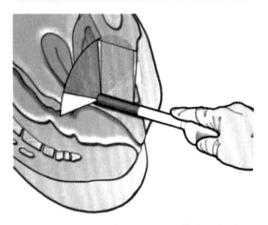

图 2.30　BK 8848 探头置于阴道中，探头通常自尾端向膀胱尿道连接处进行图像采集。当提示患者咳嗽或做 Valsalva 动作时，需要向后轻微按压探头

2.3.4　后盆腔 2D/3D 阴道内超声成像

用于前盆腔成像的两种 BK 探头（BK 8848 和 BK 8838）也可用于后盆腔成像，将水溶性凝胶填充避孕套或探头套，套在探头上，将足够的水溶性凝胶涂在探头上并放置于阴道内（图 2.33）。

表 2.7　BK 8848 或 BK 8838 超声探头阴道 2D/3D 前盆腔成像步骤

BK 8848 阴道内前盆腔成像步骤
识别 BK 8838 超声探头
按探头上的按钮激活超声探头
确认设置为 12 MHz
插入超声探头，超声探头上的凹槽指向前
确定屏幕右上角的深度为 5.6 cm
识别膀胱、尿道和耻骨联合
您可以冻结视图并成像尿道周围结构，测量尿道
向后按压探头并嘱患者做 Valsalva 动作观察膀胱颈漏斗形成
按 3D 按钮
将屏幕上的选择框定位到 3D 所需采集区域
设定分辨率为 1/34 Hz
设定范围为 360°
设置间距为 0.3°
确认扫描所需的时间
按下机器上的 3D 按钮以激活超声探头旋转
结束前盆腔的 3D 成像

调整屏幕上的方向，否则屏幕上的图像是倒置的。2D 动态超声图像中可看到肛管和提肌板（图 2.34）。表 2.8 列举了 BK 8848 探头的测量步骤，包括肛门外括约肌（EAS）、肛门内括约肌（IAS）和网片的测量（图 2.35）。如果阴道内超声发现肛门外括约肌和肛门内括约肌

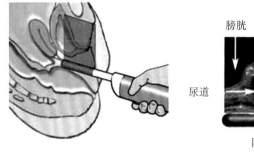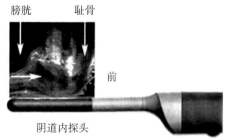

图 2.31　BK 8838 探头前盆腔成像。在显示屏上的图像位于右侧。将探头推进到膀胱尿道交界处可观察尿道全长

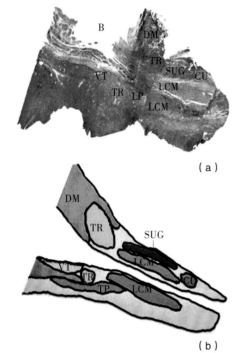

（a）

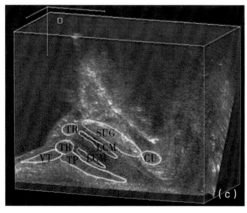

（b）

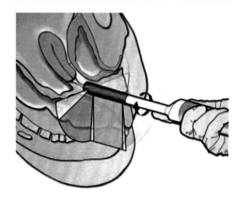

（c）

图 2.32 前盆腔左侧视图：（a）组织切片。（b）前盆腔结构图。（c）3D 阴道内超声左侧矢状图可见膀胱（B），压迫的尿道（CU），纵向和环形肌层（LCM），耻骨（PS），耻骨宫颈筋膜（PCF），横纹泌尿生殖括约肌（SUG），三角板（TP），三角环（TR），尿道（U），子宫（UT），阴道（V），膀胱三角区（VT）（经允许引自 Shobeiri 等人[5]）

异常，伴随肛门失禁，应进一步进行肛肠超声。2D 后盆腔超声成像时，在 12 点方向可以完整地看到肛门外括约肌。

让患者进行收缩肛门和 Valsalva 动作可以观察到高位直肠脱垂、肠疝、乙状结肠脱垂和肠套叠。阴道内探头的存在可能阻碍低位直肠脱垂的成像。如果下段肛管中存在气体，或者阴道后壁网片的低回声阴影，可能影响提肌板成像。

后盆腔 2D/3D 阴道内超声适应证：网片，阴道肿块和囊肿，肛提肌及其各个组成部分（髂尾肌、耻尾肌等）和肛提肌缺损。

图 2.33 将 BK 8848 探头放入阴道，在图像采集之前，将探头推进直到会阴体位于屏幕的右侧。嘱患者咳嗽或 Valsalva 时，需要轻微地向前加压

表 2.8 BK 8848 或 BK 8838 探头后盆腔阴道 2D/2D 成像步骤

BK 8838 探头阴道后盆腔成像步骤
识别 BK 8838 探头
按压探头上的按钮激活探头
确认设置为 12 MHz
插入探头，保持传感器上的凹槽朝向后方
确定屏幕右上角的深度为 4.9 cm
识别肛门外括约肌、肛门内括约肌和提肌板
嘱患者做 Kegel 动作以观察提肌板运动
嘱患者做 Valsalva 动作以观察肠套叠，直肠脱垂或提肌板放松障碍

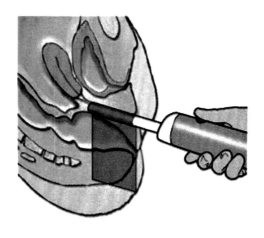

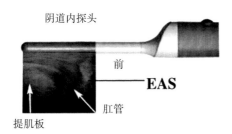

图2.34　使用BK 8838探头进行后盆腔成像，右图显示屏幕图像。探头向前推进直到会阴体 / 肛门外括约肌（EAS）复合体可在屏幕右侧看到（©Shobeiri 2013）

2.3.5　3D 360° 阴道内超声成像

3D 阴道内超声可以使用 BK 2052 或 BK 8838 探头或径向电子探头（AR 54 AW 型， 频率 5~10 MHz，Hitachi Medical Systems，Japan）。由于此径向电子探头是手动操作，因此测量结果可能不准确。

在将探头插入阴道之前，将含有凝胶的避孕套套在探头外，向下挤压凝胶填充的避孕套去除气泡（图 2.36）。水溶性润滑剂涂抹于探头套外面，探头放置于膀胱尿道连接处（图 2.37）。应轻柔地将探头放入阴道（图 2.38），如果患者出现疼痛，应立即停止操作。

使用 BK 2052 探头时，保持耻骨联合和尿道在前，肛提肌和肛门在后的方位（图 2.37）。一般来说，从膀胱尿道交界处开始向尾端扫描 6 cm，包括会阴体（图 2.39）。表 2.9 列出使用 BK 2052

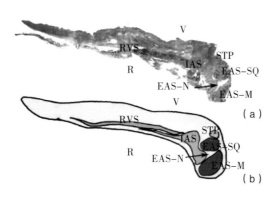

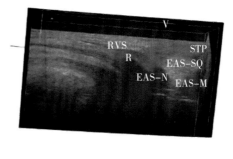

图2.35　后盆腔左侧视图：（a）组织学切片。（b）绘制后盆腔结构图。（c）左矢状位 3D 阴道内超声容积超声视图。图示为肛门外括约肌深部（EAS–M），肛门外括约肌浅部（EAS–N），肛门外括约肌皮下部（EAS–SQ），肛门内括约肌（IAS），肛门内括约肌长度（IAS–L），肛门内括约肌厚度（IAS–T），直肠（R），直肠阴道隔（RS），浅表横腱（STP），阴道（V）（经允许引自 Shobeiri 等人[5]）

探头扫描的步骤和方法。在会阴膨出的患者中，可能需采集两个叠加的 3D 容积超声。BK 2052 探头通常能够对前盆腔和后盆腔进行充分成像，但由于 2D 图像位于轴平面，因此不能进行前盆腔和后盆腔的动态成像。BK 2052 和 BK 8838 探头均能对正常肛提肌（图 2.39b）进行成像。此外，BK 2052 探头的矢状位图像分辨率不如 BK 8838 探头获得的超声图像清晰。尽管两种探头都可以充分地观察到肌肉，但对于严重肛提肌缺损患者，首选 BK 8838 探头（图 2.39c）。

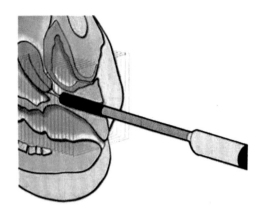

图 2.37　将 BK 2052 探头放入阴道内，推进探头直到在轴平面中观察到膀胱尿道交界处。按下 3D 按钮将获得一系列轴平面图像，这些图像可进行 3D 容积成像

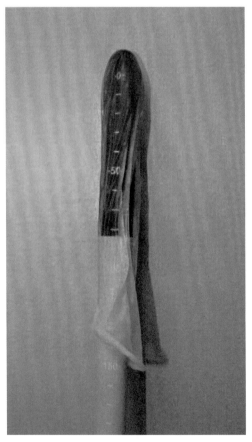

图 2.36　在 BK 2052 探头上使用探头套，须充分去除气泡并将足够的凝胶涂抹在探头套外面

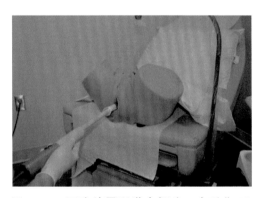

图 2.38　正确放置阴道内探头。在采集 3D 容积图像时需保持握持探头的手部稳定，可将手臂放置在膝盖或保持肘部放在垫子上以保持稳定

　　使用 BK 8838 探头，可从矢状面观察膀胱和尿道。按照表 2.10 中的方法向阴道深处推进探头可观察到膀胱尿道连接处。由于 BK 8838 探头内部可旋转360°（图 2.40），因此其不仅可以对前、后盆腔进行良好的静态成像，还能够对前、后盆腔进行动态成像。BK 8838 探头与 BK 2052 探头成像肛提肌的方法不同，BK 8838 探头成像肛提肌的方式是轴平面像素成像。我们设定程序，在30.8 s 内每 0.55° 成像一次，360° 成像，

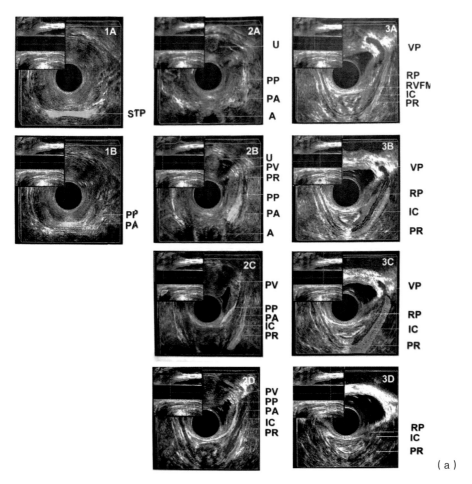

（a）

图 2.39　（a）在不同层面观察提肛肌各部。在侧视图中识别中线结构，在超声图像的左上角选择不同颜色标示不同组织结构。超声显示肛提肌各部的相对位置：从 1A 到 3D 平面逐步标识肛提肌各部；绿色垂直线标注为图像中阴道的相对位置。1A 平面：在 0 cm 处，第一条肌肉是会阴浅横肌（STP）（绿色），呈混合回声。1B 平面：会阴浅横肌头端为耻骨会阴肌（PP）（黄色），沿此方向操纵 3D 容积超声可追踪至耻骨（PB）。耻骨会阴肌以 45° 角插入会阴体，呈混合回声带。耻骨会阴肌侧面，耻骨肛门肌（PA）呈三角形低回声（粉红色）。 2A 平面：这个层面标示了肌肉与耻骨弓的附着点，可见尿道外口（U）（深红色）。亮点标识耻骨会阴肌和耻骨肛门肌的插入点，标识肛门（A）。2B 平面：可见耻骨阴道肌（蓝色）和耻骨直肠肌（棕黄色）的插入点。在侧视图中勾勒尿道和膀胱（红色）。2C 平面：心形阴道沟（红色轮廓）标志着耻骨阴道肌的插入点。该平面可见髂尾肌纤维（IC）（红色）。在侧视图中勾勒会阴体轮廓。2D 平面：耻骨肛门肌开始变窄，从侧面可见耻骨直肠肌。3A 平面：耻骨会阴肌和耻骨肛门肌变得模糊不清。解剖学上，耻骨肛门肌为一厚纤维肌层，形成肌腱样薄板状结构和直肠柱（RP）。可见明显的膀胱周围静脉丛（VP）（紫色）。矢状位视图可见直肠阴道纤维肌层（RVFM）（绿色），靠近会阴体并横向附着于直肠柱上，呈连续混合回声结构。3B 水平：可见直肠柱（橙色）。髂尾肌变得明显并变宽。3C 水平：髂尾肌进一步扩大并插入盆筋膜腱弓（ATFP）。3D 水平：耻骨直肠肌淡出视野。侧视图中可见耻骨直肠肌（芥末色）和髂尾肌（红色）的整体走形。（b）左：BK 2052 探头阴道内超声显示肛提肌各部，轻度肛提肌缺陷（LAD）。右：同一患者使用 BK 8838 探头阴道内超声成像肛提肌各部。图示为肛门（A），髂尾肌（IC），耻骨肛门肌（PA），耻骨直肠肌（PR），耻骨联合（PS），探头（T），尿道（U）。（c）左：BK 2052 探头阴道内超声成像肛提肌各部，重度肛提肌缺陷。右：同一患者使用 BK 8838 探头阴道内超声成像肛提肌各部。注意，对于患有严重 LAD 的患者，检查中是看不到任何肌肉。图示为肛门（A），耻骨联合（PS），探头（T），尿道（U）（经允许引自 Shobeiri 等人[4]）

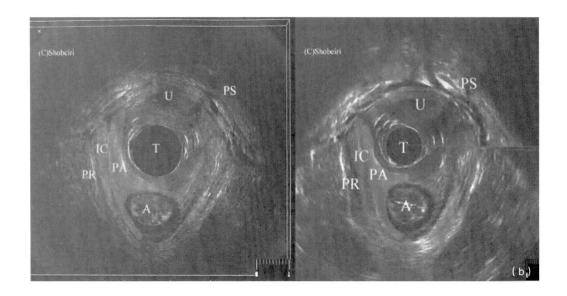

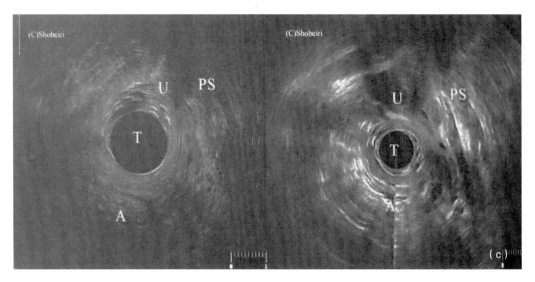

图 2.39 续

表 2.9　BK 2052 探头阴道内 3D 盆底成像步骤

BK 2052 阴道内 360° 成像步骤
识别 BK 2052 探头
设定深度为 3.9 cm
按压探头上的按钮以激活探头
按压 3D 按钮
将探头插入使处女膜水平位于 5~6 cm 标记处
可见膀胱尿道交界处
确定范围为 60 mm，间距为 0.2 mm
确认扫描所需的时间
按 3D 按钮
将扫描所需位置的框最大化
按 3D 按钮
成像时保持手的稳定和水平

表 2.10　BK 8838 探头阴道内前、后、侧腔室 3D 盆底成像步骤

BK 8838 阴道内前、后、侧腔室成像步骤
识别 BK 8838 探头
按压探头上的按钮以激活探头
确定屏幕右上角的深度为 5.6 cm
识别膀胱、尿道、耻骨联合并退出探头直到膀胱尿道交界处在屏幕左侧可以看到
设定每 0.55° 成像
设定旋转 360°
按压 3D 按钮
将屏幕上的选择框定位到所需的 3D 采集区域
确认扫描所需的时间
按下机器上的 3D 按钮以激活探头旋转
成像时保持手的稳定和水平
如果伴有会阴膨出，在 3D 容积成像时无法观察到会阴体，需退出探头重复以上步骤
前、后、侧腔室 3D 成像结束

共采集 655 帧图像。在超声成像时，操作者可以将握持探头的手和肘部支撑在自己的膝盖或垫子上以保持稳定，另一只手在控制台上进行操作（图 2.41）。在腔内成像期间，告知患者阴道内超声检查的过程，避免患者紧张和讲话，使患者保持安静，以免患者讲话和身体扭动时扭曲图像[4, 8]。

> 3D 360° 阴道内超声适应证：肛周肿物和囊肿，肛瘘，肛门括约肌损伤。

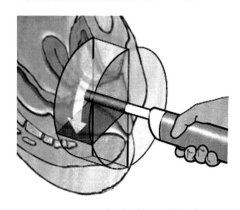

图 2.40　BK 8838 探头放入阴道，推进到可成像膀胱尿道交界处。按下 3D 按钮进行径向盆底成像，存储 3D 容积超声数据

2.3.6　3D 360° 肛肠超声成像

使用 BK 2052 或 BK 8838 探头或径向电子探头（AR 54 AW 型，频率：5~10 MHz，Hitachi Medical Systems，Japan）进行 3D 肛肠超声。由于径向电子探头和其他制造商的探头都是手动操作的，因此可能无法获得可重复的准确测量结果。

在探头插入肛门之前，应将含有凝胶的避孕套套在探头上，向下挤压避孕套去除气泡，涂抹水溶性润滑剂于避孕套外。探头应轻柔地插入肛门，避免患

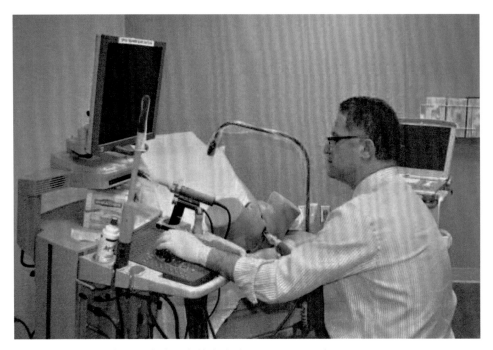

图 2.41　双手正确操作探头和超声设备的方式（©Shobeiri 2013）

者疼痛，如患者出现不适和疼痛应立即停止操作（图 2.42）。探头应达提肌板头端边缘，同时按下操作台上的 3D 按钮行 3D 成像。

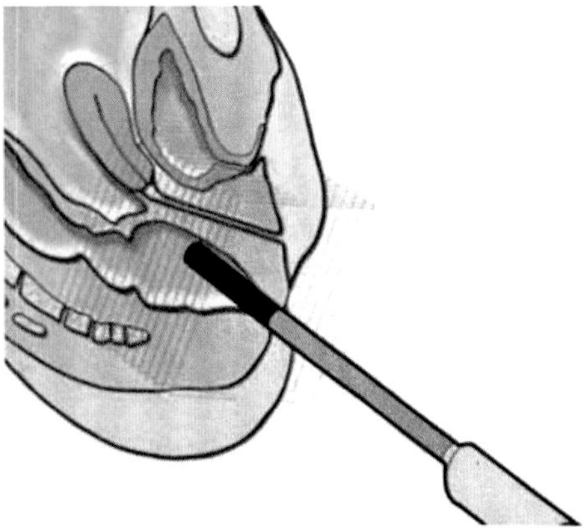

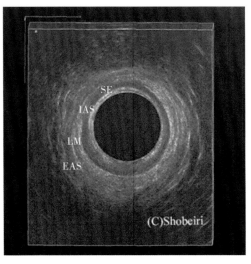

图 2.42　肛门内探头开始需以锐角进入，随后需调整手的姿势使得超声波射线垂直于肛门外括约肌纤维

　　使用 BK 2052 探头，在屏幕上肛管前部位于 12 点方向，肛管右侧位于 9 点方向，肛管左侧位于 3 点方向，肛管后部位于 6 点方向。记录的长度应从提肌板"U"形吊桥样结构上方至肛门边缘[9, 10]。轴平面内应可见肛门括约肌复合体（图 2.43）。

图 2.43　BK 2052 探头在肛门外括约肌深部水平观察到的各层肌肉。图示为肛门黏膜（SE），纵肌（LM），肛门内括约肌（IAS），肛门外括约肌（EAS）（©Shobeiri 2013）

使用 BK 8838 探头时，探头位置应放置于成像会阴体位于右侧屏幕的前方。当推进探头时，可观察到正中矢状位直肠阴道隔视图（图 2.38），然后按照表 2.10 中的超声成像步骤进行操作。BK 8838 探头能够对肛门括约肌复合体进行良好成像。然而，由于没有轴平面参考点，且图像是重建成像，所以掌握 BK 8838 3D 成像存在一定的学习曲线过程。使用 BK 2052 探头时，轴平面图像显示在屏幕上，操作者对肛门复合体的完整性有所了解，而 BK 8838 探头的数据包必须在数据采集完并进行处理后才能获得有用的信息。只要直肠中没有空气且阴道中放置一些凝胶，BK 8838 内置旋转机制和良好的组织穿透能力可以充分显示整个肛提肌（图 2.44）。然而，如果想要观察肛提肌缺损部位，由于肛提肌缺损部位通常为耻骨附着处，因此肛门探头距离缺损部位较远，所以不容易显示缺损部位。BK 8838 探头成像肛提肌与 BK 2052 探头可能略有不同，且轴平面视图为像素化的。总体上，无论使用 BK 2052，还是 BK 8838 探头进行肛肠超声成像时，图像看起来都是相似的（图 2.45 和图 2.46）。

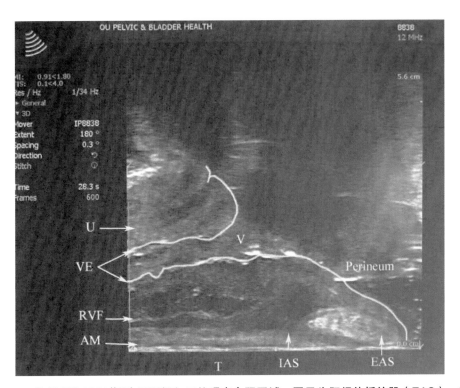

图 2.44　使用 BK 8838 探头于肛门入口处观察会阴区域。图示为肛门外括约肌（EAS），肛门内括约肌（IAS），肛直肠内探头（T），肛门黏膜（AM），直肠阴道筋膜（RVF），阴道上皮（VE），尿道（U）和阴道（V）（©Shobeiri 2013）

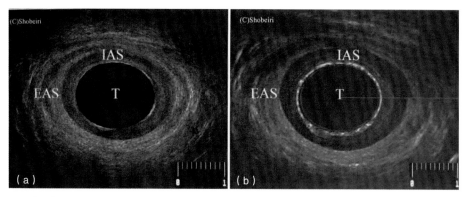

图 2.45 （a）BK 2052 探头肛肠超声观察肛门内、外括约肌。（b）同一患者用 BK 8838 探头肛肠超声观察肛门内、外括约肌。图示为肛门外括约肌（EAS），肛门内括约肌（IAS），探头（T）（©Shobeiri 2013）

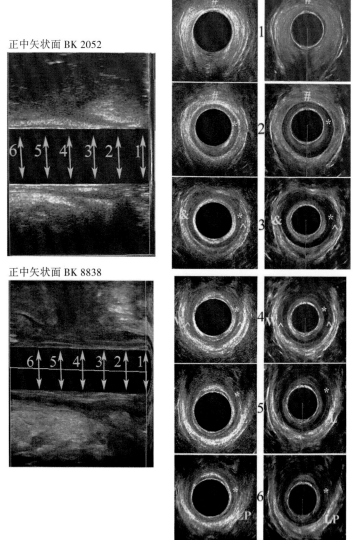

正中矢状面 BK 2052

正中矢状面 BK 8838

图 2.46 不同层面的提肌板和肛门复合体的肛内视图。（a）为 BK 2052 探头成像，（b）为 BK 8838 探头成像。轴平面图像并排放置在 1~6 层面以进行比较。（1）肛门外括约肌（EAS）皮下部用"#"标记。（2）从内到外第一高回声层，对应探头与肛门黏膜表面的界面；与探头相邻的第二高回声层是皮下组织。紧邻的是肛门内括约肌（IAS），标有"*"。肛门内括约肌与直肠环形肌融合，从肛直肠连接处延伸至齿状线下方约 1 cm 处。（3）EAS 深部以"&"标示。（4）EAS 翼部以"W"标示。纵肌（LM）呈混合回声，以"ˆ"标示。（5）耻骨直肠肌纤维呈翼状以"L"标示。（6）翼状提肌板纤维以"LP"标示。

2.4　总结

　　盆底超声可视化根据观察腔室的需求不同可采取不同的成像方法。解剖学知识，不同探头的功能，以及所使用超声设备的功能对于获取有意义的图像是必不可少的。

　　（高远菁、赵志伟译，苗娅莉校）

参考文献

[1] Haylen BT, De Ridder D, Freeman RM, Swift SE, Berghmans B, Lee JH, et al. An International Urogynecological Association (IUGA)/International Continence Society (ICS) joint report on the terminology for female pelvic floor dysfunction. Int Urogynecol J Pelvic Floor Dysfunct. 2010;21(1):5–26.

[2] Stankiewicz A, Wieczorek AP, Wozniak MM, Bogusiewicz M, Futyma K, Santoro GA, et al. Comparison of accuracy of functional measurements of the urethra in transperineal vs. endovaginal ultrasound in incontinent women. Pelviperineology. 2008;27(4):145–7.

[3] Santoro GA, Wieczorek AP, Shobeiri SA, Mueller ER, Pilat J, Stankiewicz A, et al. Interobserver and interdisciplinary reproducibility of 3D endovaginal ultrasound assessment of pelvic floor anatomy. Int Urogynecol J. 2011;22(1):53–9.

[4] Shobeiri SA, LeClaire E, Nihira MA, Quiroz LH, O'Donoghue D. Appearance of the levator ani muscle subdivisions in endovaginal three-dimensional ultrasonography. Obstet Gynecol. 2009;114(1):66–72.

[5] Shobeiri SA, White D, Quiroz LH, Nihira MA. Anterior and posterior compartment 3D endovaginal ultrasound anatomy based on direct histologic comparison. Int Urogynecol J. 2012;23(8):1047–53.

[6] Wieczorek AP, Wozniak MM, Stankiewicz A, Bogusiewicz M, Santoro GA, Rechberger T, et al. The assessment of normal female urethral vascularity with color Doppler endovaginal ultrasonography: preliminary report. Pelviperineology. 2009;28(2):59–61.

[7] Wieczorek AP, Wozniak MM, Stankiewicz A, Santoro GA, Bogusiewicz M, Rechberger T. 3-D high-frequency endovaginal ultrasound of female urethral complex and assessment of inter-observer reliability. Eur J Radiol. 2012;81(1):e7–12.

[8] Santoro GA, Wieczorek AP, Shobeiri SA, Stankiewicz A. Endovaginal ultrasonography: methodology and normal pelvic floor anatomy. In: Santoro GA, Wieczorek AP, Bartram CI, editors. Pelvic floor disorders: imaging and multidisciplinary approach to management. Dordrecht: Springer; 2010. p. 61–78.

[9] Dal Corso HM, D'Elia A, De Nardi P, Cavallari F, Favetta U, Pulvirenti D'Urso A, et al. Anal endosonography: a survey of equipment, technique and diagnostic criteria adopted in nine Italian centers. Tech Coloproctol. 2007;11(1):26–33.

[10] Santoro GA, Wieczorek AP, Bartram C, editors. Pelvic floor disorders: imaging and multidisciplinary approach to management. Milan: Springer Verlag Italia; 2010. p. 729.

第 3 章 会阴和入口盆底超声的检测设备和检测技术

3.1 引言

盆底疾病包括盆腔器官脱垂（POP）、尿失禁（UI）和肛门失禁（AI）。盆底疾病在所有年龄段的女性中都有很高的发病率[1]，可能表现出明显的排尿、排便异常和疼痛症状。然而，盆底疾病的症状和临床观察到的结果并不完全一致[2]。排粪造影或动态 MRI 等影像技术能够帮助我们进一步深入了解盆底疾病的病理生理学机制，加强盆底疾病的临床评估，促进我们对盆底疾病的理解和认识[3]。

虽然排粪造影能够很好地显示直肠在排空过程中与其他盆腔器官，以及盆腔肌肉之间的相互作用，但该检查手段存在辐射问题[4]。动态 MRI 可获得高分辨率骨盆结构图像，但 MRI 价格昂贵、技术要求高且不便广泛应用。此外，动态 MRI 检查中的激发动作是在非生理位置下完成[3]。

超声用于评估泌尿生殖道解剖和生理特性已有 25 年的历史[5~7]。在本章中，我们将重点讲述最常见的两种盆底超声——会阴盆底超声和入口盆底超声。会阴盆底超声（pPFUS）采用会阴 2D 或 3D/4D 曲阵探头放置于会阴和大阴唇进行盆底组织结构成像。入口盆底超声（iPFUS）则是将 2D 或 3D/4D 阴道内超声（EVUS）探头放入阴道口进行扇形扫描成像。上述超声术语由国际泌尿妇科协会（International Urogynecology Association，IUGA）和国际尿控协会（International Continence Society，ICS）联合提出，但尚未被广泛接受。盆底超声通过简便的超声平台能够实现盆底解剖结构无创的静态和动态成像[8]。盆底超声不仅拥有便捷和悠久的使用历史，它也是很多临床实践中应用的一种主要的实验技术。在过去 10 年中出现了大量的关于盆底超声的文献，显示了盆底超声技术在诊断盆底疾病方面取得了很好的进展；然而，目前仍然需要做很多工作来标准化和量化超声成像术语及超声测量结果[9]。盆底超声可用于了解多种盆底疾病的盆底解剖结构及功能，包括尿失禁、盆腔器官脱垂和肛门失禁，并可作为盆底肌肉（PFM）训练的辅助手段。本章将重点介绍盆底超声技术实践、盆底生物测量，以及盆底超声在不同盆底状态下的应用。

3.2　会阴盆底超声

3.2.1　2D 会阴盆底超声

无论进行 3D 会阴盆底超声、入口盆底超声与 3D 阴道内超声，还是 3D 肛肠超声（EAUS），超声成像始终是从正中矢状面的盆底 2D 动态图像开始的。在会阴盆底超声或入口盆底超声中，无论使用何种机器，探头都能够获得盆底的 2D 图像。屏幕上的方向会因机器和设置的不同而变化。在使用 BK Flex Focus（BK Ultrasound，Analogic，Peabody，MA，USA）进行多室成像时，使用曲阵探头（图 3.1），探头垂直放

置于大阴唇之间或会阴处，可以看到屏幕右侧的耻骨联合（PS）和左侧的肛直肠角（ARA）。在静息位置，还可以看到网片和合成吊带的位置，如果看不到，可使用 3D 或 4D 超声成像。还可能会观察到静息状态下患者的盆腔器官脱垂。尽管可以通过超声对Ⅲ度或Ⅳ度盆腔器官脱垂进行 2D 成像，但是这种方法必须将脱垂部位送回阴道。因此，会阴盆底超声用于晚期盆腔器官脱垂的成像效用是值得怀疑的。对于严重盆腔器官脱垂，通过 3D 阴道内超声成像可以更容易地对盆底结构进行成像，因为只需将脱垂部位推入阴道以观察肌肉即可。要求患者收缩盆底肌肉，然后在超声上观察患者盆底肌肉的收缩，可为患者提供视觉生物反馈。因此，盆底超声可用于指导盆底肌肉锻炼和量化盆底肌肉的收缩活动。在正中矢状面，我们可以观察到在盆底肌肉收缩的时候，盆腔器官向头侧移动，肛提肌裂孔缩小和膀胱颈位置改变。

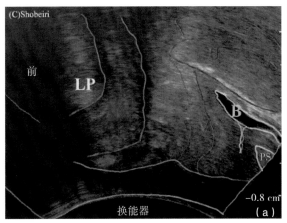 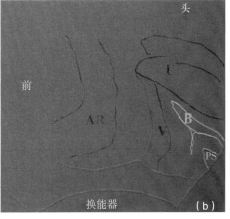

图 3.1　（a）盆腔器官正常位置的 2D 超声成像，包括位于盆腔前部的耻骨联合（PS）和盆腔后部的提肌板（LP），以及膀胱（B），子宫（U），阴道（V），肛直肠（AR）。（b）无超声背景的结构图（©Shobeiri 2013）

3.2.2 盆底肌肉的收缩

许多患者可能并不知道盆底肌肉收缩的含义。医生最好用更熟悉的方式来表达它，如"请做一个Kegel运动"或"假装你正在憋尿或憋气"，同时需要判断患者盆底肌肉收缩的协调性。通常，正常患者盆底肌肉具有很好的静息张力，肛提肌（LAM）能够轻微抬高；盆底肌肉力量较弱的患者虽然可以将提肌板（LP）移动较长的距离，但不能维持正常女性在静息状态下盆底的位置（图3.2）[2]。

3.2.3 Valsalva动作

当要求患者做Valsalva动作时，医生可以说："像排便那样向下屏气。"重要的是，在做动态超声检查时医生要

求患者做Valsava动作，如果患者直肠上段内有气体，气体可能会向直肠下端移动，遮挡和影响超声2D/3D成像。如果发生这种情况，医生可以要求患者再次做Valsalva动作，随着提肌板向前运动，气体和脱垂的组织就可能向头侧移动。Valsalva动作可以使医生获得重要信息。排粪造影曾经是诊断后盆腔脱垂的金标准。一项针对75名女性的前瞻性研究显示，3D经会阴超声（TPUS）与排粪造影对于诊断小肠疝和直肠疝具有中等至良好的一致性（图3.3a）。在正中矢状面，2D经会阴超声能够清晰地显示小肠疝的下降，直肠前壁向前突起形成直肠疝（图3.3b，图3.3c）。小肠疝或最常见的乙状结肠疝（图3.4）、膀胱膨出（图3.5）或多腔室缺陷均可在进行Valsalva动作时被观察到。进行Valsalva动作时的动

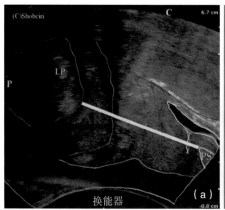
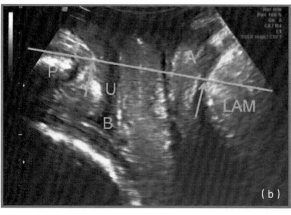

图3.2 （a）会阴盆底超声。静息、收缩和Valsalva动作时可测量耻骨联合与提肌板（黄线）之间的距离。在2D超声图像中，盆底肌肉收缩可以通过膀胱颈的位移及正中矢状位（AP）最小肛提肌裂孔平面的肛提肌裂孔直径的缩小来量化盆底肌肉收缩。（b）会阴盆底超声。腹部超声成像使用超声宽阵探头，以非解剖学位置显示盆腔结构。阴道通常呈现为塌陷的结构，阴道壁则无法通过超声明确地分开。由于肛门黏膜皱褶呈现不均回声，因此肛直肠呈现为沿低回声的肛门内括约肌外轮廓线向头侧延伸的不均回声区。肛门外括约肌呈高回声，内环绕呈低回声的肛门内括约肌。肛直肠角通常很容易观察到，并随着盆底肌肉的动态运动而变化。图示为耻骨（P），尿道（U），膀胱（B），肛直肠（AR），肛提肌（LAM），提肌板（LP），耻骨联合（PS），前（P），头（C）。绿线是最小肛提肌裂孔的参考线（©Shobeiri 2013）

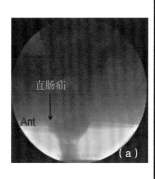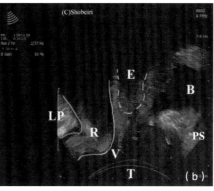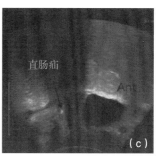

图 3.3 （a）排粪造影显示的低位直肠疝。（b）会阴盆底超声成像显示 Valsalva 动作时低位直肠疝，无膀胱脱垂，然而可看到阴道顶端小肠疝。（c）会阴盆底超声成像显示 Valsalva 动作时低位直肠疝。图示为提肌板（LP），直肠疝（R），阴道（V），小肠疝（E），膀胱（B），耻骨联合（PS），探头（T）（©Shobeiri 2013）

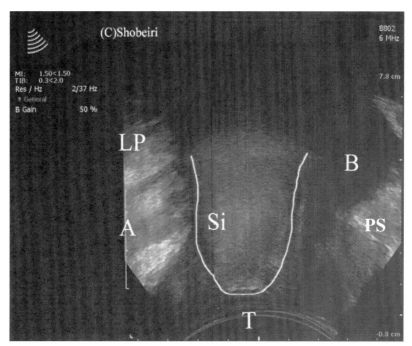

图 3.4 会阴盆底超声成像显示 Valsalva 动作时的乙状结肠。图示为提肌板（LP），肛门（A），膀胱（B），阴道（V），探头（T）和耻骨联合（PS）（©Shobeiri 2013）

态超声成像可显示吊带和网片的移动，并可能显示网片上方、下方或侧面的点缺陷（图 3.6 和图 3.7）。

3.2.4　3D/4D 会阴盆底超声

3D/4D 超声极大地增加了公众对盆底的兴趣。肛提肌的耻骨直肠肌（PR）部分位于轴平面的浅层，且肛提肌的所有组成肌肉都可以通过 BK 2052 或 BK 8838 等入口探头来更好地成像。但是，入口探头阻碍了 Valsalva 动作。虽然 3D/4D 会阴盆底超声图像的质量也是可靠的，

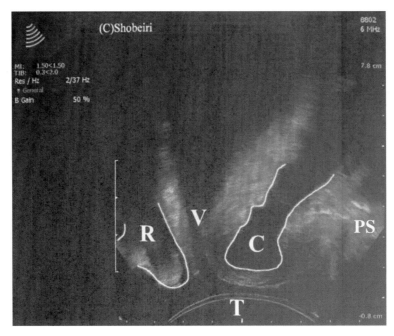

图 3.5　会阴盆底超声成像显示 Valsalva 动作时膀胱膨出伴随直肠疝。图示为膀胱膨出（C），直肠疝（R），阴道（V），探头（T），耻骨联合（PS）（©Shobeiri 2013）

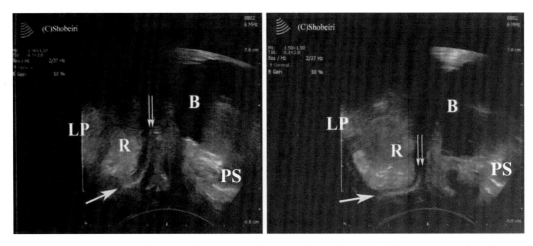

图 3.6　会阴盆底超声成像显示阴道前后壁网片。阴道前壁网片显示不清晰。（a）为静息状态。双箭头指向网片头端，单箭头指向网片尾端。静息状态下网片后方可见直肠疝。（b）为 Valsalva 动作状态。Valsalva 动作时，患者直肠疝加重，网片顶端部分的脱离。图示为直肠疝（R），提肌板（LP），膀胱（B），探头（T）和耻骨联合（PS）（©Shobeiri 2013）

但是内置式端射入口探头分辨率更高且图像质量更好。

　　如果有一台 BK 超声机器，曲阵探头能够自由采集 3D 容积超声成像（图 3.8 和图 3.9）。但是，只有当没有 BK 2052 或 BK 8838 超声设备时才建议使用 BK 8802 曲阵探头（BK Ultrasound，Analogic，Peabody，MA，

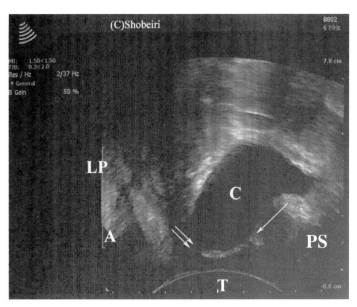

图 3.7　会阴盆底超声成像，Valsalva 动作可见阴道前壁网片图像。Valsalva 动作时，可见膀胱膨出和网片的顶端部分脱离。双箭头指向网片头端，单箭头指向网片尾端。图示为膀胱膨出（C），提肌板（LP），膀胱（B），探头（T）和耻骨联合（PS）（© Shobeiri 2013）

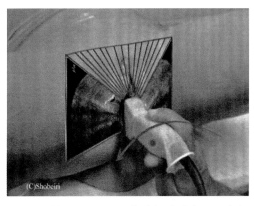

图 3.8　使用 BK 8802 曲阵探头进行 3D 容积超声的手动采集。探头放置在大阴唇之间，并从患者的左侧向右侧以恒定速度扫描。可以设定成像时间。但是，速度较慢的采集可获得更高质量的 3D 容积超声图像（©Shobeiri 2013）

USA）进行手动采集。首先，手动采集盆底 3D 容积超声图像需要相当高的技巧，操作者需要以恒定的速度从患者的右侧到左侧放射状地移动探头。其次，

所获取的 3D 容积超声图像是不可重复的且无法用于测量。第三，最重要的是，如果使用 16 MHz 的入口探头，它可以自动获取高分辨率的肛提肌图像，不需要手动采集会阴盆底超声图像。

最常见的设备为通用电气医疗超声设备 GE（Chicago, IL, USA），飞利浦（Royal Philips，Amsterdam，The Netherlands）、日立（Hitachi Ltd., Tokyo, Japan），以及其他公司也生产类似或更高级的超声设备。光环医疗设备公司（Wilmington, DE, USA）最近推出了一种低价盆底超声设备，该设备无法获取 3D 图像，但可以进行视频剪辑且能够播放剪辑的视频。GE 系列超声设备采集的 4D 图像可用于离线分析，并可与 Voluson 系列获得的 3D 或 4D 容积超声图像一起使用。最便宜和最容易使用的 GE 超声设备是

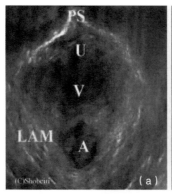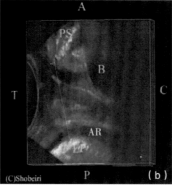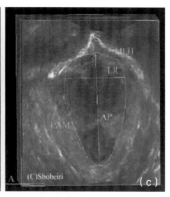

图 3.9 （a）使用 BK 8802 曲阵探头获得的 3D 容积超声图像。可以通过旋转 3D 容积超声以查看不同区域。（b）盆底右侧矢状图，前后径距离定义为耻骨联合和提肌板之间的最短距离，以黄色线表示。前后径线为最小肛提肌裂孔。（c）图示为提肌板（LP），膀胱（B），探头（T），肛直肠（AR），前（A），后（P），尾（C），MLH 的左右线（LR），前后径（AP），肛提肌（LAM）和耻骨联合（PS）（©Shobeiri 2013）

Voluson e 或 i（图 3.10）。尽管该超声设备尺寸紧凑，但当与 GE RAB4-8-RS 探头一起使用时，其性能和功能非常好（图 3.11）。该系统的开发和设计旨在使胎儿的表面结构可视化，并适用于盆底成像。GE Kretz 4D 超声成像允许操作控制图像特征，并允许以位图和 AVI 格式导出静止的、循环的和旋转的容积成像图像。如果在会阴处使用 GE 入口 RIC5-9W-RS 探头，则可以获得较高的分辨率（图 3.12）。这些探头的特性如表 3.1 所示。

表 3.1　会阴超声 GE RAB4-8-RS 与阴道口超声 GE RIC5-9W-RS 的参数比较

设备名称	描述	底印	带宽	FOV / 容积	兼容
RAB4-8-RS	实时 4D 凸阵探头	63.6 mm × 37.8 mm	2~8 MHz	70°/85° × 70°	Voluson i
	实时 4D 阴道口超声				
RIC5-9W-RS	二代实时 4D 微凸阵入口探头，具有宽 FOV	22.4 mm × 22.6 mm	4~9 MHz	146°/146° × 120°	Voluson i

注：1. 视野（FOV）
　　2. 以上设备均来自 GE Healthcare, Chicago, IL, USA

将 GE 探头放置在大阴唇之间，我们可以在屏幕上看到如上所述的 2D 图像。根据机器的设置不同，图像方向可能也不同。我们将超声机器放在患者左侧，用左手操作探头（图 3.13），右手用于操作控制台（图 3.14）。一旦有合适的 2D 视图，即可将采集角度最大化到 75°~85° 并进行 3D 成像（图 3.15）。在容积超声图像采集时或采集后，可以将成像信息按照预设好的数量和间距进行分层处理，就像 CT 一样。该技术被制造商称为断层超声成像（tomographic ultrasound imaging，TUI）。联合使用

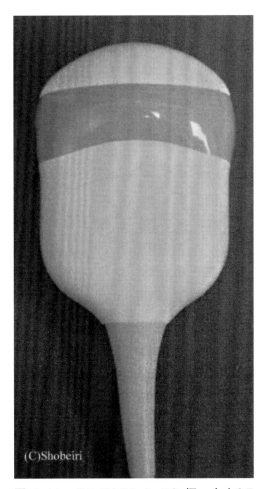

图 3.11　GE RAB4-8-RS 探头（GE Healthcare, Chicago, IL, USA）（©Shobeiri 2013）

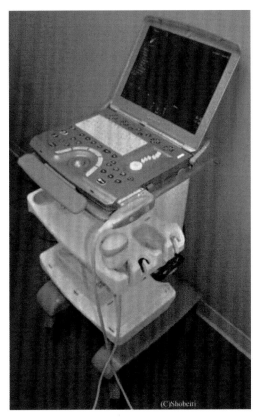

图 3.10　GE Voluson e 超声设备（GE Healthcare, Chicago, IL, USA）（©Shobeiri 2013）

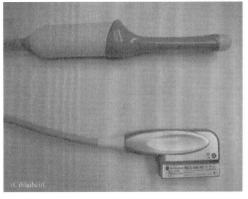

图 3.12　GE RIC5-9W-RS 探头（GE Healthcare, Chicago, IL, USA）

4D（容积超声回放）和断层超声成像技术能够实现动作效果的同步观察。使用这种方法，将最小肛提肌裂孔（MLH）（正中矢状面耻骨联合后表面到提肌板之间的最短线）作为参考平面，从该平面下方 5 mm 处到该平面上方 12.5 mm 之间，按照 2.5 mm 的间距进行扫描成像。

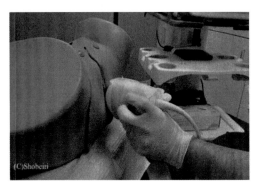

图 3.13　会阴盆底超声检查中左手持探头（©Shobeiri 2013）

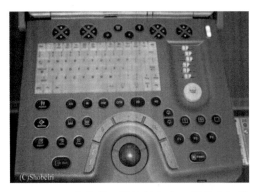

图 3.14　通常优势手操作控制台。屏幕底部的菜单可显示控制台上的 GE Voluson 多功能电子按钮的功能（GE Healthcare, Chicago, IL, USA）（©Shobeiri 2013）

图 3.16a 显示了采用初始 2D 图像，进行对称容积超声重建（从足端到头端厚度为 1.5~2.5 cm）绘制获得的 3D 图像[10]。获得 3D 图像后，可以将容积超声图像存储在硬盘里并可做离线评估。离线后的处理由特殊软件完成，该软件允许容积超声图像旋转、厚 / 薄分层，以及多次测量。在容积超声图像的后处理期间，旋转 3D 静态图像以对称方向显示 3 个正交平面中的相应位置：冠状面、矢状面和横向。指示点（图 3.16a 中的绿色所示）位于 3 个正交平面的交点位置。通过指示点，可以同时识别 3 个正交平面上解剖结构的精确位置。旋转捕获容积超声图像的方法分为 4 个步骤：

1. 横向（轴平面）3D 容积超声在肛提肌平面中顺时针旋转约 90°，以确定图像正确的前后径（AP）方向。如图 3.16b，该平面定义为耻骨联合下缘和肛直肠角顶点的连线平面。

2. 光标点位于耻骨区域，要求在冠状面视图中可见耻骨联合。

3. 以毫米为单位分析冠状面图像，以识别和标记两个耻骨降支及耻骨联合下缘。

4. 旋转矢状面，使耻骨联合下缘与肛直肠角的顶点对齐，从而肛提肌在横向（轴平面）面上进入全视图。

在图像后处理之后，2D 图像中绿色顶线所示的标尺位于最小肛提肌裂孔平面。可见标记物：两侧的耻骨，位于 12 点位置的尿道，位于中间位置的阴道，位于 6 点位置的肛管，位于阴道左、右两侧的肛提肌，肛管周围（图 3.16b~3.16d）。

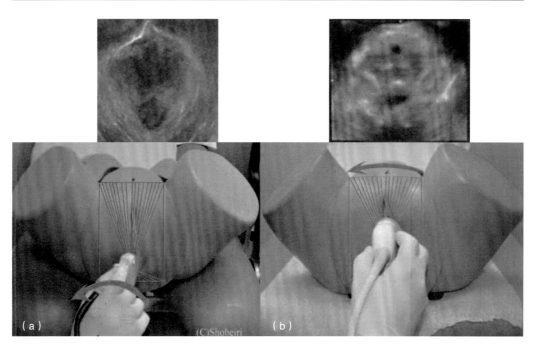

图 3.15 （a）使用 BK 8802 曲阵探头采集 3D 盆底容积超声，需要手动移动以获得 3D 容积超声数据。（b）GE RAB4-8-RS 探头内置可移动晶体，无需手动。 手和肘部应保持平稳，以获得高质量的成像。容积超声图像能够在屏幕上显示。注：GE 3D 容积重建后超声图像（GE Healthcare, Chicago, IL, USA）（©Shobeiri 2013）

3.3 GE 4D 视图软件

该软件可在 GE 机器上使用，Voluson 超声机器的购买者也可通过"Voluson Club"获得该软件。该软件的单独许可证价格昂贵，不适用于无计算机联网的用户。

3.4 2D/3D/4D 入口盆底超声

3.4.1 基本程序和设备

超声检查已成为产科、妇科和泌尿科的常见检查手段。大多数超声科室配备有适用于入口盆底超声成像的曲阵探头和（或）阴道内超声探头。

3.4.2 体位

与妇科超声一样，大多数盆底超声检查是让女性躺在标准妇科检查床上，或者臀下放置垫子以抬高臀部呈膀胱截石位。对于 3D 超声成像，由于成像时间可达 15~20 s，检查者还需将探头保持静止，才有利于获得最佳图像。对于在仰卧位女性未能成功完成相应动作的情况下，也可以在女性站立时进行会阴盆底超声和入口盆底超声。

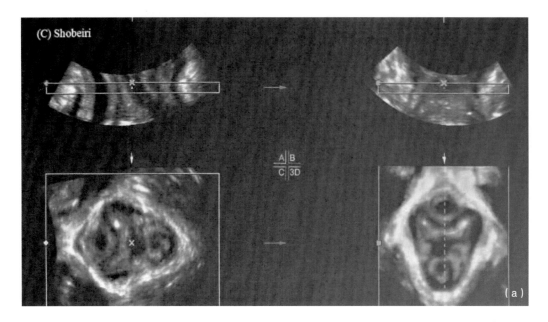

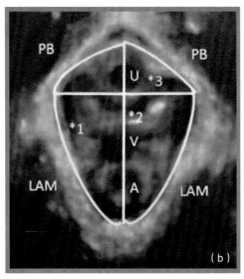

图 3.16　使用 GE RAB4-8-RS 探头（GE Healthcare，Chicago，IL，USA）采集的 3D 盆底容积超声图像。（a）4 个平面的视图。（b）轴平面中的最小肛提肌裂孔 3D 图像。（c）断层超声成像技术具有多层成像的能力。在轴平面中，研究者将能够评估整个肛提肌及其与耻骨降支的附着。在轴平面上，断层超声成像从最小肛裂孔平面下方 5 mm 到最小肛提肌裂孔平面上方 12.5 mm 之间，分为 8 个层面，层间隔 2.5 mm。（d）左侧，盆底静息状态；右侧，盆底收缩状态。其中肛提肌看起来更厚，与静息时获得的图像相反。此外，我们可以清楚地看到，与静息时相比，盆底肌肉收缩时前后径要小得多。这可以作为视觉反馈，帮助女性学习盆底肌肉锻炼方法。图示为会阴体（PB），尿道（U），阴道（V），肛门（A），肛提肌（LAM）

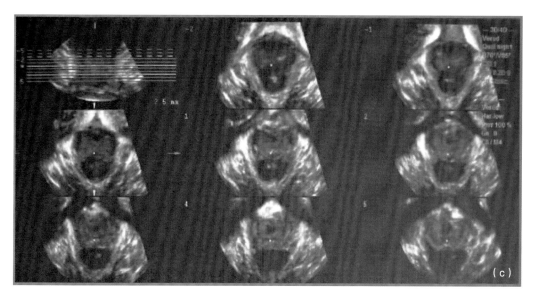

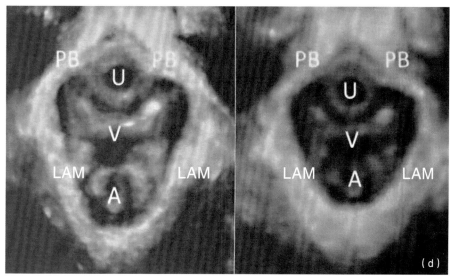

图 3.16　续

3.4.3　探头

最新的盆底超声技术分为会阴盆底超声和入口盆底超声两种。大多数盆底超声检查方式是将探头放置在女性外阴而非将探头放入阴道或肛管内——入口盆底超声。

入口盆底超声指的是将探头放置于阴道内进行的超声检查。现在入口盆底超声可以根据成像目标的不同，探头不仅可以放置于阴道内，也可以放置在阴唇后联合或会阴区，所使用的入口盆底超声探头频率在 4~9 MHz 之间。在本章中，我们将重点关注入口盆底超声，并讨论适合特定研究的其他类型超声。

将腹部探头放置在会阴或大阴唇上进行的超声检查，我们称之为会阴盆底超声。会阴盆底超声使用腹部曲阵探头，通常频率为 4~8 MHz。重要的是，较高频率的探头虽能够提供更好的分辨率，但组织穿透力减弱。因此，在考虑超声图像诊断质量的时候，需要权衡分辨率和超声的组织穿透力。

3.4.4 设备准备

由于超声波不能经过空气传播，盆底超声与其他超声成像一样，需要使用耦合凝胶。无论是使用腹部探头还是阴道内超声探头，都应将凝胶放置于探头和探头需要接触的组织或包裹物之间。对于阴道内超声探头，可以使用一次性男用避孕套；对于曲阵腹部探头，可以使用手套或塑料包裹物。另外，应将凝胶涂抹于会阴或阴道口，以使超声波可以更好地穿透组织。也可以使用加热凝胶，能够改善患者的舒适度。每次使用后，应根据制造商的建议对探头进行清洁和消毒。

3.4.5 入口盆底超声定位和优化

3.4.5.1 2D 入口盆底超声定位

做入口盆底超声时，将端射阴道内超声探头放置在会阴上，标记朝上。根据检查目的优化超声成像。当对盆底肌肉和肛提肌裂孔进行成像时，探头方向朝向头侧（图 3.17）；当对肛直肠成像时，探头方向朝向肛管后方[11]（图 3.18）。应注意避免探头过度挤压会阴组织。大多数研究者建议确保探头与会阴组织接触面足够满足肛直肠结构成像，而不对会阴施加过大的压力。对会阴组织过度压迫可能会扭曲会阴的解剖结构，并限制动态成像过程中盆底的位移。

在入口盆底超声成像中，探头最常见的朝向是正中矢状位，标记朝上（12 点方向）。图示的 2D 图像显示屏幕左侧的前部结构（耻骨联合和尿道），以及屏幕右侧的后部结构（肛直肠）（图 3.18b）。

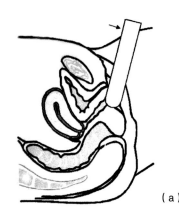
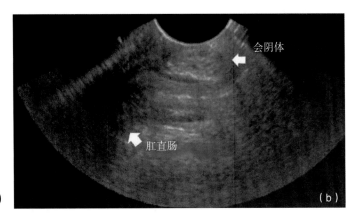

图 3.17 阴道口超声显示肛肠结构。（a）阴道探头放置于会阴处，朝向尾端成像肛直肠。（b）矢状位 2D 会阴超声图像，显示卵圆形结构的会阴体和肛直肠

经入口盆底超声的 2D 图像可见尿道膀胱交界处（urethrovesical junction，UVJ）、肛直肠角结构、肛括约肌复合体（ASC）。这个角度也可用于观察在做盆底动作期间盆底的移位，如盆底收缩（Kegel 运动）和盆底放松时。

在正中矢状位，从左到右可观察到的结构是耻骨联合、尿道、膀胱、阴道和肛直肠。正中矢状位耻骨联合的横截面通常是长圆形，但不能看到耻骨降支。接下来，观察尿道周围组织，描述尿道前壁和尿道后壁。通常，尿道黏膜和黏膜下层呈现低回声结构，为开放的腔隙。阴道通常呈现为塌陷的结构，超声无法清晰地辨别阴道前、后壁。肛门内括约肌（IAS）呈低回声，自肛门内括约肌向肛门黏膜中线呈现不均低回声则为肛直肠轮廓。不均低回声通常是由于肛门黏膜的褶皱而形成。肛门外括约肌（EAS）呈高回声，围绕低回声的肛门内括约肌。肛直肠角很容易观察到，并随着盆底肌肉的动态运动而变化。在肛直肠角后面可以观察到耻骨直肠肌的横截面。

3.4.5.2　3D 入口盆底超声：技术

3D 超声是指 3D 数据的 2D 静态呈现。为了获取和重建 3D 超声数据，需要特殊的探头和软件。3D 超声数据集被称为"容积"。为了获得 3D 超声，采集容积超声图像过程中需将探头固定在会阴处。扫描角度通常根据不同设备设置为最宽，角度在 120° 和 180° 之间。根据设定的图像质量，采集时间在 2 s 到 15 s 之间。通常指示患者在容积采集阶段屏气（或使用浅呼吸），因为任何动作都可以导致运动伪影。对于静态 3D 容积超声采集，应最大优化采集质量（采集时间）以获得最佳质量的图像。较快的扫描模式通常会影响图像质量，但有利于盆底动态超声成像。当盆底动态 3D 超声容积成像时，因为必须维持动态状态直到采集结束，所以为了更快地获取图像会牺牲图像质量。最常用于动态成像的盆底动作包括盆底收缩和 Valsalva 运动。当在动态成像期间获取容积超声图像时，可能需要调整静止时探头的位置，以捕获动态状态，通过确保患者保持动态而不移动来实现最佳

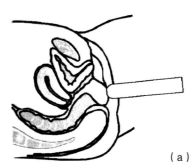
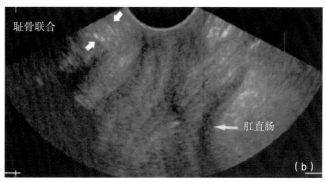

图 3.18　阴道口超声显示盆底裂孔。（a）阴道探头放置于会阴处，朝向头侧成像盆底裂孔。（b）矢状位 2D 会阴超声图像，显示耻骨联合和肛直肠

成像。来自操作者或患者的任何移动都可能导致图像伪影。

3.4.5.3 3D入口盆底超声：盆底裂孔——定位、优化和旋转

为了获得盆底裂孔和周围肛提肌的阴道入口3D容积超声图像，应将探头置于会阴部，超声波束指向头侧（图3.18）。通过识别屏幕左侧的耻骨联合和屏幕右侧的肛管来优化视野[12]。操作者还应最大限度调整中线，以确保尿道在此视图中也可见。捕获图像后，容积超声图像可以存储在光盘或硬盘上，以备离线评估。离线后处理是通过设备专用软件完成的——通常是专有软件，可实现容积超声图像的旋转，不同间距的分层成像和多次测量。两种最常见的3D系统都有专有软件——GE使用4D View软件，

飞利浦使用QLAB软件。在容积超声图像的后期处理时，旋转3D静态图像以对称方向显示在3个正交平面上：冠状面、矢状面和横向。光标点位于3个正交平面中的相应位置。光标点可实现在3个正交平面中同时识别解剖结构的精确位置（图3.19）。可在序列图中实现这种标准化的旋转技术[12]（图3.20）。

1. 横向（轴平面）3D容积超声在耻骨直肠肌平面中顺时针旋转大约90°，以得到适合的前后径取向的图像。（该平面定义为连接耻骨联合下缘和肛直肠角顶点的连线）。

2. 光标点位于耻骨区域，冠状面视图中可见耻骨联合。

3. 以毫米为单位分析冠状面图像以识别和标记耻骨降支和耻骨联合下缘。

4. 旋转矢状面图像使耻骨联合下缘

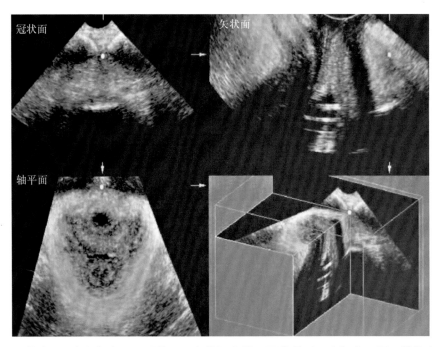

图3.19 入口静态3D容积超声显示冠状面、矢状面和轴平面的关系。光标点：同一结构在不同平面上的位置

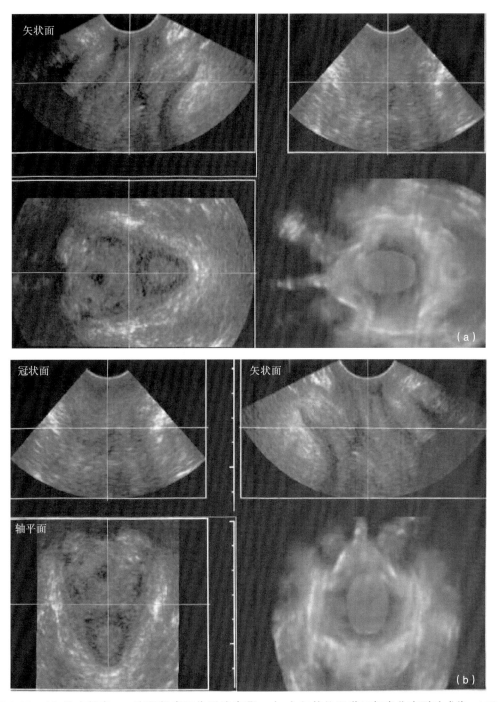

图 3.20　3D 盆底超声——容积超声图像重建步骤。（a）矢状位阴道口超声盆底裂孔成像：可见耻骨联合和肛直肠角。（b）垂直轴平面旋转图像，冠状面、矢状面和轴平面（横向）的 3D 会阴容积超声成像。（c）光标点在耻骨联合区域的轴平面（横向）中移动。在冠状面上可以看到耻骨支和耻骨联合。点标记定位在耻骨联合。（d）矢状平面容积旋转，使耻骨联合与肛直肠角对齐，这个平面为耻骨直肠肌平面。在轴平面（横向）图像中，耻骨直肠肌环绕盆底裂孔。（e）完成容积旋转后盆底裂孔会阴超声图像，厚分层扫描重建后能更详细的评估盆底裂孔结构。盆底裂孔解剖结构包括尿道、阴道和肛门的横截面。盆底裂孔被耻骨直肠肌环绕

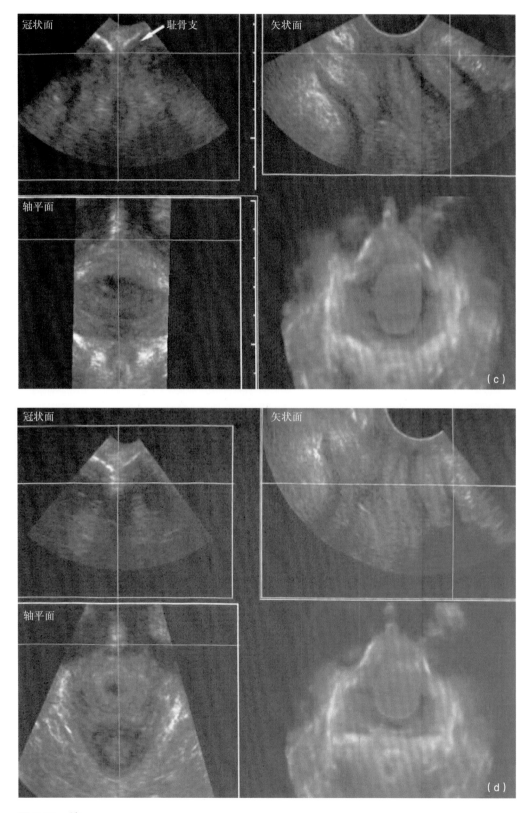

图 3.20 续

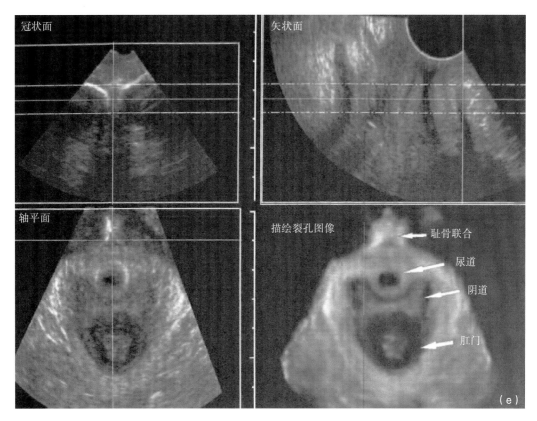

图 3.20　续

与肛直肠角的顶点对齐，而使耻骨直肠肌在横平面（轴平面）上进入全视图。

　　后旋转处理后，在横平面（轴平面）可见盆底裂孔。可以通过断层成像功能进一步优化裂孔结构的成像，可以将容积超声图像以预定厚度分层扫描以显示不同水平的结构。重建功能还可以进一步观察特定的解剖结构。这种"厚切片"技术通常设置分层成像间距 1 cm。正常图像内包括耻骨降支和耻骨联合，中线位于尿道横截面。阴道正常的横截面通常为"蝴蝶形"或"H"形，由阴道侧壁、阴道侧壁与盆内筋膜的连接组织，盆内筋膜到盆筋膜腱弓前端和盆筋膜腱弓后端组成。还可以看到肛管的横截面。耻

骨直肠肌围绕盆底并形成肛提肌裂孔的最远端部分（图 3.20e）。

3.5　盆底超声和盆底疾病

3.5.1　盆底超声盆底生物测量

　　在文献中描述了多个盆底超声盆底生物测量方法。耻骨联合下缘、尿道膀胱交界处和肛直肠角是经会阴成像中最常用的参考点。生物测量可以在静息状态和做盆底动作时进行。

　　为了评估矢状面中的膀胱颈位置和

63

移动性，可通过 2D 入口盆底超声和会阴盆底超声进行测量。1995 年，Schaer 等人[7]描述了表征膀胱颈和尿道活动度的超声坐标系。x 轴为穿过耻骨联合中心直线的垂直线，y 轴为耻骨联合下缘垂直于 x 轴的直线。通过在图像上从 x 轴创建垂直线来测量膀胱尿道后角或尿道膀胱交界处，当患者处于静息状态时，沿着该线可指向膀胱基底部的边缘[7]。评估膀胱颈位置和尿道活动度的最常见指标是尿道高度，其定义为耻骨联合下缘与膀胱颈之间的距离[13]（图 3.21）。耻骨联合的位置在图像上为通过耻骨联合下缘的假想线。此外，可测量膀胱尿道后角，指尿道轴和膀胱底之间的角度。这些参数可以在盆底肌肉收缩（挤压）、咳嗽和 Valsalva 动作时分别测量。无尿失禁女性的膀胱尿道后角的正常值在静息时为 96.8°，在 Valsalva 动作时为 108.1°，尿道高度分别为 20.6 mm 和 14.0 mm[13]。在 Valsalva 动作期间，尿失禁女性中可以观察到膀胱颈移动度增大和近端形成尿道漏斗（图 3.22）。超声测量膀胱颈下降（BND）结果与尿动力学检查之间的相关性尚无一致的研究结论[14, 15]，并且在很大程度上无助于区分无尿失禁女性和尿失禁女性[16]。会阴盆底超声还可通过对尿道支持结构和形态学进行成像，以及测量尿道及其括约肌来评估尿失禁女性。Digesu 等人研究显示，在计算未产妇尿道括约肌体积中，经会阴 3D 超声是可靠的[17]。另一项盆底超声研究显示，压力性尿失禁（SUI）女性的尿道括约肌更短，更薄，体积更小[18]。

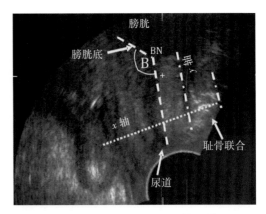

图 3.21　阴道口超声。Schaer 等人描述了会阴超声中膀胱尿道后角的测量方法[7]。x 轴为穿过耻骨联合中心直线的垂直线，y 轴为耻骨联合下缘垂直于 x 轴的直线，以 x–y 轴构建直角坐标系。膀胱尿道后角为尿道轴与至少穿过膀胱基底部三分之一连线的夹角。图示为膀胱尿道后角（B）

有许多测量方式来描述盆底（肛提肌）裂孔的大小。可在最小肛提肌裂孔的平面使用3D会阴盆底超声进行测量，自耻骨联合下缘与提肌板后缘之间的最短距离为肛提肌裂孔大小。最小肛提肌裂孔边界的大部分内衬有耻骨内脏肌（PV）[19, 20]。多名作者将最小肛提肌裂孔内衬的盆底肌肉称为耻骨直肠肌、耻骨内脏肌或耻尾肌，可能是因为这些肌肉的边界不易被入口盆底超声或会阴盆底超声分辨。在本章中，我们将肛提肌裂孔边缘的肌肉简单地称为肛提肌。肛提肌裂孔平面的参考点为耻骨联合下缘和肛直肠角。这个平面也被称为"最小裂孔平面"[21]。有多个生物特征数据对该平面进行描述，也可以在横向（轴平面）上，或在重建图像的多平面上获得这些数据。这些数据测量可以在静息、盆底肌肉收缩或 Valsalva 动作时的容积超声图像上进行。除了生物测量之外，还可以利用超声评估肛提肌的完整性。

这些测量包括前后径裂孔直径、裂孔横径、肛提肌厚度和角度的线性测量。最常用的生物测量是前后径裂孔直径，它是在最小裂孔平面上测量的，定义为耻骨联合下缘与肛直肠角之间的距离[12]。盆底收缩的时候这些测量结果变小。肛提肌裂孔测量是可靠的[12, 22]并且容易掌握[22]。盆底收缩时裂孔面积减小。肛提肌内径是指测量肛提肌的内边缘到其耻骨支附着部位的曲线。盆底裂孔内部面积为肛提肌内径与耻骨联合下缘的两条直线向前包围的区域。盆底裂孔外部面积包含在肛提肌的外边界内，它与前面所述的盆底裂孔面积区域具有相同的边界。肛提肌面积可通过从外部面积减去盆底裂孔面积来获得测量结果。该测量值代表肛提肌的横截面积[12]。

使用 3D 入口盆底超声和阴道测压法，Jung 等人[23]描述了阴道的高压区。研究表明，使用阴道球囊渐进性扩张时，盆底裂孔的前后径和侧面面积增加，盆底收缩时盆底裂孔的前后径减少。这提供了耻骨内脏肌（PV）导致阴道高压区形成的证据。

3.5.2　入口盆底超声和会阴盆底超声：盆底（肛提肌）裂孔和盆底肌肉组织

通过 MRI、3D 会阴盆底超声和 3D 阴道内超声进行的一系列研究已经发现了经产妇肛提肌损伤。这些形态学缺陷包括从轻微异常到主要肌肉损伤等不同情况。目前对这些缺陷的分类尚未达成一致[24, 25]。MRI 研究表明，与分娩相关的最常见损伤是耻骨直肠肌自耻骨降支附着处撕脱，但这一结果可能是由于老式 MRI 无法分辨耻骨直肠肌和耻尾肌造成的[26]（图 3.23）。

3.5.3　肛提肌撕脱

除了测量肛提肌裂孔外，还可以评估肛提肌的完整性。由于肛提肌的不同部分经会阴成像无法辨别其边界，多位研究者把肛提肌称为耻骨直肠肌、耻骨内脏肌或耻尾肌。在本文中，我们使用肛提肌这个词。可以使用重建的 3D 图像来分析肛提肌。然而，如前所述，使

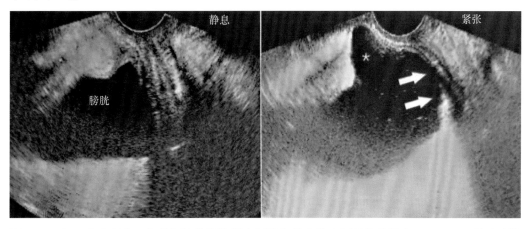

图 3.22　入口盆底超声。矢状位膀胱颈的超声图像与静息状态下膀胱的轮廓。Valsalva 运动时膀胱壁的下降（箭头）和漏斗形成（＊）

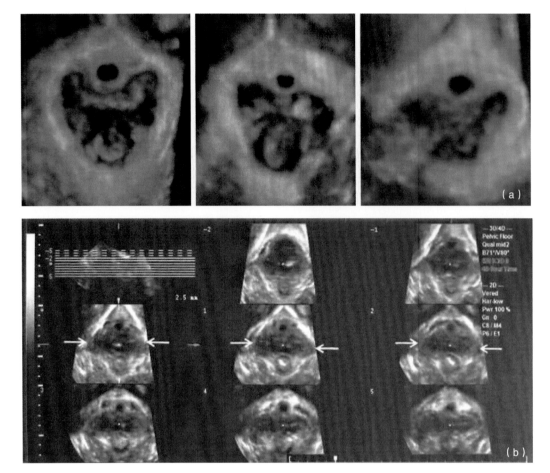

图 3.23 （a）轴平面 3D 入口盆底超声，10 mm 层间距扫描重建呈现盆底裂孔图像，显示正常的盆底裂孔结构（左）和肛提肌缺陷（中，右）。尿道和阴道自中线向肛提肌缺陷较大的一侧移位。（b）3D 入口盆底超声显示双侧肛提肌撕脱，如箭头所示。

用 2.5 mm 的层间距在轴平面中进行断层超声成像是进行肛提肌与耻骨附着处撕脱分析的最佳方法。

可以通过层面 3、4 和 5 分别对左右两侧肛提肌进行评分。当 3 个层面都异常时（肛提肌从耻骨分离），定义为肛提肌撕脱（图 3.23b）。当所有 3 个中央层面都正常时，定义为肛提肌完好无损。介于这两者之间定义为肛提肌轻微撕脱。然而，我们知道肛提肌重度撕脱是有临床意义的，因为肛提肌撕脱与盆底功能障碍性疾病（PFD）有关[14]。虽然静息

状态的图像能够用于评估肛提肌与耻骨的附着情况，但大多数研究者使用在盆底肌肉收缩时获得的图像来评估肛提肌与耻骨的附着情况。阴道分娩是肛提肌损伤的主要危险因素。肛提肌损伤的原因以及对盆底功能障碍的影响将在第 5 章讨论。此外，在许多研究中，肛提肌撕脱与盆腔器官脱垂显著相关，并且与膀胱膨出复发显著相关。

一项正在进行的队列研究以 MRI 作为参考标准，检测经会阴超声、阴道内超声和阴道触诊评估对女性重度肛提

肌撕脱诊断的准确性，以寻找肛提肌撕脱的理想检查方法。

有一系列研究评估与阴道分娩有关的盆底形态学改变。许多研究报道阴道分娩与肛提肌损伤有关。Dietz 和 Lanzarone 的研究 [27] 表明，在 1/3 的阴道分娩女性肛提肌撕脱与产后 3 个月压力性尿失禁发病有关。来自同一组研究群体 [28] 的数据提示，肛提肌血肿与前盆腔和中盆腔器官脱垂有关，而与膀胱功能障碍或尿失禁无关。他们还证明，较大的肛提肌裂孔与盆腔器官脱垂有关。另一项大型回顾性队列研究表明，肛提肌撕脱与接受过盆腔手术患者的器官脱垂有关 [29]。

3.5.4　肛门括约肌复合体和肛管的会阴盆底超声和入口盆底超声

在评估肛管时，探头应以矢状位或轴平面扫描。将端射腔内探头放置于会阴部，朝向尾侧，以矢状位成像肛管和肛直肠角（图 3.18）。使用 2D 超声可以很容易地观察到和测量肛直肠角。肛直肠角位置的动态变化能够为肛提肌活动提供视觉生物反馈，并易于被女性理解和接受 [30]。

当进行 3D 入口盆底超声时，矢状位是获得肛管图像的最佳平面。可以通过确定肛直肠角来进一步优化图像；也可以将探头标记朝向 3 点或 9 点方向时，在轴平面中用 2D 或 3D 超声来成像肛直肠；也可以在静息时和持续的肛门括约肌和盆底肌肉收缩期成像。3D 入口盆底超声静态图像的离线评估可以在标准冠状位、矢状位和横向（轴平面）中对

称观察肛门括约肌结构，并进行容积旋转成像。另外，可以使用厚层面或多层扫描评估工具进一步观察肛门括约肌结构。轴平面肛门括约肌的内部图像被称为 "黏膜星" [11]（图 3.24）。肛管黏膜褶皱的成像在会阴盆底超声、入口盆底超声与肛肠超声中是不同的，其中插入肛门的探头使肛门黏膜的褶皱变平。根据成像水平不同，括约肌的成像形态是不同的。在肛管中间，出现了经典的 "目标" 括约肌。无回声的肛门内括约肌环绕肛门黏膜层。肛门内括约肌则被有回声的肛门外括约肌包围。与其他结构一样，使用 3D 容积断层超声成像能够增强成像效果（图 3.25）。

肛提肌的收缩会减小肛直肠角并增加肛管近端的压力；当肛门外括约肌收缩时，管道远端部分的压力增加 [31]。在 3D 超声上，能够很好地呈现这些收缩，并完成相关测量 [32]。

使用入口盆底超声也可以评估肛门括约肌缺陷。有限的数据显示可以采用入口盆底超声肛门括约肌成像进行临床诊断。肛肠超声是评估肛门括约肌缺损的金标准。最近的一项研究比较了入口盆底超声、阴道内超声和肛肠超声对产后肛门括约肌损伤（obstetric anal sphincter injury，OASIS）的评估。该研究发现，虽然入口盆底超声可用于识别正常的解剖结构，但评估肛门括约肌损伤的敏感性不如金标准——肛肠超声 [33]。

3.5.5　3D 盆底超声和 MRI

MRI 作为评估盆底疾病的诊断和研究工具，现如今已经变得越来越重要。

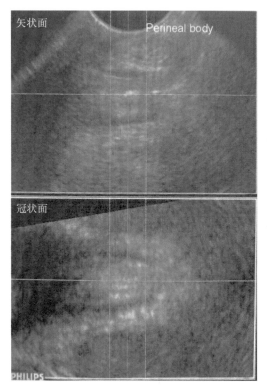
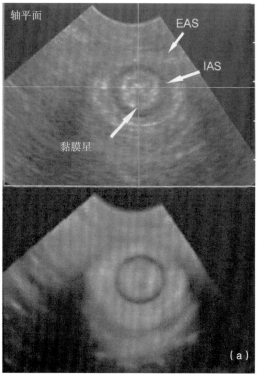

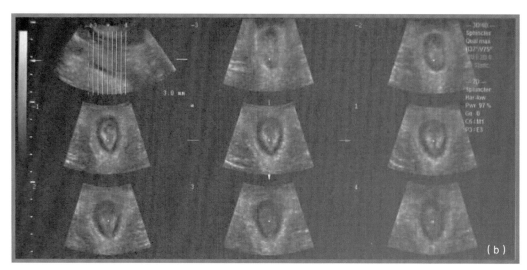

图 3.24 （a）正常肛管的 3D 入口盆底超声图像：多平面图像显示 3 个正交平面：矢状面、冠状面和轴平面。厚层距（10 mm）重建能够实现对肛门括约肌中部进行综合评估。在矢状平面，会阴体呈现为椭圆形结构体。轴平面上黏膜褶皱——"黏膜星"和位于肛管中段呈低回声的肛门内括约肌（IAS）和高回声的肛门外括约肌（EAS）的经典图像。（b）正常肛门括约肌的 3D 会阴盆底超声图像。（c）入口盆底超声显示肛门括约肌缺损

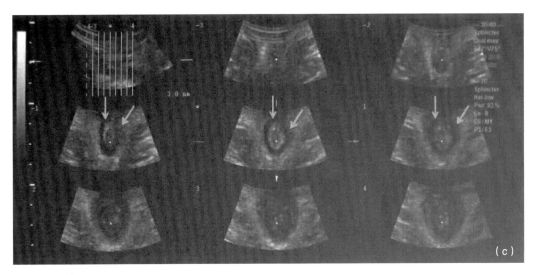

图 3.24 续

它具有很好的盆底软组织高分辨率成像能力，并且已成为评估盆底疾病的一种选择。然而，MRI 的主要技术限制是其完全捕获实时图像的能力差，因为当成像时间变得更快时，其空间分辨率通常失真。其他的临床限制还包括其高成本、时间和空间限制，以及无法广泛开展。一些研究比较了 3D 超声和 MRI 的效用 [12, 23, 25, 34]。一些研究显示，MRI 和超声之间的相关性较差；但一些研究则认为，这是因为之前的研究并未在超声中使用与 MRI 相同的平面 [34]。另一项研究表明，两种方式在静息时中度相关，但在最大 Valsalva 动作时没有相关性。这可能是由于 MRI 技术限制所致，因为它无法实时进行。当 MRI 用于评估盆底动态时，难以预测最大 Valsalva 动作的时间点，这反过来可能会影响 MRI 的动态肛提肌裂孔的测量 [34]。最近的研究，3D 盆底超声的盆底成像与 MRI 具有相同的效果 [34]。凭借 3D 超声的回放功能，功能性盆底解剖评估获得了很好的空间和时间分辨率，每秒可获得多个容积成像 [35]。

动态 3D 超声，也称为 4D 超声，可通过获取的容积数据集进行任意平面的单层容积成像 [36]。

3.5.6 入口盆底超声和会阴盆底超声评估和治疗尿失禁

入口盆底超声和会阴盆底超声可用于评估尿失禁手术前后的膀胱颈位置，以及压力性尿失禁治疗中的植入材料。

Bernstein 的研究表明，通过会阴盆底超声可以显示盆底肌肉的厚度和功能。他还证明 60 岁以上的女性和压力性尿失禁女性的盆底肌肉较薄。在盆底肌肉训练后，所有分组均显示肌肉厚度增加，60% 的压力性尿失禁女性表现出主观和客观尿失禁症状的改善 [37]。Dietz 等人 [30] 使用会阴盆底超声用于生物反馈治疗，教导女性进行适当的盆底肌肉收缩训练。他们证明，会阴盆底超声是进行盆底肌肉训练的有用辅助手段。

盆底重建及尿失禁手术中使用的聚丙烯网片在超声图像中呈高回声，可以

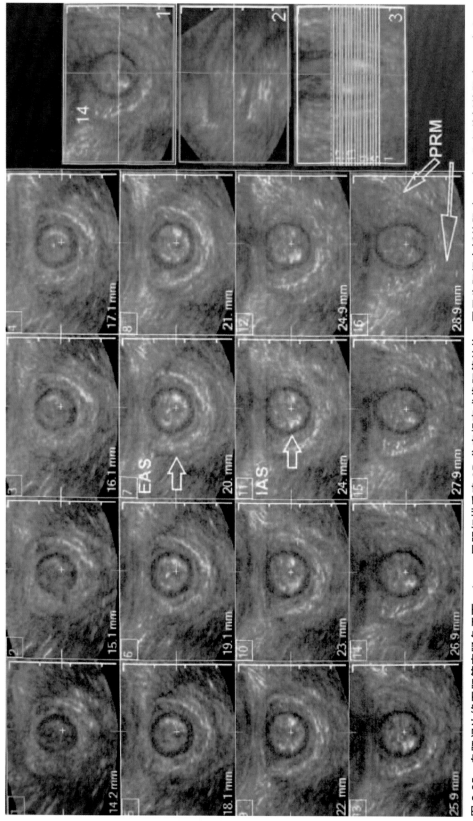

图 3.25 自肛门边缘至肛管直肠角平面，1 mm 层距扫描重建 3D 盆底超声成像肛管结构。图示为肛门内括约肌（IAS），肛门外括约肌（EAS）和肛提肌（LAM）后部

用会阴盆底超声轻松观察到（图 3.26）。Schuettoff 等人[38] 比较了 MRI 和入口盆底超声评价阴道内网片或吊带，建议超声最适合评估尿道下和尿道周围网片，而 MRI 更适合评估耻骨后网片。超声还可以显示尿道下吊带、尿道和耻骨联合之间的空间关系。Yalcin 等对一组经阴道无张力尿道中段吊带（tension-free vaginal tape，TVT）术后的压力性尿失禁女性进行一项试验性研究[39]，研究表明在 x-y 坐标系上测量的膀胱颈移动性可以判断吊带手术是否成功；然而，这些测量结果有大量的重叠。吊带已被证明可以在耻骨联合后间隙以弧形移动。吊带的移动封闭了网片与盆底骨结构之间的间隙，从而挤压尿道增加了腹内压（intraabdominal pressure，IAP）。 通过超声观察吊带的位置和吊带的移动，能够帮助临床医生理解为什么吊带的实际功效存在差异，并帮助其确定是否需要调整吊带[40]。使用 3D 会阴盆底超声

的研究表明，尿道中段位置不是吊带治疗压力性尿失禁成功所必需的[41, 42]。Tunitsky-Bitton 等人最近的一项研究表明，会阴盆底超声显示无论采用何种经闭孔手术，与经闭孔无张力尿道中段吊带（transobturator tape，TOT）相比，耻骨后尿道中段吊带在尿道周围形成更大的锐角[43]。

尿道填充剂（urethral bulking agents，UBA）通过增强尿道膀胱连接部来改善尿失禁症状。盆底超声可以成像尿道周围胶原蛋白。Elia 和 Bergman 使用入口盆底超声发现胶原蛋白植入物的最佳位置距膀胱颈不到 7 mm[44]。Defreitas 等人使用 3D 超声发现，最佳尿道周围胶原蛋白位置是环绕尿道分布，而胶原蛋白的不对称分布与尿失禁症状改善不良相关[45]。Poon 和 Zimmern 将 3D 超声作为其标准算法的一部分，用于治疗和随访接受尿道周围胶原白注射的患者。如果患者在胶原蛋白注射治疗后，尿失禁

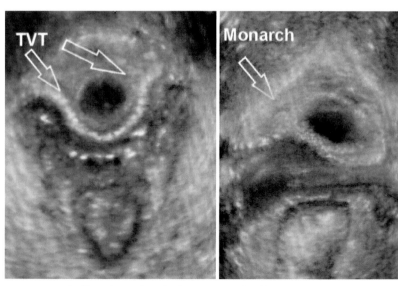

图 3.26　10 mm 层距扫描重建 3D 会阴超声显示盆底裂孔轴位图像，可见网状吊带。图示为经阴道无张力吊带（TVT）和 Monarc 吊带

症状没有改善或改善不良，且超声显示胶原蛋白存留量少或不对称分布，则在缺乏区域向患者重复注射。如果症状没有改善，但在超声上可以看到圆周图案，则认为注射是成功的，而为患者提供替代治疗[46]。Unger 等人最近的一项研究使用会阴盆底超声评估了经尿道注射胶原蛋白后的超声检查结果与尿失禁症状改善之间的关联性。他们发现，诊疗后 3 个月时，尿道周围的胶原蛋白体积减少了 40%，这种减少与临床效果不良相关[47]。

尿道憩室是一种较难诊断的疾病，临床症状缺乏特异性。与尿道憩室相关的三联症状被称为"3D 症状"——排尿困难、性交困难和漏尿，一些患者反复发作尿路感染。尿道憩室为尿道周围纤维肌层和阴道前壁之间的突出。MRI 被认为是诊断尿道憩室的金标准。盆底超声可用于诊断和评估尿道憩室，且便于实施。盆底超声可以帮助识别尿道憩室的位置和大小，与膀胱的关系，导管的窦口，并识别尿道憩室入口的结石（如果存在的话）（图 3.27）。

3.5.7　入口盆底超声、会阴盆底超声和盆腔器官脱垂

盆底超声越来越多地被用作盆腔器官脱垂诊断和评估的辅助检查手段。有许多研究使用盆底超声评估盆腔器官脱垂。在一个试验性研究中，Beer-Gabel 等人[48]使用动态盆底超声来识别盆腔器官脱垂。对肛直肠角的评估与排粪造影效果相当，肠疝也很容易识别。Dietz 和 Steensma[49]的研究表明，会阴盆底超声易于发现直肠阴道筋膜的缺损，但有 1/3 的肠疝患者超声检查未提示异常。Grasso 等人[50]报道，在评估肛直肠角、肠套叠和肠疝中，入口盆底超声和排粪造影有良好到极好的相关性。最近 Weemhoff 等人[51]报道，盆底超声中发现的肠套叠可预测异常的后撤直肠造影；然而，与后撤直肠造影相比，其预测肠疝的能力较差。

一些研究试图了解盆腔器官脱垂定量评估与超声检查结果的相关性。对于盆腔器官脱垂的超声测量，参考线通常平行于耻骨联合下缘[52]。在 Lone 等人

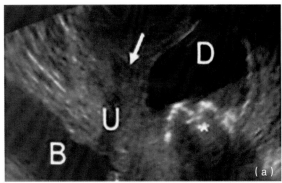
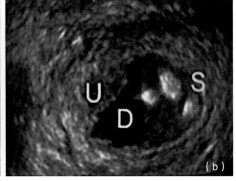

图 3.27　尿道憩室的阴道口超声成像，可见高回声结石。（a）矢状位视图，图示为大憩室（D），膀胱（B）和尿道（U），箭头表示憩室开口，可见结石阴影（*）。（b）尿道憩室的横向视图，图示为尿道（U）包裹有憩室囊（D）和在囊内可见的结石（S）

的一项研究中[53]，研究者评估了经验证的盆腔器官脱垂定量评估测量数据与动态 2D 盆底超声评估之间的关系。在该研究中，仅对在处女膜或其上方器官脱垂的女性进行分析。他们调整了参考点，以尽量减少盆腔器官脱垂定量评估和盆底超声使用的参考线之间的差异。他们发现正确评估前、后盆腔器官脱垂（使用 Ba 和 Bp 点）的比例约为 60%，正确评估顶部盆腔器官脱垂的比例仅为33%（使用 C 点）。有两种可能的解释关于临床和超声评估的不一致。超声测量盆腔器官脱垂的参考线不同于盆腔器官脱垂定量评估中使用的参考线（即处女膜）。除了参考线的差异外，盆腔器官脱垂定量评估的临床评估在评估每个阴道腔室时使用分离窥器分别评价，而超声则是整体评估。

3.6　总结

2D 或 3D 会阴盆底超声和入口盆底超声可以用来评估盆底解剖结构和功能，并可作为体格检查的补充。由于其便于使用且应用广泛，大多数评估与阴道分娩相关盆底损伤的研究使用会阴盆底超声。会阴盆底超声和入口盆底超声还可用于评估盆底肌肉的完整性和生物测量。会阴盆底超声和入口盆底超声可以作为进行盆底肌肉的训练和生物反馈的有用辅助手段。会阴盆底超声和入口盆底超声可用于阴道后壁脱垂和植入材料的评估。缺乏标准化术语、客观参数，以及对盆底疾病诊断和评估的验证，减

弱了会阴盆底超声和入口盆底超声的广泛应用。2011 年，一篇盆底超声荟萃分析文献报道，根据已发表文献的类型和质量，无法进行系统评价[9]。他们确定了研究重点，并建议在评估盆底疾病时，对会阴盆底超声和入口盆底超声的内部和外部有效性进行更加协调和更结构化的研究。

（文继锐、苗娅莉译，苗娅莉校）

参考文献

[1] Lawrence JM, Lukacz ES, Nager CW, Hsu JW, Luber KM. Prevalence and co-occurrence of pelvic floor disorders in community-dwelling women. Obstet Gynecol. 2008;111(3):678–85.

[2] Maglinte DD, Kelvin FM, Fitzgerald K, Hale DS, Benson JT. Association of compartment defects in pelvic floor dysfunction. AJR Am J Roentgenol. 1999;172(2):439–44.

[3] Fielding JR, Griffiths DJ, Versi E, Mulkern RV, Lee ML, Jolesz FA. MR imaging of pelvic floor continence mechanisms in the supine and sitting positions. AJR Am J Roentgenol. 1998;171(6):1607–10.

[4] Goei R, Kemerink G. Radiation dose in defecography. Radiology. 1990;176(1):137–9.

[5] Kohorn EI, Scioscia AL, Jeanty P, Hobbins JC. Ultrasound cystourethrography by perineal scanning for the assessment of female stress urinary incontinence. Obstet Gynecol. 1986;68(2):269–72.

[6] Creighton SM, Pearce JM, Stanton SL. Perineal video ultrasonography in the assessment of vaginal prolapse: early observations. Br J Obstet Gynaecol. 1992;99(4):310–3.

[7] Schaer GN, Koechli OR, Schuessler B, Haller U. Perineal ultrasound for evaluating the bladder neck in urinary stress incontinence. Obstet

Gynecol. 1995;85(2):220–4.

[8] Kleinubing Jr H, Jannini JF, Malafaia O, Brenner S, Pinho TM. Transperineal ultrasonography: new method to image the anorectal region. Dis Colon Rectum. 2000;43(11):1572–4.

[9] Tubaro A, Koelbl H, Laterza R, Khullar V, de Nunzio C. Ultrasound imaging of the pelvic floor: where are we going? Neurourol Urodyn. 2011;30(5):729–34.

[10] Dietz HP. Ultrasound imaging of the pelvic floor. Part II: three-dimensional or volume imaging. Ultrasound Obstet Gynecol. 2004;23(6):615–25.

[11] Timor-Tritsch IE, Monteagudo A, Smilen SW, Porges RF, Avizova E. Simple ultrasound evaluation of the anal sphincter in female patients using a transvaginal transducer. Ultrasound Obstet Gynecol. 2005;25(2):177–83.

[12] Weinstein MM, Jung SA, Pretorius DH, Nager CW, den Boer DJ, Mittal RK. The reliability of puborectalis muscle measurements with ultrasound imaging. Am J Obstet Gynecol. 2007;197(1):68.e1–6.

[13] Tunn R, Petri E. Introital and transvaginal ultrasound as the main tool in the assessment of urogenital and pelvic floor dysfunction: an imaging panel and practical approach. Ultrasound Obstet Gynecol. 2003;22(2):205–13.

[14] Robinson D, Anders K, Cardozo L, Bidmead J, Toozs-Hobson P, Khullar V. Can ultrasound replace ambulatory urodynamics when investigating women with irritative urinary symptoms? BJOG. 2002;109:145–8.

[15] Bai SW, Lee JW, Shin JS, Park JH, Kim SK, Park KH. The predictive values of various parameters in the diagnosis of stress urinary incontinence. Yonsei Med J. 2004;45(2):287–92.

[16] Lukanovic A, Patrelli TS. Validation of ultrasound scan in the diagnosis of female stress urinary incontinence. Clin Exp Obstet Gynecol. 2011;38(4):373–8.

[17] Digesu GA, Calandrini N, Derpapas A, Gallo P, Ahmed S, Khullar V. Intraobserver and interobserver reliability of the three-dimensional ultrasound imaging of female urethral sphincter using a translabial technique. Int Urogynecol J. 2012;23(8):1063–8.

[18] Athanasiou S, Khullar V, Boos K, Salvatore S, Cardozo L. Imaging the urethral sphincter with three- dimensional ultrasound. Obstet Gynecol. 1999;94(2):295–301.

[19] Shobeiri SA, Rostaminia G, White DE, Quiroz LH. The determinants of minimal levator hiatus and their relationship to the puborectalis muscle and the levator plate. BJOG. 2012;120(2):205–11.

[20] Kim J, Ramanah R, DeLancey JOL, Ashton-miller JA. On the anatomy and histology of the pubovisceral muscle enthesis in women. Neurourol Urodyn. 2011;30:1366–70.

[21] Kruger JA, Heap SW, Murphy BA, Dietz HP. How best to measure the levator hiatus: evidence for the non-Euclidean nature of the 'plane of minimal dimensions'. Ultrasound Obstet Gynecol. 2010;36(6):755–8.

[22] Siafarikas F, Staer-Jensen J, Braekken I, Bo K, Engh ME. Learning process for performing and analysing 3/4D transperineal ultrasound imaging and inter-rater reliability study. Ultrasound Obstet Gynecol. 2013;41:312–7.

[23] Jung SA, Pretorius DH, Padda BS, Weinstein MM, Nager CW, den Boer DJ, et al. Vaginal high-pressure zone assessed by dynamic 3-dimensional ultrasound images of the pelvic floor. Am J Obstet Gynecol. 2007;197(1):52.e1–7.

[24] Dietz HP. Quantification of major morphological abnormalities of the levator ani. Ultrasound Obstet Gynecol. 2007; 29(3):329–34.

[25] Weinstein MM, Pretorius DH, Jung SA, Nager CW, Mittal RK. Transperineal three-dimensional ultrasound imaging for detection of anatomic defects in the anal sphincter

complex muscles. Clin Gastroenterol Hepatol. 2009;7(2):205–11.

[26] DeLancey JO, Kearney R, Chou Q, Speights S, Binno S. The appearance of levator ani muscle abnormalities in magnetic resonance images after vaginal delivery. Obstet Gynecol. 2003;101(1):46–53. Epub 2003/01/09

[27] Dietz HP, Lanzarone V. Levator trauma after vaginal delivery. Obstet Gynecol. 2005;106(4):707–12.

[28] Dietz HP, Steensma AB. The prevalence of major abnormalities of the levator ani in urogynaecological patients. BJOG. 2006;113(2):225–30.

[29] Model AN, Shek KL, Dietz HP. Levator defects are associated with prolapse after pelvic floor surgery. Eur J Obstet Gynecol Reprod Biol. 2010; 153(2):220–3.

[30] Dietz HP, Wilson PD, Clarke B. The use of perineal ultrasound to quantify levator activity and teach pelvic floor muscle exercises. Int Urogynecol J Pelvic Floor Dysfunct. 2001;12(3):166–8.. discussion 8–9.

[31] Choi JS, Wexner SD, Nam YS, Mavrantonis C, Salum MR, Yamaguchi T, et al. Intraobserver and interobserver measurements of the anorectal angle and perineal descent in defecography. Dis Colon Rectum. 2000;43(8):1121–6.

[32] Padda BS, Jung SA, Pretorius D, Nager CW, Den-Boer D, Mittal RK. Effects of pelvic floor muscle contraction on anal canal pressure. Am J Physiol Gastrointest Liver Physiol. 2007;292(2):G565–71.

[33] Roos AM, Abdool Z, Sultan AH, Thakar R. The diagnostic accuracy of endovaginal and transperineal ultrasound for detecting anal sphincter defects: the PREDICT study. Clin Radiol. 2011;66(7):597–604.. Epub 2011/03/29.

[34] Kruger JA, Heap SW, Murphy BA, Dietz HP. Pelvic floor function in nulliparous women using three-dimensional ultrasound and magnetic resonance imaging. Obstet Gynecol. 2008;111(3):631–8.

[35] Dietz HP, Shek C, Clarke B. Biometry of the pubovisceral muscle and levator hiatus by three-dimensional pelvic floor ultrasound. Ultrasound Obstet Gynecol. 2005;25(6):580–5.

[36] Jackson SL, Weber AM, Hull TL, Mitchinson AR, Walters MD. Fecal incontinence in women with urinary incontinence and pelvic organ prolapse. Obstet Gynecol. 1997;89(3):423–7.

[37] Bernstein IT. The pelvic floor muscles: muscle thickness in healthy and urinary incontinent women measured by perineal ultrasonography with reference to the effect of pelvic floor training. Estrogen receptor studies. Neurourol Urodyn. 1997;16(4):237–75.

[38] Schuettoff S, Beyersdorff D, Gauruder-Burmester A, Tunn R. Visibility of the polypropylene tape after tension-free vaginal tape (TVT) procedure in women with stress urinary incontinence: comparison of introital ultrasound and magnetic resonance imaging in vitro and in vivo. Ultrasound Obstet Gynecol. 2006;27(6):687–92.

[39] Yalcin OT, Hassa H, Tanir M. A new ultrasonographic method for evaluation of the results of anti-incontinence operations. Acta Obstet Gynecol Scand. 2002;81(2):151–6.

[40] Dietz HP, Wilson PD. The 'iris effect': how two-dimensional and three-dimensional ultrasound can help us understand anti-incontinence procedures. Ultrasound Obstet Gynecol. 2004;23(3):267–71.

[41] Dietz HP, Mouritsen L, Ellis G, Wilson PD. How important is TVT location? Acta Obstet Gynecol Scand. 2004;83(10):904–8.

[42] Ng CC, Lee LC, Han WH. Use of three-dimensional ultrasound scan to assess the clinical importance of midurethral placement of the tension-free vaginal tape (TVT) for treatment of incontinence. Int Urogynecol J Pelvic Floor Dysfunct. 2005;16(3):220–5.

[43] Tunitsky-Bitton E, Unger CA, Barber MD,

Goldman HB, Walters MD. Ultrasound evaluation of midurethral sling position and correlation to physical examination and patient symptoms. Female Pelvic Med Reconstr Surg. 2015;21(5):263–8.

[44] Elia G, Bergman A. Periurethral collagen implant: ultrasound assessment and prediction of outcome. Int Urogynecol J Pelvic Floor Dysfunct. 1996;7(6):335–8.

[45] Defreitas GA, Wilson TS, Zimmern PE, Forte TB. Three-dimensional ultrasonography: an objective outcome tool to assess collagen distribution in women with stress urinary incontinence. Urology. 2003;62(2):232–6.

[46] Poon CI, Zimmern PE. Role of three-dimensional ultrasound in assessment of women undergoing urethral bulking agent therapy. Curr Opin Obstet Gynecol. 2004;16(5):411–7.

[47] Unger CA, Barber MD, Walters MD. Ultrasound evaluation of the urethra and bladder neck before and after transurethral bulking. Female Pelvic Med Reconstr Surg. 2016;22(2):118–22.

[48] Beer-Gabel M, Teshler M, Barzilai N, Lurie Y, Malnick S, Bass D, et al. Dynamic transperineal ultrasound in the diagnosis of pelvic floor disorders: pilot study. Dis Colon Rectum. 2002;45(2):239–45. discussion 45–8

[49] Dietz HP, Steensma AB. Posterior compartment prolapse on two-dimensional and three-dimensional pelvic floor ultrasound: the distinction between true rectocele, perineal hypermobility and enterocele. Ultrasound Obstet Gynecol. 2005;26(1):73–7.

[50] Grasso RF, Piciucchi S, Quattrocchi CC, Sammarra M, Ripetti V, Zobel BB. Posterior pelvic floor disorders: a prospective comparison using introital ultrasound and colpocystodefecography. Ultrasound Obstet Gynecol. 2007; 30(1): 86–94.

[51] Weemhoff M, Kluivers KB, Govaert B, Evers JL, Kessels AG, Baeten CG. Transperineal ultrasound compared to evacuation proctography for diagnosing enteroceles and intussusceptions. Int J Colorectal Dis. 2013;28:359–63.

[52] Broekhuis SR, Kluivers KB, Hendriks JC, Futterer JJ, Barentsz JO, Vierhout ME. POP-Q, dynamic MR imaging, and perineal ultrasonography: do they agree in the quantification of female pelvic organ prolapse? Int Urogynecol J Pelvic Floor Dysfunct. 2009;20(5):541–9.

[53] Lone FW, Thakar R, Sultan AH, Stankiewicz A. Accuracy of assessing pelvic organ prolapse quantification points using dynamic 2D transperineal ultrasound in women with pelvic organ prolapse. Int Urogynecol J. 2012;23(11):1555–60.

第 4 章 会阴盆底超声的应用和文献综述

学习目标

1. 回顾会阴盆底超声的文献综述。

2. 概述会阴盆底超声的优缺点。

3. 了解会阴盆底超声在盆底疾病中的应用。

4.1 引言

盆底超声（PFUS）检查彻底改变了临床医生诊断盆底疾病的方法，也为认识这些疾病背后的病理生理学提供了有用的手段。由于研究人群的不同，尿失禁（UI）患病率在 10％到 60％之间，差异很大，而肛门失禁患病率大约 39％[1,2]。临床上盆腔器官脱垂（POP）患病率也很高，尽管标准化测量盆腔器官脱垂的方法有所发展，但评估仍不充分，甚至会误诊。由于盆底疾病通常多种疾病共存，因此盆底超声多平面成像能够帮助我们采用多种方法评估盆底功能及解剖结构。

虽然盆底超声最初的研究焦点是前盆腔，包括膀胱和尿道在控尿机制中的作用[3,4]。但最近，盆底超声更多用于中盆腔和后盆腔的诊断；作为一种非侵入性技术来诊断阴道后壁脱垂、肛提肌（LAM）损伤，以及肛门括约肌撕裂

等病理情况[5-7]。由于多平面盆底超声技术的进步，学习者可能在针对不同的盆底病理状态下应选择何种盆底超声检查手段时面临困惑，例如，某种病理情况下是该选择阴道内超声，会阴超声还是肛肠超声（EAUS）。然而，熟练的超声检查者应了解每个探头的优点和特性。例如，在妇科领域，子宫成像可能同时需要用到腹部和阴道探头，并且这些探头的功能是互补的。这就是为什么本书提倡采用多种路径进行超声检查。会阴盆底超声适用于新手，并且随着学习者技能的提高，学习者可以根据患者病情需要进行阴道内超声和肛肠超声检查。缺乏标准化的盆底超声研究在某种程度上阻碍了盆底超声在泌尿妇科和重建手术中的广泛应用。因此，目前可能比以往任何时候都更加需要标准化的盆底超声临床应用指南。

在本章的以下部分中，我们将阐述 2D 和 3D 会阴盆底超声的设备和技术，并根据最新的文献阐述它们在临床上的各种应用。

4.2 会阴超声

会阴盆底超声（pPFUS）正在泌尿

妇科学中快速发展，因为它已被证明是有效的、可重复的、易实施的，并且患者对它有良好的耐受性。标准盆底 2D 成像可以提供关于盆底各腔室解剖结构有价值的信息，而更精细的 3D/4D 设备和相关软件可以在三个平面（矢状面、冠状面和轴平面）上提供更高分辨率功能解剖结构的静态和动态图像。入口盆底超声（iPFUS）是指在会阴（或阴唇后系带）上使用阴道内超声探头获取图像的超声。它常与术语会阴或阴唇超声（pPFUS）互相使用，其通过将曲阵探头放置在大阴唇之间进行操作成像。

虽然会阴盆底超声早在 1986 年就被用来评估下尿路症状（lower urinary trast symptoms，LUTS）[8]，但其仍然没有标准化的术语和标准化的报告系统，因此其使用仍然被局限于研究范畴。相比之下，阴道内超声成像已经广泛用于探查阴道囊肿、阴道网片、吊带等。3D/4D 探头的技术进步使得会阴盆底超声成为一种有效、廉价且简便易得的成像工具。最近的研究证明了会阴盆底超声在评估下尿路、肛门括约肌复合体（ASC）和肛提肌生物测量中具有良好的诊断价值。我们将在本章接下来的内容中进行详细介绍。

4.2.1　2D 会阴超声

无论超声设备系统使用的是 2D 还是 3D 配置，成像技术总是从采集正中矢状位盆底结构的动态 2D 图像开始。将凝胶涂在探头上，然后用手套或胶制套覆盖，即刻进行超声成像，而实现最佳成像则取决于是使用曲阵探头还是阴道内超声探头。在手套/胶质套的外侧涂抹更多的凝胶能够消除回声。屏幕方向根据探头的类型（阴道内超声或曲阵探头）和操作员的偏好而不同（图 4.1）。通常情况下，高回声耻骨联合（PS）图像在屏幕的最右侧，后面是阴道管腔回声，位于图像最左侧的是肛直肠角（ARA）和提肌板（LP）（图 4.2）。可以在静息时或在患者收缩盆底肌肉（PFM）时或在患者进行 Valsalva 动作时观察盆底解剖结构。当患者被要求进

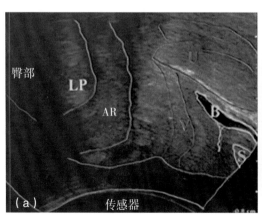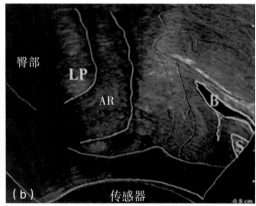

图 4.1　（a）盆腔器官正常位置的 2D 超声成像，包括位于盆腔前部的耻骨联合（S）和盆腔后部的提肌板（LP），以及膀胱（B），子宫（U），阴道（V），肛直肠（AR）。（b）无超声背景的结构图（©Shobeiri）

行盆底肌肉收缩时（指令通常包括"尽可能用力收紧阴道"或"尝试紧绷，就像你试图憋尿一样"），可以在正中矢状位平面看到盆腔器官向头侧运动，而在轴平面上能够很好地显示肛提肌裂孔变窄。由于腹部探头设计为向下，当这些探头用于会阴成像时，初始的 2D 正中矢状图看起来是相反的，并且大多数出版图片就像图 4.1 描绘的一样（图 4.1）。

当患者被指示"向下屏气"或"像排便那样"来进行 Valsalva 动作时，可以看到相反的盆腔器官运动；尿道和阴道壁向背尾侧移位，随之肛直肠角变直（图 4.3）。

最大收缩时的盆底成像对于研究肛提肌生物测量非常重要，并且可以用于泌尿妇科专家和物理治疗师指导患者进行盆底肌肉训练。Valsalva 动作时的 2D 成像可以揭示各种病理情况，如尿道和膀胱颈过度活动、多腔室盆腔器官脱垂、网状 / 吊带侵蚀或移位，甚至包括膀胱 / 尿道憩室和膀胱肿瘤[9]。本章将进一步研究会阴盆底超声在描述阴道不同部位病理情况中的具体作用。

4.2.2　3D / 4D 会阴超声设备

文献报道中常见的设备为 GE 机器（GE Healthcare, Chicago, IL, USA）。飞利浦、日立和其他公司也生产类似的或更好的机器。但是，GE 的 4D 视图可用于离线分析，并可与使用 GE Voluson 系列系统获得的 3D 或 4D 超声容积兼容。最便宜和最容易获得的 GE 系统是 Voluson *e* 或 *i*（图 4.4）。尽管该超声设备尺寸紧凑，但当与 GE RAB4-8-RS 探头一起使用时，其性能和功能非常好（图 4.5）。该系统的开

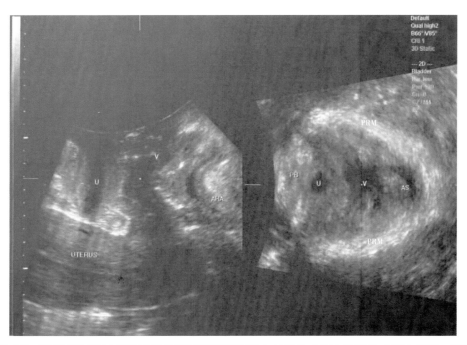

图 4.2　静息状态下无症状患者盆底阴道超声的正中矢状位（左）和轴位（右）图像。图示为子宫（U），阴道（V），尿道（U），肛直肠角（ARA），耻骨（PB）和耻骨直肠肌（PR）

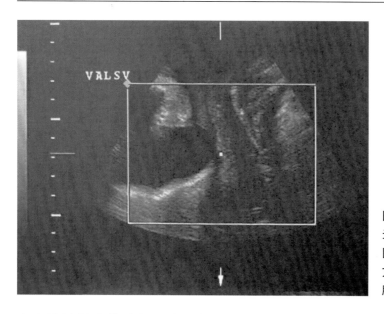

图 4.3 Valsalva 动作时无症状患者盆底超声图像。图示为尿道和膀胱在背尾方向上的最小移位和肛直肠角变锐

发和设计旨在使胎儿的表面结构可视化，并适用于盆底成像。GE Kretz 4D 超声成像允许操作控制图像特征，并允许以位图和 AVI 格式导出静止的、循环的和旋转的容积成像图片。如果

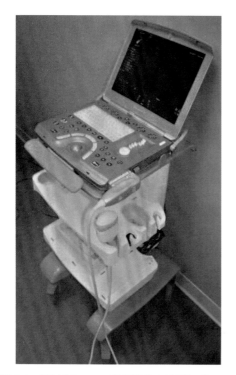

图 4.4 GE Voluson e 超声设备（GE Healthcare, Chicago, IL, USA）（©Shobeiri 2013）

在会阴处使用 GERIC5-9W-RS 探头，则可以获得稍高的分辨率图像。这些探头的特性如表 4.1 所示。

将 GE 探头放置在大阴唇之间，我们可以在屏幕上看到如上所述的 2D 图像。根据机器的设置，图像方向可能不同。我们将超声机器放在患者左侧，用左手操作探头（图 4.6），右手用于操作控制台（图 4.7）。一旦有合适的 2D 图像，即可将采集角度最大化到 75°~85° 并进行 3D 成像（图 4.8）。在容积超声图像采集时或采集后，可以将成像信息按照预设好的数量和间距进行分层处理，就像 CT 一样。该技术被制造商称为断层超声成像（TUI）。联合使用 4D（容积超声回放）和断层超声成像技术能够实现动作效果的同步观察。使用这种方法，将最小肛提肌裂孔（MLH）正中矢状面耻骨联合后表面到提肌板之间的最短线作为参考平面，从该平面下方 5 mm 处到该平面上方 12.5 mm 之间，按照 2.5 mm 的间距进行扫描成像。

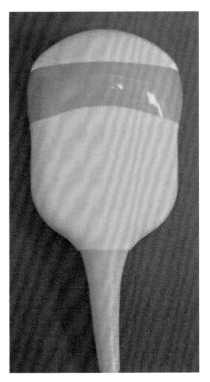

图 4.5　GE RAB4-8-RS 探头（GE Healthcare, Chicago, IL, USA）（©Shobeiri 2013）

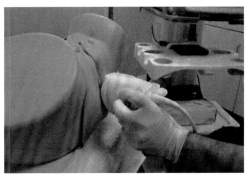

图 4.6　会阴盆底超声检查中左手持探头
（©Shobeiri 2013）

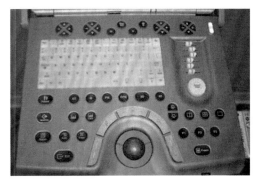

图 4.7　通常优势手操作控制台。屏幕底部的菜单可显示控制台上的 GE Voluson 多功能电子按钮的功能（GE Healthcare, Chicago, IL, USA）（©Shobeiri 2013）

表 4.1　会阴超声 GE RAB4-8-RS 与阴道口超声 GE RIC5-9W-RS
（GE Healthcare, Chicago, IL, USA）的参数比较

设备名称	描述	底印	带宽	FOV / 容积	兼容
RAB4-8-RS	实时 4D 凸阵探头	63.6 mm × 37.8 mm	2~8 MHz	70°/85° × 70°	Voluson *i*
	实时 4D 阴道口超声				
RIC5-9W-RS	二代实时 4D 微凸阵腔内探头，具有宽 FOV	22.4 mm × 22.6 mm	4~9 MHz	146°/146° × 120°	Voluson *i*

注：FOV（视野）

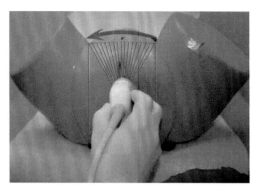

图 4.8　使用 GE RAB4-8-RS 探头采集 3D 盆底容积超声，其内置可移动晶体，无需手动。手和肘部应保持平稳，以获得高质量的成像。容积超声图像能够在屏幕上显示（©Shobeiri 2013）

4.3　GE 4D View 软件

该软件可在 GE 机器上使用，Voluson 超声机器的购买者也可通过"Voluson Club"获得该软件。该软件的单独许可证价格昂贵，不适用于无计算机联网的用户。

4.4　2D / 3D / 4D 会阴盆底超声

4.4.1　基本程序和设备

有关此内容的更多详细信息，请参阅第三章经会阴和入口盆底超声的检测设备和检测技术。

4.4.2　会阴盆底超声在评估分娩损伤盆底损伤中的作用

3D 会阴盆底超声可以在 3 个平面

上进行盆底的高分辨率成像，因此其成为研究由分娩损伤引起的盆底疾病的重要工具。虽然阴道分娩长期以来就被认为与盆腔器官脱垂、尿失禁以及粪失禁（FI）有关 [10~12]，但超声和 MRI 的最新进展使研究人员能够识别潜在的盆底损伤。Dietz 等人报道，15%~30% 的经阴道分娩的女性存在肛提肌损伤（撕脱）[13, 14]。MRI 检查也发现了类似的肛提肌损伤 [12]。3D 会阴盆底超声 / 阴唇超声的轴平面可以探及肛提肌损伤，容积超声重建（由矢状面、冠状面和轴平面图像自动合成）也可以成像肛提肌损伤。通过这种方法，能够在正中矢状位平面显示最小肛提肌裂孔。耻骨联合下缘到肛直肠角之间的最短距离，由提肌板标记 [15]。为了在这个平面上获得最佳图像，接下来我们描述标准化旋转技术的步骤：

1. 横向（轴平面）3D 容积超声在耻骨直肠肌（PR）平面中顺时针旋转大约 90°，以得到适合的前后径（AP）取向的图像（该平面定义为连接耻骨联合下缘和肛直肠角顶点的连线）。

2. 光标点位于耻骨区域，冠状面图中可见耻骨联合。

3. 以毫米为单位分析冠状面图像，以识别和标记两耻骨降支和耻骨联合下缘。

4. 旋转矢状面图像使耻骨联合下缘与肛直肠角的顶点对齐，从而使耻骨直肠肌在横向（轴平面）上进入全视图。

在这个平面上，可以测量裂孔的大小：前后径和横径，以及静息时，肌肉在收缩时或 Valsalva 动作时的裂孔面积（图 4.9）。此外，可以通过参

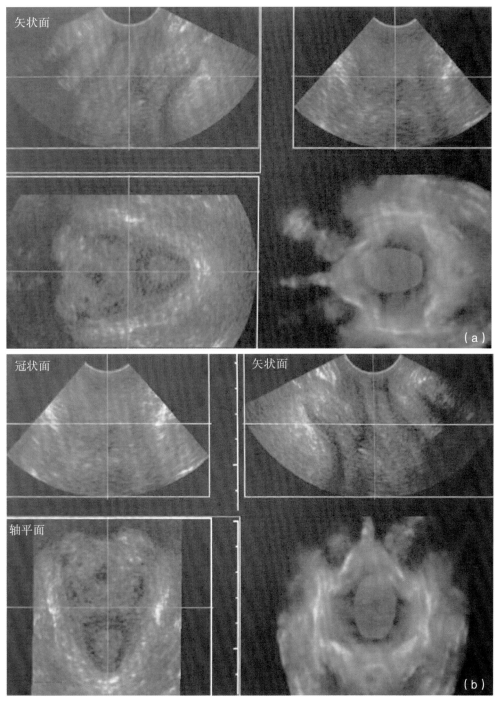

图 4.9 3D 盆底超声容积超声图像重建步骤。（a）矢状位阴道会阴超声盆底裂孔成像：可见耻骨联合和肛直肠角。（b）垂直轴平面旋转图像，冠状面、矢状面和轴平面（横平面）的 3D 会阴容积超声成像。（c）光标点在耻骨联合区域的轴平面（横向）移动。在冠状面上可以看到耻骨支和耻骨联合。点标记定位在耻骨联合。（d）矢状面容积旋转，使耻骨联合与肛直肠角对齐，这个平面为耻骨直肠肌（PR）平面。在轴平面（横向）图像中，耻骨直肠肌环绕盆底裂孔。（e）完成容积旋转后盆底裂孔会阴超声图像，厚分层扫描重建后能更详细的评估盆底裂孔结构。盆底裂孔解剖结构包括尿道、阴道和肛管的横截面。盆底裂孔被耻骨直肠肌环绕

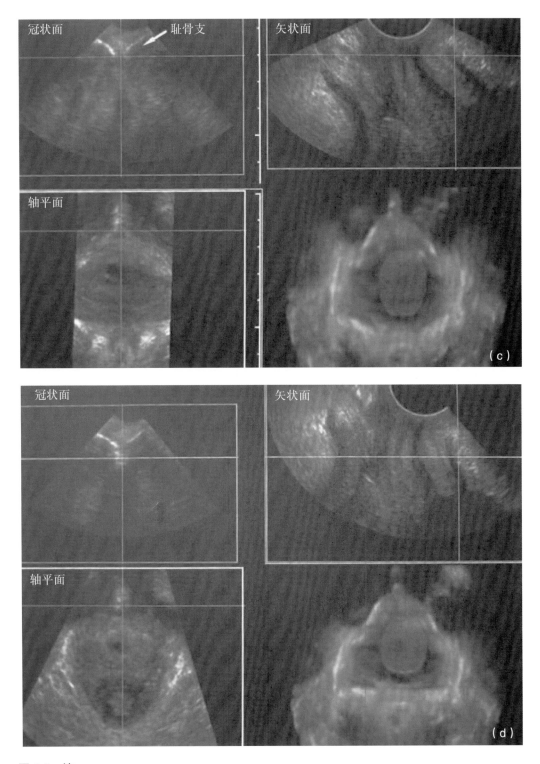

图 4.9 续

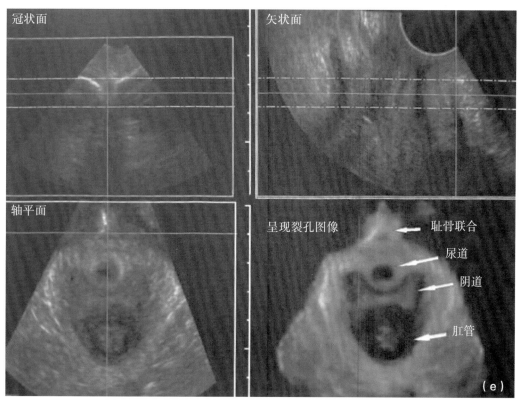

图 4.9　续

考该平面来描述肛提肌撕脱，但是数据表明这些损伤最好在盆底肌肉收缩时验证，特别是在断层超声成像模式中，以便了解肛提肌损伤程度（部分损伤或完全撕裂）[16]。图 4.10 显示了经产妇肛提肌损伤及撕脱，图 4.11 则可见肛提肌裂孔过度膨胀。

　　肛提肌损伤已被认为是盆腔器官脱垂和轻中度压力性尿失禁（SUI）的潜在病因之一[13, 14]。盆底 MRI 对肛提肌损伤进行了分级，并提示肛提肌损伤与脱垂相关[16]，但迄今为止尚未就此类肛提肌损伤的分类达成普遍共识[17]。我们在看待这些数据的时候，还需要注意多达 10% 的未产妇均无法观察到双侧肛提肌耻骨附着处，这暗示了 3D 超声的固有

局限性和（或）肛提肌形态的解剖变异[18]。

　　已确定的与分娩相关的肛提肌损伤风险因素包括产钳助产的比值比（odds ratio，OR）高达 14.7，第二产程延长的 OR 为 2.27，而胎吸助产似乎并非肛提肌损伤的风险因素[19, 20]。反过来，由于阴道分娩所致的肛提肌损伤，已被证明与前盆腔和阴道上段的脱垂有关，但与直肠疝或压力性尿失禁无关[14]。肛提肌缺陷也是复发性脱垂的一个强预测因素[21]。

4.4.3　会阴盆底超声在评估尿失禁中的作用

　　2D 会阴 / 入口盆底超声的首次应用就是评估压力性尿失禁女性患者膀胱颈

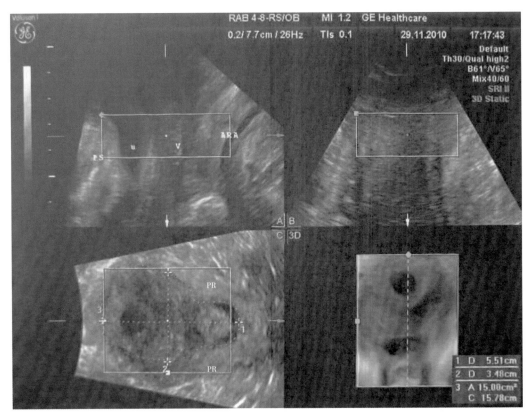

图 4.10　无症状患者肛提肌裂孔生物测量，分别测量肛提肌裂孔前后径、直径及面积。图示为耻骨联合（PS），尿道（U），阴道（V），肛直肠角（ARA），耻骨直肠肌（PR）

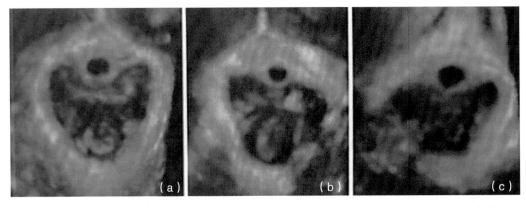

图 4.11、轴平面 3D 入口盆底超声，10 mm 层间距扫描重建呈现盆底裂孔图像，显示正常的盆底裂孔结构（a）和肛提肌缺陷（b，c）。图示为尿道和阴道自中线向肛提肌缺陷较大的一侧移位

的位置。1995 年，Schaer 等人 [3] 描述了显示膀胱颈和尿道活动度的超声坐标系。x 轴为穿过耻骨联合中心的直线，y 轴为耻骨联合下缘垂直于 x 轴的直线 y。通过图像上的 x 轴创建一条直线，在患者静息状态下沿这条线到膀胱基底边缘来测量尿道膀胱角或尿道膀胱交界处。评估膀胱颈位置和尿道活动度的最常用指标是尿道高度（H），其定义为耻骨联合下缘与膀胱颈之间的距离 [22]（图 4.12）。正常女性尿道膀胱角的正常值在静息时为 96.8°，在 Valsalva 运动时为 108.1°，尿道高度分别为 20.6 mm 和 14.0 mm [22]。

另一个可以用于会阴盆底超声评估膀胱颈的指标是尿道后角，即尿道轴和膀胱底之间的角度，可以在患者静息时、最大收缩时或最大 Valsalva 时测量（图 4.13）。

以前的研究表明超声测量膀胱颈下降（BND）具有很好的可重复性 [23]。尽管没有准确的膀胱颈正常下降范围，但已有人提出采用 15~40 mm 之间的截断值来定义膀胱颈过度活动。各种混杂因素，如膀胱容积、患者的体位和膀胱留置导尿管都已被证明会影响测量。有趣的是，当膀胱排空时，膀胱颈活动度似乎更大，而当膀胱充盈时，能更好地观察到膀胱颈漏斗图像 [24]。同样值得注意的是，获得标准化且有效 Valsalva 动作通常很困难，尤其未产妇通常同时收缩肛提肌 [25]。

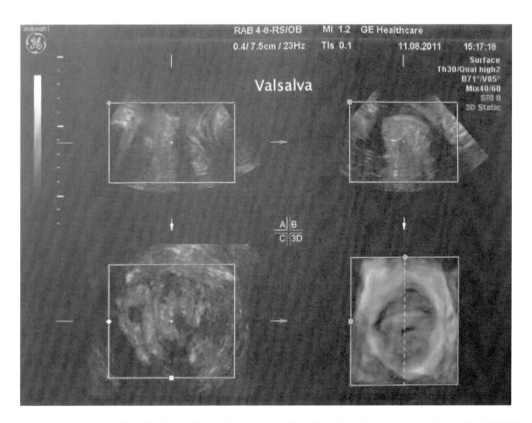

图 4.12　阴道后壁 Ⅱ 度脱垂患者的 3D 阴唇超声图像，显示轴平面 Valsalva 动作时的肛提肌裂孔过度扩张（气球样）图像和重建图像。冠状位图像和重建图像可见直肠疝

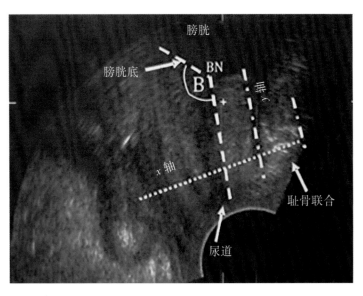

图 4.13　Schaer 等人描述了会阴超声中膀胱尿道后角的测量方法 [3]。x 轴为穿过耻骨联合中心直线的垂直线，y 轴为耻骨联合下缘垂直于 x 轴的直线，以 x-y 轴构建直角坐标系。膀胱尿道后角（B）为尿道轴与至少穿过膀胱基底部 1/3 连线的夹角

膀胱颈下降病因包括先天性和环境性，后者主要与产伤和第二产程延长相关 [26, 27]。标准 Valsalva 动作（压力 40 cmH$_2$O）时，会阴超声膀胱颈成像已被用作预测分娩后压力性尿失禁的方法；在妊娠晚期，膀胱颈移动大于 1 cm 或 40° 的女性有 50％ 的概率出现持续性产后压力性尿失禁。如果膀胱颈移动小于此值，则出现产后压力性尿失禁的风险为 5％ [28]。产前进行盆底肌肉锻炼可使高危组产妇产后压力性尿失禁发生率降低一半 [29]。膀胱颈超声检查结果与尿动力学测试结果存在不一致 [30, 31]，并且在很大程度上对于区分未失禁和失禁的女性无任何帮助 [32]。膀胱尿道连接部的另一个易于观察的特征是尿道漏斗 [33]；在患者做 Valsalva 时可以观察到尿道内口开放，有时甚至在静息时也能够观察到这一现象，并且并不总是与漏尿有关。

盆底的 3D 超声也可以清楚地描述尿道括约肌，是研究尿道解剖和功能的重要工具 [34, 35]。尸体的尿道超声成像与组织学结果的相关性已经验证了该项技术的可靠性 [36]。Athanasiou 等人的研究表明，相比未患尿失禁的女性，患有压力性尿失禁女性的尿道括约肌体积较小，尿道更短更薄 [37]。最近的一项研究表明，3D 会阴盆底超声在测量无症状未产妇的尿道括约肌体积方面是可靠的 [38]。该技术通过测量 1 mm 层间距尿道横截面进行尿道括约肌体积计算，而不是使用标准化数学方程，如图 4.14 所示。

通过使用这种技术和计算方法，研究人员已经证明，绝经前无症状未生产黑种人女性的尿道横纹肌体积比白种人大，这一结果或许能够部分解释压力性尿失禁患病率的种族差异 [39, 40]。尽管测量尿失禁患者尿道括约肌体积的临床意义迄今尚未得到证实，但已经证实会阴

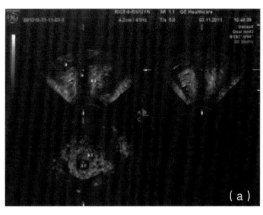
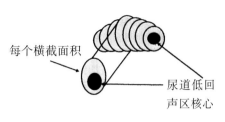

图 4.14　（a）3D 经会阴盆底超声女性尿道成像。在轴平面（左下）测量尿道括约肌中心和括约肌整体体积。图示为膀胱（B），尿道括约肌中心（IC），尿道腔（U），横纹肌（RS）。（b）原理图介绍：以 1 mm 的间隔分层测量每层尿道括约肌横截面积，每个横截面积乘以 1 mm 的层间距来计算每层尿道括约肌的体积，然后累加计算总体积

超声辅助指导压力性尿失禁女性进行盆底肌肉训练的价值[41, 42]。

　　2D 会阴超声作为辅助诊断手段已用于膀胱过度活动症（overactive bladder，OAB）和逼尿肌不稳定收缩的诊断。膀胱过度活动症或逼尿肌不稳定收缩患者的膀胱壁厚度（bladder wall thickness，BWT）（建议截断值为 5 mm）增加，推测与继发于等长收缩的逼尿肌肥大有关[43, 44]。最近系统回顾研究了不同的膀胱壁厚度测量技术，发现各种测量技术之间存在的差异，且无法确定这些技术诊断结果的可靠性（图 4.15）[45]。

4.4.4　会阴盆底超声在评估盆腔器官脱垂中的作用

　　3D/4D 技术的进步使会阴 / 阴唇超声能够越来越多地应用于子宫阴道脱垂

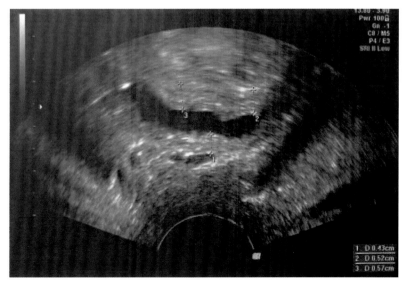

图 4.15　2D 膀胱壁厚度测量的超声图像。分别在膀胱的三角区（1）、阴道前壁（2）和阴道穹顶（3）处进行测量并计算平均厚度。该图像为阴道超声测量膀胱壁厚度，阴道口超声或会阴超声也可获得完全相同的图像

的临床评估中。Dietz 等人的研究描述了使用会阴盆底超声量化评估盆腔器官脱垂的方法，并报告这种方法与盆腔器官脱垂定量评估（POP-Q）所测量的盆腔器官脱垂临床分期具有良好的相关性，尤其前盆腔和中盆腔[46]。Lone 等人探讨了 2D 会阴超声和盆腔器官脱垂定量评估分度的关联性，并得出结论：盆底超声在量化盆腔器官脱垂时的准确性有限[47]。有时候，阴道前壁脱垂可能是膀胱脱垂的一种假象，其实脱出的阴道前壁组织实际上是尿道憩室或肠疝。盆底的会阴盆底超声有助于鉴别诊断，协助制订临床治疗方案（图 4.16）。

后盆腔的超声成像由临床查体直肠疝的程度与会阴盆底超声检查 Valsalva 时直肠壶腹下降程度之间的一致性来表示。直肠壶腹下降与临床查体的组内相关系数为 0.75，直肠疝深度组内相关系数为 0.93，直肠疝宽度组内相关系数为 0.91[48]。进一步的数据表明，会阴盆底超声可以很容易地识别直肠阴道隔缺损，并帮助区分伴随直肠阴道隔缺损的直肠疝、伴有脱垂症状直肠阴道隔扩张和直肠 – 小肠疝或肠套叠[48]。对伴排便症状患者使用盆底超声成像的一些研究结果显示，盆底超声和排粪造影之间存在良好的一致性[49]，而另一些研究表明两种方式对于直肠疝的诊断具有较低程度的一致性，但对肠套叠诊断一致性很好[50]。尽管动态会阴超声与排粪造影在诊断排便困难患者的疝囊非常一致，但在诊断疝内容时结果并不一致。研究结果表明，会阴盆底超声在优化外科手术方案中具有良好的补充作用[51]。

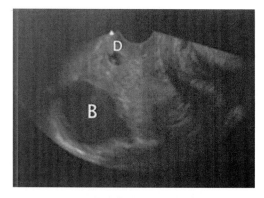

图 4.16 矢状面尿道憩室 2D 超声图像（D），膀胱（B）位于尿道憩室头侧

4.4.5 会阴盆底超声在评估粪失禁中的作用

盆底成像技术进步促进了女性粪失禁的诊断。肛门括约肌复合体和提肌板/耻骨直肠肌是维持控便的机制；分娩时对这些肌肉的直接或间接损害是导致粪失禁的主要原因之一。

经会阴/阴道口超声是研究肛门括约肌复合体和耻骨直肠肌可靠的替代肛肠超声的方法。会阴盆底超声比肛肠超声更便宜且更容易获得设备，且其对相关解剖结构的识别和诊断与作为金标准的肛肠超声相一致[49, 52]。

该技术使用入口盆底超声/会阴盆底超声会阴探头，将探头放置于会阴处且朝向尾侧；如前所述，在矢状位对肛管和肛直肠角成像（图 4.10）。肛直肠角位移的动态变化可以为肛提肌活动提供视觉生物反馈，且容易被女性所接受[42]。3D 会阴盆底超声图像是探头矢状位方向以 2D 模式成像（也可以选择轴平面），因此在图像的最右侧可以看到肛直肠角（图 4.10）。在静息或最大收缩时捕获图像，并通过在矢状面、冠状面和轴平面中自由操纵图像来进行离线分析。另外，可以使用单层厚层面或多层面评估工具进一步描绘括约肌结构。轴平面括约肌图像的内部被称为"黏膜星"（图 4.17）[53]。由于肛肠超声探头插入肛门使肛门黏膜的褶皱变平，因此会阴盆底超声与肛肠超声在肛管黏膜褶皱成像存在差异。括约肌的外观由于成像层面的不同而不同。在肛管中部可见经典的"目标"括约肌成像，无回声肛门内括约肌环绕肛门黏膜层。反过来，肛门内括约肌被有回声的肛门外括约肌（EAS）包绕。与其他结构一样，使用3D 容积断层超声可以增强对相关解剖

结构的成像（图 4.18）。

盆底的会阴盆底超声可以诊断肛门括约肌缺损。有研究比较了肛肠超声与MRI 诊断分娩肛门括约肌损伤（OASIS）的准确性。Roos 等人的研究结果显示，虽然会阴盆底超声可用于识别正常的解剖结构，但其评估肛门括约肌缺损的敏感性不如肛肠超声[54]。然而，其他研究人员认为会阴盆底超声可准确描述肛门括约肌复合体在各个层面的解剖结构，其对缺损的诊断能力与修复手术的术中发现高度相关[55, 56]。

Valsky 等人使用 3D 会阴盆底超声来研究初次阴道分娩产妇在肛门括约肌撕裂后采用重叠缝合修复方法的疗效。

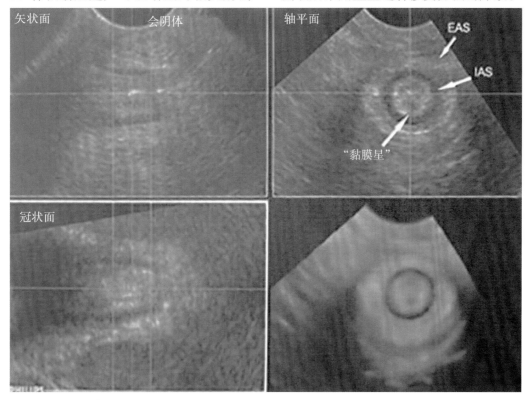

图 4.17　正常肛管的 3D 会阴盆底超声图像：多平面图像显示 3 个正交平面：矢状面、冠状面和轴平面。厚层距（10 mm）重建能够实现对肛门括约肌中部进行综合评估。在矢状面，会阴体为椭圆形结构体。轴平面上黏膜褶皱——"黏膜星"和位于肛管中段呈低回声的肛门内括约肌（IAS）和高回声的肛门外括约肌（EAS）的经典图像

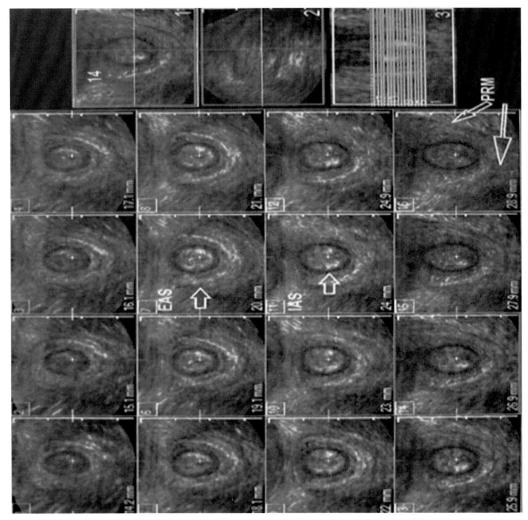

图 4.18　自肛门边缘至肛直肠角平面，1 mm 层距扫描重建 3D 盆底超声成像肛管结构。图示为肛门内括约肌（IAS），肛门外括约肌（EAS）和肛提肌（LAM）后部

损伤的肛门括约肌超声成像呈"半月征"（肛门内括约肌损伤区域菲薄，而未损伤区代偿性增厚）表现，黏膜褶皱异常成像也提示存在肛门括约肌损伤[57]。也有很多文献比较会阴超声和肛肠超声诊断粪失禁的准确性；Oom 等人的研究显示，2D 肛肠超声和 3D 会阴盆底超声在检测肛门内外括约肌缺损方面具有良好的一致性，还证实了使用 3D 会阴盆底超声诊断肛门括约肌缺陷时，观测者之间也具有良好的一致性[58]。

尽管 3D 会阴盆底超声或入口盆底超声在评估女性粪失禁方面具有明显的优势（非侵入性，在盆底收缩的动态状态下描绘球面解剖结构）。由于超声技术和报告缺乏标准化，会阴盆底超声还不能称为诊断粪失禁的首选方法。

4.4.6　会阴盆底超声在评估阴道植入物，如网片和填充物中的作用

自实时 3D 技术出现以来，会阴盆底超声在诊断尿失禁和盆腔器官脱垂中

的作用进一步强化。现在越来越多的泌尿妇科医生不仅将多腔室盆底超声作为盆底疾病诊断的辅助手段，而且还将其用于评估手术疗效。

无张力阴道中段吊带（MUS）手术后的膀胱颈活动度是研究人员的首批研究目标之一；Yalcin 等人研究发现，手术成功与手术失败患者的膀胱颈活动度有显著性差异；然而由于测量数值标准差很大，成功和失败病例的测量值明显重叠[59]。会阴盆底超声对尿道中段吊带悬吊定位的后续研究没有显示二者之间的关系，但是在吊带描绘方面出现了更有意义和前景的结果[60-62]。Schuettoff 等人比较了 MRI 和会阴盆底超声的使用，提出超声最适合评估尿道下和尿道周围网片，而 MRI 更适合于评估耻骨后网片[63]。超声还可以显示尿道下吊带、尿道和耻骨联合之间的空间关系。尿道中段吊带大部分由聚丙烯网制成，其在超声成像上呈现上高回声信号（图 4.19 和图 4.20）。在 Valsalva 动作期间，膀胱颈将围绕耻骨联合后方进行弧形移动，从而缩小耻骨联合和吊带之间的间隙，从而压迫尿道并避免漏尿。对吊带植入前后的这种运动进行分析发现，手术后尿道中段的活动性降低，尽管成功的手术和失败的手术之间并没有发现差异[64]。来自同一组相互矛盾的数据表明，经闭孔无张力尿道中段吊带（TOT）和耻骨联合之间距离更大与压力性尿失禁手术失败有关[65]。检查吊带位置移动的可变性使临床医生能够理解该手术实际功效变化的原因，并帮助确定吊带是否需要调整[66]。总体而言，来自不同研究组的数据表明，吊带放置于尿道中段不是治疗压力性尿失禁成功的必要条件[60, 61]。最近，Jiang 等人的研究结果增加了争议，因为他们报告了针对 153 名压力性尿失禁女性的研究结果，并发现无张力阴道中段吊带放置于膀胱颈处似乎与较高的压力性尿失禁复发率有关，而放置于尿道近端和中部的疗效最好[67]。Shobeiri 的报告指出，可以在术中使用 3D 会阴盆底超声来协助松解尿道中段吊带，以缓解排尿功能障碍[68]。

目前已证明会阴盆底超声可用于脱垂手术植入网片的成像。通过测量植入时和术后网片的大小差异来诊断网片的"折叠"和"皱缩"[69]。Staack 等人最近的报道是将网片和吊带的会阴盆底超声图像与临床及术中发现进行了比较，在确定吊带类型及其位置以及尿道和膀胱侵蚀方面均具有 100% 灵敏度[70]。

尿道填充剂（UBA）通过增强尿道结合部来改善尿失禁。尿道周围的胶原蛋白能够在会阴超声下成像。使用阴道内超声，Elia 和 Bergman 发现胶原植入物的最佳位置距膀胱颈不到 7 mm[71]。Defreitas 等人使用 3D 超声发现，最佳尿道周围胶原蛋白位置是围绕尿道周围呈圆周分布，而胶原蛋白分布不对称则提示尿失禁症状改善不佳[72]。Poon 和 Zimmern 将 3D 超声作为评估接受尿道周围胶原蛋白注射患者的术后尿失禁的标准方法。如果患者在注射胶原蛋白治疗后没有或只有很小的改善，并且超声显示胶原蛋白低体积存留或呈不对称分布，则需在胶原蛋白缺乏区域重复注射。如果患者尿失禁症状没有改善，但在超

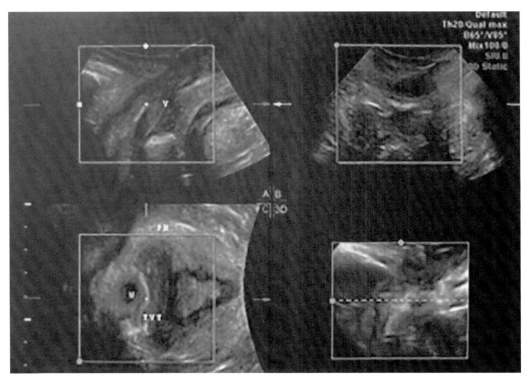

图 4.19 3D 盆底会阴超声显示 3 个正交平面内的无张力阴道吊带和容积超声成像

声上可以看到圆周图案，则认为胶原蛋白的注射部位是正确的。虽然该治疗方法无效，但应该给患者提供替代治疗方案[73]。

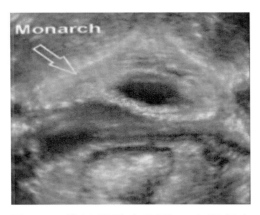

图 4.20 轴平面裂孔平面 3D 会阴超声 Monarch 吊带图像

4.5 会阴盆底超声在手术方案制订中的作用及未来的发展方向

盆腔器官脱垂手术修复失败率相当高，尤其是前盆腔脱垂。因此，需要更严格的诊断检查方法和更好的选择过程，以便为接受手术的女性选择最佳手术方案。Dietz 等人报道，伴有肛提肌撕脱或过度膨胀（"气球样改变"）的患者进行前盆腔手术的失败率更高[74]，这可能有助于临床医生选择网片重建手术。Lone 等人采用 2D 会阴超声联合 3D 阴道内超声检查盆底疾病，将超声检查结果与临床检查结果进行比较，发现会阴盆底超声能够提高前盆腔脱垂的鉴别诊断，协助鉴别阴道囊肿、尿道憩室和阴道前壁脱垂[75]。膀胱壁厚度是前盆腔的另一个扫描指标，可以帮助制订适当的手术方案；膀胱壁厚度增厚与抗尿失禁手术后的新发急迫性尿失禁有关。因此，外科医生可以更好地为患者提供有关潜在手术风险的建议[76]。

当涉及后盆腔缺陷时，会阴盆底超声的术前诊断价值可能更大。Lone 等人报道，利用多腔室盆底超声能够显著提高肠疝的诊断率；后盆腔或前、中盆腔脱垂手术重建后，可进一步提高肠疝和肠套叠的诊断率[75]。动态会阴盆底超声和排粪造影在诊断伴排便困难的肠疝时具有良好的一致性，但这两种技术对疝内容物或经阴道下降程度的诊断并不一致，显示会阴盆底超声在制订合理手术方案方面更具优势[51]。最近，Weemhoff 等人报道，会阴盆底超声在诊断肠套叠与排粪造影具有良好的一致性，但与排粪造影相比，其对肠疝的预测效果不佳[77]。

从文献报道来看，在评估子宫阴道脱垂时，会阴盆底超声似乎与盆腔器官脱垂定量评估临床检查具有良好的相关性[47]。但有些研究结果则认为，与临床检查相比，会阴盆底超声在症状性脱垂分期方面并没有优势[78]。尽管如此，由于盆底会阴盆底超声不仅具有定性的功能，同时能够对盆腔器官脱垂进行一定程度的定量分析。因此，其确实可以成为泌尿妇科医生和盆底重建外科医生进一步优化手术方案的有用工具。

总之，对于了解超声设备和探头功能，熟悉如何解释和获取 2D 或 3D / 4D

超声图像的泌尿妇科医生来说，超声是一种有价值的工具。超声本身设备的参数与设置与其诊断准确性相关，应该提倡并鼓励每一位泌尿妇科医生掌握并熟悉超声技术。应循序渐进地逐步掌握 2D 会阴超声成像、3D/4D 阴道口超声成像、会阴盆底超声，以及多腔室盆底超声检查。

（文继锐、苗娅莉译，苗娅莉校）

参考文献

[1] Bump RC, Norton PA. Epidemiology and natural history of pelvic floor dysfunction. Obstet Gynecol Clin N Am. 1998;25(4):723–46.

[2] Lawrence JM, Lukacz ES, Nager CW, Hsu JW, Luber KM. Prevalence and cooccurrence of pelvic floor disorders in community-dwelling women. Obstet Gynecol. 2008;111(3):678–85.

[3] Schaer GN, Perucchini D, Munz E, Peschers U, Koechli OR, Delancey JO. Sonographic evaluation of the bladder neck in continent and stress-incontinent women. Obstet Gynecol. 1999;93(3):412–6.

[4] Schaer GN, Koechli OR, Schuessler B, Haller U. Perineal ultrasound for evaluating the bladder neck in urinary stress incontinence. Obstet Gynecol. 1995; 85(2):220–4.

[5] Kleinubing Jr H, Jannini JF, Malafaia O, Brenner S, Pinho TM. Perineal ultrasonography: new method to image the anorectal region. Dis Colon Rectum. 2000;43(11):1572–4.

[6] Abdool Z, Sultan AH, Thakar R. Ultrasound imaging of the anal sphincter complex: a review. Br J Radiol. 2012;85(1015):865–75.

[7] Dietz HP, Beer-Gabel M. Ultrasound in the investigation of posterior compartment vaginal prolapse and obstructed defecation. Ultrasound Obstet Gynecol. 2012;40(1):14–27.

[8] Kohorn EI, Scioscia AL, Jeanty P, Hobbins JC. Ultrasound cystourethrography by perineal scanning for the assessment of female stress urinary incontinence. Obstet Gynecol. 1986;68(2):269–72.

[9] Tubaro A, Koelbl H, Laterza R, Khullar V, de Nunzio C. Ultrasound imaging of the pelvic floor: where are we going? Neurourol Urodyn. 2011;30(5):729–34.

[10] Hendrix SL, Clark A, Nygaard I, Aragaki A, Barnabei V, McTiernan A. Pelvic organ prolapse in the Women's Health Initiative: gravity and gravidity. Am J Obstet Gynecol. 2002;186(6):1160–6.

[11] Cannon TW, Damaser M. Pathophysiology of the lower urinary tract: continence and incontinence. Clin Obstet Gynecol. 2004;47(1):28–35.

[12] DeLancey JO, Kearney R, Chou Q, Speights S, Binno S. The appearance of levator ani muscle abnormalities in magnetic resonance images after vaginal delivery. Obstet Gynecol. 2003;101(1):46–53.

[13] Dietz HP, Lanzarone V. Levator trauma after vaginal delivery. Obstet Gynecol. 2005;106(4):707–12.

[14] Dietz HP, Steensma AB. The prevalence of major abnormalities of the levator ani in urogynaecological patients. BJOG. 2006;113(2):225–30.

[15] Kruger JA, Heap SW, Murphy BA, Dietz HP. How best to measure the levator hiatus: evidence for the non-Euclidean nature of the 'plane of minimal dimensions'. Ultrasound Obstet Gynecol. 2010;36(6):755–8.

[16] DeLancey JO, Morgan DM, Fenner DE, Kearney R, Guire K, Miller JM, et al. Comparison of levator ani muscle defects and function in women with and without pelvic organ prolapse. Obstet Gynecol. 2007;109(2 Pt 1):295–302.

[17] Dietz HP. Quantification of major morphological abnormalities of the levator ani. Ultrasound Obstet Gynecol. 2007;29(3):329–34.

[18] Tunn R, Delancey JO, Howard D, Ashton-Miller JA, Quint LE. Anatomic variations in the levator ani muscle, endopelvic fascia, and urethra in nulliparas evaluated by magnetic resonance imaging. Am J Obstet Gynecol. 2003;188(1):116–21.

[19] Kearney R, Miller JM, Ashton-Miller JA, DeLancey JO. Obstetric factors associated with levator ani muscle injury after vaginal birth. Obstet Gynecol. 2006;107(1):144–9.

[20] Valsky DV, Lipschuetz M, Bord A, Eldar I, Messing B, Hochner-Celnikier D, et al. Fetal head circumference and length of second stage of labor are risk factors for levator ani muscle injury, diagnosed by 3-dimensional perineal ultrasound in primiparous women. Am J Obstet Gynecol. 2009;201(1):91.e1–7.

[21] Model AN, Shek KL, Dietz HP. Levator defects are associated with prolapse after pelvic floor surgery. Eur J Obstet Gynecol Reprod Biol. 2010;153(2): 220–3.

[22] Tunn R, Petri E. Introital and transvaginal ultrasound as the main tool in the assessment of urogenital and pelvic floor dysfunction: an imaging panel and practical approach. Ultrasound Obstet Gynecol. 2003;22(2): 205–13.

[23] Schaer GN, Koechli OR, Schuessler B. Haller. Perineal ultrasound: determination of reliable examination procedures. Ultrasound Obstet Gynecol. 1996;7(5):347–52.

[24] Dietz HP, Wilson PD. The inluence of bladder volume on the position and mobility of the urethrovesical junction. Int Urogynecol J Pelvic Floor Dysfunct. 1999;10(1):3–6.

[25] Reed H, Waterield A, Freeman RM, dekanmi OA. Bladder neck mobility in continent

nulliparous women: normal references. Int Urogynecol J Pelvic Floor Dysfunct. 2002;13(Suppl):S4.

[26] Peschers U, Schaer G, Anthuber C, DeLancey JO, Schuessler B. Changes in vesical neck mobility following vaginal delivery. Obstet Gynecol. 1996;88(6): 1001–6.

[27] Dietz HP, Bennett MJ. The effect of childbirth on pelvic organ mobility. Obstet Gynecol. 2003;102(2): 223–8.

[28] King JK, Freeman RM. Is antenatal bladder neck mobility a risk factor for postpartum stress incontinence? Br J Obstet Gynaecol. 1998;105(12):1300–7.

[29] Reilly ET, Freeman RM, Waterfield MR, Waterfield AE, Steggles P, Pedlar F. Prevention of postpartum stress incontinence in primigravidae with increased bladder neck mobility: a randomized controlled trial of antenatal pelvic floor exercises. BJOG. 2002; 109(1):68–76.

[30] Robinson D, Anders K, Cardozo L, Bidmead J, Toozs-Hobson P, Khullar V. Can ultrasound replace ambulatory urodynamics when investigating women with irritative urinary symptoms? BJOG. 2002;109(2): 145–8.

[31] Bai SW, Lee JW, Shin JS, Park JH, Kim SK, Park KH. The predictive values of various parameters in the diagnosis of stress urinary incontinence. Yonsei Med J. 2004;45(2):287–92.

[32] Lukanovic A, Patrelli TS. Validation of ultrasound scan in the diagnosis of female stress urinary incontinence. Clin Exp Obstet Gynecol. 2011;38(4):373–8.

[33] Dietz HP, Clarke B, Vancaillie TG. Vaginal childbirth and bladder neck mobility. Aust N Z J Obstet Gynaecol. 2002;42(5):522–5.

[34] Toozs-Hobson P, Khullar V, Cardozo L. Three-dimensional ultrasound: a novel technique for investigating the urethral sphincter in the third trimester of pregnancy. Ultrasound Obstet Gynecol. 2001;17(5): 421–4.

[35] Robinson D, Toozs-Hobson P, Cardozo L, Digesu A. Correlating structure and function: three-dimensional ultrasound of the urethral sphincter. Ultrasound Obstet Gynecol. 2004;23(3):272–6.

[36] Khullar V, Athanasiou S, Cardozo L, Boos K, Salvatore S, Young M. Histological correlates of the urethral sphincter and surrounding structures with ultrasound imaging. Int Urogyn J Pelvic Floor Dysfunct. 1996;7: Proceedings of the 21st Annual Meeting of the International Urogynecological Association.

[37] Athanasiou S, Khullar V, Boos K, Salvatore S, Cardozo L. Imaging the urethral sphincter with three-dimensional ultrasound. Obstet Gynecol. 1999;94(2): 295–301.

[38] Digesu GA, Calandrini N, Derpapas A, Gallo P, Ahmed S, Khullar V. Intraobserver and interobserver reliability of the three-dimensional ultrasound imaging of female urethral sphincter using a translabial technique. Int Urogynecol J. 2012;23(8):1063–8.

[39] Derpapas A, Ahmed S, Vijaya G, Digesu GA, Regan L, Fernando R, Khullar V. Racial differences in female urethral morphology and levator hiatal dimensions: an ultrasound study. Neurourol Urodyn. 2012;31(4):502–7.

[40] Fenner DE, Trowbridge ER, Patel DA, Fultz NH, Miller JM, Howard D, DeLancey JO. Establishing the prevalence of incontinence study: racial differences in women's patterns of urinary incontinence. J Urol. 2008;179(4):1455–60.

[41] Bernstein IT. The pelvic floor muscles: muscle thickness in healthy and urinary-incontinent women measured by perineal ultrasonography with reference to the effect of pelvic floor training. Estrogen receptor studies. Neurourol

Urodyn. 1997;16(4):237–75. Review

[42] Dietz HP, Wilson PD, Clarke B. The use of perineal ultrasound to quantify levator activity and teach pelvic floor muscle exercises. Int Urogynecol J Pelvic Floor Dysfunct. 2001;12(3):166–8.. discussion 8–9.

[43] Panayi DC, Tekkis P, Fernando R, Hendricken C, Khullar V. Ultrasound measurement of bladder wall thickness is associated with the overactive bladder syndrome. Neurourol Urodyn. 2010;29(7):1295–8.

[44] Serati M, Salvatore S, Cattoni E, Soligo M, Cromi A, Ghezzi F. Ultrasound measurement of bladder wall thickness in different forms of detrusor overactivity. Int Urogynecol J Pelvic Floor Dysfunct. 2010;21(11): 1405–11.

[45] Latthe PM, Champaneria R, Khan KS. Systematic review of the accuracy of ultrasound as the method of measuring bladder wall thickness in the diagnosis of detrusor overactivity. Int Urogynecol J Pelvic Floor Dysfunct. 2010;21(8):1019–24.

[46] Dietz HP, Haylen BT, Broome J. Ultrasound in the quantification of female pelvic organ prolapse. Ultrasound Obstet Gynecol. 2001;18(5):511–4.

[47] Lone FW, Thakar R, Sultan AH, Stankiewicz A. Accuracy of assessing pelvic organ prolapse quantification points using dynamic 2D perineal ultrasound in women with pelvic organ prolapse. Int Urogynecol J. 2012;23(11):1555–60.

[48] Dietz HP, Steensma AB. Posterior compartment prolapse on two-dimensional and three-dimensional pelvic floor ultrasound: the distinction between true rectocele, perineal hypermobility and enterocele. Ultrasound Obstet Gynecol. 2005;26(1):73–7.

[49] Beer-Gabel M, Teshler M, Barzilai N, Lurie Y, Malnick S, Bass D, et al. Dynamic perineal ultrasound in the diagnosis of pelvic floor disorders: pilot study. Dis Colon Rectum. 2002;45(2):239–45..discussion 45–8.

[50] Grasso RF, Piciucchi S, Quattrocchi CC, Sammarra M, Ripetti V, Zobel BB. Posterior pelvic floor disorders: a prospective comparison using introital ultrasound and colpocystodefecography. Ultrasound Obstet Gynecol. 2007; 30(1):86–94.

[51] Beer-Gabel M, Assoulin Y, Amitai M, Bardan E. A comparison of dynamic perineal ultrasound (DTP-US) with dynamic evacuation proctography (DEP) in the diagnosis of cul de sac hernia (enterocele) in patients with evacuatory dysfunction. Int J Color Dis. 2008;23(5):513–9.

[52] Roche B, Deleaval J, Fransioli A, Marti MC. Comparison of transanal and external perineal ultrasonography. Eur Radiol. 2001;11(7):1165–70.

[53] Timor-Tritsch IE, Monteagudo A, Smilen SW, Porges RF, Avizova E. Simple ultrasound evaluation of the anal sphincter in female patients using a transvaginal transducer. Ultrasound Obstet Gynecol. 2005;25(2):177–83.

[54] Roos AM, Abdool Z, Sultan AH, Thakar R. The diagnostic accuracy of endovaginal and perineal ultrasound for detecting anal sphincter defects: the PREDICT study. Clin Radiol. 2011;66(7):597–604.

[55] Peschers UM, DeLancey JO, Schaer GN, Schuessler B. Exoanal ultrasound of the anal sphincter: normal anatomy and sphincter defects. Br J Obstet Gynaecol. 1997;104(9):999–1003.

[56] Hall RJ1, Rogers RG, Saiz L, Qualls C. Translabial ultrasound assessment of the anal sphincter complex: normal measurements of the internal and external anal sphincters at the proximal, mid-, and distal levels. Int Urogynecol J Pelvic Floor Dysfunct.

2007;18(8):881–8.

[57] Valsky DV, Messing B, Petkova R, Savchev S, Rosenak D, Hochner-Celnikier D, et al. Postpartum evaluation of the anal sphincter by perineal three-dimensional ultrasound in primiparous women after vaginal delivery and following surgical repair of third-degree tears by the overlapping technique. Ultrasound Obstet Gynecol. 2007;29:195–204.

[58] Oom DM, West RL, Schouten WR, Steensma AB. Detection of anal sphincter defects in female patients with fecal incontinence: a comparison of 3-dimensional perineal ultrasound and 2-dimensional endoanal ultrasound. Dis Colon Rectum. 2012;55(6):646–52.

[59] Yalcin OT, Hassa H, Tanir M. A new ultrasonographic method for evaluation of the results of anti-incontinence operations. Acta Obstet Gynecol Scand. 2002;81(2):151–6.

[60] Dietz HP, Mouritsen L, Ellis G, Wilson PD. How important is TVT location? Acta Obstet Gynecol Scand. 2004;83(10):904–8.

[61] Ng CC, Lee LC, Han WH. Use of three-dimensional ultrasound scan to assess the clinical importance of midurethral placement of the tension-free vaginal tape (TVT) for treatment of incontinence. Int Urogynecol J Pelvic Floor Dysfunct. 2005;16(3):220–5.

[62] Dietz HP, Barry C, Lim YN, Rane E. Two-dimensional and three-dimensional ultrasound imaging of subure-thral slings. Ultrasound Obstet Gynecol. 2005;26(2): 175–9.

[63] Schuettoff S, Beyersdorff D, Gauruder-Burmester A, Tunn R. Visibility of the polypropylene tape after tension-free vaginal tape (TVT) procedure in women with stress urinary incontinence: comparison of introital ultrasound and magnetic resonance imaging in vitro and in vivo. Ultrasound Obstet Gynecol. 2006;27(6):687–92.

[64] Shek KL, Chantarasorn V, Dietz HP. The urethral motion profile before and after suburethral sling placement. J Urol. 2010;183(4):1450–4.

[65] Chantarasorn V, Shek KL, Dietz HP. Sonographic appearance of transobturator slings: Implications for function and dysfunction. Int Urogynecol J. 2011; 22(4):493–8.

[66] Dietz HP, Wilson PD. The 'iris effect': how two-dimensional and three-dimensional ultrasound can help us understand anti-incontinence procedures. Ultrasound Obstet Gynecol. 2004;23(3):267–71.

[67] Jiang YH, Wang CC, Chuang FC, Ke QS, Kuo HC. Positioning of a suburethral sling at the bladder neck is associated with a higher recurrence rate of stress urinary incontinence. J Ultrasound Med. 2013;32(2):239–45.

[68] Mukati MS, Shobeiri SA. Transvaginal sling release with intraoperative ultrasound guidance. Female Pelvic Med Reconstr Surg. 2013;19(3):184–5.

[69] Svabík K, Martan A, Masata J, El-Haddad R. Vaginal mesh shrinking ultrasound assessment and quantification. Int Urogynecol J. 2009;20:S166.

[70] Staack A, Vitale J, Ragavendra N, Rodríguez LV. Translabial ultrasonography for evaluation of synthetic mesh in the vagina. Urology. 2014;83(1):68–74.

[71] Elia G, Bergman A. Periurethral collagen implant: ultrasound assessment and prediction of outcome. Int Urogynecol J Pelvic Floor Dysfunct. 1996;7(6):335–8.

[72] Defreitas GA, Wilson TS, Zimmern PE, Forte TB. Three-dimensional ultrasonography: an objective outcome tool to assess collagen distribution in women with stress urinary incontinence. Urology. 2003;62(2):232–6.

[73] Poon CI, Zimmern PE. Role of three-

dimensional ultrasound in assessment of women undergoing urethral bulking agent therapy. Curr Opin Obstet Gynecol. 2004;16(5):411–7.

[74] Dietz H, Shek C, De Leon J, Steensma AB. Ballooning of the levator hiatus. Ultrasound Obstet Gynecol. 2008;31(6):676–80.

[75] Lone F, Sultan AH, Stankiewicz A, Thakar R. The value of pre-operative multicompartment pelvic floor ultrasonography: a 1-year prospective study. Br J Radiol. 2014;87(1040):20140145.

[76] Robinson D, Khullar V, Cardozo L. Can bladder wall thickness predict postoperative detrusor overactivity? Int Urogynecol J Pelvic Floor Dysfunct. 2005; 16(S2):S106.

[77] Weemhoff M, Kluivers KB, Govaert B, Evers JL, Kessels AG, Baeten CG. Perineal ultrasound compared to evacuation proctography for diagnosing enteroceles and intussusceptions. Int J Color Dis. 2013;28(3):359–63.

[78] Kluivers KB, Hendriks JC, Shek C, Dietz HP. Pelvic organ prolapse symptoms in relation to POPQ, ordinal stages and ultrasound prolapse assessment. Int Urogynecol J Pelvic Floor Dysfunct. 2008;19(9): 1299–302.

第 5 章 3D 阴道内超声对肛提肌的评估

学习目标

1. 概述盆底解剖结构的 3D 阴道内超声（EVUS）图像。

2. 掌握 3D 阴道内超声的探头位置、图像定位及优化。

3. 概述 3D 阴道内超声的测量角度和测量方法。

5.1 引言

5.1.1 阴道内超声成像方式

盆底是一个复杂的三维结构，它由覆盖骨盆出口的成对肛提肌（LAM）和肌腱组成，根据功能分为不同的解剖区域。根据盆底肌肉（PFM）的起点和终点，将肛提肌分为耻骨内脏肌（PV）、耻骨直肠肌（PR）和耻骨肛门肌[1]。尽管 MRI 将耻骨内脏肌分为耻骨会阴肌、耻骨阴道肌和耻骨肛门肌（图 5.1），但最新的关于 3D 阴道内超声文献认为耻骨内脏肌是指髂尾肌和耻尾肌[1, 2]。尽管我们在这本书中使用了耻骨内脏肌这个术语，但该术语易引起混淆，在成像分辨率允许的情况下，应该使用耻尾肌和髂尾肌这两个术语。最初使用耻骨内脏肌这个术语是因为 MRI 不能区分肛提肌的各个组成部分。耻骨内脏肌群的外侧为耻骨直肠肌。它在直肠的周围和后面形成一个吊索，其头侧朝向肛门外括约肌（EAS）。最后，髂尾肌形成一个扁平的水平结构，横跨盆侧壁（图 5.1）[3]。可以通过使用手作为道具将肛提肌各细分肌肉之间的复杂关系演示给初学者（图 5.2）。精细的解剖研究已经证实了 3D 阴道内超声能够区分肛提肌群的结构[2]。肛提肌群已在尸体解剖中明确定位（图 5.3 和图 5.4），根据肌肉的不同起点和终点，并与未产妇的图像进行对比观察，结果显示观察者之间具有良好的一致性。

5.1.2 肛提肌 3D 阴道内超声成像

本章所有阴道内超声和肛肠超声（EAUS）图像均来自 FlexFocus BK 医学超声仪（BK Ultrasound, Analogie, Peabody, MA, USA）（图 5.5），详见第 2 章。为了获得最佳的图像，我们建议操作者对该技术要有清楚地理解，并熟悉机器操作。最重要的是，设备的设置错误可能导致伪影。

两个 360° 探头可互换用于经阴道内肛提肌超声成像。BK 2052 探头（图 5.6）内置了近 - 远端驱动的 3D 自动成像系统。该设备可在 60 s 内采集 300 幅图像，成像距离为 60 mm。BK 8838 探头是一个成像距离 60 mm 的 360° 旋转探头，每 0.55° 可获取 1 张图像，共计可获取 720 张图像（图 5.7）。在超声仪器操作面板上点击 3D 按钮，即可自动获取图像。并可将相邻 2D 图像数据组合为一个 3D 容积图像数据，可单独存储和分析。

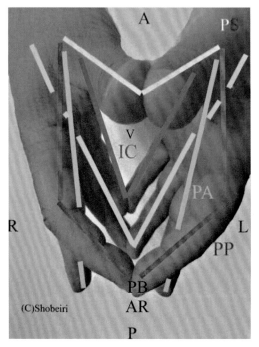

图 5.2　肛提肌群的手部模型。虽然人的手是一个整体，但每个手指都有不同的功能。就像手一样，肛提肌各细分的肌肉也有不同的功能。用这个类比，失去一只手就像肛提肌从耻骨附着处撕脱，失去一个手指就像肛提肌细分肌肉的损伤和功能障碍。图示为耻骨弓（PS），髂骨尾骨肌（IC），耻骨会阴肌（PP），会阴浅横肌（PB），耻骨肛门肌（PA），肛管直肠（AR），阴道（V），前（A），右（R），左（L），后（P）

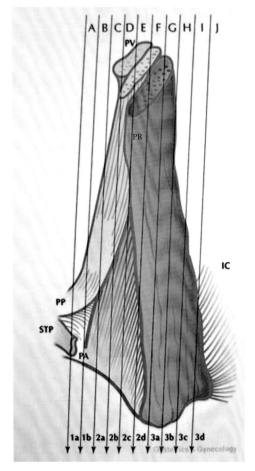

图 5.1　超声图像中肛提肌各组成结构的相对位置。图中显示了 3 个扫描层面的耻骨内脏肌、耻骨直肠肌和耻骨肛门肌。图中 A—J 标记与图 5.3 所示超声图像相对应。图示为髂尾肌（IC），耻骨会阴肌（PP），会阴浅横肌（STP），耻骨肛门肌（PA）（经允许引自 Shobeiri 等人[2]）

患者不需要特殊准备，也不需要阴道或直肠准备，只要求患者膀胱内保留适当的尿量。患者采取膀胱截石位，将探头放于阴道中间位置，注意避免对阴道上段或下段加压，以免扭曲或改变解剖结构。探头应该保持与身体轴线平行。当在探头顶部使用超声耦合剂时，应注意将探头顶部的气泡排除干净，以尽量减少超声伪影。

将探头放入阴道内，当开启 3D 成像按钮后，探头的晶体就开始旋转工作（详见第 2 章）。根据解剖学，建议将

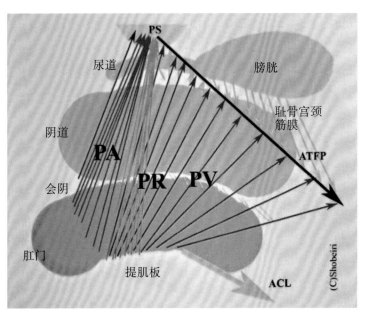

图 5.3   耻骨内脏肌（PV）、耻骨直肠肌（PR）和耻骨肛门肌的分组。图中显示了上述肌肉收缩方向及上述肌肉在提肌板的分布情况。图示为肛尾韧带（ACL），盆筋膜腱弓（ATFP）

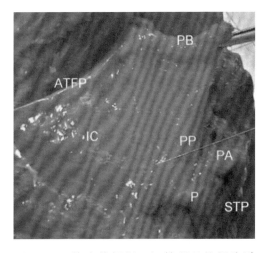

图 5.4   尸体大体解剖。细针所示位置为耻骨会阴肌。图示为耻骨（PB），盆筋膜腱弓（ATFP），髂骨尾骨肌（IC），耻骨会阴肌（PP），耻骨肛门肌（PA），会阴（P），会阴浅横肌（STP）（经允许引自 Shobeiri 等人 [2]）

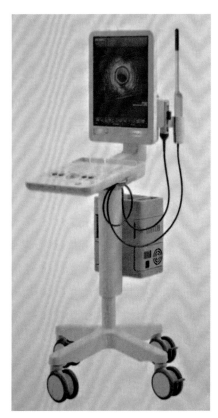

图 5.5 配备 BK 2052 探头的 BK Flex Focus 超声仪（BK Ultrasound，Analogic，Peabody，MA，USA）

探头放置在阴道内 6 cm 处，此处刚好位于尿道膀胱交界处（UVJ）上 2 cm。如果使用 BK 2052 探头，其向头端和尾端移动时应该朝向 12 点钟的位置。一旦 3D 图像开始采集，操作者必须保持探头稳定，尽量减少移动。这将有助于获得高质量的 3D 图像（图 5.8）。我们需要从轴平面确定 3 个测量成像平面[2]（图 5.1）。请注意，超声测量的 3 个平面与 DeLancey 盆底支持结构的 3 个平面[4] 不同，超声测量的 3 个平面仅用于观察轴平面上的肛提肌群。

平面 1：包含所有附着于会阴体的肌肉，即会阴浅横肌、耻骨会阴肌和耻骨肛门肌。以会阴浅横肌作为参考点。

平面 2：包含附着于耻骨的耻骨阴道肌、耻骨会阴肌、耻骨肛门肌、耻骨直肠肌和髂尾肌。

平面 3：包含头端附着于耻骨降支的肌肉，即向坐骨棘肌延展的耻尾肌和髂尾肌。

根据肛提肌的体积测量，可将肌肉分为：①耻骨肛门肌（耻骨会阴肌 + 耻骨肛门肌）；②耻骨直肠肌；③耻骨内脏肌（耻尾肌 + 髂尾肌）（图 5.2）。通过对未产妇进行 3D 阴道内超声重建，耻骨肛门肌、耻骨直肠肌和耻骨内脏肌群的体积分别为 4.4 cm³（2.1~6.7 cm³）、4.2 cm³（1.9~6.5 cm³）、4.5 cm³（2.2~6.8 cm³）。虽然它们在体积范围上有很大的差异，但在单个个体中它们之间的比例通常保持不变[5]。

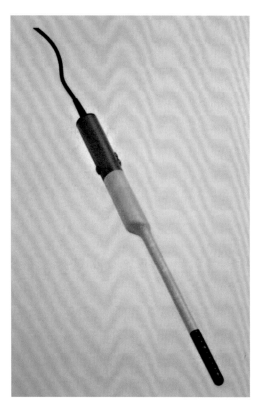

图 5.6　BK 2052 探 头（BK Ultrasound, Analogic, Peabody, MA, USA）

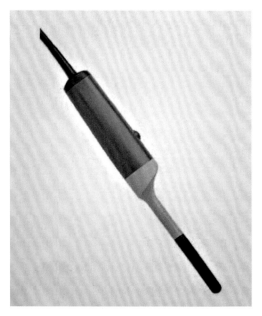

图 5.7　BK 8838 探 头（BK Ultrasound, Analogic, Peabody, MA, USA）

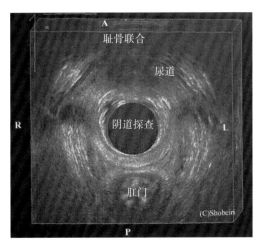

图 5.8　轴平面耻骨直肠肌裂孔水平的 3D 阴道内容积超声成像。图示为右（R），左（L），前（A），后（P）（©Shobeiri）

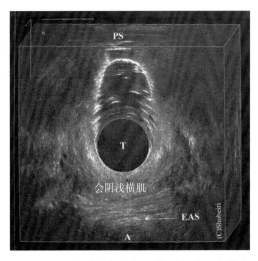

图 5.9　3D 阴道内超声显示最尾端的肌肉为会阴浅横肌，即标识突出部分。图示为肛门外括约肌（EAS），肛门（A），探头（T），耻骨联合（PS）（©Shobeiri）

当从尾端至头端对 3D 容积超声图像进行分析时，第一个可标识的结构是会阴浅横肌（图 5.9）。当探头置于阴道内，所看到的最尾端的结构始终是会阴浅横肌。在正常的未生育女性中，肛门外括约肌位于会阴浅横肌下方。如果使用 BK 2052 探头，在探头手柄的背面有两个按钮用于移动或旋转晶体朝向尾端或头端。按下头端按钮，旋转的晶体向头端缓慢移动，将看到会阴体和耻骨会阴肌（图 5.10）。对于未经训练的检查者来说，耻骨会阴肌很难观察，因为它可能只有不到 30 根肌纤维，而且非常靠近阴道上皮。在同一平面更偏侧面可见耻骨肛门肌，它以 45° 的角度前行并环绕肛管，并在肛门外括约肌水平加入肛门的纵向肌纤维（图 5.11）。探头继续向头端移动，会看到耻骨直肠肌在直肠周围形成一个吊带，沿肌纤维可以追踪观察到耻骨直肠肌附着于耻骨联合（PS）的下缘和会阴膜。向头端继续移动，将显示髂尾肌与耻骨直肠肌在内侧的相互关系（图 5.12）。

未生育女性的阴道内超声能够可靠的成像肛提肌群。在平面 1、平面 2 和平面 3 均能成像肛提肌群（图 5.1）。对肛提肌群成像的可靠性进行双盲法评分，观察者之间的一致性采用观察结果一致的人数除以观察总人数所得百分比进行评价。在平面 1、平面 2 和平面 3 的一致率分别为 98%、96%、92%。Cohen's Kappa 指数 / 标准误差计算如下：会阴浅横肌和耻骨直肠肌均为 100%，耻骨会阴肌为 0.645/0.2，耻骨阴道肌和耻骨肛门肌 0.645/0.2（95% CI 0.1~1.0），髂尾肌 0.9/0.2（95% CI 0.6~1.0）。

除了评估肛提肌群成像的可靠性之外，同时对以下指标也进行了观察者之间和跨学科重复性的评估：①肛提肌裂孔长度；②肛提肌裂孔宽度；③肛提肌裂孔面积；④肛提肌附着于两侧耻骨支的情况；⑤肛直肠角（ARA）；⑥采用 3D 阴道内超声测量尿道厚度[6]。由 3 个不同的专业〔泌尿妇科（UGN），

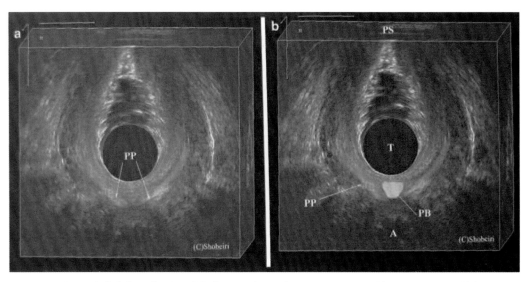

图 5.10 （a）浅黄色标识部分为耻骨会阴肌稀疏肌纤维。（b）同一轴平面，中间亮黄色标识部分为会阴体（PB）。图示为耻骨联合（PS），探头（T），耻骨会阴肌（PP），会阴体（PB），肛门（A）（©Shobeiri）

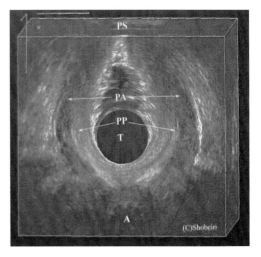

图 5.11 与图 5.10 同一水平紫色标识耻骨肛门肌。耻骨肛门肌位于耻骨会阴肌的外侧，它们具有相同的功能。图示为肛门（A），探头（T），耻骨联合（PS），耻骨肛门肌（PA），耻骨会阴肌（PP）（©Shobeiri）

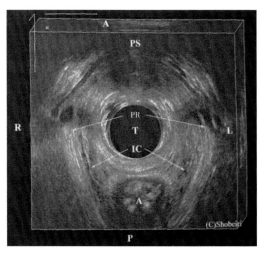

图 5.12 橙色标识的耻骨直肠肌的头端附着于耻骨联合。耻骨直肠肌附着面较宽，附着于耻骨联合和会阴膜，后者更偏尾端。红色标识的髂尾肌纤维位于耻骨直肠肌纤维的内侧。图示为耻骨直肠肌（PR），耻骨联合（PS），髂尾肌（IC），肛门（A），探头（T），右（R），左（L），前（A），后（P）（©Shobeiri）

放射学（RAD），结直肠外科（CRS）〕的 6 名研究人员组成团队。每个学科包括两个研究人员：UGN #1，UGN #2；RAD #1，RAD #2；CRS #1，CRS #2。

在研究开始之前，完成了专门的培训课程并进行了初步的试验测量。在培训期间，一位 3D 专家向每位研究人员演示超声测量技术，以及骨和软组织的标识点。研究人员对每项指标的测量方法都进行了讨论和改进，最终所有研究人员的意见达成一致。为了尽量减少图像差异对最终测量结果的影响，研究制订了严格的数据采集标准化方案，并得到所有研究人员的共同认可。

每个采集的超声容积在冠状面、矢状面和横断面以对称的方向显示，并按照标准流程进行评估。研究者间的重复性在肛提肌裂孔大小上表现良好至极好（ICC，0.655~0.889），尿道厚度表现为良好（ICC，0.624），肛直肠角表现为中等（ICC，0472）（表 5.1）。跨学科重复性在肛提肌裂孔大小上表现为良好至极好（ICC，0.639~0.915），尿道厚度表现为中等至良好（ICC，0.565~0.671），肛直肠角表现为一般至中等（ICC，0.204~0.434）（表 5.2）[6]。

5.1.3　临床应用

盆底疾病对妇女来说是一种常见的、医疗费用昂贵且令人痛苦的疾病。美国每年共进行 30 多万次盆底手术，但相当多的病症并不能通过手术治愈

[7]。55% 的盆腔器官脱垂（POP）患者存在明显的肛提肌损伤，而无盆腔器官脱垂的妇女肛提肌损伤发生率有 15%，这使其成为与阴道分娩和盆腔器官脱垂相关的最重要已知因素[8]。肛提肌损伤的诊断依赖于影像学技术的进步。会阴超声（TPUS）显示肛提肌撕裂使前盆腔和中盆腔器官脱垂的风险增加两倍[9]。

5.2　肛提肌损伤

关于阴道分娩引起的肛提肌损伤详见第 6 章。在下一节中，我们将讨论仅与衰老相关的肛提肌缺陷（levator ani deficiency，LAD）。它可能与肛提肌的反复微创伤或肛提肌去神经化相关。

5.2.1　肛提肌缺陷：肛提肌缺陷评分

"缺失"和"撕裂"两词可能意味着一种全或无的现象，而"LAD"一词则不同，它意味着其具有可测量的特点。记录是否存在肛提肌损伤很重要，分娩后

表 5.1　每位研究人员各测量指标的均值和标准差

研究人员	肛提肌裂孔长度（mm）	肛提肌裂孔宽度（mm）	肛提肌裂孔面积（cm²）	尿道厚度（mm）	ARA（°）
UGN #1	50.42 (SD: 4.18)	35.03 (SD: 3.50)	10.48 (SD: 1.51)	12.82 (SD: 1.6)	133.1 (SD: 12.3)
UGN #2	48.62 (SD: 4.87)	34.21 (SD: 3.30)	10.60 (SD: 1.31)	13.06 (SD: 1.41)	144.2 (SD: 7.03)
RAD #1	48.71 (SD: 4.84)	33.76 (SD: 3.50)	10.72 (SD: 1.70)	12.86 (SD: 1.73)	143.04 (SD: 12.5)
RAD #2	47.55 (SD: 5.62)	33.54 (SD: 3.32)	11.76 (SD: 1.35)	12.61 (SD: 1.32)	141.1 (SD: 7.99)
CRS #1	47.95 (SD: 4.20)	34.52 (SD: 3.38)	10.82 (SD: 1.60)	12.23 (SD: 1.77)	143.8 (SD: 9.97)
CRS #2	47.20 (SD: 4.05)	34.06 (SD: 2.96)	10.14 (SD: 1.60)	12.30 (SD: 1.44)	136.1 (SD: 5.94)

注：1. 泌尿妇科医生（UGN），放射科医生（RAD），结直肠外科医生（CR），肛提肌裂孔（LH），肛直肠角（ARA）

2. 经允许引自 Santoro 等人[6]

表 5.2 观察者间、学科内和学科间 3D 阴道内超声参数重复性

重复性	肛提肌裂孔长度		肛提肌裂孔宽度		肛提肌裂孔面积		尿道厚度		肛直肠角	
	ICC	95%CI	ICC	95%CI	ICC	95%CI	ICC	95%CI	ICC	95%CI
总体	0.655	0.509~0.794	0.889	0.822~0.940	0.810	0.707~0.894	0.624	0.472~0.772	0.331	0.179~0.528
学科内										
UGN #1 vs. UGN #2	0.643	0.359~0.819	0.889	0.773~0.948	0.857	0.713~0.932	0.660	0.385~0.829	0.035	−0.339~0.402
RAD #1 vs. RAD #2	0.717	0.473~0.860	0.981	0.958~0.991	0.893	0.781~0.950	0.601	0.298~0.795	0.569	0.252~0.777
CRS #1 vs. CRS #2	0.883	0.761~0.945	0.910	0.815~0.958	0.887	0.770~0.947	0.735	0.501~0.869	0.216	−0.167~0.544
学科间										
RADs vs. CRSs	0.677	0.514~0.815	0.915	0.855~0.956	0.831	0.724~0.909	0.651	0.482~0.798	0.434	0.241~0.639
RADs vs. UGNs	0.639	0.467~0.790	0.897	0.826~0.946	0.851	0.755~0.921	0.565	0.380~0.739	0.327	0.139~0.549
UGNs vs. CRSs	0.694	0.536~0.826	0.874	0.790~0.934	0.783	0.656~0.882	0.671	0.506~0.811	0.204	0.032~0.431

注：1. 置信区间（CI），结直肠外科医生（CRS），类间相关系数（ICC），放射科医生（RAD），泌尿妇科医生（UGN）

2. 经允许详引自 Shobeiri 等人[6]

的肛提肌损伤可能会导致盆底功能障碍或肌力下降，这取决于损伤的位置和严重程度。确定肛提肌群损伤的具体位置和严重程度，有助于将特定缺陷与相应的临床症状相关联，从而进一步了解盆底肌肉的形态和功能。最新的影像学研究显示，肛提肌的耻尾肌附着处是最常见的肛提肌群损伤部位（图 5.5）[10]。

5.2.2 评分系统

肛提肌缺陷评分系统根据每个肌肉的形态和附着点分别对每侧肛提肌群进行评分和肛提肌缺陷分级。肛提肌缺陷评分系统与 MRI 评分系统类似[11]。根据每侧肌肉厚度和从耻骨撕脱的情况对每对肌肉分别进行评估和评分（0 = 无缺陷；1 = 小缺陷，≤ 50% 肌肉缺失；2 = 大缺陷，>50% 肌肉缺失；3 = 肌肉完全缺失）（表 5.3）。每对肌肉的评分范围从 0 分（无缺损）到最高 6 分（肌肉完全缺失）。对于整个肛提肌群，肛提肌缺陷的累积评分范围在 0 到 18 分之间。0~6 分为轻度（图 5.13），7~12 分为中度（图 5.14），>13 分为重度（图 5.15）[12]。

在一项关于肛提肌缺陷阈值（即肛提肌缺陷评分高于此阈值就会发生盆腔器官脱垂）的研究中，对 220 例患者进行了分析。表 5.4[12] 显示了盆腔器官脱垂分期及相关肛提肌缺陷评分的分布情况。Kruskal-Wallis 检验结果表明：不同期别盆腔器官脱垂的肛提肌缺陷评分存在显著差异（P< 0.0001）。不同期别盆腔器官脱垂的肛提肌缺陷状态（轻度、中度、重度）的分布也存在显著差异（表 5.5）。肛提肌缺陷评分与不同期别的

盆腔器官脱垂呈中等程度正相关（rs = 0.44，P< 0.0001）。当试图寻找肛提肌缺陷阈值时（即肛提肌缺陷评分高于此阈值就会发生阴道脱垂），3 度盆腔器官脱垂的肛提肌缺陷评分均≥ 6，4 度盆腔器官脱垂的肛提肌缺陷评分均≥ 9（图 5.16）。3 度和 4 度的盆腔器官脱垂患者均为肛提肌缺陷评分中、重度，无脱垂组中中度肛提肌缺陷占 15.2%，重度占 9.2%。重度肛提肌缺陷的发生率随着盆腔器官脱垂定量评估（POP-Q）分度的增加而逐渐增加（图 5.17）。校对后 logistic 回归结果显示：肛提肌缺陷评分与有临床症状的盆腔器官脱垂之间存在相关性（表 5.6）。似然比、c- 统计量和 Hosmer-Lemeshow 拟合度检验均表明模型拟合良好（表 5.6，图 5.18）。在控制了年龄、产次和绝经状态后，中度肛提肌缺陷患者发生盆腔器官脱垂的概率是轻度肛提肌缺陷患者的 3.2 倍；重度肛提肌缺陷患者发生盆腔器官脱垂的概率是轻度肛提肌缺陷患者的 6.44 倍。因此，3D 阴道内超声的肛提肌缺陷评分是临床症状盆腔器官脱垂的预测指标[12]。从生物力学的角度来看，这些数据很重要。因为肛提肌缺陷提供的盆底支持是薄弱的，负荷将会从缺陷的肌肉转移到支撑的结缔组织，导致后者损伤[13]。然而，两个具有相同肛提肌缺陷的女性可能会出现不同的盆腔器官脱垂临床表现。有限元模型（finite element modeling，FEM）显示，盆腔器官脱垂发生的病因（如膀胱膨出），除了肛提肌缺陷，还包括腹压增加和阴道顶部及阴道旁支持组织的缺损[14]。

表 5.3　阴道内超声验证肛提肌缺陷评分系统

得分	0（无肌肉损伤）	1（轻度肌肉损伤）	2（中度肌肉损伤）	3（肌肉完全缺失）	每组得分	总得分
左耻骨肛门肌（PA+PP）						
右耻骨肛门肌（PA+PP）						
左耻骨直肠肌						
右耻骨直肠肌						
左耻骨内脏肌（IC+PC）						
右耻骨内脏肌（IC+PC）						

注：耻骨肛门肌（PA），耻骨会阴肌（PP），髂尾肌（IC），耻尾肌（PC）

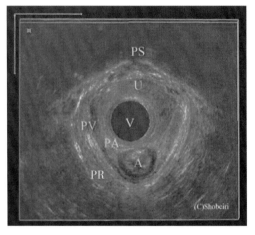

图 5.13　正常未产妇的 3D 容积超声肛提肌缺陷评分为 0。图示为肛门（A），阴道（V），尿道（U），耻骨联合（PS），耻骨肛门肌（PA），耻骨内脏肌（PV），耻骨直肠肌（PR）（经允许引自 Rostaminia 等人[12]）

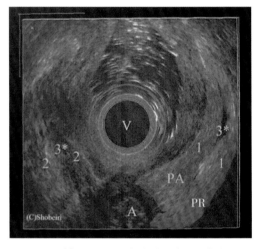

图 5.14　轴平面显示中度的肛提肌缺陷。星号（*）表示肌肉缺失，数字表示肛提肌缺陷评分。图示为肛门（A），阴道（V），耻骨肛门肌（PA），耻骨直肠肌（PR）（经允许引自 Rostaminia 等人[12]）

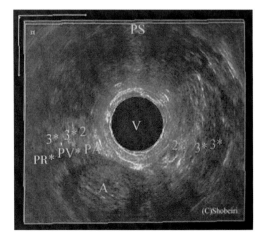

图 5.15　轴平面显示重度的肛提肌缺陷。星号（*）表示肌肉缺失，数字示肛提肌缺陷评分。图示为肛门（A），阴道（V），耻骨联合（PS），耻骨肛门肌（PA），耻骨内脏肌（PV），耻骨直肠肌（PR）（经允许引自 Rostaminia 等人[12]）

表 5.4　盆腔器官脱垂分度（POP-Q）及相关的肛提肌缺陷（LAD）评分

POP	百分比 n（%）	LAD 评分均值（范围）	P 值[1]
0 度	50（22.7）	6（0，18）	
1 度	57（25.9）	8（0，18）	
2 度	60（27.3）	10（0，18）	< 0.001
3 度	43（19.6）	14（6，18）	
4 度	10（4.6）	13（9，18）	

注：1. Kruskal-Wallis 检验
　　2. 经允许引自 Rostaminia 等人[12]

表 5.5　盆腔器官脱垂分度（POP-Q）与肛提肌缺陷（LAD）评分的严重程度

POP	轻度 LAD（n，%）	中度 LAD（n，%）	重度 LAD（n，%）	P 值[1]
0 度	32（42.1）	12（15.2）	6（9.2）	
1 度	22（29.0）	24（30.4）	11（16.9）	
2 度	16（21.1）	27（34.2）	17（26.2）	< 0.001
3 度	6（7.9）	11（13.9）	26（40.0）	
4 度	0（0）	5（6.3）	5（7.7）	

注：1. 卡方检验
　　2. 经允许引自 Rostaminia 等人[12]

表 5.6 临床盆腔器官脱垂（POP）的肛提肌缺陷（LAD）严重程度

POP	轻度缺陷（n，%）	中度缺陷（n，%）	重度缺陷（n，%）	P 值[1]
0~1 度	54（71.1）	36（45.6）	17（26.2）	< 0.0001
2~4 度	22（29.0）	43（54.4）	48（73.9）	

注：卡方检验

5.3　肛提肌随年龄的变化

阴道分娩所致肛提肌损伤与难产和高龄有关[15]。年龄通常被认为是盆腔器官脱垂发生的危险因素。然而，很少有研究探讨在没有阴道分娩的情况下，高龄对盆底结构和功能的影响[16]。年龄作为盆腔器官脱垂的一个风险因素，其对未产妇盆底功能的影响和作用尚未得到充分研究。

目前还不清楚与年龄有关的萎缩性改变是否会影响肛提肌成像，或被误认为肛提肌缺陷。未产妇正常盆底肌肉的

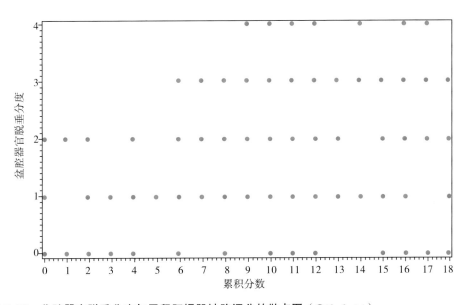

图 5.16　盆腔器官脱垂分度与累积肛提肌缺陷评分的散点图（©Shobeiri）

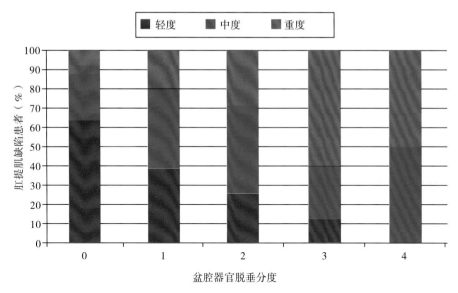

图 5.17　盆腔器官脱垂分度与肛提肌缺陷评分频率条形图。*y* 轴表示轻度、中度或重度肛提肌缺陷患者的百分率。*x* 轴表示由 POP-Q 评分系统确定的盆腔器官脱垂分度（*经允许引自 Rostaminia 等人* [12]）

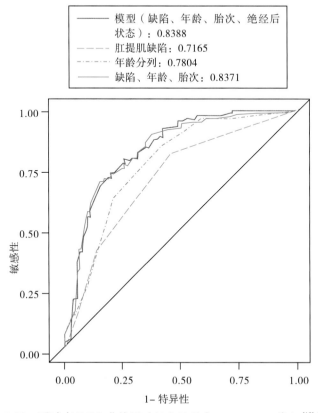

图 5.18　受试者 ROC 曲线图（*经允许引自 Rostaminia 等人* [12]）

厚度是不同的，这一点很重要。对 80 名社区居住的未产妇进行肛提肌群超声检查评估，按上述肛提肌缺陷评分系统对单侧和双侧肛提肌群进行评分。两个观察者阅读了所有的超声图像。结果显示，每个肛提肌群的双侧评分高度一致，范围为 82%~84%。年龄增长与肛提肌缺陷评分之间无相关性（$r = 0.20$，$P = 0.072$）。在评估不同年龄未产妇肛提肌肌群的 3D 阴道内超声扫查结果时，观察者之间高度一致。这表明年龄本身并不会显著影响 3D 阴道内超声对肛提肌成像的可靠性（图 5.19）。

提肌板下降角和最小肛提肌裂孔

众所周知，不同程度的盆腔器官脱垂会导致正常的肛提肌群形态发生改变。尽管盆腔器官脱垂和肛提肌损伤之间存在关联，但仍存在盆腔器官脱垂患者并无肛提肌缺损，而有正常盆底支持的女性却存在肛提肌缺损[19]。最小肛提肌裂孔、提肌板角（LPA）、髂尾骨角和肛直肠角常用于评估静态和动态下肛提肌损伤[20, 21]。耻骨直肠肌被认为是构成阴道高压区的肛提肌组成部分。

耻骨直肠肌通常在阴道分娩时损伤，常表现为肌肉耻骨附着部位的撕脱伤[15, 22, 23]。人们通常认为阴道分娩撕脱伤指耻骨直肠肌受伤。众所周知，肛提肌自耻骨附着处撕脱显著影响肛提肌裂孔大小[24]。最小肛提肌裂孔是指盆底出口最小的肌纤维裂孔，主要由肛提肌构成。

由于术语的差异，目前对最小肛提肌裂孔的边界还没有统一的定义。最近使用 3D 阴道内超声详细描述了最小肛提肌裂孔的边界[25]。该研究首先对新鲜冷冻尸体进行 3D 超声检查，然后在尸体解剖中确认结构。3D 阴道内超声在测量肛提肌裂孔大小方面具有良好的研究者间和学科间的重复性，此前已有报道[6]。

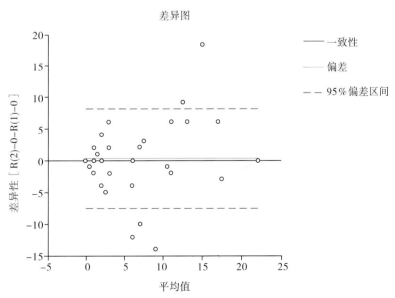

图 5.19　Bland Altman 图显示了研究人员之间测量值的平均差异（经允许引自 Quiroz 等人[18]）

我们测量了最小肛提肌裂孔面积、耻骨直肠肌面积、肛直肠角和提肌板下降角。我们在正中矢状面测量肛直肠角，其定义为直肠与肛管轴之间的夹角（图5.20）[25]。可在正中矢状面测量肛直肠角，即纵轴上肛管后缘与直肠后壁形成的角度。当直肠内有气体存在时，直肠后壁可能会模糊不清。耻骨联合和提肌板（LP）之间最短的距离，就是最小肛提肌裂孔的前后径（AP）。为了获得最小肛提肌裂孔，首先在耻骨联合和提肌板最前点之间画一条线（图5.21）。最小肛提肌裂孔不在轴平面上。BK探头可以很容易地使扫查平面倾斜到与最小肛提肌裂孔平行（图5.22），一旦开启3D成像，就可显示完整的最小肛提肌裂孔图像（图5.23）。为了正确测量，观察人员应识别耻骨联合和肛管以确定图像的前后方向。该平面上，肛提肌表现为多层高回声的吊索样结构，在阴道外侧和肛门后方延伸，并与耻骨降支相

连。最小肛提肌裂孔平面处的耻骨联合下缘与肛直肠角处肛提肌前缘之间的距离是最小距离。为了确保能找到最小肛提肌裂孔平面，应仔细观察轴平面和矢状面。肛提肌裂孔面积是指耻骨降支、耻骨联合下缘和肛提肌内缘围成的面积。肛提肌裂孔的长径（即前后径）应

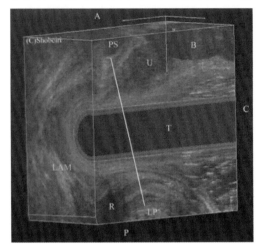

图5.21　3D阴道内超声显示右矢状面上耻骨联合与提肌板之间的最短距离。图示为前（A），膀胱（B），头端（C），肛提肌（LAM），提肌板（LP），后（P），耻骨联合（PS），直肠（R），探头（T），尿道（U）（©Shobeiri）

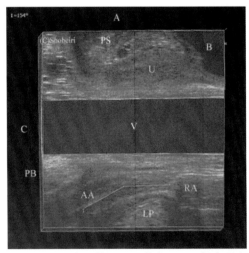

图5.20　正中矢状面，阴道内360°超声观察肛直肠角。图示为前（A），肛管轴（AA），膀胱（B），尾端（C），提肌板（LP），会阴体（PB），耻骨联合（PS），直肠轴（RA），尿道（U），阴道（V）

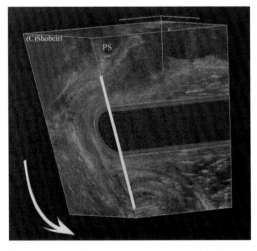

图5.22　轴平面向后旋转，向前头侧位平行于耻骨联合与提肌板之间的最短距离。图示为耻骨联合（PS）（©Shobeiri）

测量耻骨联合下缘到肛提肌 6 点位置处内侧缘的距离。肛提肌裂孔的横径（双侧或左右径）应取最宽的部分，垂直于肛提肌裂孔的前后径[6]。

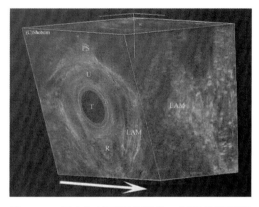

图 5.23　正中矢状面显示整体。图示为肛提肌（LAM），耻骨联合（PS），直肠（R），探头（T），尿道（U）（©Shobeiri）

超声成像中最小肛提肌裂孔的前后径线与 MRI 成像中的 H 线相对应[26]。我们创建了耻骨肛提肌超声参考线（pubic levator ultrasound reference assessment line，PLURAL）平面，该参考线为经前后轴平面穿过耻骨联合中点并向后延伸的径线。然后旋转容积图像，使耻骨肛提肌超声参考线平面垂直。最小肛提肌裂孔平面与耻骨肛提肌超声参考线平面成角，该角称提肌板下降角（图 5.24）。沿耻骨直肠肌内侧、前侧的耻骨、后侧的提肌板进行最小肛提肌裂孔测量（图 5.25）。为了测量耻骨直肠肌（耻骨直肠肌裂孔）围成的面积，需在半轴平面确定耻骨直肠肌的边界，耻骨直肠肌位于侧方，耻骨联合靠前，提肌板居后（图 5.26）。当从矢状面接近耻骨直肠肌裂孔时，应注意与最小肛提肌裂孔区分（图 5.27）。

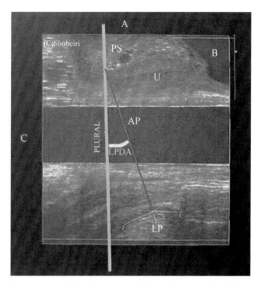

图 5.24　阴道内 360° 超声在正中矢状面显示提肌板下降角。图示为前（A），最小肛提肌裂孔的前后径（AP）（蓝线），膀胱（B），尾端（C），提肌板（LP），提肌板下降角（LPDA），耻骨提肌超声参考线（PLURAL）（绿线），耻骨联合（PS），尿道（U）（引自 Shobeiri 等人[25]）（©Shobeiri）

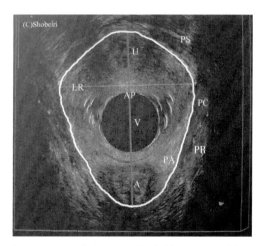

图 5.25　阴道内 360° 超声轴平面显示最小肛提肌裂孔面积。前后径线为蓝色、耻骨直肠肌与耻尾肌的边界用小箭头标出。图示为肛门（A），最小肛提肌裂孔前后径（AP）（蓝线），最小肛提肌裂孔左右径（LR），耻尾肌（PC），耻骨直肠肌（PR），耻骨联合（PS），尿道（U），阴道（V）（引自 Shobeiri 等人[25]）（©Shobeiri）

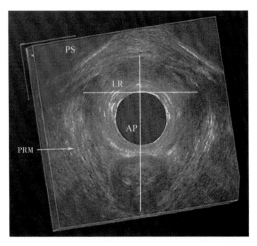

图 5.26　同一患者阴道内 360° 超声轴平面显示耻骨直肠肌裂孔。图示为最小肛提肌裂孔前后径（AP），提肌板（LPM），耻骨直肠肌（PRM），耻骨联合（PS）（引自 Shobeiri 等人[25]）（©Shobeiri）

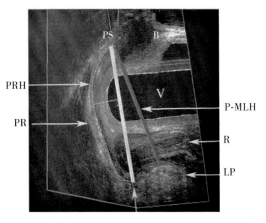

图 5.27　右矢状平面超声显示最小肛提肌裂孔和耻骨直肠肌裂孔。图示为耻骨直肠肌裂孔（PRH）。最小肛提肌裂孔前后径（AP）（蓝线），膀胱（B），提肌板（LP），提肌板下降角（LPDA），最小肛提肌裂孔平面（P–MLH）（蓝线），耻骨直肠肌裂孔平面（P–PRH）（紫色线），耻骨直肠肌（PR），耻骨联合（PS），直肠（R），阴道（V）（引自 Shobeiri 等人[25]）（©Shobeiri）

为确定正常值，我们测量了 80 名未产妇的最小肛提肌裂孔面积、耻骨直肠肌裂孔面积、肛直肠角和提肌板下降角。正常值有助于研究人员定义何为异

常，并进一步研究应如何恢复正常。综上所述，耻尾肌为最小肛提肌裂孔的内外侧边界和前界（图 5.28）。耻骨肛门肌纤维位于耻骨水平的耻尾肌附着处的外侧。附着于耻骨肛门肌外侧的耻骨直肠肌纤维有不同的作用。最小肛提肌裂孔的后缘由提肌板构成。80 名社区居住的未产妇接受了 3D 阴道内超声检查（图 5.29）。她们的平均年龄为 47 岁（22~70 岁）。最小肛提肌裂孔面积、耻骨直肠肌裂孔面积均值分别为 13.4 cm^2（±1.89 SD）和 14.8 cm^2（±2.16 SD）。平均肛直肠角和提肌板下降角分别为 156°（±10.04 SD）和 15.9°（±8.28 SD）[25]。

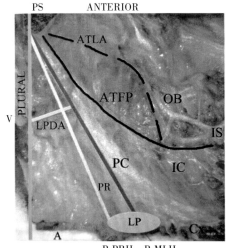

图 5.28　尸体解剖显示右半侧盆底的肌肉。最小肛提肌裂孔平面和耻骨直肠肌裂孔平面被勾勒出。图示为肛门（A），最小肛提肌裂孔前后线（AP）（蓝线），尾骨（CX），髂尾肌（IC）、坐骨棘（IS），提肌板（LP）、提肌板下降角（LPDA），闭孔血管（OB），耻骨提肌超声参考线（PLURAL）（绿线），最小肛提肌裂孔平面（P–MLH）（蓝线），耻骨直肠肌裂孔平面（P–PRH）（紫线），会阴体（PB），耻尾肌（PC），耻骨直肠肌（PR），耻骨联合（PS），阴道（V）（引自 Shobeiri 等人[25]）（©Shobeiri）

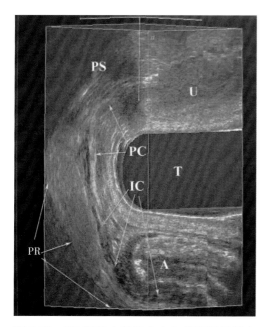

图 5.29　3D 阴道内超声在右矢状面显示最小肛提肌裂孔及其对提肌板的作用。图示为肛门（A），耻尾肌（PC），耻骨直肠肌（PR），耻骨联合（PS），髂尾肌（IC），探头（T），尿道（U）（©Shobeiri）

尸体解剖显示最小肛提肌裂孔的前缘由耻尾肌和耻骨直肠肌纤维组成。Kim 和他的同事将这一区域命名为"耻骨内脏肌腱端"[27]。在这些纤维的外侧有数量不等的耻骨直肠肌纤维。Lien 等人[28]的模型显示，当产妇分娩时此处的肛提肌损伤最可能涉及耻尾肌；如果损伤超出耻骨肛门肌，则耻骨直肠肌头侧附着处也会发生损伤。我们认为，单侧或双侧所有与最小肛提肌裂孔前附着有关的肌肉损伤即文献中所说的肛提肌撕脱伤。肛提肌撕脱伤是肛提肌肌腱在耻骨平面自耻骨上完全脱离，导致肛提肌和肛直肠角增宽、增大。目前，耻骨肛门肌对这一区域的作用还未有明确的文献记载。单纯的耻骨肛门肌损伤可能

导致会阴和肛门膨出。目前对会阴和肛门膨出的修复未涉及对耻骨肛门肌的修复。最小肛提肌裂孔的内缘主要是耻尾肌，后缘是形成肛直肠角的提肌板。

研究人员研究的提肌板角即是反映了前后径方向上提肌板相对于水平基准线的运动。Berglas 和 Rubin 使用肌电图对提肌板进行研究发现，随着压力增加，盆腔器官脱垂女性的提肌板倾斜度更大[29]。Goodrich 等人对 10 名正常志愿者和 5 名盆腔器官脱垂患者进行术前和术后提肌板角的定量分析。有趣的是，他们发现接受了盆腔器官脱垂修复手术的女性，即使术后脱垂没有复发，在用力的过程中，头侧提肌板角也会增加 10°，肛提肌裂孔随之增大。Ozasa 和其同事比较了 14 名盆腔器官脱垂女性和 19 名非盆腔器官脱垂女性的提肌板[31]。他们发现在无盆腔器官脱垂女性通过提肌板的最佳拟合线总是穿过女性的耻骨，但盆腔器官脱垂女性却从未穿过女性的耻骨。Hsu 及其同事则发现，当正常女性在做 Valsalva 动作时，提肌板相对水平参考线的平均角度为 44.3°，而盆腔器官脱垂女性的提肌板角在垂直方向增加大于 9.1°，并有统计学差异[32]。在我们的研究中，我们测量了提肌板下降角，这是沿头—尾平面提肌板相对于耻骨肛提肌超声参考线平面的位置。这个角度根据静止的耻骨和会阴体来量化提肌板的位置。作为测量提肌板功能的独立指标，提肌板下降角具有潜在的应用价值[25]。

5.4 结论与未来研究

技术的进步使人们对盆底的功能解剖学有了更好的认识。最初，我们采用各种各样的放射影像模式来做体格检查以发现盆底异常结构。随着对盆底及其组成的部分和相互作用有了更精确的理解，我们能够对以前只有在直立状态下才能确定的盆底结构也进行成像。3D盆底3D成像丰富了我们对盆底复合体的认识，使临床医生能够在活体观察盆底结构，并在床旁评估盆底的动态变化。

技术是一种推动进步的力量——通过识别和认识目前存在的或尚未被发现的事物，人们可以迅速获得丰富的知识。这就提出了一个重要的问题，即它与临床的相关性。在技术进步的同时，临床的进步和对令人振奋的新研究成果的理解也应该同步进行。临床处理除依赖于病史和临床评价，还必须认识到辅助影像学研究可能提供更多关于复杂盆底疾病的信息。在盆底功能障碍性疾病（PFD）的临床治疗中，影像学的作用还有待进一步的研究。

（杨帆、高倩倩译，苗娅莉校）

参考文献

[1] Kearney R, Sawhney R, DeLancey JO. Levator ani muscle anatomy evaluated by origin-insertion pairs. Obstet Gynecol. 2004;104(1):168–73.

[2] Shobeiri SA, Leclaire E, Nihira MA, Quiroz LH, O'Donoghue D. Appearance of the levator ani muscle subdivisions in endovaginal three-dimensional ultra-sonography. Obstet Gynecol. 2009;114:66–72.

[3] Leigh DR, Baker AR, Mesiha M, Rodriguez ER, Tan CD, Walker E, et al. Effect of implantation site and injury condition on host response to human derived fascia lata ECM in a rat model. J Orthop Res. 2012;30(3):461–7.

[4] DeLancey JO. Anatomic aspects of vaginal eversion after hysterectomy. Am J Obstet Gynecol. 1992;166 (6 Pt 1):1717–24.

[5] Shobeiri SA, Rostaminia G. Relative contributions of the levator ani subdivisions to levator ani movement. Int Urogynecol J. 2013;24(Suppl 1):S1–152.

[6] Santoro GA, Wieczorek AP, Shobeiri SA, Mueller ER, Pilat J, Stankiewicz A, et al. Interobserver and interdisciplinary reproducibility of 3D endovaginal ultrasound assessment of pelvic floor anatomy. Int Urogynecol J. 2011;22(1):53–9.

[7] Boyles SH, Weber AM, Meyn L. Procedures for pelvic organ prolapse in the United States, 1979–1997. Am J Obstet Gynecol. 2003;188(1):108–15.

[8] DeLancey JO, Morgan DM, Fenner DE, Kearney R, Guire K, Miller JM, et al. Comparison of levator ani muscle defects and function in women with and without pelvic organ prolapse. Obstet Gynecol. 2007;109(2 Pt 1):295–302.

[9] Dietz HP, Simpson JM. Levator trauma is associated with pelvic organ prolapse. BJOG. 2008;115(8): 979–84.

[10] DeLancey JO, Kearney R, Chou Q, Speights S, Binno S. The appearance of levator ani muscle abnormalities in magnetic resonance images after vaginal delivery. Obstet Gynecol. 2003;101(1):46–53.

[11] Morgan DM, Umek W, Stein T, Hsu Y, Guire K, DeLancey JO. Interrater reliability of assessing levator ani muscle defects with

magnetic resonance images. Int Urogynecol J Pelvic Floor Dysfunct. 2007;18(7): 773–8.

[12] Rostaminia G, White D, Hegde A, Quiroz LH, Davila GW, Shobeiri SA. Levator ani deficiency and pelvic organ prolapse severity. Obstet Gynecol. 2013;121(5): 1017–24.

[13] Ashton-Miller JA, Delancey JO. On the biomechanics of vaginal birth and common sequelae. Annu Rev Biomed Eng. 2009;11:163–76.

[14] Chen L, Ashton-Miller JA, DeLancey JO. A 3D finite element model of anterior vaginal wall support to evaluate mechanisms underlying cystocele formation. J Biomech. 2009;42(10):1371–7.

[15] Kearney R, Miller JM, Ashton-Miller JA, DeLancey JO. Obstetric factors associated with levator ani muscle injury after vaginal birth. Obstet Gynecol. 2006;107(1):144–9.

[16] Jundt K, Kiening M, Fischer P, Bergauer F, Rauch E, Janni W, et al. Is the histomorphological concept of the female pelvic floor and its changes due to age and vaginal delivery correct? Neurourol Urodyn. 2005; 24(1):44–50.

[17] Tunn R, Delancey JO, Howard D, Ashton-Miller JA, Quint LE. Anatomic variations in the levator ani muscle, endopelvic fascia, and urethra in nulliparas evaluated by magnetic resonance imaging. Am J Obstet Gynecol. 2003;188(1):116–21.

[18] Quiroz LH, White D, Shobeiri SA, Wild RA. Does age affect visualization of the levator ani in nulliparous women? Int Urogynecol J. 2013;24(9): 1507–13.

[19] Hoyte JJM, Jakab M, Warfield SK, Shott S, Flesh G, Fielding JR. Levator ani thickness variations in symptomatic and asymptomatic women using magnetic resonance-based 3-dimensional color mapping. Am J Obstet Gynecol. 2004;191(3):856–61.

[20] Lone FW, Thakar R, Sultan AH, Stankiewicz A. Accuracy of assessing pelvic organ prolapse quantification points using dynamic

2D transperineal ultrasound in women with pelvic organ prolapse. Int Urogynecol J. 2012;23(11):1555–60.

[21] Hsu Y, Chen L, Huebner M, Ashton-Miller JA, DeLancey JO. Quantification of levator ani crosssectional area differences between women with and those without prolapse. Obstet Gynecol. 2006;108(4): 879–83.

[22] Dietz HP, Lanzarone V. Levator trauma after vaginal delivery. Obstet Gynecol. 2005;106(4):707–12.

[23] Shek KL, Dietz HP. Intrapartum risk factors for levator trauma. BJOG. 2010;117(12):1485–92.

[24] Otcenasek M, Krofta L, Baca V, Grill R, Kucera E, Herman H, et al. Bilateral avulsion of the puborectal muscle: magnetic resonance imaging based three-dimensional reconstruction and comparison with a model of a healthy nulliparous woman. Ultrasound Obstet Gynecol. 2007;29(6):692–6.

[25] Shobeiri SA, Rostaminia G, White D, Quiroz LH. The determinants of minimal levator hiatus and their relationship to the puborectalis muscle and the levator plate. BJOG. 2013;120(2):205–211 Erratum in: BJOG. 2013;120(5):655.

[26] Lakeman MM, Zijta FM, Peringa J, Nederveen AJ, Stoker J, Roovers JP. Dynamic magnetic resonance imaging to quantify pelvic organ prolapse: reliability of assessment and correlation with clinical findings and pelvic floor symptoms. Int Urogynecol J. 2012; 23(11):1547–54.

[27] Kim J, Ramanah R, DeLancey JOL, Ashton-Miller JA. On the anatomy and histology of the pubovisceral muscle enthesis in women. Neurourol Urodyn. 2011;30(7):1366–70.

[28] Lien KC, Mooney B, DeLancey JO, Ashton-Miller JA. Levator ani muscle stretch induced by simulated vaginal birth. Obstet Gynecol. 2004;103(1):31–40.

[29] Berglas B, Rubin IC. Study of the supportive structures of the uterus by levator myography.

Surg Gynecol Obstet. 1953;97(6):677–92.

[30] Goodrich MA, Webb MJ, King BF, Bampton AE, Campeau NG, Riederer SJ. Magnetic resonance imaging of pelvic floor relaxation: dynamic analysis and evaluation of patients before and after surgical repair. Obstet Gynecol. 1993;82(6):883–91.

[31] Ozasa H, Mori T, Togashi K. Study of uterine prolapse by magnetic resonance imaging:

topographical changes involving the levator ani muscle and the vagina. Gynecol Obstet Invest. 1992;34(1):43–8.

[32] Hsu Y, Summers A, Hussain HK, Guire KE, Delancey JO. Levator plate angle in women with pelvic organ prolapse compared to women with normal support using dynamic MR imaging. Am J Obstet Gynecol. 2006;194(5):1427–33.

第 6 章　盆底损伤的 3D 阴道内超声成像

学习目标

1. 概述肛提肌（LAM）损伤的阴道内超声（EVUS）成像。

2. 概述阴道内超声量化肛提肌损伤。

6.1　引言

6.1.1　阴道分娩所致盆底损伤的发病率

分娩时为了让足月胎儿顺利娩出，肛提肌极度伸展[1, 2]（图 6.1）。有研究者计算出肛提肌的最大伸展率可达 2.28~3.26 倍。然而，非妊娠期动物横纹肌的最大伸展率仅能达到 1.5 倍[3]。有趣的是，尽管所有孕妇的盆底组织都存在过度拉伸，但仅有部分孕妇会出现肛提肌损伤。Alperin 等人研究了妊娠大鼠盆底肌肉（PFM）适应性改变[4]。他们指出盆底肌肉的改变是通过增加肌小节的数量来增加肌纤维的长度。大鼠体内尾骨肌的肌纤维最短，但其肌纤维的变化却最大。大鼠尾骨肌肌纤维的变化是由于细胞外基质的明显增加所致[4]。

研究表明 13%~36% 的经阴道分娩产妇会发生肛提肌损伤[5]。由于评价方法和显像模式不同，关于肛提肌损伤的定义也不同。此外，分娩后进行超声检查的时间不同也会影响肛提肌损伤的发生率。大多数学者把肌肉撕脱纳入肛提肌损伤范畴。然而，最近一项应用 3D 阴道内超声的研究发现，高达 35% 的产妇在初次经阴道分娩后不久即形成血肿[6]。因此，评估肛提肌的情况对于彻底了解盆底解剖结构异常和盆底功能障碍是必不可少的。

6.1.2　产后患者的肛提肌的 3D 阴道内超声成像

本章所有的阴道内超声图像都是由 BK 凸阵聚焦医用扫描仪（图 6.2）（BK Ultrasound，Analogic，Peabody，MA，USA）获取的。为了获得满意的图像，我们建议操作者要对仪器有清晰的认识，并熟悉仪器的各种操作。最重要的是，仪器参数设置不当可能出现伪影，导致超声结果不可靠或不准确。

阴道内肛提肌成像需要两个 360° 探头。BK 2052 探头（图 6.3）内置 3D 自动重建系统（近 - 远端驱动机制封闭在探头保护层内）。这个探头可在 60 s 内获得 60 mm 范围内的 300 幅图像。BK 8838 探头可在 60 mm 范围内 360°

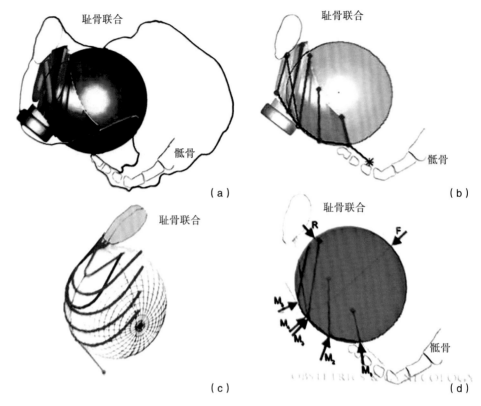

图 6.1 （a）第二产程开始时女性盆底初始几何结构的左侧视图。（b）盆底模型左侧视图。（c）盆底模型左 3/4 侧视图。（d）模型的自由体图侧面视图（*经允许引自 Lien 等人* [2]）（©Biomechanics Research Laboratory, University of Michigan）

旋转成像，每 0.55° 可获得一幅图像，共可成像 720 幅（图 6.4），且能够提供更详细的信息。点击仪器操作台上的 3D 按钮可自动获得图像。将紧密相邻的 2D 图像数据整合为 3D 容积图像，并可作为数据包单独存储和分析。

患者无需特殊准备，也不需要阴道或直肠造影剂，只要求适度充盈膀胱。患者采取膀胱截石位，探头放于阴道中间位置，注意不要按压阴道的上份或下份区域，以防解剖位置改变。探头需要建立人体轴线的水平线。在把超声耦合剂涂在探头套内时，建议将气泡轻轻地

挤出探头套外以尽可能减少伪像。

一旦在操作台选择阴道内 3D 成像，旋转晶体将开始旋转，提示探头已准备好插入。探头插入方式如第 2 章所述。根据我们的解剖研究，建议将探头置于阴道内 6 cm，即超过膀胱尿道连接部 2 cm。如果使用 BK 2052 探头，那么移动探头头和尾的两个按钮应该对着 12 点钟方向。一旦开始成像，操作者在整个扫描过程中尽量稳定探头减少位移。这样有助于在获取 3D 容积过程中优化图像质量。

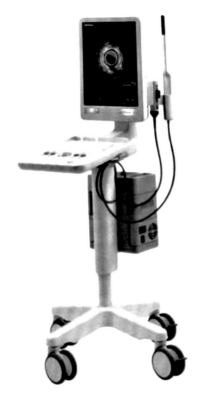

图 6.2　BK 凸阵聚焦医用扫描仪（BK Ultrasound，Analogic，Peabody，MA，USA）

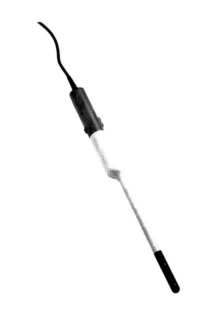

图 6.3　内置 3D 自动重建系统的 BK 2052 探头(探头保护层内装有近 – 远端驱动机制)（BK Ultrasound，Analogic，Peabody，MA，USA）

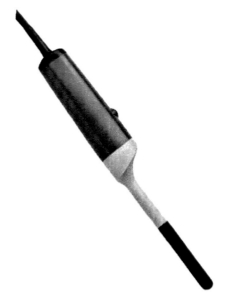

图 6.4　内置 3D 自动重建系统的 BK 8838 探头。这是个新的高清探头 （BK Ultrasound，Analogic，Peabody，MA，USA）

6.1.3　针对产后患者的可靠性和重复性研究

以往的研究表明阴道内超声盆底图像与尸体的肌肉切片具有良好 / 非常好的相关性[7]。有研究描述[8]并评价[9]了获取阴道内超声盆底图像的标准化方法（图 6.5）。对未产妇，这种标准化方法的评估显示出良好 / 非常好的可靠性；肛提肌附着于耻骨的 Cohen's Kappa 系数等于 1，而肛提肌裂孔的前后径（AP）、左右径及面积之间的 Cronbach's 系数高达 0.970[10]。该研究通过对经产妇样本的分析，而肛提肌的生物学特点和肛提肌撕裂超声检查的可靠性进行了评估[10]。使用如前所述的标准化方法，分析观察者自身和观察者之间的因素。该研究囊括了 169 名妊娠 36 周左右的孕妇，83 名产后数天和 75 名产后 3 个月的妇女。

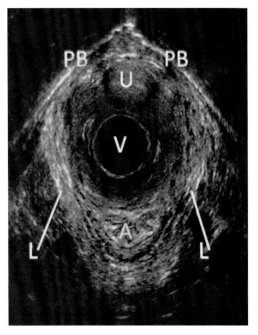

图 6.5 3D 阴道内超声图像在最小肛提肌裂孔轴平面示意图。图示为耻骨（PB），尿道（U），阴道（V），肛管（A），肛提肌（L）

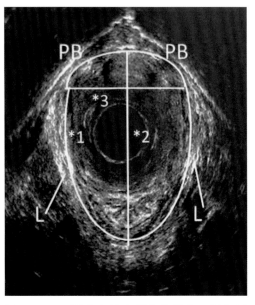

图 6.6 3D 阴道内超声图像在最小肛提肌裂孔轴平面示意图。图示为耻骨（PB），尿道（U），阴道（V），肛管（A），肛提肌（L）。测量用星号（*）表示：*1 = 肛提肌裂孔面积，*2 = 肛提肌裂孔前后径，*3 = 肛提肌裂孔横径

观察者自身对肛提肌裂孔的重复测量具有良好的可靠性（表 6.1，图 6.6）。对产前患者肛提肌裂孔测量的观察者内部一致性分析结果显示，肛提肌裂孔面积［组内相关系数（ICC）0.86］和肛提肌裂孔前后径（ICC 0.80）均具有很好的可靠性（表 6.2）。对产后早期（表 6.3）和产后 3 个月（表 6.4）所获得肛提肌裂孔测量的数据进行分析，也均具有很好的可靠性。对观察者内部一致性的分析不仅是为了评估相关性，也是为了评估测量值是否相同或接近。不同观察者之间也具有高度一致性，反映了这些测量结果的可靠性[11]。

诊断肛提肌耻尾肌撕脱（ICC 1.00）和耻骨直肠肌（PR）撕脱（ICC 0.79~1.00），观察者自身具有很好的内部一致性，在不同观察者之间也同样具有很好的一致性（肛提肌耻尾肌撕脱 ICC 0.97~1.00，耻骨直肠肌撕脱 ICC 1.00）[11]。

6.2 与分娩相关的肛提肌损伤

最近有文献报道通过应用磁共振（MRI）成像，能够根据肛提肌的附着点来识别肛提肌远端的不同组成部分。根据 MRI 成像将肛提肌分为耻骨内脏肌（PV）（包括耻骨阴道肌、耻骨肛管

表 6.1　产前肛提肌裂孔生物测量的观察者内部分析

参数（mm）	数量（n）	分析 1（±SD）	分析 2（±SD）	整体（±SD）	ICC	95%CI	∂	SDd	Sx	最低区间	最高区间
肛提肌裂孔面积	20	141.2（29.7）	136.4（29.0）	138.8（29.1）	0.95	0.84，0.98	-4.84	7.9	3.1	-20.4（-26.4，14.4）	10.7（4.7，16.7）
肛提肌裂孔横径	20	36.1（5.5）	35.9（5.5）	36.0（5.3）	0.90	0.76，0.96	-0.23	2.6	1.0	-5.3（-7.2，-3.3）	4.8（2.9，6.7）
肛提肌裂孔纵径	20	52.4（6.4）	51.4（5.5）	51.9（5.8）	0.91	0.78，0.97	-1.05	2.3	0.9	-5.6（-7.4，-3.8）	3.5（1.7，5.3）

注：计数（n），标准差（SD），组内相关系数（ICC），置信区间（CI），测量值间平均差（∂），标准差的差（SDd），标准差（Sx）

表 6.2　产前肛提肌生物测量的观察者之间分析

参数（mm）	数量（n）	检查者 1（±SD）	检查者 2（±SD）	整体（±SD）	ICC	95%CI	∂	SDd	Sx	最低区间	最高区间
肛提肌裂孔面积	83	168.0（46.3）	167.2（43.3）	167.5（43.5）	0.88	0.82，0.92	0.80	22.2	8.27	-42.7（-51.0，-34.4）	44.3（36.0，52.6）
肛提肌裂孔横径	83	37.5（7.7）	36.8（7.0）	37.2（6.9）	0.74	0.63，0.82	0.66	5.3	1.97	-9.7（-11.3，-7.4）	11.1（9.1，13.0）
肛提肌裂孔纵径	83	57.1（8.9）	57.8（7.9）	57.5（7.9）	0.73	0.61，0.81	-0.77	6.3	2.35	-13.1（-15.5，-10.8）	11.6（9.2，13.9）

注：计数（n），标准差（SD），组内相关系数（ICC），置信区间（CI），测量值间平均差（∂），标准差的差（SDd），标准差（Sx）

表 6.3 产后早期肛提肌生物测量的观察者之间分析

参数（mm）	数量（n）	检查者1（±SD）	检查者2（±SD）	整体（±SD）	ICC	95%CI	∂	SDd	Sx	最低区间	最高区间
肛提肌裂孔面积	83	168.0（46.3）	167.2（43.3）	167.5（43.5）	0.88	0.82, 0.92	0.80	22.2	8.27	-42.7（-51.0, -34.4）	44.3（36.0, 52.6）
肛提肌裂孔横径	83	37.5（7.7）	36.8（7.0）	37.2（6.9）	0.74	0.63, 0.82	0.66	5.3	1.97	-9.7（-11.3, -7.4）	11.1（9.1, 13.0）
肛提肌裂孔纵径	83	57.1（8.9）	57.8（7.9）	57.5（7.9）	0.73	0.61, 0.81	-0.77	6.3	2.35	-13.1（-15.5, -10.8）	11.6（9.2, 13.9）

参数（mm）	数量（n）	检查者2（±SD）	整体（±SD）	ICC	95%CI	∂	SDd	Sx	最低区间	最高区间
肛提肌裂孔面积	83	167.2（43.3）	167.5（43.5）	0.88	0.82, 0.92	0.80	22.2	8.27	-42.7（-51.0, -34.4）	44.3（36.0, 52.6）
肛提肌裂孔横径	83	36.8（7.0）	37.2（6.9）	0.74	0.63, 0.82	0.66	5.3	1.97	-9.7（-11.3, -7.4）	11.1（9.1, 13.0）
肛提肌裂孔纵径	83	57.8（7.9）	57.5（7.9）	0.73	0.61, 0.81	-0.77	6.3	2.35	-13.1（-15.5, -10.8）	11.6（9.2, 13.9）

注：计数（n），标准差（SD），组内相关系数（ICC），置信区间（CI），测量值间平均差（∂），标准差的差（SDd），标准差（Sx）

表 6.4 产后 3 个月肛提肌生物测量的观察者之间分析

参数（mm）	数量（n）	分析1（±SD）	分析2（±SD）	整体（±SD）	ICC	95%CI	∂	SDd	Sx	最低区间	最高区间
肛提肌裂孔面积	75	139.8（28.1）	143.1（28.4）	141.4（27.3）	0.87	0.80, 0.92	-3.21	14.2	2.84	-31.0（-36.6, -25.5）	24.6（19.1, 30.2）
肛提肌裂孔横径	75	37.4（6.0）	37.9（5.4）	37.7（4.9）	0.46	0.26, 0.62	-0.50	6.0	1.20	-12.3（-14.6, -9.9）	11.3（8.9, 13.6）
肛提肌裂孔纵径	75	51.0（5.8）	52.4（6.2）	51.7（5.6）	0.74	0.60, 0.83	-1.37	4.2	0.84	-9.6（-11.3, -8.0）	6.9（5.2, 8.5）

注：计数（n），标准差（SD），组内相关系数（ICC），置信区间（CI），测量值间平均差（∂），标准差的差（SDd），标准差（Sx）

肌、耻骨会阴肌、耻尾肌、髂尾肌）和耻骨直肠肌[12]。Morgan 等人采用评分的方式来分别描述左、右两侧肛提肌缺陷（LAD）[13]。阴道内超声与 MRI 的术语含义并不相同，为了能更好地在功能上描述肛提肌的不同组成部分，我们将它分为耻骨肛管肌、耻骨直肠肌及耻骨内脏肌（详见第 5 章）。我们关于肛提肌的技术和解剖学描述首先在女性尸体中得到验证，然后才在活体女性志愿者中得到验证，通过记录这些结构的静态和动态图像，而使之可视化[7]。肛提肌损伤在 MRI 研究中被描述为"缺陷"或"撕脱"，这些结构上的改变可因产科因素、老龄化或激素改变所致。

盆底肌肉对支撑泌尿生殖器官和肛管直肠有独特的作用。肛提肌与大多数骨骼肌不同，除了完成排尿、排便及做 Valsava 动作外，肛提肌还维持恒定的张力。静息时，肛提肌通过恒定的张力将阴道、尿道和直肠压向耻骨，从而关闭泌尿肛提肌裂孔，并保持盆底及盆腔器官处于正常位置[1]。盆底肌肉是支持盆腔器官的重要组成部分。当其功能正常时，可为盆腔器官提供支持，保持韧带和筋膜无张力附着。

分娩过程中为了使足月儿娩出，肛提肌伸展超出其极限[14, 15]。研究表明，13%~36% 的经阴道分娩妇女会发生肛提肌损伤[16, 17]。由于评估方式和成像模式不同，肛提肌损伤的定义也存在差异。大部分学者将肌肉撕脱定义为肛提肌损伤。然而，最近应用 3D 阴道内超声研究发现，高达 35% 的妇女在初次产后可能形成血肿（图 6.7）。评估肛提肌情况对全面了解盆底解剖异常及盆底功能障碍是必不可少的。

产伤是发生肛提肌撕脱的主要致病因素，这已成为共识。如引言所述，肛提肌内侧部分（即耻尾肌部分）拉伸

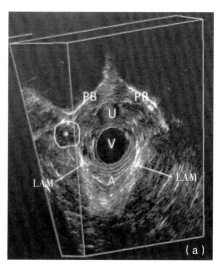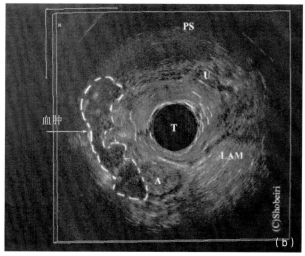

图 6.7　（a）3D 阴道内超声图像在最小肛提肌裂孔轴平面示意图。图示为耻骨（PB），尿道（U），阴道（V），肛管（A），肛提肌（LAM），星号（＊）表示右侧肛提肌缺陷。（b）产后即刻出现右侧肛提肌血肿。图示为耻骨联合（PS），尿道（U），探头（T），肛管（A），肛提肌（LAM），星号（＊）表示右侧肛提肌缺陷（©Shobeiri）

及从耻骨下支和盆侧壁附着处断开从而产生创伤[1]。最近的一项研究发现，初次经阴道分娩后肛提肌撕脱发病率为13%~36%[5]。总体而言，在一项应用会阴超声观察分娩后早期妇女的前瞻性研究中发现，肛提肌撕脱发病率高达39.5%。作者将较高的发病率归因为积液和肛提肌撕脱鉴别困难[18]。我们考虑，在上述文献中使用的会阴超声对肛提肌的各部分识别度较低，从而导致肛提肌撕脱和积液鉴别困难。在另外一项更近期的前瞻性研究中，应用阴道内超声评估分娩后早期肛提肌损伤[6]。该研究对114名妇女进行了分娩后早期阴道内超声检查，其中27名妇女（23.7%）发现边界清楚的血肿样低回声区（图6.8），且观察者们一致认同超声成像为血肿。血肿位于肛提肌附着区到耻骨之间。肛

提肌中耻尾肌部分与耻骨附着处发现的血肿在分娩后3个月证实为耻尾肌撕脱。血肿的发生与会阴切开术、器械助产及肛提肌裂孔增大存在明显的相关性。根据之前的诊断流程[19]，在分娩后早期进行肛提肌撕脱触诊诊断是不可靠的。因为在上述27名肛提肌撕脱的妇女中，只有7名是触诊发现。

在另外一项小样本的研究中，观察者在产后早期没有发现血肿但发现肛提肌耻尾肌撕脱者，产后3个月肛提肌撕脱发病率为12.0%。因此该项目研究者总结，肛提肌中耻尾肌与耻骨附着处的血肿往往会在产后3个月诊断为肌肉撕脱。另一方面，产后3个月确诊的肛提肌撕脱中，有1/3患者的肛提肌与耻骨附着处并没有血肿，但在分娩后早期可发现肌肉撕脱[6]。研究者推测肌肉从肌

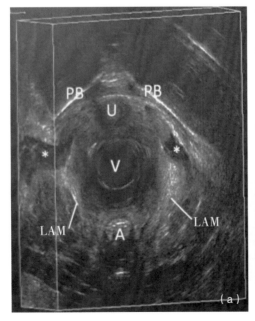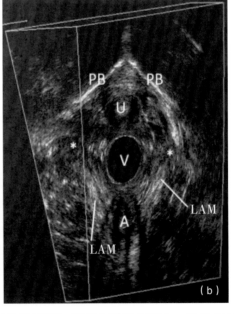

图6.8　3D阴道内超声图像在最小肛提肌裂孔轴平面示意图。图示为耻骨（PB），尿道（U），阴道（V），肛管（A），肛提肌（LAM）。（a）星号（*）表示双侧肌肉血肿。请注意，阴道分娩后数小时内肛提肌与耻骨附着处是完好的。（b）星号（*）表示图（a）患者在产后3个月既往肌肉血肿部位目前呈现双侧肛提肌缺陷

腱附着处撕裂时可形成局部血肿。然而，肌腱或耻骨内脏肌肌腱从耻骨撕脱时，却由于创伤处无血管分布而不会形成血肿[20]。机体的自我修复能力也可以导致肛提肌与耻骨附着处区域的血肿消退[21]。

6.2.1 危险因素

从分娩后的第 3 个月开始，应用会阴超声及 MRI 检查已经发现了导致肛提肌损伤发病的多种危险因素。危险因素包括手术助产[22]、产钳分娩[23-27]、产科因素所致的肛门括约肌损伤（OASIS）[25, 27]、会阴切开术[27]、第二产程延长[14, 23, 25, 27]、胎儿头围增大[14]，以及产妇年龄增大[27]。硬膜外镇痛被认为是肛提肌损伤的保护因素[23]。利用这些因素，研究人员试图建立一个产前肛提肌损伤风险预测模型应用于产前门诊中[25, 28]。然而，由于大多数危险因素与分娩相关，这些预测模型只能在分娩时使用，以尽量减少肛提肌撕脱的风险[25]。van Delft 等人[25]针对分娩后妇女也采用阴道内超声来研究盆底肌肉，以期确定肛提肌损伤的预测指标[29]。van Delft 等人通过评估婴儿体重对肛提肌的影响，提出肛提肌拉伸比（levator ani stretch ratio，LASR），并认为肛提肌拉伸比可以很好地预测严重的肛提肌损伤。此外，肛提肌拉伸比与第二产程延长、阴道助产及盆底损伤增加相关[29]。

6.2.2 修复

分娩过程中发生较严重的阴道撕裂伤时通常伴随急性肛提肌撕脱[30]。然而，

在 van Delft 等人的研究中发现，当发生较严重的阴道撕裂伤时，通过手指触诊或视诊判断肛提肌撕脱与分娩后早期肛提肌附着区血肿和 / 或肛提肌撕脱并没有很好的相关性[6]。虽然曾尝试修复肛提肌撕脱，但在分娩后早期进行这些尝试并不十分成功[30]。在分娩后早期修复肛提肌撕脱是极具挑战性的，因为组织分辨率差，难以抓取，尤其是当肛提肌附着处形成血肿时。而分娩后即刻修复肛提肌撕脱已经取得成功。Dietz 等人尝试使用网片修复肛提肌撕脱，但并发症发生率高。而使用自体筋膜进行肛提肌修复，能够很好地缓解症状且无并发症[31]。

应用 3D 阴道内超声可对肛提肌撕脱筋膜修复术前和术后进行可视化评估（图 6.9）[31]。根据患者的症状，肛提肌撕脱的修复手术通常在分娩后较长时间后实施而不是即刻修复。非分娩后即刻修复肛提肌撕脱，撕脱的肛提肌收缩，无法直接缝合到耻骨上；此外如果撕脱处基底较宽，肌肉附着面太宽，仅用几条缝线是无法固定。如果分娩后即发现肛提肌撕脱，且撕脱基底不宽，可以将撕脱的肌肉拉起并直接缝合到耻骨上。我们采用术中超声引导下对撕裂的肛提肌定位，将肛提肌重新缝合附着于耻骨上（图 6.10），同样可用于双侧肛提肌撕脱修复（图 6.11）。但到目前为止，还没有关于这些修复治疗的长期可靠随访数据。盆底重建的目的是为了恢复患者盆底的解剖结构和生理功能，最终改善患者的症状。为了恢复正常的盆底解剖结构，当我们修复肛提肌的时候保持神经纤维完好，肌肉的正常功能就可能恢

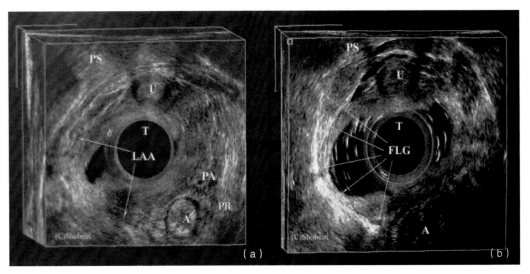

图 6.9　右侧肛提肌撕脱修复前后的 3D 阴道内超声成像。（a）右侧肛提肌撕脱。（b）将右侧筋膜末梢组织移植至缺损部分修补肛提肌撕脱。图示为肛管（A），探头（T），耻骨联合（PS），尿道（U），耻骨直肠肌（PR），耻骨肛管肌（PA），肛提肌撕脱（LAA），阔筋膜移植（FLG）（©Shobeiri）

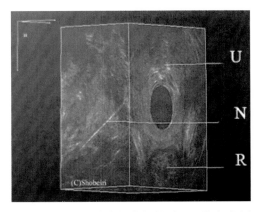

图 6.10　3D 阴道内超声探针引导下修复右侧肛提肌撕脱图示为尿道（U），探针（N），直肠（R）（©Shobeiri）

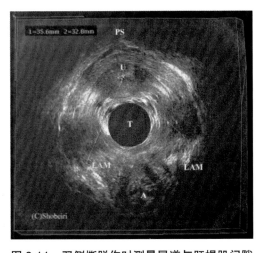

图 6.11　双侧撕脱伤时测量尿道与肛提肌间隙的 3D 阴道内超声成像。撕脱的肌肉向后回缩，看起来比附着部位的肌肉更厚。图示为耻骨联合（PS），探头（T），肛提肌（LAM），肛管（A）（©Shobeiri）

复。目前的"常规"手术方式并没有解决这些缺陷，盆底损伤的后遗症通常出现在多年后。目前仍存在一个问题，即早期对这些肌肉进行识别和修复能否降低盆腔器官脱垂（POP）、尿失禁（UI）

和粪失禁（FI）的发病率。在没有定位技术的情况下对肌纤维进行鉴别是很困难。因此，在没有术中可视技术的情况下尝试修复这些肌肉存在疗效不确切的可能。对无症状患者进行肛提肌修复手术尚需要大样本的队列研究和长期随访，才能确定预防性修复肛提肌能否减少尿失禁、粪失禁或盆腔器官脱垂的发生率[32]。我们期待未来研究会关注，在分娩后盆腔器官脱垂症状表现出来之前，应该选择在哪个时期进行肛提肌修复手术。

超声成像除了能观察到肛提肌从耻骨撕脱的典型图像外，也可以观察到肛提肌肌肉纤维稀少或松弛。虽然尚未见到相关对比研究，但 3D 阴道内超声和 4D 会阴超声检查可以发现肛提肌的微创伤或血肿。在 MRI 和超声研究中，肛提肌缺陷是由于多种不同原因造成的肛提肌缺损或撕脱，如分娩、衰老或激素变化等。Hudson 将这些变化统称为"盆底缺损"[33]。当我们使用术语"肛提肌缺陷（LAD）"时，主要指阴道分娩数年后超声所见的肛提肌萎缩。

6.3 肛提肌缺陷量化评分

作为横纹肌成员的肛提肌是骨盆支撑结构的重要组成部分[34]。因此，DeLancey 等人建立了一个拉伸模型来研究正常阴道分娩时肛提肌损伤的机制[34]。也有一些研究者采用现代成像技术，如 MRI[34~37]、会阴超声[28、38、39]和阴道内超声[9]等来研究与分娩相关的肛提肌损伤。

Dietz 和 Simpson 将肛提肌撕脱定义为"耻骨降支与耻骨直肠肌间连续性中断"。如果超声参考切面和向头侧间距 2.5 mm 和 5 mm 的两个切面均显示肛提肌缺损，则诊断为肛提肌完全缺损[40]。

Dietz 提出一种肛提肌缺损超声评分系统，依据肌肉与盆侧壁不连续的层数对缺损进行评分，其中最低评分为 0，双侧肛提肌完全撕脱为最高评分 16[41]。会阴超声诊断，肛提肌撕脱患者患前、中盆腔器官脱垂风险是无肛提肌撕脱患者的两倍，但肛提肌撕脱对后盆腔器官脱垂影响较小[40]。DeLancey 等人使用 MRI 评估肛提肌缺损，并对双侧肛提肌缺损分别评分；肛提肌无损伤评 0 分；肛提肌缺损少于一半评 1 分；肛提肌缺损超过一半评 2 分；肛提肌完全缺损评 3 分。总分是双侧肛提肌缺损评分之和，范围为 0~6 分，分类如下：0 分，正常或无缺损；1~3 分，轻微缺损；4~6 分，严重缺损[42]。Miller 等人则认为在轴平面和冠状面上，间距 4 mm 一个切面或者间距 2 mm 两个或更多连续切面肌肉缺损则诊断肛提肌撕脱，分别评估两侧肛提肌；此外他们将肛提肌缺损分为无损伤（可疑/不确定肌纤维缺损），轻度撕脱（肌纤维缺损少于 50%）和重度撕脱（肌纤维缺损大于 50%）[43]。

由于阴道内超声的高分辨率且能够最大程度接近肛提肌，因此，阴道内超声能够很好地呈现肛提肌的解剖结构。对尸体的研究表明，超声能够准确地识别正常的解剖结构[7]。我们借鉴了 MRI 研究中的评分系统，并将其应用于盆底阴道内超声量化肛提肌缺损。

6.3.1 评分系统

使用 BK 曲面聚焦医用扫描仪（BK Ultrasound，Analogic，Peabody，MA，USA）和一个 BK 2052/8838 12 MHz 探

头获取图像。所有超声都可以按照上述方式进行。保存 360° 阴道内超声多维数据以进一步脱机分析。

肛提肌细分为耻骨会阴肌 / 耻骨肛门肌（PA），耻骨直肠肌和髂尾肌 / 耻尾肌（PV），将在肛提肌特定的轴平面上进行评分。在这个平面上可以显示肌肉的全长，并根据肌肉的厚度和与耻骨分离情况对单侧肛提肌进行评分（0 分 = 无缺损；1 分 = 轻微缺损，肌肉缺损少于 50%；2 分 = 中度缺损，肌肉缺损大于 50%；3 分 = 肌肉完全缺损）。每对肌肉的评分范围可以从 0 分（无缺损）到最高 6 分（肌肉完全缺损）。对于整个肛提肌群，肛提肌缺损的累积评分在 0~18 分之间，根据得分可以分为：0~6 分 = 轻度缺损，7~12 分 = 中度缺损及 >13 分 = 严重缺损（图 6.12）。

为获得最佳的轴平面来观察肛提肌的每个部分，我们可能需要操控容积成像和在不同的角度移动平面。

6.3.2 耻骨肛管肌和耻骨会阴肌

这些肌肉群是肛提肌最尾端的部分。超声成像中，耻骨会阴肌是连接耻骨和会阴体之间的混合回声肌束。耻骨肛管肌是一种低回声结构，附着于耻骨并嵌入肛门括约肌复合体（ASC）（图 6.13a）。虽然很少发生耻骨肛管肌损伤，但它的损伤有可能会破坏会阴体的稳定，导致会阴下降（图 6.13b）。

6.3.3 耻骨直肠肌

当我们向反方向扫查时，耻骨会阴肌开始变细，耻骨肛管肌变得更加突出。

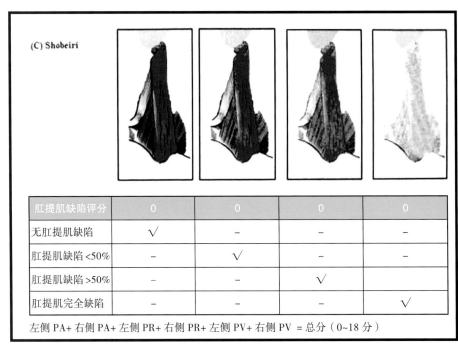

肛提肌缺陷评分	0	0	0	0
无肛提肌缺陷	√	–	–	–
肛提肌缺陷 <50%	–	√	–	–
肛提肌缺陷 >50%	–	–	√	–
肛提肌完全缺陷	–	–	–	√

左侧 PA+ 右侧 PA+ 左侧 PR+ 右侧 PR+ 左侧 PV+ 右侧 PV = 总分（0~18 分）

注：耻骨肛门肌（PA），耻骨直肠肌（PR），耻骨内脏肌（PV）

图 6.12 肛提肌缺陷评分表

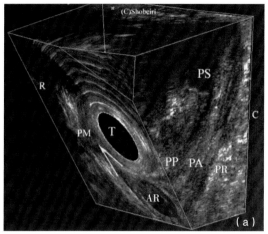

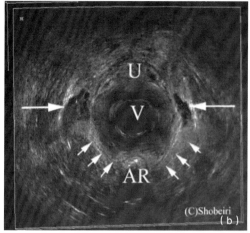

图 6.13　（a）3D 阴道内超声容积成像。耻骨肛管肌的左侧矢状面观：它包裹肛管并插入耻骨后。图示为右（R），会阴膜（PM），探头（T），耻骨会阴肌（PP），耻骨肛管肌（PA），耻骨直肠肌（PR），头侧（C），耻骨联合（PS），肛直肠（AR）。（b）3D 阴道内超声容积成像，耻骨肛管肌破裂的轴平面观：耻骨肛门肌破裂处双侧血肿很明显（大箭头），较小的箭头显示耻骨肛门肌的残留部分。图示为尿道（U），阴道（V），肛直肠（AR）

然而，更明显的是，耻骨直肠肌肌束开始出现，因为它的纤维将融入肛管后方的外侧纤维。耻骨直肠肌肌束呈高回声区，在正常健康人中表现为肛直肠交界处后面的"V"形吊带（图 6.14a）。耻骨直肠肌本身不能单独撕脱，但由于拉伸损伤可能出现血肿（图 6.7b）。原因是耻尾肌附着点位于耻骨直肠肌附着点

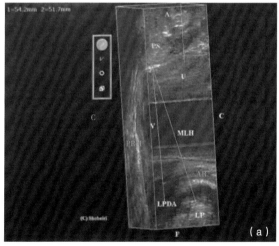

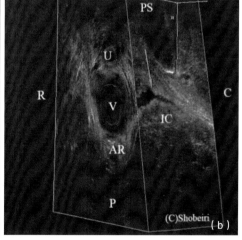

图 6.14　（a）3D 阴道内超声容积成像。盆底右半部分的左矢状面观，表明尽管耻骨直肠肌是提肌板的一部分，其裂孔约为最小肛提肌裂孔向头侧的 1 cm 处。图示为最小肛提肌裂孔（MLH），尿道（U），耻骨直肠肌（PR），耻骨联合（PS），肛直肠（AR），提肌板下降角（LPDA），提提板（LP）。（b）3D 阴道内超声容积成像。耻尾肌撕裂（箭头）的左矢状面观，合并有一个髂尾肌上方的血肿。图示为髂尾肌（IC），尿道（U），阴道（V），肛直肠（AR），头侧（C），右（R），后方（P），耻骨联合（PS）

内侧。因此，尽管耻尾肌可以在没有耻骨直肠肌撕脱的情况下单独撕脱，但反过来是不可能的（图 6.14b）。完全撕脱是耻尾肌和耻骨直肠肌均有撕脱（图 6.11）。

6.3.4 髂尾肌和耻尾肌（耻骨内脏肌）

在最高水平面，髂尾肌中缝在肛管和直肠后方清晰可见，呈高回声区。髂尾肌起自肛提肌腱弓，因此应检查肌肉的全长，从肌束的起点和厚度来判断肌肉是否撕脱（图 6.15a）。髂尾肌和耻尾肌可以单独撕脱，可以表现为耻尾肌自耻骨附着处撕脱，也可表现为髂尾肌自肛提肌腱弓处撕脱（图 6.15b）。

评分系统对评分者内部和评分者之间的可靠性均进行了评估。4 名观察者对超声立体成像进行评分。所有观察者

对病例情况和彼此的评分不知情，结果发现其在使用 3D 阴道内超声评估肛提肌缺损中有很好的一致性[44]（表 6.5）。此外，超声检测到的肛提肌缺损与 MRI 的检查结果有很强的一致性[45]；因此，该评分系统在许多研究中被用作肛提肌缺失、撕脱和萎缩的可靠指标。

表 6.5 不同测试者诊断肛提肌缺陷（LAD）评分及分类（$n = 89$）的 Kendall's *tau* 相关系数（P 值）

配对比较	LAD 评分	LAD 分类
1 号测试者 *vs*.2 号测试者	0.908	0.902
1 号测试者 *vs*.3 号测试者	0.817	0.860
1 号测试者 *vs*.4 号测试者	0.842	0.854
2 号测试者 *vs*.3 号测试者	0.808	0.873
2 号测试者 *vs*.4 号测试者	0.852	0.879
3 号测试者 *vs*.4 号测试者	0.763	0.802

注：所有 P 值 <0.0001

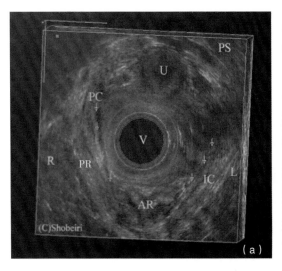
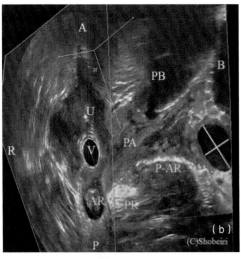

图 6.15 （a）3D 阴道内超声容积成像。轴平面图显示耻尾肌、髂尾骨和耻骨直肠肌之间的重叠关系，形成肛直肠角后方的提肌板。小箭头显示耻尾肌纤维。图示为耻尾肌（PC），髂尾肌（IC），耻骨直肠肌（PR），右（R），耻骨联合（PS），肛直肠（AR），左（L），尿道（U），阴道（V）。（b）3D 阴道内超声容积成像。盆底左侧矢状面显示髂尾肌纤维上方的高位血肿。图示为前（A），耻骨（PB），膀胱（B），尿道（U），阴道（V），肛直肠（AR），后（P），右（R），耻骨直肠肌（PR），耻骨肛门肌（PA），盆筋膜腱弓后端（P-AR）。血肿在图像右侧的中间用"十"字表示

6.3.5　评分系统的临床相关性

Rostaminia 等人发现超声检测到肛提肌缺损越严重，使用改良版 Oxford 评分系统[46] 进行盆底检查时的肌张力就越弱，且盆底动态超声检测到的提肌板（LP）举力也较差[47]。

对 220 名伴有或不伴有盆腔器官脱垂妇女的 3D 超声容积图像进行了回顾性分析，以确定肛提肌损伤的严重程度是否是临床上严重盆腔器官脱垂的预测指标。肛提肌缺损按上述方案评分。中度肛提肌缺损妇女发生症状性盆腔器官脱垂的概率是轻度肛提肌缺损妇女的 3.2 倍；重度肛提肌缺损妇女发生症状性盆腔器官脱垂的概率是轻度肛提肌缺损妇女的 6.4 倍。换句话说，肛提肌损伤的严重程度与临床症状性盆腔器官脱垂相关[48]（图 6.16）。

肛提肌是提肌板的支撑结构。肛提肌缺陷导致提肌板下降[49]。我们使用提肌板下降角（LPDA）来量化提肌板朝向会阴下降的程度（图 6.17~ 图 6.19）。这个角度是在正中矢状切面上测量的，是耻骨肛提肌超声参考线（PLURAL）的夹角。提肌板的下降运动与女性梗阻性排便症状（obstructive defecatory symptoms，ODS）有关[50]。表 6.6 单变量分析比较了有 / 无出口梗阻型便秘妇女的超声参数。肛提肌缺陷严重程度分布（$P = 0.14$）或平均最小肛提肌裂孔（MLH）（$P = 0.33$）分布组间差异无统计学意义。出口梗阻型便秘组肛直肠角增大的比例显著高于无症状组（$P < 0.0001$）。同样地，出口梗阻型便秘患者提肌板下降程度（$P = 0.0004$）也明显大于无症状者。在多元回归模型中也能看到上述相关性，其中最终模型中也包括肛直肠角和提肌板下降角。

另一方面，盆底肌肉缺损的严重程度与出现粪失禁[51] 或尿道括约肌状态[52] 的相关性尚未被证明。在无症状

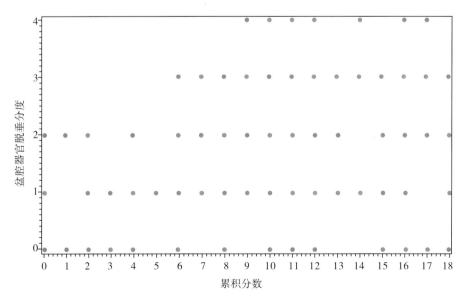

图 6.16　盆腔器官脱垂分度分期与肛提肌累积评分的散点图

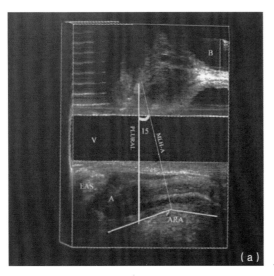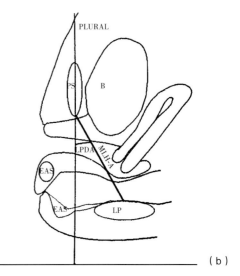

图 6.17 （a）右侧正中矢状面观无肛提肌缺损健康人的提肌板下降角。提肌板相对于会阴的位置如图所示。绿线表示肛直肠角（ARA）。相对于耻骨肛提肌超声参考线（PLURAL），提肌板下降角为 −16°（高于 PLURAL）。（b）健康女性提肌板的右侧正中矢状位示意图和提肌板下降角示意图。图示为阴道（V），肛门（A），膀胱（B），肛门外括约肌（EAS），提肌板下降角（LPDA），提肌板（LP），最小肛提肌裂孔（MLH–A）

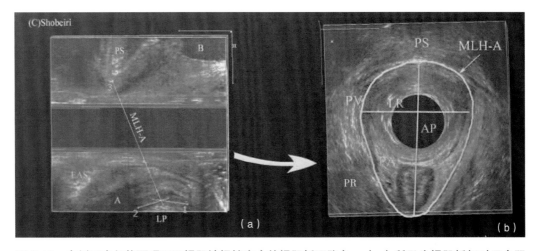

图 6.18 右侧正中矢状面观无肛提肌缺损健康人的提肌板下降角。（a）所示为提肌板相对于会阴的位置。提肌板下降角 / 最小肛提肌裂孔相对于基准线为头侧（基准线上方）。（b）同一患者的最小肛提肌裂孔轴平面图显示完整的肌肉。图示为耻骨直肠肌（PR，红色），耻骨内脏肌 / 耻尾肌（PV，紫色），耻骨肛门肌（PA，黄色），耻骨联合（PS），最小肛提肌裂孔横径测量（LR），最小肛提肌裂孔前后径测量（AP），肛门（A），膀胱（B），肛门外括约肌（EAS），提肌板下降角（LPDA），提肌板（LP），最小肛提肌裂孔（MLH–A）

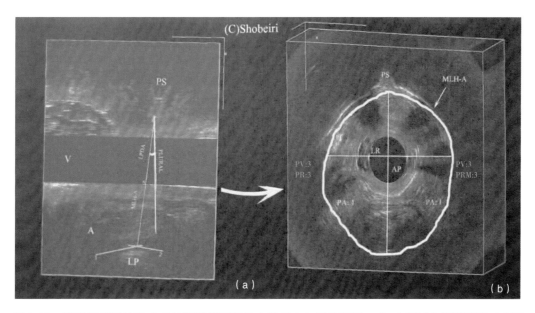

图 6.19   严重肛提肌缺陷患者的提肌板下降角右侧正中矢状位视图。（ a ）所示为提肌板相对会阴的位置。提肌板相对于耻骨肛提肌超声参考线（PLURAL）下降角度为 +15° （参考线头侧），表示盆底下降。（ b ）同一患者的最小肛提肌裂孔轴平面视图，显示完整的肌肉。图示为耻骨直肠肌（ PR ），耻骨内脏肌 / 耻尾肌（ PV ），耻骨肛管肌（ PA ），耻骨联合（ PS ），最小肛提肌裂孔（ MLH ）左右径测量（ LR ），MLH 前后径测量（ AP ），阴道（ V ），肛门（ A ），提肌板（ LP ）

表 6.6   伴有或不伴有梗阻性排便症状的妇女的超声测量平均值

项目	总量	不伴有 ODS	伴有 ODS	*P* 值
	(*n*=100)	(*n*=52)	(*n*=48)	
LAD *(n, %)* 轻度 中度 重度	20 (20.00) 44 (44.00) 36 (36.00)	12 (23.08) 26 (50.00) 14 (26.92)	8 (16.67) 18 (37.50) 22 (45.83)	0.1438
MLH *(mean, STD)*	17.76 (18.09)	19.42 (23.83)	15.61 (3.91)	0.3326
ARA *(n, %)* ≤ 170° >170°	71 (71.00) 29 (29.00)	47 (90.38) 5(9.62)	24 (50.00) 24 (50.00)	<0.0001
LPDA <9° ≥ 9°	66 (66.00) 34 (34.00)	26 (50.00) 26 (50.00)	40 (83.33) 8 (16.67)	0.0004

注：梗阻性排便症状（ ODS ），肛提肌缺陷（ LAD ），最小肛提肌裂孔（ MLH ），均数（ mean ），标准差（ STD ），肛直肠角（ ARA ），提肌板下降角（ LPDA ）

表 6.7　肛提肌缺陷、肛直肠角、结肠运动障碍和括约肌缺损在每类患者中的分布

项目	总量	无 FI	轻度 FI	重度 FI	P 值 [a]
	(n=97)	(n=23)	(n=29)	(n=45)	
LAD (n, %)					
轻度	20 (20.62)	6 (26.09)	7 (24.14)	7 (15.56)	
中度	35 (36.08)	10 (43.48)	10 (34.48)	15 (33.33)	0.5464
重度	42 (43.30)	7 (30.43)	12 (41.38)	23 (51.11)	
括约肌缺损 (n, %)					
无 [b]	55 (56.70)	21 (91.30)	23 (79.31)	11 (24.44)	
只有 EAS	22 (22.68)	2 (8.70)	4 (13.79)	16 (35.56)	<0.0001
EAS + IAS	20 (20.62)	0 (0.00)	2 (6.90)	18 (40.00)	
ARA (n, %)					
<170°	54 (55.67)	17 (73.91)	15 (51.72)	22 (48.89)	
≥ 170°	43 (44.33)	6 (26.09)	14 (48.28)	23 (51.11)	0.1273
CMD (n, %)	54 (62.07)	12 (52.17)	17 (60.71)	25 (69.44)	0.4045

注：1. 肛提肌缺陷（LAD），肛直肠角（ARA），结肠运动障碍（CMD），粪失禁（FI），
　　　肛门外括约肌（EAS），肛门内括约肌（IAS）
　　2. [a] 基于 Pearson 卡方检验或 Fisher 精确检验
　　3. [b] "无"包括所有无 EAS 缺损的患者。本组患者中有 2 例有 IAS 缺损，但无 EAS 缺损

组，轻度失禁组和重度失禁组中肛提肌缺损（中度和重度）的发病率分别为 73.9%、75.9% 和 84.4%。粪失禁为主的组显著性肛提肌缺损发病率比正常组高 10.5%，但无统计学意义（表 6.7）。

6.4　结论与未来研究

阴道内盆底超声由于其高分辨率和探头可以直接接近损伤部位，是研究与分娩相关盆底损伤的最佳方法。此外，它有助于可视化盆腔器官脱垂妇女肛提肌不同部分的缺损程度。阴道内超声可以通过可靠的评分系统来量化与女性盆底功能障碍性疾病（PFD）相关盆底损伤的严重程度。

未来的研究应侧重于预防和预测分娩相关的盆底损伤。也许未来可以将这种成像方式与计算机科学和生物力学工程相结合，为该领域带来新的光明。

（张美琴译，苗娅莉校）

参考文献

[1] Lien KC, Mooney B, DeLancey JO, Ashton-Miller JA. Levator ani muscle stretch induced by simulated vaginal birth. Obstet Gynecol. 2004;103(1):31–40.

[2] Lien KC, DeLancey JO, Ashton-Miller JA. Biomechanical analyses of the efficacy of patterns of maternal effort on second-stage progress. Obstet Gynecol. 2009;113(4):873–80.

[3] Ashton-Miller JA, Delancey JO. On the

biomechanics of vaginal birth and common sequelae. Annu Rev Biomed Eng. 2009;11:163–76.

[4] Alperin M, Lawley DM, Esparza MC, Lieber RL. Pregnancy-induced adaptations in the intrinsic structure of rat pelvic floor muscles. Am J Obstet Gynecol. 2015;213(2):191.e1–7.

[5] Schwertner-Tiepelmann N, Thakar R, Sultan AH, Tunn R. Obstetric levator ani muscle injuries: current status. Ultrasound Obstet Gynecol. 2012;39(4):372–83.

[6] van Delft K, Thakar R, Shobeiri SA, Sultan AH. Levator hematoma at the attachment zone as an early marker for levator ani muscle avulsion. Ultrasound Obstet Gynecol. 2014;43(2):210–7.

[7] Shobeiri SA, Leclaire E, Nihira MA, Quiroz LH, O'Donoghue D. Appearance of the levator ani muscle subdivisions in endovaginal three-dimensional ultra-sonography. Obstet Gynecol. 2009;114(1):66–72.

[8] Santoro GA, Wieczorek AP, Stankiewicz A, Wozniak MM, Bogusiewicz M, Rechberger T. High resolution three-dimensional endovaginal ultrasonography in the assessment of pelvic loor anatomy: a preliminary study. Int Urogynecol J Pelvic Floor Dysfunct. 2009;20(10):1213–22.

[9] Santoro GA, Wieczorek AP, Dietz HP, Mellgren A, Sultan AH, Shobeiri SA, et al. State of the art: an integrated approach to pelvic floor ultrasonography. Ultrasound Obstet Gynecol. 2011;37(4):381–96.

[10] Santoro GA, Wieczorek AP, Shobeiri SA, Mueller ER, Pilat J, Stankiewicz A, et al. Interobserver and interdisciplinary reproducibility of 3D endovaginal ultrasound assessment of pelvic floor anatomy. Int Urogynecol J. 2011;22(1):53–9.

[11] van Delft K, Shobeiri SA, Thakar R, Schwertner-Tiepelmann N, Sultan AH. Intra and interobserver reliability of levator ani muscle biometry and avulsion using three-dimensional endovaginal ultrasonography. Ultrasound Obstet Gynecol. 2014;43(2):202–9.

[12] Kearney R, Sawhney R, DeLancey JO. Levator ani muscle anatomy evaluated by origin insertion pairs. Obstet Gynecol. 2004;104(1):168–73.

[13] Morgan DM, Umek W, Stein T, Hsu Y, Guire K, DeLancey JO. Interrater reliability of assessing levator ani muscle defects with magnetic resonance images. Int Urogynecol J Pelvic Floor Dysfunct. 2007;18(7):773–8.

[14] Valsky DV, Lipschuetz M, Bord A, Eldar I, Messing B, Hochner-Celnikier D, et al. Fetal head circumference and length of second stage of labor are risk factors for levator ani muscle injury, diagnosed by 3-dimensional transperineal ultrasound in primiparous women. Am J Obstet Gynecol. 2009;201(1):91.e1–7.

[15] Richter HG, Tome MM, Yulis CR, Vio KJ, Jimenez AJ, Perez-Figares JM, et al. Transcription of SCO-spondin in the subcommissural organ: evidence for down-regulation mediated by serotonin. Brain Res Mol Brain Res. 2004;129(1–2):151–62.

[16] Model AN, Shek KL, Dietz HP. Levator defects are associated with prolapse after pelvic floor surgery. Eur J Obstet Gynecol Reprod Biol. 2010;153(2):220–3.

[17] Martin JF, Trowbridge EA. Theoretical requirements for the density separation of platelets with comparison of continuous and discontinuous gradients. Thromb Res. 1982;27(5):513–22.

[18] Albrich SB, Laterza RM, Skala C, Salvatore S, Koelbl H, Naumann G. Impact of mode of delivery on levator morphology: a prospective observational study with three-dimensional ultrasound early in the postpartum period. BJOG. 2012;119(1):51–60.

[19] van Delft K, Schwertner-Tiepelmann N, Thakar R, Sultan AH. Inter-rater reliability of assessment of levator ani muscle strength and attachment to the pubic bone in nulliparous women. Ultrasound Obstet Gynecol. 2013;42(3):341–6.

[20] Kim J, Ramanah R, DeLancey JO, Ashton-Miller JA. On the anatomy and histology of the pubovisceral muscle enthesis in women. Neurourol Urodyn. 2011;30(7):1366–70.

[21] Drewes PG, Yanagisawa H, Starcher B, Hornstra I, Csiszar K, Marinis SI, et al. Pelvic organ prolapse in fibulin-5 knockout mice: pregnancy-induced changes in elastic fiber homeostasis in mouse vagina. Am J Pathol. 2007;170(2):578–89.

[22] Chan SS, Cheung RY, Yiu AK, Lee LL, Pang AW, Choy KW, et al. Prevalence of levator ani muscle injury in Chinese women after first delivery. Ultrasound Obstet Gynecol. 2012;39(6):704–9.

[23] Shek KL, Dietz HP. Intrapartum risk factors for levator trauma. BJOG. 2010;117(12):1485–92.

[24] Krofta L, Otcenasek M, Kasikova E, Feyereisl J. Pubococcygeus puborectalis trauma after forceps delivery: evaluation of the levator ani muscle with 3D/4D ultrasound. Int Urogynecol J Pelvic Floor Dysfunct. 2009;20(10):1175–81.

[25] van Delft K, Thakar R, Sultan A, Schwertner-Tiepelmann N, Kluivers K. Levator ani muscle avulsion during childbirth: a risk prediction model. BJOG. 2014;121(9):1155–63.

[26] Kearney R, Fitzpatrick M, Brennan S, Behan M, Miller J, Keane D, et al. Levator ani injury in primiparous women with forceps delivery for fetal distress, forceps for second stage arrest, and spontaneous delivery. Int J Gynaecol Obstet. 2010;111:19–22.

[27] Kearney R, Miller JM, Ashton-Miller JA, DeLancey JO. Obstetric factors associated with levator ani muscle injury after vaginal birth. Obstet Gynecol. 2006;107(1):144–9.

[28] Shek KL, Dietz HP. Can levator avulsion be predicted antenatally? Am J Obstet Gynecol. 2010;202(6):586.e1–6.

[29] Rostaminia G, Peck J, van Delft K, Thakar R, Sultan A, Shobeiri SA. New measures for predicting birth related pelvic floor trauma. (American Urogynecologic Society Conference Submissions). Female Pelvic Med Reconstr Surg. 2016;22(5):292–6.

[30] Dietz HP, Gillespie AV, Phadke P. Avulsion of the pubovisceral muscle associated with large vaginal tear after normal vaginal delivery at term. Aust N Z J Obstet Gynaecol. 2007;47(4):341–4.

[31] Shobeiri SA, Chimpiri AR, Allen A, Nihira MA, Quiroz LH. Surgical reconstitution of a unilaterally avulsed symptomatic puborectalis muscle using autologous fascia lata. Obstet Gynecol. 2009;114(2 Pt 2):480–2.

[32] Rostaminia G, Shobeiri SA. Surgical repair of bilateral levator ani muscles with ultrasound guidance: reply. Int Urogynecol J. 2013;24(2):357–8.

[33] Hudson CN. Female genital prolapse and pelvic floor deficiency. Int J Color Dis. 1988;3(3):181–5.

[34] DeLancey JO, Kearney R, Chou Q, Speights S, Binno S. The appearance of levator ani muscle abnormalities in magnetic resonance images after vaginal delivery. Obstet Gynecol. 2003;101(1):46–53.

[35] Quinn MJ, Beynon J, Mortensen NJ, Smith PJ. Transvaginal endosonography: a new method to study the anatomy of the lower urinary tract in urinary stress incontinence. Br J Urol. 1988;62(5):414–8.

[36] Branham V, Thomas J, Jaffe T, Crockett M, South M, Jamison M, et al. Levator ani abnormality 6 weeks after delivery persists at 6 months. Am J Obstet Gynecol. 2007;197(1):65.e1–6.

[37] Topps D, Evans RJ, Thistlethwaite JE, Nan Tie R, Ellaway RH. The one minute mentor: a pilot study assessing medical students' and residents' professional behaviours through recordings of clinical preceptors' immediate feedback. Educ Health (Abingdon). 2009;22(1):189.

[38] Russell PC. The white coat ceremony: turning

trust into entitlement. Teach Learn Med. 2002;14(1):56–9.

[39] Dietz HP, Lanzarone V. Levator trauma after vaginal delivery. Obstet Gynecol. 2005;106(4):707–12.

[40] Dietz HP, Simpson JM. Levator trauma is associated with pelvic organ prolapse. BJOG. 2008;115(8): 979–84.

[41] Dietz HP. Quantification of major morphological abnormalities of the levator ani. Ultrasound Obstet Gynecol. 2007;29(3):329–34.

[42] DeLancey JOL, Morgan DM, Fenner DE, Kearney R, Guire K, Miller JM, et al. Comparison of levator ani muscle defects and function in women with and without pelvic organ prolapse. Obstet Gynecol. 2007;109(2 Pt 1):295–302.

[43] Miller JM, Brandon C, Jacobson JA, Low LK, Zielinski R, Ashton-Miller J, et al. MRI findings in patients considered high risk for pelvic floor injury studied serially after vaginal childbirth. AJR Am J Roentgenol. 2010;195(3):786–91.

[44] Rostaminia G, Manonai J, Leclaire E, Omoumi F, Marchiorlatti M, Quiroz LH, et al. Interrater reliability of assessing levator ani deficiency with 360 degrees 3D endovaginal ultrasound. Int Urogynecol J. 2014; 25(6):761–6.

[45] Javadian P, O'Leary D, Rostaminia G, North J, Wagner J, Quiroz LH, et al. How does 3D endovaginal ultrasound compare to magnetic resonance imaging in the evaluation of levator

ani anatomy? Neurourol Urodyn. 2015; doi:10.1002/nau. 22944. [Epub ahead of print]

[46] Rostaminia G, Peck JD, Quiroz LH, Shobeiri SA. How well can levator ani muscle morphology on 3D pelvic floor ultrasound predict the levator ani muscle function? Int Urogynecol J. 2015;26(2):257–62.

[47] Rostaminia G, Peck J, Quiroz L, Shobeiri SA. Levator plate upward lift on dynamic sonography and levator muscle strength. J Ultrasound Med. 2015;34(10): 1787–92.

[48] Rostaminia G, White D, Hegde A, Quiroz LH, Davila GW, Shobeiri SA. Levator ani deiciency and pelvic organ prolapse severity. Obstet Gynecol. 2013;121(5): 1017–24.

[49] Rostaminia G, White DE, Quiroz LH, Shobeiri SA. Levator plate descent correlates with levator ani muscle deficiency. Neurourol Urodyn. 2015;34(1): 55–9.

[50] O'Leary D, Rostaminia G, Quiroz LH, Shobeiri SA. Sonographic predictors of obstructive defecatory dysfunction. Int Urogynecol J. 2015;26(3):415–20.

[51] Rostaminia G, White D, Quiroz LH, Shobeiri SA. 3D pelvic floor ultrasound findings and severity of anal incontinence. Int Urogynecol J. 2014;25(5):623–9.

[52] Santiago AC, O'Leary DE, Quiroz LH, Shobeiri SA. Is there a correlation between levator ani and urethral sphincter complex status on 3D ultrasonography? Int Urogynecol J. 2015;26(5):699–705.

第7章 尿道和膀胱的阴道内超声成像

学习目标

1. 回顾 3D 阴道内超声（EVUS）在尿道和膀胱成像中的应用。

2. 评价每种探头在尿道和膀胱超声成像中的功能和效果。

3. 了解不同探头在成像质量及成像范围上的区别。

4. 演示每种探头的检查方法及操作要点（如患者的体位、准备工作、图像采集方法）。

7.1 引言

女性尿道在解剖结构和功能上是一个复杂的控尿器官。尿道正常的解剖结构和位置及尿道周围正常的支持结构保证了尿道的正常功能[1-3]。最近大多数发表的研究报告都是通过会阴盆底超声（pPFUS）对尿道进行描述，尿道的高活动性和尿道下移被认为是女性尿失禁（UI）发病的主要因素。然而，经会阴 2D/3D/4D 超声使用的是低频探头（3~8 MHz），由于低频探头本身的局限性使得其难以对尿道形态进行精确地分析和评估。

本章主要讲述用于诊断盆底结构的旋转探头。此类探头的光束是垂直作用于物体表面，并选择高频率（12~16 MHz）

探头和 2D/3D 模式的多普勒超声，可以非常详细地评估包括尿道在内的各种复杂盆腔器官的解剖结构。不同的探头、晶体，以及图像采集方式之间的技术差异都能够对尿道进行更为详细地评估。本章同时也讲述阴道内超声探头的特点和检查尿道的最佳条件。

7.2 设备、技术和方法

阴道内超声检查尿道和膀胱可以使用 3 种不同类型的探头，每种探头应用不同的超声波成像技术。这些探头包括机械旋转探头（BK 2050，或者是 BK 2050 的升级版 BK 2052；或者用在 BK 3000/BK 5000 超声设备上替代 BK 2050/BK 2052 的 BK 20R3 探头）（BK 2052 肛直肠 3D 探头，BK Ultrasound, Analogic Peabody, MA, USA），双平面电子探头（BK 8848 内置双平面探头）和电子旋转探头（BK 8838 3D ART 探头）。本章仅简要介绍各种探头的技术特点，更详细地介绍见第 2 章。

7.2.1 患者体位

患者可选择在平板床或妇科检查床上以膀胱截石位进行阴道内超声检查。

有些患者，尤其是盆腔器官脱垂（POP）患者，仰卧位获得的超声图像不足以作出最终诊断时，站立位检查可能更有利于超声诊断。对于使用 BK 8848 探头和自动探测仪进行评估的患者，建议在妇科检查床上进行检查，因为探头的尺寸不允许在平板床上进行检查。

7.2.2 患者准备

建议患者检查时应适当充盈膀胱，无需使用直肠或阴道造影剂进行准备，亦无需其他特殊准备。

7.2.3 方法

获取图像的方法取决于所用探头的类型。所有探头都有一个硅盖。耦合剂应均匀涂抹于整个探头表面，并且排除气泡。探头放入阴道的正中位置，以免挤压周围结构导致解剖结构变形。根据探头的类型，选择在阴道内不同部位根据不同的参考点进行图像采集，能够对尿道进行精确地 2D/3D 超声评估。

7.2.4 BK 2050/2052/20R3 3D 肛肠探头

该 360° 机械旋转探头（详见第 2 章）有两个阵列，工作频率在 9~16 MHz。如果选择最佳分辨率、最小间距 0.2 mm，则可以自动采集 60 s 内且最大扫描范围为 60 mm 的盆底解剖结构的超声图像。成像间距增大（如 3 mm），则缩短了采集时间并降低了超声图像的质量。探头可根据聚焦的解剖结构（如尿道）

对图像进行个性化的优化。该探头能够在轴平面上自膀胱底（平面Ⅰ，根据 Santro[4] 等人的研究）至远端会阴体（平面Ⅳ）充分显示 60 mm 长度的尿道超声图像。通过按下探头上的按钮，可以控制探头内部晶体的上下移动，从而最大限度地减少由于操作者移动造成的超声伪影。在图像采集过程中，保持探头平衡稳定可确保生成的 3D 空间数据具有良好的质量。如果探头放入阴道的过程中出现微小的颤动，而且没有置于阴道正中位置，组织图像就会出现不对称和被挤压的现象。对 3D 图像的脱机评估需要 3D 阅读器，可以使用扫描仪或外接计算机来完成。3D 阅读器还可以通过储存的 3D 图像对被检查组织的结构进行测量。3D 图像中包含了所有盆底器官以及各平面前盆腔、中盆腔和后盆腔的数据。各平面盆底结构均可测量，包括非常详细的尿道测量数据 [4, 5]。

对于 BK 2050/BK 2052/BK 20R3 探头，获得轴平面对称图像的参考点是耻骨联合（PS）处和尿道的 12 点钟方向。如前所述，在这一特定区域获得的图像被命名为"哥特式拱门"[5]（图 7.1）。3D 重建超声图像可以很好地评估包括尿道壁内段、尿道中段和尿道远端在内的整个尿道的解剖结构。通过调整某些部位获得的 3D 图像，可以获得某器官的最大横切面、正中矢状面和冠状面图像（图 7.2），从而准确测量某器官的解剖结构并获得某器官的解剖结构图像（图 7.2b）。通过超声检查过程中的 3D 容积超声重建，能够精确地测量尿道及其周围相关组织结构。

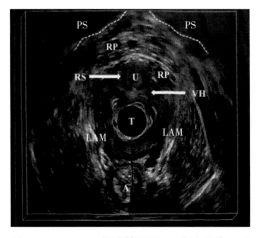

图 7.1 BK 8838 探头轴平面 3D 灰度图像。以耻骨联合（哥特式拱门）为轴平面对称参考点（BK 8848、BK 2050、BK 2052 和 BK 20R3 探头）。图示为耻骨联合（PS），Retzius 静脉丛（RP），尿道（U），尿道横纹括约肌（RS），探头（T），阴道吊床（VH），肛提肌（LAM），肛管（A）

该探头具有扫描范围大，可 360° 扫描，覆盖三腔室，能够全面成像盆底器官，延时扫描且图像质量高的优点。这些优点使得该探头具有许多特殊的用途。如 Santro 等人在 2009 年的研究报告中所述 [4, 5, 8]，BK 2050/2052/20R3 探头的特点使其成为诊断直肠疾病 [6, 7] 和盆底疾病的金标准探头。

该类探头的局限性在于探头的总长度（54 cm），使用欠方便，操作困难，难以保持稳定的位置，且由于探头过长易导致患者的不适和担心。从方法学的角度来看，探头的机械特性不允许在所有平面上获得相同的分辨率，只有在轴平面才能获得最佳的图像质量。在后期的 3D 重建过程中也发现除了轴平面的图像外，其余平面的图像分辨率都较低。

7.2.5 BK 8848 腔内双平面探头

这是一种电子双平面高频高分辨率（5~12 MHz）的探头，探头是 2D 和 3D 模式下 6.5 cm 线性和凸阵的双平面探头（详见第 2 章）。探头的焦距范围为 3~60 mm，轴平面的接触面为 127 mm²，矢状面的接触面为 357 mm²。高频率提供

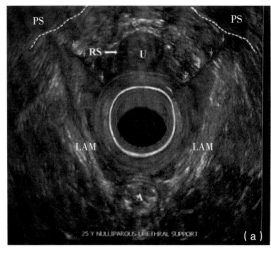

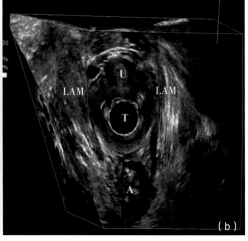

图 7.2 轴平面重建超声图像，BK 2052 探头。（a）肛提肌和阴道前壁附着耻骨联合处，BK 8838 探头进行多平面 3D 超声重建。图示为耻骨联合（PS），尿道（U），尿道横纹括约肌（RS），肛提肌（LAM），肛管（A）。（b）斜切面显示肛提肌纤维与耻骨联合的附着处。图示为尿道（U），探头（T），肛提肌（LAM），肛管（A）

良好的分辨率，能够很好地评估尿道形态，为研究前盆腔和后盆腔的功能和解剖结构提供了最佳图像。该探头需要一个外部移动器来获得可靠的 3D 空间，从而在正中矢状面、轴平面、冠状面和斜切面上获得前盆腔的 3D 数据。

7.2.6　矢状面

保证矢状面对称性的参考点是从膀胱颈到尿道外口的整个尿道全长（图 7.3）。纵向阵列能够在最长 13.4 s 的时间和 0.2 mm 的最小间距内，获得矢状面 3D 和 3D 容积数据。徒手采集图像可能会导致因非匀速运动造成的伪影，从而扭曲解剖结构，人为造成尿道和盆底结构的不对称及异常形态，但徒手采集图像可以在平板床上进行。

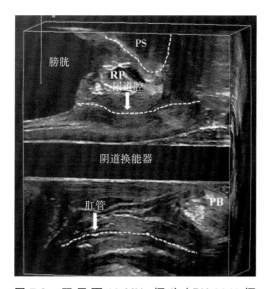

图 7.3　双平面 12 MHz 探头（BK 8848 探头）矢状面 3D 灰度超声图像。BK 8848、BK 8838、BK 2050、BK 2052 和 BK 20R3 探头的对称参考点是矢状面上从膀胱颈外口到整个尿道的长度。图示为耻骨联合（PS）、Retzius 静脉丛（RP）、会阴体（PB）

为了避免因徒手采集而造成的假象，可以使用自动外部移动器（详见第 2 章）进行检查。为了安全使用移动器，检查必须在妇科检查床上进行。外部移动器可在 B 模式和彩色多普勒模式下反复重复进行 3D 成像。使用外部移动器后，探头能在 179° 范围内，B 模式下 46.5 s 内，彩色多普勒模式下 51.2 s 内完成超声图像数据采集。

7.2.7　轴平面

轴平面上保持图像对称性的参考点是耻骨联合（"哥特式拱门"），与 BK 2050/BK 2052/BK 20R3 探头相同（图 7.1）。放入阴道的探头因位置不对称可能导致所获得的图像、被检查器官的超声图像及尺寸测量的偏差。

B 超医师可以选择采集图像的长度。在选择最小间距 0.2 mm 的轴平面中，能在 11.91 s 内扫描 6 cm 的长度。探头上的按钮可以在两个阵列之间自由切换。

轴平面的 3D 数据采集需要徒手采集，但徒手采集可能导致 3D 解剖结构变形及尿道测量不准确。对尿道的不同部位，如壁内段（膀胱三角区、膀胱隆突的黏膜层）、中段尿道（横纹括约肌的分化、纵向和环形平滑肌、黏膜下静脉丛）及远端尿道（尿道逼尿肌纤维）可以使用 2D 和 3D 采集的数据进行脱机分析，也可以对尿道与其周围解剖结构，如阴道壁或肛提肌纤维与耻骨联合的连接处进行可靠评估。

7.2.8 BK 8838 3D ART 探头

BK 8838 是一种具有自动高分辨率阴道内和肛门/直肠内 3D 成像的电子探头（详见第 2 章）。探头内置线性阵列，可实现 360° 旋转，无需额外的外部移动器。它可以在 6~12 MHz 的宽频率范围内进行动态 2D 和 3D 扫描。它的直径只有 16 mm，操作时患者更为舒适，操作人员也易于把持和操作。2D 扫描由键盘控制，影像范围为 65 mm，覆盖从膀胱底到尿道外口的整个尿道。2D 图像采集只能在纵向平面（矢状面）上进行，获得对称性图像的参考点是整个尿道腔，类似于使用 BK 8848 探头矢状面的参考点（图 7.3）。可以对尿道进行单独区域扫描（region of interest，ROI），如 45° 扫描，或者作为整个骨盆底检查的一部分，3D 空间 360° 多角度图像扫描，每 0.4° 间隔扫描一次，最长可以扫描 41.9 s。扫描间隔可以改变，但会影响检查时间。电子探头可以在彩色多普勒模式下记录血管和血流信号。也可以采用 2D 超声检查进行多普勒评估，或做成视频文件记录下来，或采集静态的 3D 容积数据。

轴平面的数据只能在后期处理的 3D 数据中集中获得。缺乏轴平面图像采集限制了该探头以耻骨联合（"哥特式拱门"）作为参考点进行超声成像。探头位置不当和仅在矢状面上的 B 模式可能导致 3D 图像上器官的不对称（表 7.1）。

7.2.9 血管重建模式和最大密度投影

容积重建模式是通过数字增强来分析 3D 立体成像内部单一结构或器官信息的一种技术（图 7.2）。它是目前用于计算机断层成像（CT）和高分辨率 3D 超声成像最先进的、计算机密集型重建方法之一 [9]。经典的光线/光束追踪算法是从显示屏幕的每个点（像素）发送光线/光束进行 3D 空间重建成像，光束通过容积数据集中于数据集不同的 3D 像素。根据各种重建模式设置，来自每个 3D 像素的数据不仅可以存储用于下一个 3D 像素，同时可以进一步应用于过滤计算，也可删除或修改已有的光束值。最终显示的像素色彩是根据光束遇到的所有物体内部和表面的颜色、透明度和反射率来计算出来的。这些图像的加权总和生成容积重建视图 [9]。血管重建模式是指将容积重建模式应用于彩色多普勒采集的 3D 数据，通过彩色多普勒采集，实现血管网络空间分布的可视化。

最大密度投影法（maximum intensity projection，MIP）是一种 3D 视觉形式，涉及大量计算。它可以定义为在每个点的曝光量，沿着超声光束搜索最亮的或最显著的颜色或强度。一旦光束投射穿过整个物体，屏幕上的显示值就是找到的最大强度值（灰色的最大值或者是相关颜色的最大值）。最大密度投影法在 3D 彩色模式下的应用降低了灰度像素的强度，这样就会出现如同色彩上覆层轻雾的图像，从而突出成像。在一个彩色的立体图像中，颜色有对应的数值。

7.2.10 膀胱

每种探头的参数特性决定了其能够

表 7.1 用于尿道超声成像的 2D/3D 阴道内探头的特性和参考位点

探头类型	阵列方式	获取平面	类型	频率（Hz）	多普勒	3D 图像采集方式	参考位点	扫描角度	弹性成像
BK 2015/2052	两个阵列（低频和高频的晶体探头）	轴平面	机械探头	9~16	否	自动内置	耻骨联合（轴平面）	360°	否
BK 20R3（含有新扫描的 BK 2015/2052 升级版 BK 3000, BK 5000）	每个晶体探头含有 BK 2015/2052 3 个成像频率	轴平面	机械探头	9~16 多频成像	否	自动内置	耻骨联合（轴平面）	360°	否
BK 8848	两个阵列（线性阵列和探头横断面阵列）	轴平面 矢状面	电子探头	5~12	是	手动采集或移动器采集	耻骨联合（轴平面）尿道腔（矢状面）	180°	否
BK 8838	线性阵列	矢状面	电子探头	6~12	是	自动采集	尿道腔（矢状面）	360°	否
E14C4t（BK 3000, BK 5000）	双阵列双平面成像和单探头端端射成像	轴平面 矢状面	电子探头	4~14	是	非 3D 图像	耻骨联合（轴平面）尿道腔（矢状面）	矢状面 210°，同时双平面和端端射成像 140°	是

获得器官解剖信息的范围。然而，由于探头放于阴道内以及垂直反射的原因，上述任何一种探头都不能显示整个膀胱，只能显示部分膀胱，并且显示的范围取决于膀胱充盈程度。只有腹部超声或广泛应用于妇科或泌尿外科的阴道内端射探头才能对整个膀胱进行成像。

在妇科泌尿学中，腹部超声可以评估膀胱解剖结构、形状（图 7.4），膀胱壁厚度（BWT）、膀胱壁连续性、膀胱残余尿，术前评估以及用来排除可能导致妇科泌尿症状的异常解剖结构。其他的泌尿系结构异常，如脐尿管囊肿（图 7.5）、膀胱憩室或输尿管囊肿、膀胱肿瘤等，特别是当其位于膀胱三角区或膀胱颈部位时，也可导致尿失禁、下尿路感染 / 下尿路症状（LUTS）或膀胱出口梗阻。在出现以上情况或任何怀疑膀胱异常时应使用腹部超声检查。此外，如果腹部超声检查发现膀胱三角区不对称，则可能是肛提肌撕脱引起的肛提肌损伤的间接征象。

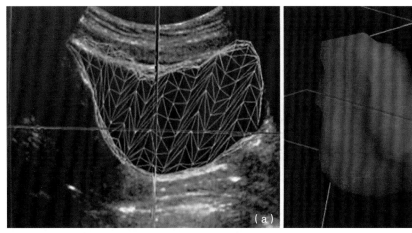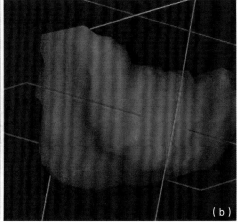

图 7.4 经腹 3D 超声膀胱图像。（a）膀胱形状，（b）排尿后膀胱容积

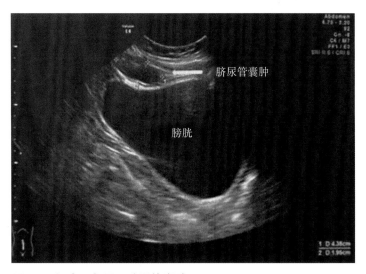

图 7.5 经腹 B 超显示脐尿管囊肿

7.3　女性尿道和膀胱解剖

7.3.1　超声形态学

　　阴道内放入探头会影响被检查器官的位置，而且影响动态研究，如Valsalva动作和收缩动作结果的可靠性。Stankiewicz 等人研究结果表明，两种超声方法（会阴盆底超声和阴道内超声）测量无盆腔器官脱垂的尿失禁妇女在静息和 Valsalva 动作时，尿道复合体和膀胱耻骨联合距离（bladder–symphysis distance，BSD）的准确性相同。研究表明，合并盆腔器官脱垂的女性压力性尿失禁（SUI）患者，阴道内超声评估尿道活动度结果不可靠，这是由于探头置于阴道内引起相关解剖结构发生了改变。阴道内的探头更适合于详细评估尿道的形态（图 7.6），而会阴盆底超声是动态评估尿道的首选方法[8]。

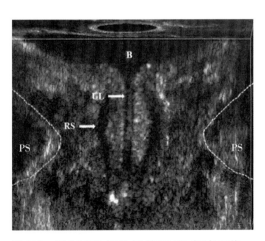

图 7.6　BK 2050 探头冠状面 3D 超声图像，显示膀胱颈和尿道腔。图示为膀胱（B），尿道腔（UL），尿道横纹括约肌（RS），耻骨联合（PS）

　　如 Santoro 等人所述 [5, 10]，上述所有阴道内超声探头均可以用于不同水平尿道及尿道周围结构的形态评估，Santoro 将超声的 4 个平面定义如下：

　　平面Ⅰ：最高平面呈现膀胱底部，位于图像 12 点方向；可呈现直肠下 1/3，位于图像 6 点方向。

　　平面Ⅱ：对应膀胱颈、尿道壁内段和直肠肛管交界处。

　　平面Ⅲ：对应尿道中段和肛管上 1/3。为了便于评估这些结构的位置，特别是尿道和肛管的对称性，需要识别 12 点方向耻骨联合（PS）及两侧耻骨降支，以此作为参考点，称为"哥特式拱门"。在平面Ⅲ上，可以精确测量两侧的肌肉，如耻骨内脏肌（PV）（包括耻尾肌和耻直肌）呈多层次吊床样强回声信号，自肛管后方起始向两侧包绕肛管，向前附着于耻骨。

　　平面Ⅳ：出口平面，评估会阴肌肉、会阴体、尿道远端和肛管的中下 1/3。为了能够清晰显示这些结构，由前侧耻骨联合向两侧沿耻骨降支至双侧坐骨结节重建轴平面，可以清晰显示肌肉，同时评估泌尿生殖裂孔（urogenital hiatus，UGH）。

　　尿道测量如下（表 7.2[11]，图 7.7）：

　　【正中矢状面】

　　1. 尿道长度（urethral length，UL）：沿尿道纵轴从膀胱颈到尿道外口的距离。

　　2. 膀胱耻骨联合距离：膀胱颈到耻骨联合下缘的距离。根据 Wieczorek 等人 [11] 的研究，膀胱耻骨联合距离的平均值从 33.90 mm 到 34.01 mm 不等。

表 7.2　三位研究者使用 3D 阴道内超声所获得的尿道解剖结构测量值

项目	研究者 1 均数 （标准差）	研究者 2 均数 （标准差）	研究者 3 均数 （标准差）	ICC（95%CI）
膀胱颈耻骨联合距离（mm）	34.01（5.1）	33.9（5.05）	33.9（5.2）	0.964（0.931~0.983）
尿道长度（mm）	41.2（5.6）	40.9（4.56）	40.7（5.2）	0.975（0.918~0.980）
尿道宽度（mm）	13.1（1.44）	13.24（1.5）	13.1（1.45）	0.892（0.801~0.947）
尿道厚度（mm）	11.6（1.3）	11.02（3.2）	11.4（1.25）	0.848（0.697~0.929）
尿道体积（ml）	4.99（1.3）	5.12（1.38）	4.82（1.32）	0.925（0.860~0.964）
尿道壁内段长度（mm）	7.3（1.7）	7.3（1.25）	7.5（1.5）	0.870（0.764~0.936）
尿道横纹括约肌长度（mm）	18.6（2.9）	19.1（2.6）	19.0（2.6）	0.942（0.889~0.972）
尿道横纹括约肌宽度（mm）	35.3（4.07）	35.2（4.1）	34.3（3.9）	0.85（0.728~0.926）
尿道横纹括约肌厚度（mm）	2.4（0.21）	2.47（0.23）	2.4（0.24）	0.611（0.390~0.789）
尿道横纹括约肌体积（ml）	1.27（0.35）	1.28（0.38）	1.24（0.32）	0.909（0.829~0.957）

注：1. 可信区间（CI），组间相关分析（ICC）

　　2. 数据分析来源于 Wieczorek 等人的研究，并获得同意使用数据

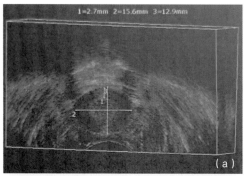

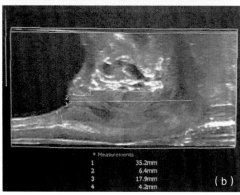

图 7.7　BK 8848 超声探头 3D 灰度超声图像，使用 3D 视窗在轴平面（a）和矢状面（b）测量尿道

3. 尿道横纹括约肌长度（rhabdosphinceter

length，RSI）：在尿道前部进行测量。

4. 尿道壁内段：膀胱颈与尿道横纹括约肌（rhabdosphinceter，RS）之间的距离与尿道壁内段相对应。

【尿道中段轴平面】

1. 尿道复合体宽度（urethral complex width，Uw）。

2. 尿道复合体厚度（urethral complex thickness，Ut），包括尿道横纹括约肌。

3. 沿尿道横纹括约肌外缘测量尿道横纹括约肌的宽度，尿道横纹括约肌外侧缘与含有平滑肌组织的阴道前壁黏膜下组织相邻；应用 BK 3D 记录仪可以测量这个数值。在轴平面上，尿道横纹括约肌影像学为环绕尿道中段腹侧和外侧的稍高回声结构（与尿道平滑肌相比），并与阴道前壁相连处形成一个缝隙。因此，尿道横纹括约肌具有典型的"Ω"形状[11]。

根据 Petros 和 Ulmsten 所描述的整

体理论，尿道中段和阴道前壁之间是耻骨尿道韧带和尿道阴道吊床结构[1、2]。阴道吊床结构附着在盆内筋膜上，而尿道的两侧附着于包括 Retzius 血管丛和肛提肌在内的尿道周围间隙之中。能够清晰辨别肛提肌裂孔的层面，即可确定阴道旁间隙的位置，其位于阴道壁外侧缘和耻骨内脏肌内侧缘之间。Shobeiri 等人的研究显示，3D 阴道内超声可以在 3 个平面上清晰显示肛提肌的分支，其中平面 II 上可见耻骨阴道肌、耻骨会阴肌、耻骨肛门肌、耻骨直肠肌（PR）和髂尾肌附着耻骨处[12]。这就可以解释随着年龄的增加，由于阴道吊床支持组织逐渐出现薄弱和松弛，因此控尿能力下降。抗尿失禁术后随着时间的推移，由于尿道旁瘢痕收缩收紧吊床，从而能够有效地实现尿控[13]。

　　文献综述显示，即便使用相同的探头，评估尿道解剖、尺寸和体积方面也存在显著差异[4、5、11、14~17]。Santoro 等人在使用高分辨率的 3D 阴道内超声 BK 2050 探头的研究结果显示，尿道长度 38.2 mm，尿道体积 3.06 ml，尿道横纹括约肌体积 0.45 ml[5]。Wieczorek 等人用相同的探头（BK 2050）的研究结果显示尿道长度 41.0 mm，尿道体积 4.9 ml，尿道横纹括约肌体积为 1.2 ml[11]。Santoro 和 Wieczorek 等人在研究中的尿道横纹括约肌体积差异可能是计算尿道横纹括约肌体积的数学算法不同，以及矢状面上由于人为因素而导致肌肉边界不清晰所致。Shobeiri 等人使用 3D 阴道内超声 BK 8848 探头扫描前盆腔和后盆腔进行尿道形态比较，报告显示尿道长度为 36.0 mm[18]。此外，Shobeiri 等人对其他

盆底结构的测量平均值如下：泌尿生殖横纹括约肌面积 0.6 cm^2，纵行和环行平滑肌面积 1.1 cm^2，尿道复合体宽度 14 mm，尿道复合体面积 1.3 cm^2（图 7.8）。目前普遍认为 3D 阴道内超声可成像以下结构：96% 的膀胱三角区，94% 的三角环，84% 的三角板，100% 的纵行和环形平滑肌，97% 的尿道括约肌，97% 的泌尿生殖横纹括约肌[18]。

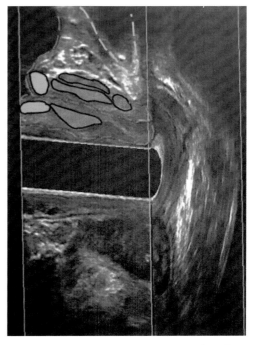

图 7.8　BK 8848 探头阴道内 3D 超声图像评估前盆腔解剖组织结构

　　上述结果与 Kondo 等人的研究结果一致，其中阴道内超声获得的形态学结果在尸体标本上得到了证实。正常人群、压力性尿失禁患者和急迫性尿失禁患者的尿道横纹括约肌末梢区的厚度分别为 2.78 mm、2.14 mm 和 2.87 mm[19]。以上结果与 Macura 等人应用 MRI 成像对尿道形态的研究结果一致[20]。但与 Umek 等人的研究结果却稍有不同，矢状面上

阴道内超声测量的尿道直径为 8.4 mm，肛肠超声（EAUS）测量的尿道直径为 11.5 mm，但两种测量方法测量的尿道体积均为 1.6 ml，相应的尿道横纹括约肌体积分别为 0.7 ml 和 0.8 ml[16]。Santro 等人使用 BK 2050 探头进行的研究显示，盆底测量操作者间、内部、跨学科重复测量均存在测量结果差异，唯一一致性的测量数值就是尿道尺寸[4]；测量的结果与上述所有研究报道的尿道尺寸一致[4]。此外，根据研究者来自不同专业，如妇科泌尿医生、结直肠外科医生、放射科医生，阴道内超声重复性测量结果及操作者在超声诊断方面的不同经验进行对比研究发现，3D 阴道内超声可精确测量无症状未产妇的肛提肌裂孔大小和尿道尺寸。一旦肛提肌裂孔边缘（肛提肌尺寸）和斜切面上的尿道形态清晰可见，则测量结果的一致性最好。盆底超声（PFUS）测量标准化能够降低由于盆底超声操作者不同的培训背景导致的测量偏差，可以实现尿道测量的重复性[4]。

根据 Frausher 等人的研究结果，尿道横纹括约肌也可以用尿道内超声来评估。尿道内超声成像具有很好的分辨率，并能够实时观测尿道括约肌机制[21]。据报告，急迫性尿失禁患者和混合性尿失禁患者的尿道横纹括约肌厚度均为 3.2 mm。

然而，文献中报道的尿道横纹括约肌体积明显低于 Digesu 等人[14] 和 Derpapas 等人的研究结果[17]。Digesu 等人的研究证明压力性尿失禁手术成功患者的尿道横纹括约肌体积为 3.79 ml，而压力性尿失禁手术失败患者的尿道横纹括约肌体积为 1.09 ml。Derpapas 等人的研究结果显示：黑种人妇女的尿道横纹括约肌体积为 8.88 ml，白种人妇女的尿道横纹括约肌体积为 5.97 ml。这两项研究都是采用会阴盆底超声途径。Digesu 等人的研究采用的是扇形阴道内探头，而 Derpapas 等人的研究采用的是 3D/4D 曲阵式探头[14, 17]。

不同作者对尿道解剖结构的不同命名可能会导致不同的结果。女性尿道解剖结构存在许多争议，对理解尿失禁的发生机制具有重要的影响[22]。不同作者之间命名探头的差异可能与所用探头不同的频率、不同的解剖入路和不同的患者组（年龄、种族、体重指数、产次等）有关。文献[17, 23] 已经报道了黑种人和白种人女性尿道形态和生理学的差异。Howard 等人报道称，在最大 Valsalva 动作时超声测量的膀胱颈活动度，黑种人女性与白种人女性相比存在差异（黑种人 =-7 mm *VS.* 白种人 =-12 mm）。未育的黑种人和白种人妇女之间尿道括约肌及其支持结构的功能和形态也存在差异[23]。

此外，测量尿道在不同的测量者之间采用不同的测量技术时可能更容易导致测量结果的差异。而且，目前有关尿道复合体 3D 超声的文献综述显示，大多数操作者仅在轴平面上进行一次图像采集来获得 3D 的数据，然而在 3 个平面上采集图像获得的测量结果更为可靠。

7.3.2 尿道血管

血液供应是维持尿道正常功能的主要因素之一。血液供应，尤其是黏膜下层的毛细血管决定了尿道黏膜层的正常张力[24, 25]。尿道横纹肌、尿道平滑肌及尿道黏膜通过正常的血液供应维持尿道

括约肌的闭合功能，其对维持静止期尿
道闭合压具有相同的作用[24]。因黏膜下
血管充血，致尿道黏膜肿胀，尿道管腔
减小[22]，因此血管系统是尿道闭合的协
同因素。

到目前为止，对尿道血管定量的评
估主要采用会阴盆底超声进行测量，测
量的多普勒参数包括血流速度（V）、
阻力指数（resistance index，RI）、搏
动指数（pulsatility index，PI）[26, 27]。
Siracusano 等人的研究[27]证实了彩色多
普勒和频谱多普勒在评估健康年轻女性
尿道血管形成中的作用，测定了尿道三
部分（近端、中段和远端）的尿道血管
中的阻力指数，并且发现尿道壁内段
的阻力指数增加。此外，还尝试从经
会阴入路评估静脉注射造影剂后的血
管情况[27, 28]。Siracusano 等人静脉注
射超声造影剂增强尿道血管的多普勒信
号，检查结果良好。由于超声诊断的最
新进展，特别是在泌尿外科的高频腔内
超声（12 MHz）的使用，侵入性且相对
昂贵的诊断方法（如静脉注射造影剂）
的应用似乎是不必要的。12 MHz 的高频
腔内超声探头可以产生一个垂直于尿道
的超声束，并几乎与尿道直接接触，因
而可以对尿道血管进行定量评估[29, 30]。

彩色多普勒在尿道血管定量评估中
的作用如上所述[29]。Wieczorek 等人的
研究[29]证实阴道彩色多普勒高频超声
是一种非常可靠的显示尿道血管分布的
方法。尿道不同部位的血管分布不同，
尿道中段是血管分布最丰富的部位。
Lone 等人的研究结果显示，非尿失禁多
产妇女的尿道血管测量参数较非尿失禁
未产妇女显著降低[31]。Lone 等人的另
一项研究也显示，接受治疗的压力性尿

失禁妇女血流强度没有变化；随访 12
个月，保守治疗或手术治疗的压力性尿
失禁妇女的血管参数没有变化[32]。

使用独立的外部软件包（Chameleon,
Münster，Germany）对尿道血管进行定
量评估。该软件包可以为整个尿道提供
可重复的血管参数定量分析，是一种有
价值的测量工具[29, 30]。该软件包是对
使用 BK 8848 或 BK 8838 探头的彩色
多普勒超声记录的视频文件进行分析。
BK 8848 探头可以获得在矢状面的尿道
腔和轴平面的尿道中段血管形态数据，而
BK 8838 探头仅能在矢状面水平获得尿道
腔血管形态的数据。这些检测数据以视频
文件的形式记录在探头的稳定位置。

血管模式可在手工控制的单独区
域扫描进行分析。该软件自动将距离
和颜色校准为流速，并计算视频序列
（20~90 张图像）的单独区域扫描内每
个像素编码的彩色像素面积和流速，而
且可以将因操作时手部抖动造成图像伪
影的视频自动或手动排除在外。

在矢状面，需要测量的区域可按顺
序设置为 3 个平面（尿道壁内段、尿道
中段和尿道远端）（图 7.9）。在轴平
面上，可为每个患者定义两个需要测量
的区域，一个区域包括尿道横纹括约肌
（尿道外环），另一个区域包括环形平
滑肌、纵向平滑肌和黏膜下层的尿道内
环（图 7.10）。

对于每个单独区域扫描中的每一帧
视频，可以自动计算以下参数：

·速度（V），由单独区域扫描中
像素的颜色色调表示

·灌注区域（A），由单独区域扫
描中灌注像素的数量表示

·灌注强度（I），定义为比率

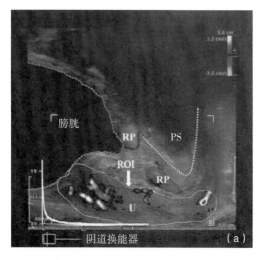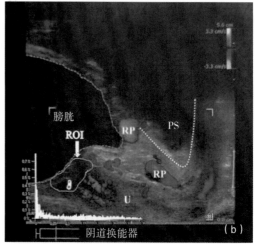

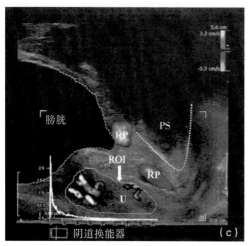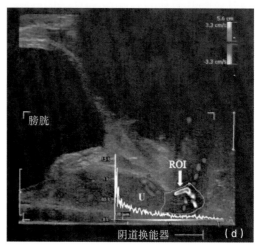

图 7.9　双平面 12 MHz 线阵 BK 8848 探头阴道内超声图像。在矢状面应用 Pixel Flux 软件分析血管参数。测量四个区域分别是从膀胱颈到尿道外口的尿道全长（a），尿道壁内段（b），尿道中段（c）和尿道远端（d）。图示为耻骨联合（PS），Retzius 静脉丛（RP），单独区域扫描（ROI），尿道（O）

$I=VA/A$ 单独区域扫描，其中 $AROI$ 表示单独区域扫描的总面积。

　　这样，灌注强度随灌注速度增加而增加，但如果灌注的单独区域扫描总面积减少，则灌注强度降低。计算视频中每个图像的参数，以便计算参数的平均值和搏动指数，这些参数与整个心脏搏动周期的持续时间相关。在单独区域扫描中，需要计算整个彩色像素的区域。对于数字视频的所有图像，关于相同的

　　单独区域扫描计算将自动重复。软件还自动检测一个完整的心脏搏动周期。

　　输出的单独区域扫描内的流量测量，称为"灌注强度"。根据单独区域扫描中像素的色调计算：搏动指数和阻力指数。计算每个参数，包括彩色多普勒模式下所有成像血管的数据（编码为红色和蓝色），反映了血流的方向和速度。"红色"和"蓝色"值之和表示每个参数的最大值 [V_{max}（最大血流速度）、I_{max}（最大灌注强度）、

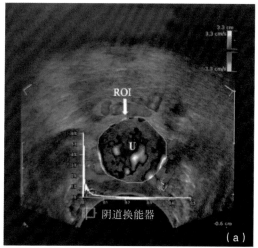
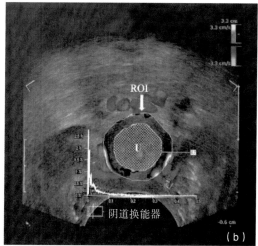

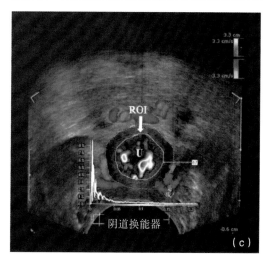

图 7.10　横断面阵列的双平面 12 MHz BK 8848 探头阴道内超声图像。利用 PixelFlux 软件（Chameleon，Münster，Germany）分析尿道中段轴平面的血管参数。测量三个区域分别是尿道全长（a），尿道的外层（尿道横纹括约肌）（b）和尿道的内层（由环形平滑肌、纵形平滑肌和黏膜下层组成的尿道平滑肌）（c）。图示为单独区域扫描（ROI），尿道（U）

A_{max}（最大灌注区域）、PI_{max}（最大搏动指数）和 RI_{max}（最大阻力指数）][29、30]。

7.4　尿道超声的临床应用

　　Caudhari 等人的研究结果显示，高分辨率的腔内探头与 3D 技术相结合，提高了超声在尿道诊断中的作用[33]。从目前的临床研究来看，超声可以更详细地评估尿道及其周围组织的异常解剖结构，也可以对不同盆底功能障碍性疾病（PFD）进行分类，分为存在异常解剖结构或不存在异常解剖结构。治疗前的评估非常重要，判断是由于盆底先天性解剖结构异常，还是只是由于盆底功能异常导致的疾病，这对治疗方案的选择十分重要。Chaudhari 等人研究指出，从病理解剖学来看，各种疾病的独特成像特征和位置图像有助于缩小鉴别诊断范围。实时超声作为一种可以更全面地分析女性尿道及其周围组织疾病的病理生理特征的工具非常具有潜力[33]。

　　引起盆底功能障碍性疾病的高危因

素有很多，如年龄、多胎、阴道分娩史、更年期状况、肥胖和子宫切除史。患者有些体征和症状，如骨盆疼痛、尿失禁、性交困难、排尿不全及时常发生的盆腔器官脱垂，这些症状通常与尿道憩室和尿道周围囊肿相混淆（图 7.11）[33]。

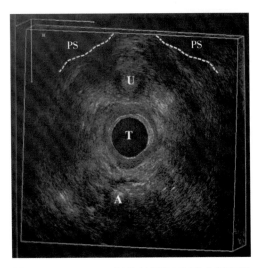

图 7.11　BK 2052 探头轴平面 B 模式超声图像。盆腔器官脱垂 III 度和尿失禁患者的尿道和耻骨联合。无法区分识别盆底解剖结构，泌尿生殖裂孔扩大。阴道、探头位于阴道内。图示为耻骨联合（PS），尿道（U），探头（T），肛管（A）

高频率 3D 阴道内超声探头进行尿道形态检测可以丰富我们对尿道异常的认识，这些异常往往并没有明显的临床表现，但却可能是引起尿失禁的原因之一。Wang 等人的研究表明，下尿路解剖结构异常一般可分为 3 类：泌尿生殖道融合异常、膀胱或异位输尿管、尿道开口异常。异位输尿管和输尿管囊肿通常在儿童时期就能被诊断出来，成人很少出现。然而，对于罹患尿路感染或尿失禁的老年患者的鉴别诊断，要常常考虑异位输尿管（图 7.12）[34, 35]。有研究认为，异位输尿管需要手术治疗[35]，

Tunn 等人在最新的泌尿妇科超声推荐意见中建议：超声检查是一种诊断异位输尿管必不可少的检查方法，尤其是会阴盆底超声和直肠超声[36]。急迫性尿失禁患者在进行超声检查时，有时会发现尿道憩室、平滑肌瘤和阴道壁囊肿[36]。高频率高分辨率阴道内超声可对先天性和后天性尿道病变进行诊断，包括尿道憩室、输尿管异常植入、异位输尿管 / 输尿管发育异常、钙化、输尿管疝、瘘管，以及其他尿道和尿道旁病变[37]。尿道周围囊肿可见 Gartner 导管囊肿、巴氏腺囊肿、尿道旁腺囊肿、苗勒氏囊肿、表皮包涵囊肿、会阴阴道子宫内膜异位囊肿、注射胶原蛋白异常等。放射影像科医生必须了解这些器质性包块的成像特征，尤其是它们的部位，以便于与尿道憩室相鉴别[33]。尽管尿道憩室形成的确切机制尚不清楚，但大多数理论认为与尿道周围腺体相关。尿道周围腺管阻塞继发感染，导致脓肿形成，脓肿破裂后脓液流入尿道腔形成尿道憩室。Yang 等人报道 2 例分别为尿道憩室和尿道旁脓肿的病例，均经阴道超声（transvaginal ultrasound，TVUS）检测，对下尿路的高分辨率超声有助于此类疾病的诊断和治疗。利用 3D 超声技术可以清晰显示异常尿道旁结构的内部解剖结构，及其与尿道和膀胱的空间关系，这是手术时要考虑的重要因素。在阴道内超声的监测下，可以完整切除复杂的尿道旁异常结构，从而避免膀胱或尿道的损伤[37]。据报道，1.4% 的压力性尿失禁患者合并尿道憩室（图 7.13）[38]。在女性人群中，尿道憩室的患病率为 0.6% ~6.0%[33]。阴道内超声能够准确诊断尿道憩室，并进

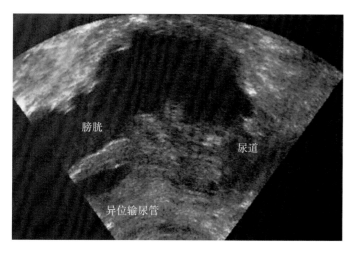

图 7.12　BK 8848 探头轴平面灰度图像，显示异位输尿管进入尿道

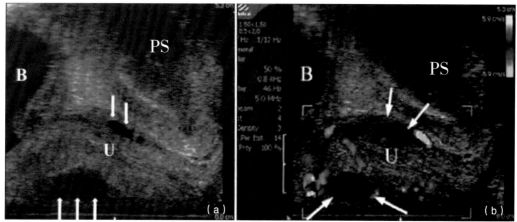

图 7.13　矢状面灰度图像（a）和彩色多普勒（b）模式图像，BK 8848 探头显示阴道憩室（箭头）。彩色多普勒模式（b）图像显示由于尿道憩室感染所致血管增生。图示为膀胱（B），尿道（U）、耻骨联合（PS）

行术前评估，必要时还可以评估术后并发症。手术前评估尿道憩室的位置、大小、数量、形态、憩室内容物、功能及憩室颈口的位置至关重要，术前充分的评估可以完整切除尿道憩室并预防复发[33]。尿道憩室手术后并发症包括尿道感染、结石形成和新生肿瘤[33]。阴道内超声对尿道周围脓肿的诊断十分重要。Huang 等人的病例报道显示，阴道内超声可以对误诊为膀胱膨出的阴道脓肿及 Burch 尿道悬吊术后排尿功能障碍进行诊断[39]。根据 Chaudhari 瘘分类法，尿道瘘分为

尿道阴道瘘、直肠尿道瘘和尿道周围瘘3 种亚型[33]。Rostaminia 等人的研究显示，3D 阴道内超声可以在正中矢状面上检测尿道周围结构，与是否存在压力性尿失禁无关。压力性尿失禁组和正常人群之间的膀胱三角区、三角环区、三角板区、纵向肌和横纹肌的缺损均无显著性差异。作者发现，排尿功能正常的女性膀胱横纹肌没有明显的缺陷，但尿失禁妇女横纹肌缺损比非尿失禁妇女高出 21%[40]。

阴道内超声对于尿道肿瘤的诊断

和治疗非常重要（图 7.14）[41]。尿道平滑肌瘤是一种非常罕见的良性平滑肌肿瘤，妊娠期间可能长大，导致排尿困难。典型的超声表现是一个界限清楚、血管增多的均质性肿瘤。尿道癌是一种罕见的肿瘤，发病率占女性所有恶性肿瘤的0.02%。70% 的尿道鳞状细胞癌累及尿道远端和尿道外口。20% 的尿道移行细胞癌和 10% 的腺癌通常累及尿道近端。累及尿道远端 1/3 的尿道恶性肿瘤称为前尿道肿瘤，其余的恶性肿瘤统称为全尿道肿瘤[33]。

继发性尿道癌是一种罕见的肿瘤，原发病灶可位于膀胱、宫颈、阴道、子宫以及肛门；尿道侵袭性操作或血源性转移可导致肿瘤播撒[33]。高频率超声可以评估病理类型、病变位置及病变与周围组织的关系。

阴道内超声不仅有助于诊断膀胱憩室、膀胱异物和大疱性水肿，还可以描述器官的形态和功能，如膀胱颈的位置和活动度。

会阴盆底超声和阴道内超声可以用来测量尿道活动度、尿道血管分布、尿道内口漏尿、膀胱颈下降（BND）和膀胱壁厚度（图 7.15）。无论是压力性尿失禁患者，还是能正常排尿的妇女[42]在静息和 Valsalva 动作时，都可能观察到尿道漏斗（UF）。这种情况的形态学基础尚不清楚，但发病率在 18.6% 到97.4% 之间。尿道漏斗（尿道近端）通常与漏尿有关，有时可以在近端尿道观察微弱的灰度回声，提示腹压增加时有尿流通过，从而发生尿失禁。然而，在急迫性尿失禁患者中也可观察到尿道漏斗（近端尿道）。明显的尿道漏斗提示与尿道的低闭合压有关[43, 44]。Tunn 等人[45]研究采用阴道口超声评估压力性

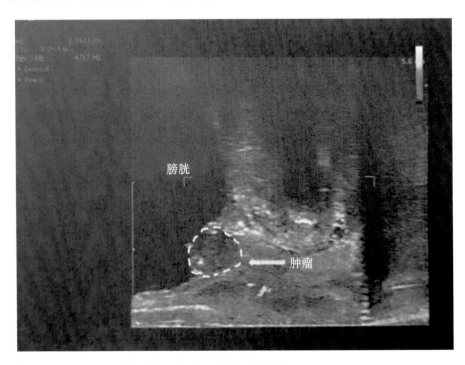

图 7.14　BK 8848 探头阴道内超声显示近端尿道肿瘤

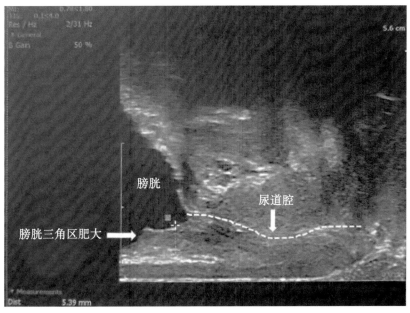

膀胱

尿道腔

膀胱三角区肥大

图 7.15　双平面 12 MHz BK 8848 探头矢状面 3D 灰度超声图像显示膀胱三角区肥大

尿失禁患者近端尿道是否呈尿道漏斗。比较两组患者的临床病史、尿动力学结果和 MRI 结果。然而，本研究的结果仍然不能解释尿道漏斗的发病机制。是否出现尿道漏斗图像的关键取决于所采用的检查技术[45]。

阴道内超声是一种新的显示膀胱颈与尿道关系的超声技术，最新的文献大多数都是采用会阴盆底超声进行评估的，如 Schaer 等人的研究就是应用 5 MHz 曲阵探头超声造影（半乳糖）评估正常女性和压力性尿失禁女性的膀胱颈图像。这样可以定量测定膀胱颈扩张的深度和直径，不仅说明尿失禁女性和正常女性都有膀胱颈扩张，而且不同部位尿道的尿控机制也不同[42]。胎次似乎是近端尿道缺损伴膀胱颈扩张的先决条件。Dietz 等人的研究结果排除了既往的尿失禁手术或盆腔器官脱垂手术、盆腔放疗史或尿道扭曲等主要混杂因素，膀

胱颈活动度和最大尿道闭合压力是诊断压力性尿失禁的强预测因素。膀胱颈下降能够预测 29% 的压力性尿失禁，而尿道闭合压力则只可预测 12%。所以，膀胱颈活动度是预测压力性尿失禁的最强指标[46]。Petros 等人的研究表明，应用动态会阴超声检查发现经阴道尿道中段悬吊可防止膀胱颈下降、膀胱颈呈漏斗状及尿失禁的发生。尿控机制与尿道肌肉的弹性也是相关的[47]。

Hall 等人通过对压力性尿失禁患者的尿道周围血流阻力指数和最大尿道闭合压力进行比较后认为，会阴多普勒频谱超声可以进行尿道形态和尿道阻力指数的评估[48]。

Khularl 等人[49] 描述了一种使用阴道内超声测量膀胱壁厚度的方法。超声测量在不同观察者及观察者自身之间具有良好的重复性。有尿路症状和逼尿肌不稳定的女性膀胱壁明显厚于经尿动力

学检查诊断为压力性尿失禁的女性。这一结果在 Khularl 等人的另一项研究中得到了证实。该研究报告称，阴道内超声测量的膀胱壁平均厚度大于 5 mm 是诊断无流出道梗阻逼尿肌不稳定的急迫性尿失禁患者的敏感方法[50]。然而，Rachanini 等人的研究却认为，阴道探头在阴唇水平测量膀胱壁厚度的准确性在识别逼尿肌过度活动的患者中具有不一致性的特点，因此不建议将其取代尿动力学检查[51]。

使用 3D 超声扫描尿道括约肌可评估及预测抗尿失禁手术的效果[14]。此外，Santiago 等人采用 3D 阴道内超声检测肛提肌缺陷（LAD）和尿道括约肌复合体之间的关系，以及将肛提肌缺陷评分与控尿状态进行比较。结果表明，3D 超声检测肛提肌缺陷和尿道括约肌复合体是评估控尿状态的独立因素，中度到重度肛提肌缺陷与压力性尿失禁发生呈正相关[52]。Digesu 等人通过使用扇形阴道探头的 3D 会阴盆底超声检测发现尿道横纹括约肌的体积是抗尿失禁手术结局的一个预测因素[14]。Klauser 等人采用 12.5 MHz 的动态尿道内超声发现女性压力性尿失禁患者的尿道横纹括约肌功能与年龄相关，随着年龄增加，尿道横纹括约肌功能减退[53]。Perucchini 等人研究提示，尿道横纹括约肌功能减退与尿道肌肉纤维的丢失有关，在超声中观察表现为尿道回声增强，特别是尿道横纹括约肌和（或）尿道横纹括约肌周围支持组织的体积同时减少[54~57]。炎症后的变化可能包括尿道内组织和尿道周围组织的钙化、纤维化和憩室形成（图 7.16 和图 7.17）。

研究表明，会阴盆底超声与放射学方法在评估尿失禁和排空功能障碍方面具有良好的相关性[58, 59]。会阴/阴唇 3D 超声可以评估膀胱颈和近端尿道的解剖功能，并且测量最大 Valsalva 动作时压力性尿失禁患者和尿动力学压力性尿失禁（urodynamic stress incontinence，USI）患者的膀胱颈下降、尿道旋转角

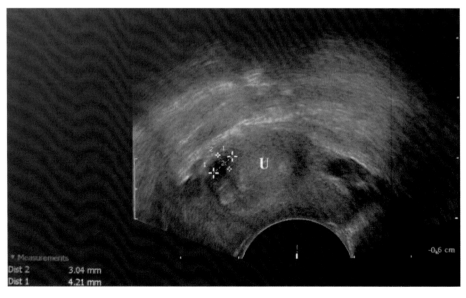

图 7.16　BK 8848 探头轴平面 2D 灰度超声图像。尿道炎症后的变化：尿道小憩室、钙化、纤维化，与尿道横纹括约肌无法区分。图示为尿道（U）

和膀胱后角（retrovesical angle，RVA）。研究结果表明，在尿动力学压力性尿失禁中，膀胱颈下降≥ 25 mm 定义为异常，即尿道高活动性[60]。阴唇超声也可以有效评估肛提肌 – 尿道间隙，该间隙能从临床检查和超声上预测显著性脱垂及肛提肌裂孔的扩张[61]（详见第 3 章）。

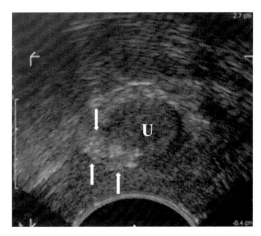

图 7.17 BK 8848 探头轴平面 3D 灰度超声图像，箭头所示尿道钙化。图示为尿道（U）

目前还没有放射影像学和阴道内超声之间的比较研究，因为后者仍然是相对较新的方法。Dietz 进行的一项前瞻性双盲临床研究，用膀胱尿路造影（videocystourethrography，VCU）、膀胱测压法及会阴盆底超声 3 种方法比较 125 名尿失禁或抗尿失禁手术后女性的膀胱颈移动度，结果显示：与膀胱尿路造影相比，超声显示膀胱颈下降更明显。X 线片并不能常常见到近端尿道旋转的下移，但 X 线片与超声检查有很好的相关性。超声检查和 X 线片在检测膀胱颈漏斗状或近端尿道开口方面也有很好的一致性，在 117 名患者中有 95 名患者两项测试结果相同。总的来说，超声检查和放射学检查结果之间有很好的相关性。这两种方法都可以对膀胱颈的解剖结构进行评估，而且各有优缺点。超声成像更完美、更便宜，技术要求不高，并且避免了辐射暴露和对造影剂过敏反应的风险[58]。Gordon 等人也发现膀胱颈的会阴超声成像和放射学检查之间有很好的相关性[59]。Lone 等人的研究结果表明，多腔室超声检查是一种可靠的盆底测量和进行盆腔器官脱垂解剖结构评估的工具。上述研究表明，2 名超声检测人员在评估盆底 3 个腔室的解剖结构测量值时具有很好的一致性，并且建议多腔室盆底超声应作为综合评估盆底功能的系统性方法[62]。

超声检查可以用于评估抗尿失禁手术的效果，并寻找手术失败的原因[41]。Kociszewski 等人进行的尿道内超声（3.6~8.3 MHz 阴道探头，160° 超声束角）研究发现，超声检查能够发现吊带距离尿道位置的远近，而这些都会导致术后治愈率降低和并发症增高。超声显示吊带在静止时与尿道平行，而在应力时暂时呈 C 形，这样的情况下进行手术效果最好。作者认为这一超声提示无张力吊带原位定位，使吊带的弹性储备得以最佳利用，从而确保 Valsalva 动作时尿道有效关闭。目前的数据还表明，如果超声显示术后 6 个月时吊带功能正常，那么患者的中期治愈率较高，而且术后并发症发生率较低[63, 64]。Bogusiewcz 等人的研究试图评估尿道下吊带的位置是否受"由外至内"经闭孔尿道吊带（TOT）穿刺路径的影响。他们使用 BK 8848 的阴道双探头超声进行术后检查发现（图 7.18）：经闭孔无张力尿道中段吊带位

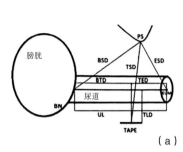
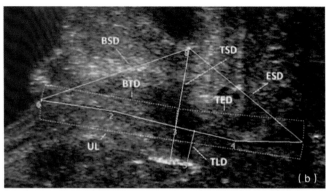

（a）　　　　　　　　　　　　　　　　　　（b）

图7.18　矢状面进行测量: 尿道长度(UL)、膀胱颈 – 吊带距离(BTD)、吊带 – 尿道外口距离(TED)、膀胱颈耻骨联合距离（ BSD ）、尿道外口 – 耻骨联合距离（ ESD ）、吊带 – 耻骨联合距离（ TSD ）、吊带 – 尿道腔距离（ TLD ）、膀胱颈（ BN ），耻骨联合（ PS ），尿道外口（ EUM ），吊带（ TAPE ）。（ 经允许引自 Bogusiewicz 等人 [65] ）

于尿道近端术后失败率最高，而尿道中段和远端是吊带放置的正确位置[65]。Bascu 等人在另一项研究中应用 3D 阴道内超声来检查尿道周围注射胶原蛋白治疗压力性尿失禁的疗效。结果证明，尽管胶原蛋白注射治疗压力性尿失禁被认为效果不持久，但 3D 阴道内超声发现随着时间的推移，部分压力性尿失禁症状改善的患者中 CI 是客观稳定的[66]。Unger 等人也进行了类似的研究，尿道旁 CI，90% 的压力性尿失禁患者认为尿失禁症状改善 50% 及以上；但是随着时间的推移，胶原蛋白的体积减少 40%，胶原蛋白收缩程度与临床结果相关[67]。

超声在评估术后排尿功能障碍方面特别有用。最大 Valsalva 动作时吊带和耻骨联合之间的最小间隙是评估术后尿道下吊带位置最有用的参数。因为这个间隙与排尿困难呈负相关，与压力性尿失禁和急迫性尿失禁呈正相关[68]。超声检查结果还会提示吊带穿孔（部分性或完全性），吊带位于尿道横纹肌内，甚至穿过整个尿

道腔（图 7.19 ）。当需要剪断造成梗阻的吊带时，超声检查可以对吊带定位，并在术后明确吊带是否切断[69]。

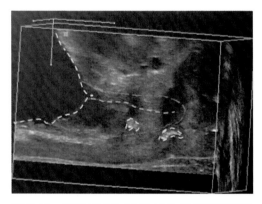

图 7.19　双平面 BK 8848 探头矢状面超声显示吊带术后患者的两条吊带，一条插入尿道内，另一条在移位至尿道远端

识别尿道以及尿道周围组织的术后变化，并将其与原发性尿道疾病进行区分是非常重要的。尿道周围进行 CI 在超声下显示强回声，可能被误认为是肿瘤。尿道周围钙化可见于缝线肉芽肿和注射硬化剂（杜拉斯菲，一种治疗压力性尿失禁的药物）的患者。缝线肉芽

肿是由于患者对缝合材料产生的超敏反应，可表现为分散分布的回声病灶[70]。Defreitas 等人使用 3D 腔内超声检测尿道周围胶原蛋白的分布，并将此技术用于计算压力性尿失禁患者实际治疗时胶原蛋白需要注射的量[71]。对 46 名接受尿道周围胶原蛋白注射的妇女，用 7.5 MHz 3D 阴道内超声来检测尿道周围胶原蛋白的位置和体积。采用连续 3D 超声扫描观察注射胶原蛋白后压力性尿失禁改善的患者，发现尿道周围胶原蛋白的环形分布与临床成功率高相关。作者认为用超声评估注射胶原蛋白的体积和在尿道周围的位置分布是一种经济、无创、客观的方法，可以预测尿道周围胶原注射后压力性尿失禁患者的改善情况[71]。

阴道内超声也是一种良好的发现术后并发症的诊断方法，如发现血肿（图 7.20）或瘘管（图 7.21）。超声能够明确异常情况，精确地测量血肿或瘘管的大小、分布以及与周围组织结构的关系，并有助于临床选择治疗方案。阴道内超声优点还在于对接受过多次盆底手术（图 7.20b）的患者，以及对阴道分娩和产伤进行详细评估（图 7.22）。

然而，超声成像的结果与患者症状和临床体征并不总是一致，而且解剖结构的复位也并不能达到完全的功能修复。但是盆底手术的目的是缓解患者的症状，并尽可能通过解剖结构的复位从而达到功能的恢复。毫无疑问，从盆底多腔室超声检查中获得丰富的知识，并且融会贯通，将帮助我们达到这一目的。影像学结果可以帮助我们选择或调整相关的手术方式[69]。

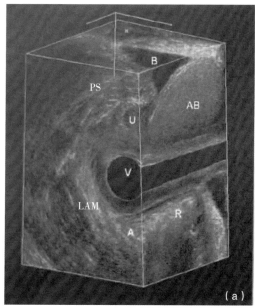
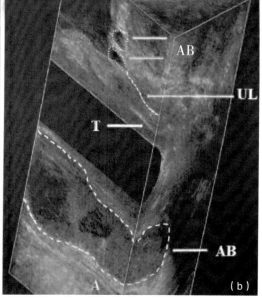

图 7.20　（a）多平面 3D 超声重建，使用 BK 2050 探头显示术后血肿。（b）多平面 3D 超声重建，使用 BK 2050 探头显示膀胱颈上方延伸至膀胱腔的膨胀剂，尿道下方的吊带，直肠阴道脓肿。图示为膨胀剂（B），尿道腔（UL），肛提肌（LAM），吊带（T），脓肿（AB），肛管（A），尿道（U），耻骨联合（PS），阴道（V），膀胱（B），右（R）

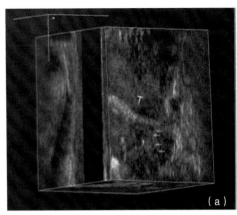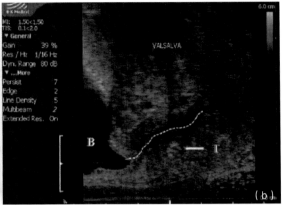

图 7.21 （a）多平面 3D 超声重建，使用 BK 2050 探头显示吊带在尿道远端折叠和拉长，伴随术后瘘管形成（箭头）；（b）BK 8848 探头矢状面上显示，Valsalva 动作过程中吊带因放置过紧而突向尿道造成膀胱出口梗阻。图示为吊带（T），膀胱（B）

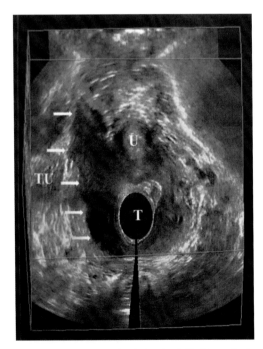

图 7.22 BK 8848 超声探头冠状面 3D 灰度超声图像。由于产伤和会阴切除术导致会阴失去对称性，右侧阴道壁明显增厚。图示为尿道（U），阴道内探头（T）

7.5 结论及展望

7.5.1 3D 阴道内超声

上述所有高频率探头的 3D 阴道内超声能够对盆底的冠状面、轴平面和斜切面进行全方位成像，分析所有盆底组织（包括尿道形态）的结构，确定其正常或异常的解剖结构是否会导致盆底功能障碍性疾病（PFD）的发生。不同的探头在数据采集类型、获得最佳成像的参考点和其他细节方面上各不相同。探头上晶体的电子特征和获得图像的高分辨率，以及对器官血管分布的评估，都能对所有盆底解剖结构，尤其是尿道的精细解剖结构和进行独特的动态成像。Shobeiri 等人对尸体前盆腔和后盆腔的解剖结构进行研究，是对未来超声形态学、临床方法，以及了解女性正常尿控机制 / 尿失禁机制的突破性研究[12, 18]。

最为重要的是，这些技术在 2000 年底被首次描述的 [5, 64]。这些探头的实用性比会阴盆底超声所用的探头低得多，但由于它们的通用性，可以让治疗盆底疾病的医生很好地掌握。除了能清晰地获得图像外，超声检查主要的优点是比其他成像技术更容易获得，操作简单，检查结果易于解释，并与临床检查相辅相成。

7.5.2　3D 阴道内超声在介入治疗中的应用

3D 阴道内超声最重要的应用就是探寻和解释抗尿失禁手术和盆腔器官脱垂手术后失败率高的原因。吊带网片的位置对解剖结构复位的影响仍不清楚。静态和动态 3D 超声检查可能将为解释手术失败的原因带来新的曙光。3D 阴道内超声的优点还在于评估术后膀胱出口梗阻或排尿功能障碍患者吊带的张力及其活动性。3D 阴道内超声的另一个优点是可以详细评估盆底手术后瘘管的大小和位置，以及确定血肿或脓肿等异常积液的位置和大小。3D 阴道内超声不仅可用于诊断、监测和术后评估，也可以用于治疗。例如，超声引导下穿刺，抽吸异常积液及反复灌洗、硬化治疗可以减少手术干预的次数。

7.5.3　未来的应用和发展方向

对正常和异常的盆底解剖结构的了解有助于解释和理解疾病的临床症状。在未来的几年里，会有许多新发现的、

以前未知的、尚未描述的解剖结构或名称出现，不仅是指尿道，而还包括各种引起临床症状的盆底解剖组织结构。2D/3D 阴道内超声最重要的优点之一是能够评估血管分布。众所周知，怀孕和分娩可能会破坏神经、肌肉和组织器官的血液供应。与其他方法（如尿动力学）相比，阴道内超声对于尿道血液供应的评估（与胎次相关）具有非凡的意义 [31]。单独区域扫描软件使得微小器官及其血液供应实现超声成像，如尿道横纹括约肌或尿道的其他部分。3D 阴道内超声技术、血管定量技术，以及尿道的详细形态图像、位置及与其他器官的关系，这些检查结果对手术效果起到预测的作用。超声检查经历了飞速的发展，2D 技术发展为 3D 技术，更好的分辨率，丰富的动态研究，如运动跟踪和彩色矢量图，从而能够评估组织和器官的生物力学特性。计算机辅助导航超声似乎是一种可行和有价值的工具，用于评估膀胱颈和尿道的活动度，以及后盆腔肌肉移位 [72, 73]。另一个未来可能的模式是对尿道弹性成像（elasticity imaging，EI）的应用（图 7.23）。这项技术可以描述软组织的弹性，从而区分软组织的硬区和软区，可用于尿道疾病(如肿瘤)的诊断，也可能有助于尿失禁的诊断。各种图像技术（如 MRI 和超声）的交叉融合，可能会为尿失禁和盆腔器官脱垂发病机制的研究提供新的方向。

（郭晓霞译，苗娅莉校）

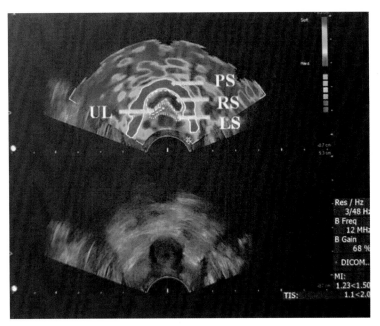

图 7.23　经阴道双平面探头（肛直肠 3D BK 20R3）双模式显示尿道弹性彩色图（顶部）和 B 模式下尿道图像（底部）。尿道旁结构（蓝色）（软），尿道横纹括约肌（红色）（硬），尿道内括约肌（绿色）（中等弹性），尿道腔（蓝色）（软）。图示为尿道旁结构（PS），尿道横纹括约肌（RS），尿道内括约肌（LS），尿道腔（UL）

参考文献

[1] Petros PE, Ulmsten UI. An integral theory and its method for the diagnosis and management of female urinary incontinence. Scand J Urol Nephrol Suppl. 1993;153:1–93.

[2] Petros PE, Ulmsten UI. An integral theory of female urinary incontinence. Experimental and clinical considerations. Acta Obstet Gynecol Scand Suppl. 1990;153:7–31.

[3] Petros PE, Woodman PJ. The integral theory of continence. Int Urogynecol J Pelvic Floor Dysfunct. 2008;19(1):35–40.

[4] Santoro GA, Wieczorek AP, Shobeiri SA, Mueller ER, Pilat J, Stankiewicz A, et al. Interobserver and interdisciplinary reproducibility of 3D endovaginal ultrasound assessment of pelvic floor anatomy. Int Urogynecol J. 2011;22(1):53–9.

[5] Santoro GA, Wieczorek AP, Stankiewicz A, Woźniak MM, Bogusiewicz M, Rechberger T. High-resolution three-dimensional endovaginal ultrasonography in the assessment of pelvic floor anatomy: a preliminary study. Int Urogynecol J Pelvic Floor Dysfunct. 2009;20(10):1213–22.

[6] Haylen BT, de Ridder D, Freeman RM, Swift SE, Berghmans B, Lee J, et al. An International Urogynecological Association (IUGA)/International Continence Society (ICS) joint report on the terminology for female pelvic floor dysfunction. Neurourol Urodyn. 2010;29(1):4–20.

[7] Toozs-Hobson P, Freeman R, Barber M, Maher C, Haylen B, Athanasiou S, et al. An International Urogynecological Association (IUGA)/International Continence Society (ICS) joint report on the terminology for reporting outcomes of surgical procedures for pelvic organ prolapse. Neurourol Urodyn. 2012;31(4):

415–21.

[8] Stankiewicz A, Wieczorek AP, Woźniak MM, Bogusiewicz M, Futyma K, Santoro GA, Rechberger T. Comparison of accuracy of functional measurements of the urethra in transperineal vs. endovaginal ultrasound in incontinent women. Pelviperineology. 2008;27:145–7.

[9] Santoro GA, Fortling B. The advantages of volume rendering in three-dimensional endosonography of the anorectum. Dis Colon Rectum. 2007;50(3):359–68.

[10] Santoro GA, Wieczorek AP, Shobeiri SA, Stankiewicz A. Endovaginal ultrasonography: methodology and normal pelvic floor anatomy. In: Santoro GA, Wieczorek AP, Bartram CI, editors. Pelvic floor disorders: imaging and multidisciplinary approach to management. Dordrecht: Springer; 2010. p. 61–78.

[11] Wieczorek AP, Woźniak MM, Stankiewicz A, Santoro GA, Bogusiewicz M, Rechberger T. 3-D high-frequency endovaginal ultrasound of female urethral complex and assessment of inter-observer reliability. Eur J Radiol. 2012;81(1):e7–12.

[12] Shobeiri SA, Leclaire E, Nihira MA, Quiroz LH, O'Donoghue D. Appearance of the levator ani muscle subdivisions in endovaginal three-dimensional ultrasonography. Obstet Gynecol. 2009;114(1):66–72.

[13] Petros PP. Medium-term follow-up of the intravaginal slingplasty operation indicates minimal deterioration of urinary continence with time. Aust N Z J Obstet Gynaecol. 1999;39(3):354–6.

[14] Digesu GA, Robinson D, Cardozo L, Khullar V. Three-dimensional ultrasound of the urethral sphincter predicts continence surgery outcome. Neurourol Urodyn. 2009;28(1):90–4.

[15] Umek WH, La T, Stutterecker D, Obermair A, Leodolter S, Hanzal E. The urethra during pelvic floor contraction: observations on three-dimensional ultrasound. Obstet Gynecol. 2002;100(4):796–800.

[16] Umek WH, Obermair A, Stutterecker D, Hausler G, Leodolter S, Hanzal E. Three-dimensional ultrasound of the female urethra: comparing transvaginal and transrectal scanning. Ultrasound Obstet Gynecol. 2001;17(5):425–30.

[17] Derpapas A, Ahmed S, Vijaya G, Digesu GA, Regan L, Fernando R, et al. Racial differences in female urethral morphology and levator hiatal dimensions: an ultrasound study. Neurourol Urodyn. 2012;31(4):502–7.

[18] Shobeiri SA, White D, Quiroz LH, Nihira MA. Anterior and posterior compartment 3D endovaginal ultrasound anatomy based on direct histologic comparison. Int Urogynecol J. 2012;23(8):1047–53.

[19] Kondo Y, Homma Y, Takahashi S, Kitamura T, Kawabe K. Transvaginal ultrasound of urethral sphincter at the mid urethra in continent and incontinent women. J Urol. 2001;165(1):149–52.

[20] Macura KJ, Genadry R, Borman TL, Mostwin JL, Lardo AC, Bluemke DA. Evaluation of the female urethra with intraurethral magnetic resonance imaging. J Magn Reson Imaging. 2004;20(1):153–9.

[21] Frauscher F, Helweg G, Strasser H, Enna B, Klauser A, Knapp R, et al. Intraurethral ultrasound: diagnostic evaluation of the striated urethral sphincter in incontinent females. Eur Radiol. 1998;8(1):50–3.

[22] Haderer JM, Pannu HK, Genadry R, Hutchins GM. Controversies in female urethral anatomy and their signiicance for understanding urinary continence: observations and literature review. Int Urogynecol J Pelvic Floor Dysfunct.

2002;13(4): 236–52.

[23] Howard D, Delancey JO, Tunn R, Ashton-Miller JA. Racial differences in the structure and function of the stress urinary continence mechanism. Obstet Gynecol. 2000;95(5):713–7.

[24] Ashton-Miller JA, DeLancey JO. Functional anatomy of the female pelvic floor. Ann N Y Acad Sci. 2007;1101:266–96.

[25] Caine M. Peripheral factors in urinary continence. J Urol (Paris). 1986;92(8):521–30.

[26] Jackson SR, Brookes S, Abrams P. Measuring urethral blood low using Doppler ultrasonography. BJU Int. 2000;86(7):910–7.

[27] Siracusano S, Bertolotto M, d'Aloia G, Silvestre G, Stener S. Colour Doppler ultrasonography of female urethral vascularization in normal young volunteers: a preliminary report. BJU Int. 2001;88(4):378–81.

[28] Siracusano S, Bertolotto M, Cucchi A, Lampropoulou N, Tiberio A, Gasparini C, et al. Application of ultrasound contrast agents for the characterization of female urethral vascularization in healthy pre-and postmenopausal volunteers: preliminary report. Eur Urol. 2006;50(6):1316–22.

[29] Wieczorek AP, Woźniak MM, Stankiewicz A, Santoro GA, Bogusiewicz M, Rechberger T, et al. Quantitative assessment of urethral vascularity in nulliparous females using high-frequency endovaginal ultrasonography. World J Urol. 2011;29(5):625–32.

[30] Wieczorek AP, Woźniak MM, Stankiewicz A, Bogusiewicz M, Santoro GA, Rechberger T, Scholbach J. The assessment of normal female urethral vascularity with color Doppler endovaginal ultrasonography: preliminary report. Pelviperineology. 2009;28:59–61.

[31] Lone F, Sultan AH, Stankiewicz A, Thakar R, Wieczorek AP. Vascularity of the urethra in continent women using colour doppler high-frequency endovaginal ultrasonography. SpringerPlus. 2014;3:619. doi:10.1186/2193-1801-3-619.

[32] Lone F, Thakar R, Wieczorek AP, Sultan AH, Stankiewicz A. Assessment of urethral vascularity using 2D colour Doppler high-frequency endovaginal ultrasonography in women treated for symptomatic stress urinary incontinence: 1-year prospective follow-up study. Int Urogynecol J. 2016;27(1):85–92.

[33] Chaudhari VV, Patel MK, Douek M, Raman SS. MR imaging and US of female urethral and periurethral disease. Radiographics. 2010;30(7):1857–74.

[34] Albers P, Foster RS, Bihrle R, Adams MC, Keating MA. Ectopic ureters and ureteroceles in adults. Urology. 1995;45(5):870–4.

[35] Wang S, Lang JH, Zhou HM. Symptomatic urinary problems in female genital tract anomalies. Int Urogynecol J Pelvic Floor Dysfunct. 2009;20(4): 401–6.

[36] Tunn R, Schaer G, Peschers U, Bader W, Gauruder A, Hanzal E, et al. Updated recommendations on ultrasonography in urogynecology. Int Urogynecol J Pelvic Floor Dysfunct. 2005;16(3):236–41.

[37] Yang JM, Huang WC, Yang SH. Transvaginal sonography in the diagnosis, management and follow-up of complex paraurethral abnormalities. Ultrasound Obstet Gynecol. 2005;25(3):302–6.

[38] Kawashima A, Sandler CM, Wasserman NF, LeRoy AJ, King Jr BF, Goldman SM. Imaging of urethral disease: a pictorial review. Radiographics. 2004;24(Suppl 1):S195–216.

[39] Huang WC, Yang SH, Yang SY, Yang E, Yang JM. Vaginal abscess mimicking a cystocele and causing voiding dysfunction after burch colposuspension. J Ultrasound Med. 2009;28(1):63–6.

[40] Rostaminia G, White DE, Quiroz LH, Shobeiri SA. Visualization of periurethral structures by 3D endovaginal ultrasonography in midsagittal plane is not associated with stress urinary incontinence status. Int Urogynecol J. 2013;24(7):1145–50.

[41] Yang JM, Yang SH, Huang WC. Two- and three-dimensional sonographic indings in a case of distal urethral obstruction due to a paraurethral tumor. Ultrasound Obstet Gynecol. 2005;25(5):519–21.

[42] Schaer GN, Perucchini D, Munz E, Peschers U, Koechli OR, Delancey JO. Sonographic evaluation of the bladder neck in continent and stress-incontinent women. Obstet Gynecol. 1999;93(3):412–6.

[43] Dietz HP. Ultrasound imaging of the pelvic floor. Part I: two-dimensional aspects. Ultrasound Obstet Gynecol. 2004;23(1):80–92.

[44] Huang WC, Yang JM. Bladder neck funneling on ultrasound cystourethrography in primary stress urinary incontinence: a sign associated with urethral hypermobility and intrinsic sphincter deiciency. Urology. 2003;61(5):936–41.

[45] Tunn R, Goldammer K, Gauruder-Burmester A, Wildt B, Beyersdorff D. Pathogenesis of urethral funneling in women with stress urinary incontinence assessed by introital ultrasound. Ultrasound Obstet Gynecol. 2005;26(3):287–92.

[46] Dietz HP, Clarke B, Herbison P. Bladder neck mobility and urethral closure pressure as predictors of genuine stress incontinence. Int Urogynecol J Pelvic Floor Dysfunct. 2002;13(5):289–93.

[47] Petros PP, Von Konsky B. Anchoring the midurethra restores bladder-neck anatomy and continence. Lancet. 1999;354(9183):997–8.

[48] Hall RJ, Rogers RG, Saiz L, Qualls C. Translabial ultrasound assessment of the anal sphincter complex: normal measurements of the internal and external anal sphincters at the proximal, mid-, and distal levels. Int Urogynecol J Pelvic Floor Dysfunct. 2007;18(8):881–8.

[49] Khullar V, Salvatore S, Cardozo L, Bourne TH, Abbott D, Kelleher C. A novel technique for measuring bladder wall thickness in women using transvaginal ultrasound. Ultrasound Obstet Gynecol. 1994;4(3): 220–3.

[50] Khullar V, Cardozo LD, Salvatore S, Hill S. Ultrasound: a noninvasive screening test for detrusor instability. Br J Obstet Gynaecol. 1996;103(9):904–8.

[51] Rachaneni S, McCooty S, Middleton LJ, Parker VL, Daniels JP, Coomarasamy A, Bladder Ultrasound Study (BUS) Collaborative Group, et al. Bladder ultrasonography for diagnosing detrusor overactivity: test accuracy study and economic evaluation. Health Technol Assess. 2016;20(7):1–150.

[52] Santiago AC, O'Leary DE, Quiroz LH, Shobeiri SA. Is there a correlation between levator ani and urethral sphincter complex status on 3D ultrasonography? Int Urogynecol J. 2015;26(5):699–705.

[53] Klauser A, Frauscher F, Strasser H, Helweg G, Kolle D, Strohmeyer D, et al. Age-related rhabdosphincter function in female urinary stress incontinence: assessment of intraurethral sonography. J Ultrasound Med. 2004;23(5):631–7.. quiz 8–9

[54] Perucchini D, DeLancey JO, Ashton-Miller JA, Galecki A, Schaer GN. Age effects on urethral striated muscle. II. Anatomic location of muscle loss. Am J Obstet Gynecol. 2002;186(3):356–60.

[55] Perucchini D, DeLancey JO, Ashton-Miller JA, Peschers U, Kataria T. Age effects on urethral striated muscle. I. Changes in number

and diameter of striated muscle ibers in the ventral urethra. Am J Obstet Gynecol. 2002;186(3):351–5.

[56] Wieczorek AP, Woźniak MM, Stankiewicz A. Ultrasonography. In: Santoro GA, Wieczorek AP, Bartram CI, editors. Pelvic floor disorders: imaging and multidisciplinary approach to management. Dordrecht: Springer; 2010. p. 175–87.

[57] Santoro GA, Wieczorek AP, Woźniak MM, Stankiewicz A. Endoluminal ultrasonography. In: Santoro GA, Wieczorek AP, Bartram CI, editors. Pelvic floor disorders: imaging and multidisciplinary approach to management. Dordrecht: Springer; 2010. p. 389–403.

[58] Dietz HP, Wilson PD. Anatomical assessment of the bladder outlet and proximal urethra using ultrasound and videocystourethrography. Int Urogynecol J Pelvic Floor Dysfunct. 1998;9(6):365–9.

[59] Gordon D, Pearce M, Norton P, Stanton SL. Comparison of ultrasound and lateral chain urethrocystography in the determination of bladder neck descent. Am J Obstet Gynecol. 1989;160(1):182–5.

[60] Naranjo-Ortiz C, Shek KL, Martin AJ, Dietz HP. What is normal bladder neck anatomy? Int Urogynecol J. 2016;27(6):945–50.

[61] Dietz HP, Garnham AP, Rojas RG. Is the levator-urethra gap helpful for diagnosing avulsion? Int Urogynecol J. 2016;27(6):909–13.

[62] Lone F, Sultan AH, Stankiewicz A, Thakar R. Interobserver agreement of multicompartment ultrasound in the assessment of pelvic floor anatomy. Br J Radiol. 2016; 89(1059):20150704. doi:10.1259/bjr. 20150704.

[63] Kociszewski J, Rautenberg O, Kolben S, Eberhard J, Hilgers R, Viereck V. Tape functionality: position, change in shape, and outcome after TVT procedure–mid-term results. Int Urogynecol J. 2010;21(7):795–800.

[64] Kociszewski J, Rautenberg O, Perucchini D, Eberhard J, Geissbuhler V, Hilgers R, et al. Tape functionality: sonographic tape characteristics and outcome after TVT incontinence surgery. Neurourol Urodyn. 2008;27(6):485–90.

[65] Bogusiewicz M, Monist M, Gałczyński K, Woźniak M, Wieczorek AP, Rechberger T. Both the middle and distal sections of the urethra may be regarded as optimal targets for 'outside-in' transobturator tape placement. World J Urol. 2014;32(6):1605–11.

[66] Bacsu CD, Cunningham C, Christie A, Zimmern PE. Durability of collagen injection for stress urinary incontinence in women proven by transvaginal 3-dimensional ultrasound. Female Pelvic Med Reconstr Surg. 2015;21(1):25–9.

[67] Unger CA, Barber MD, Walters MD. Ultrasound evaluation of the urethra and bladder neck before and after transurethral bulking. Female Pelvic Med Reconstr Surg. 2016;22(2):118–22.

[68] Chantarasorn V, Shek KL, Dietz HP. Sonographic appearance of transobturator slings: implications for function and dysfunction. Int Urogynecol J. 2011; 22(4):493–8.

[69] Santoro GA, Wieczorek AP, Dietz HP, Mellgren A, Sultan AH, Shobeiri SA, et al. State of the art: an integrated approach to pelvic floor ultrasonography. Ultrasound Obstet Gynecol. 2011;37(4):381–96.

[70] Prasad SR, Menias CO, Narra VR, Middleton WD, Mukundan G, Samadi N, et al. Cross-sectional imaging of the female urethra: technique and results. Radiographics. 2005;25(3):749–61.

[71] Defreitas GA, Wilson TS, Zimmern PE, Forte TB. Three-dimensional ultrasonography: an objective outcome tool to assess collagen distribution in women with stress urinary incontinence. Urology. 2003;62(2): 232–6.

[72] Santoro GA, Shobeiri SA, Scholbach J, Chlebiej M, Wieczorek AP. Technical innovations in pelvic floor ultrasonography. In: Santoro GA, Wieczorek AP, Bartram CI, editors. Pelvic floor disorders: imaging and multidisciplinary approach to management. Dordrecht: Springer; 2010. p. 103–14.

[73] Reddy AP, DeLancey JO, Zwica LM, Ashton-Miller JA. On-screen vector-based ultrasound assessment of vesical neck movement. Am J Obstet Gynecol. 2001;185(1):65–70.

第 8 章 2D/3D 会阴超声和 3D 阴道内超声后盆腔成像

学习目标

1. 简要温习与后盆腔超声成像相关的解剖结构。

2. 探讨 2D/3D 会阴超声（TPUS）及 3D 阴道内超声（EVUS）成像技术在后盆腔研究中的应用。

3. 探讨后盆腔超声成像的临床应用价值。

8.1 引言

泌尿妇科疾病中常见的后盆腔病变，包括直肠膨出、肠疝、直肠套叠和盆底失弛缓综合征等，常导致一些令人困扰的临床症状，如器官脱垂引起的不适，排便不尽，需协助排便。由于技术上的限制，这类疾病一直以来都未能获得充分的评估和最佳的治疗。无论 3D 肛肠超声（EAUS），还是磁共振排粪造影（magnetic resonance imaging defecography，MRID）都不能同时评估后盆腔的解剖结构和功能。

3D 阴道内超声能够显示重要的后盆腔结构，同时也可以对常见疾病进行功能性评估。通过轴平面、矢状面和冠状面的 3D 重建成像，阴道内超声可以评价肛门内括约肌（IAS）、肛门外括约肌（EAS）、直肠阴道隔（RVS）和肛直肠角（ARA），还可以在 Valsalva 动作下进行动态超声成像[4]。同样，经会阴超声在后盆腔脱垂的解剖结构和功能评估中也显示出不可估量的作用[5, 6]。

在本章中，我们将讨论经会阴超声和 3D 阴道内超声技术评估后盆腔疾病的临床应用。

8.2 超声解剖学

8.2.1 会阴超声成像

使用 GE 和飞利浦的腹部探头行 3D 经会阴超声成像（图 8.1）已经广泛用作肛肠超声的替代检查方法，主要是为了尽量减少患者的不适感，同时也可以对肛直肠结构进行功能评估，这部分内容详见第 4 章。经会阴超声可以评估和测量盆底（图 8.2），肛门括约肌复合体（ASC）的解剖结构，包括对肛门内括约肌和肛门外括约肌缺损的评估[7~9]。此外，它还能够在正中矢状面上观察会阴体和提肌板（LP）[7, 10]，也能显示会阴浅横肌（superficial transverse muscle of perineum，STP）或肛门外括约肌前纵长度。

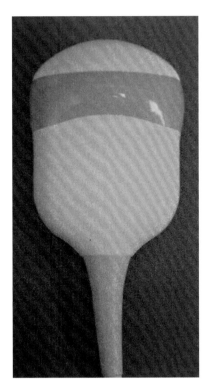

图 8.1　用于会阴盆底 3D 成像的 GE RAB4-8-RS，4~8 MHz 超声探头（Chicago, IL, USA）（©Shobeiri）

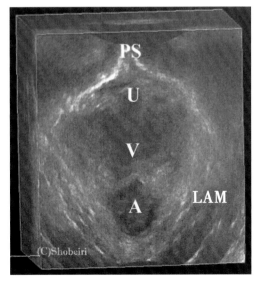

图 8.2　3D 会阴超声成像下的正常盆底解剖结构。图示为耻骨联合（PS），尿道（U），阴道（V），肛门（A），肛提肌（LAM）（©Shobeiri）

8.2.2　阴道内超声成像

由于阴道内超声探头具有高分辨率且放置在阴道内，可以更接近目标结构。因此，3D 阴道内超声可以显示正常后盆腔的详细解剖结构。将 3D 超声重建的盆底图像与尸体标本进行比较，为可靠地使用这一技术评估后盆腔解剖结构奠定了基础[11]。此外，阴道内超声能够显示肛直肠角，并对其进行测量，这对于后盆腔功能评估非常重要[5]。对于低年资超声医生或初学者来说，对后盆腔轴平面、矢状面和冠状面进行 3D 重建，有助于充分评估肛直肠的解剖结构和功能。

8.2.3　轴平面

轴平面可显示肛门内括约肌和肛门外括约肌。在轴平面，肛门黏膜位于 6 点方向，肛门内括约肌在肛门周围形成低回声环。肛门外括约肌为环绕肛门内括约肌的高回声结构（图 8.3）。用 BK 2052 或 BK 8838 探头（BK Ultrasound，Analogic，Peabody，MA，USA）进行的 360° 成像，在轴平面可评估肛提肌（LAM）的亚组肌肉（图 8.4~图 8.6），该内容详见第 5 章。后盆腔 3D 成像可以获得有关提肌板的重要解剖信息。提肌板由耻骨直肠肌（PR）和耻骨内脏肌（PV）（耻尾肌和髂尾肌）共同构成，这些肌肉的完整性决定了提肌板的运动方向（图 8.7）。

8.2.4　矢状面

正中矢状面给出了会阴体、肛门外

括约肌（主体部和皮下部）、肛门内括约肌和直肠阴道隔的纵向视图（图8.8~图8.10）。可以在该平面对提肌板进行测量，也可以在静息状态、Valsalva动作或缩肛动作下进行动态成像（图8.11~图8.13），亦可同时测量肛直肠角（图8.14），有助于评估盆底失弛缓综合征[5, 12]。

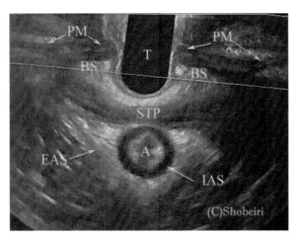

图8.3　在轴平面上，使用BK 8838探头进行3D阴道内超声成像肛门括约肌复合体。图示为探头（T），会阴浅横肌（STP），肛门（A），肛门外括约肌（EAS），肛门内括约肌（IAS），会阴膜（PM），球海绵体肌（BS）。值得一提的是，冠状面展示了会阴膜及其与球海绵体肌和肛门括约肌复合体位置关系的独特视图（©Shobeiri）

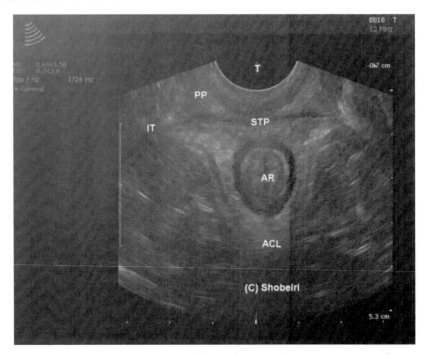

图8.4　在轴平面上，使用BK 8818探头进行3D阴道内超声检查显示的会阴浅横肌，而这种探头通常用于男性前列腺成像。图示为会阴浅横肌（STP），阴道探头（T），耻骨会阴肌（PP），坐骨结节（IT），肛直肠（AR），肛尾韧带（ACL）（©Shobeiri）

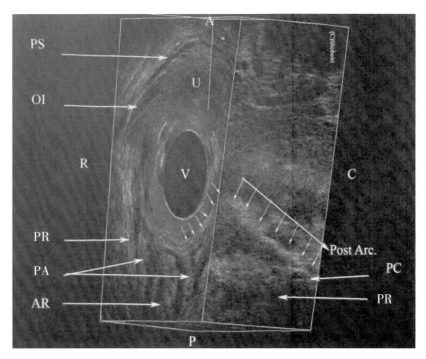

图 8.5 盆底左矢状面视图，可以清楚区分肛提肌的不同组成部分。后弓（Post Arc.）是直肠阴道隔膜与侧壁的连接点，在矢状面的 3D 成像中可以看到。图示为耻骨联合（PS），尿道（U），闭孔内肌（OI），阴道（V），耻骨直肠肌（PR），耻骨肛门肌（PA），耻尾肌（PC），肛直肠（AR）（©Shobeiri）

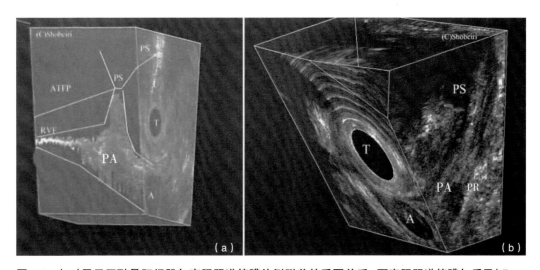

图 8.6 （a）显示了耻骨肛门肌与直肠阴道筋膜外侧附着的重要关系，而直肠阴道筋膜与后弓（Post Arc.）相连。耻骨肛门肌维持会阴稳定，这意味着它不会随骨盆收缩而移动。它从耻骨后部跨过并包绕肛管，其可能具有肌纤维特性，纤维含量更多。（b）3D 阴道内超声左侧视图中，耻骨肛门肌的全程清晰可见。图示为阴道探头（T），耻骨直肠肌（PR），耻骨肌门肌（PA），肛管（A）（©Shobeiri）

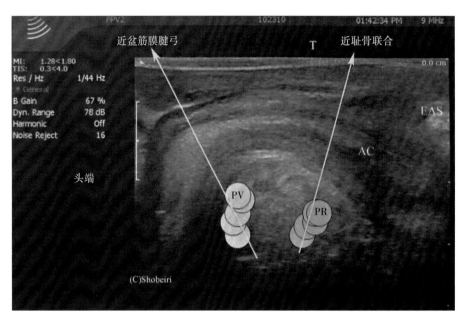

图 8.7　左侧正中矢状视图中可见耻骨内脏肌（耻尾肌 + 髂尾肌）和耻骨直肠肌。探头位于阴道内，指导患者做收缩运动。随着提肌板的上升，可追踪到提肌板运动影响耻尾肌和耻骨直肠肌的位置变化。在正常的个体中，耻骨直肠肌作为"挤压肌"，并没有显著移动。而耻骨内脏肌作为"提肌群"移动显著。图示为耻骨内脏肌（PV），耻骨直肠肌（PR），肛门外括约肌（EAS），肛管（AC）（©Shobeiri）

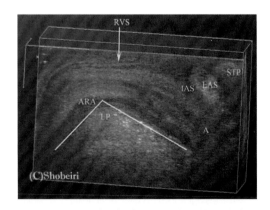

图 8.8　3D 阴道内超声显示正中矢状面后盆腔正常解剖结构。图示为肛门（A），直肠阴道隔（RVS），提肌板（LP），肛门内括约肌（IAS），肛门外括约肌（EAS），会阴浅横机（STP），肛直肠角（ARA）（©Shobeiri）

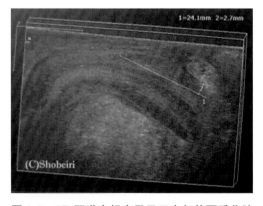

图 8.9　3D 阴道内超声显示正中矢状面后盆腔正常解剖结构，显示肛门内括约肌长度和宽度（©Shobeiri）

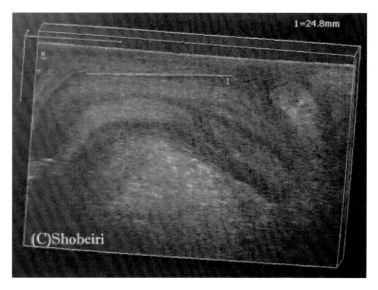

图 8.10　3D 阴道内超声显示正中矢状面后盆腔正常解剖结构，显示直肠阴道隔膜长度（©Shobeiri）

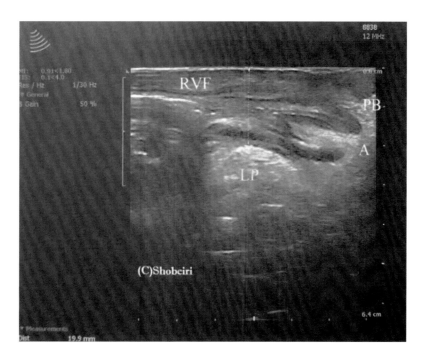

图 8.11　使用 BK 8838 探头 3D 阴道内超声正中矢状平面显示静息状态下的正常提肌板。此图像为 2D 成像，从阴道后壁到提肌板的最前部测量距离为 19.9 mm。图示为提肌板(LP)，会阴体(PB)，肛门（A），直肠阴道筋膜（RVF）（©Shobeiri）

8.2.5　冠状面

冠状面可以显示和测量肛门内括约肌和肛门外括约肌的厚度（图 8.15）。也可以显示复杂的肛提肌解剖结构，其形成一个漏斗样通道使肠内容物通过。

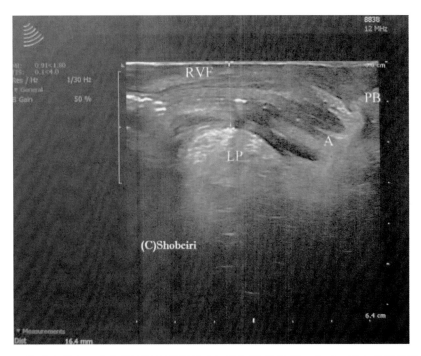

图 8.12　3D 阴道内超声正中矢状面显示缩肛状态下的正常提肌板。此时，嘱患者行收缩运动，测量阴道后壁到提肌板距离是 16.4 mm，与静息状态和缩肛状态下的有 3.5 mm 的差异。该测量结果显示其与盆底肌力牛津分级系统的测量具有较好的相关性。图示为会阴体（PB），肛门（A），直肠阴道筋膜（RVF），提肌板（LP）（©Shobeiri）

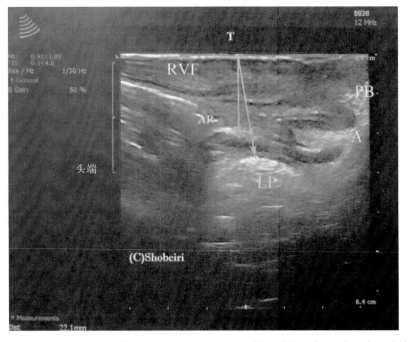

图 8.13　Valsalva 动作时 3D 阴道内超声显示正中矢状面的正常提肌板运动。腹压增高时，耻骨直肠肌从静息状态下的 19.9 mm 下降到 22.1 mm，可见提肌板向后部和尾部运动。图示为会阴体（PB），肛门（A），直肠阴道筋膜（RVF），提肌板（LP）（©Shobeiri）

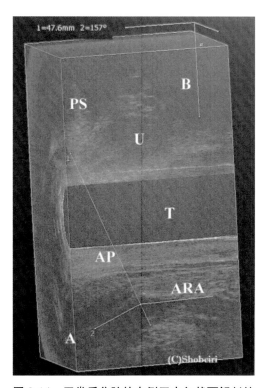

图 8.14　正常后盆腔的右侧正中矢状面解剖结构。肛直肠角测量如图所示。图示为肛直肠角（ARA），耻骨联合（PS），尿道（U），膀胱（B），探头（T），肛门（A），最小提肌裂孔的前后径（AP）（©Shobeiri）

8.3　超声技术与文献回顾

8.3.1　经会阴超声

后盆腔超声成像常规从 2D 经会阴超声成像开始（图 8.16）。患者取截石位，髋部屈曲外展。凸阵探头放置于从阴阜至肛缘之间的会阴区（图 8.17）。使用 BK 3D 曲阵探头，频率 4.3~6.0 MHz，焦距 6~114 mm（图 8.18）。但其实频率为 3.5~8.0 MHz[13, 14] 的任何曲阵探头都可以使用。这类探头在任何泌尿科或妇科医生的超声诊室里都有配置，可以使用这些探头获得动态盆底成像。由于仪器设置原因，图像显示可能是倒置的，大多数机器可以将图像显示为如同患者站在视野的左矢状面一样（图 8.18）。探头表面涂抹超声耦合剂，使用手套

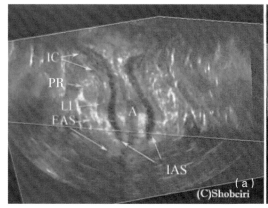
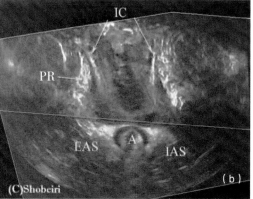

图 8.15　（a）肛管的正中冠状面，显示肛提肌在肛直肠漏斗状结构中的作用。髂尾肌形成漏斗入口，耻骨直肠肌形成漏斗颈部，纵韧带形成体部，以及肛门内括约肌和肛门外括约肌共同组成漏斗出口。（b）漏斗的正前位视图显示了耻骨直肠肌与髂尾肌形成鞘状结构样重叠关系。图示为髂尾肌（IC），耻骨直肠肌（PR），纵韧带（LL），肛门内括约肌（IAS），肛门外括约肌（EAS），肛门（A）（©Shobeiri）

或塑料膜包裹探头。显示屏上耻骨联合
（PS）位于屏幕右下角，提肌板位于屏
幕左下角。在检查过程中，指导患者进
行 Valsalva 动作或 Kegel 动作，并进行
动态成像（图 8.19）[15]。经会阴超声
操作时注意避免对会阴部用力挤压，或
者探头（超声声束）与肛管的角度不当。

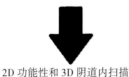

2D 功能性会阴扫描

2D 功能性和 3D 阴道内扫描

3D 肛肠超声

图 8.16 后盆腔的成像步骤

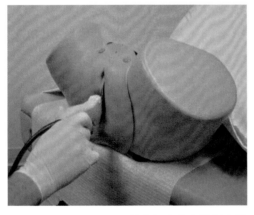

图 8.17 BK 8802 3D 凸阵探头在会阴超声检
查中的位置（©Shobeiri）

8.3.2 经会阴超声的临床应用

8.3.2.1 直肠膨出

许多临床医生使用"直肠膨出"来
定义所有的阴道后壁脱垂，但真性直肠

膨出是指直肠前壁疝入阴道，通常在排
便时可见[14]。通常认为是由于直肠阴道
隔的缺损造成的。直肠膨出应区别于其
他类型的阴道后壁脱垂，如直肠阴道隔
完整的直肠壶腹部异常扩张、直肠膨出
合并肠疝、单独的肠疝、会阴缺陷等[14]。
一项研究发现[5]，只有 56% 被诊断患有
"临床直肠膨出"的患者可在影像学检
查中确定为真性直肠膨出。尽管排粪造
影是评估真性直肠膨出的金标准[16]，但

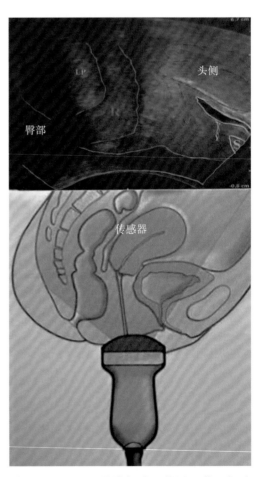

图 8.18 BK 3D 凸阵探头。此图示范了探头
的正确定位，2D 视野包括前部的耻骨联合和
后部的提肌板。图示为膀胱（B），子宫（U），
阴道（V），提肌板（LP）和肛直肠（R）
（©Shobeiri）

经会阴超声已被证明是一种对真性直肠膨出、肠疝和直肠套叠进行评估的可接受替代方案 [5, 6]。

　　经会阴超声成像获得正中矢状面，嘱患者行 Valsalva 动作，此时可看到直肠向下移位的动态图像。直肠膨出程度可通过测量 Valsalva 动作时，膨出物超过耻骨联合下缘的最大距离进行评估

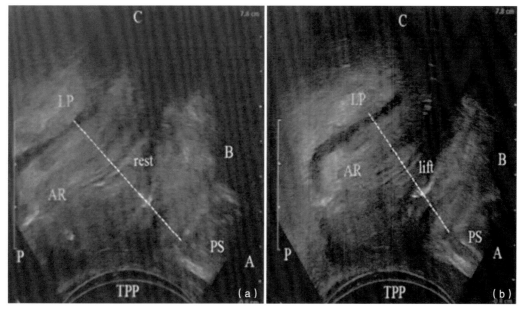

图 8.19　动态会阴超声中提肌板与耻骨联合之间的距离：（a）静息状态和（b）Kegels 动作。图示为前（A），后（P），头端（C），提肌板（LP），肛直肠（AR），膀胱（B），耻骨联合（PS），会阴探头（TPP）（经允许引自 Rostaminia 等人 [15]）

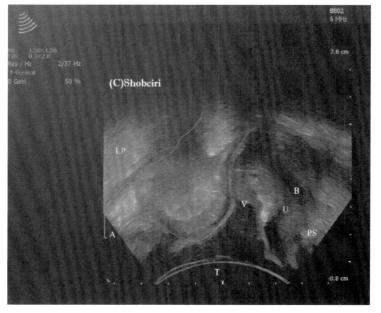

图 8.20　直肠膨出的 3D 会阴超声（绿线），POP–Q 评分为 II 度直肠膨出。图示为提肌板（LP），肛门（A），阴道（V），膀胱（B），尿道（U），耻骨联合（PS）（©Shobeiri）

（图 8.20）。膨出物下移超过 10 mm 被作为超声诊断直肠膨出的截断值[5]。一些研究证明，经会阴超声判断器官脱垂程度与临床症状之间具有相关性[17~20]。在最近一项涉及 265 名患者的研究中发现，梗阻性排便障碍的程度与超声所测量的真性直肠膨出（P=0.01）及膨出程度（P=0.04）具有显著相关性[21]。

8.3.2.2 肠疝

肠疝是腹腔最低点进入阴道或直肠阴道间隙（道格拉斯陷凹）形成的疝，通常包含小肠或乙状结肠。在临床检查中不易与直肠膨出相鉴别[22]。但是在涉及手术治疗方案时，区分这两种疾病尤为重要。与真性直肠膨出一样，排粪造影是经典的影像学检查方式，然而经会阴超声可作为替代方法[23]。

通过经会阴超声，Valsalva 动作时可以看到小肠突出到阴道内（图 8.21），也经常可以看到肠蠕动，有时通过少量的腹腔积液可以显示出肠疝的顶端。肠疝内容物通常呈不均质回声或毛玻璃样回声，非高回声；而典型的直肠膨出或乙状结肠疝由于内容物为粪便而呈高回声。如果有粪便，我们称这种疝为乙状结肠疝。肠疝和乙状结肠疝的区别很重要，因为即使脱垂修复后，乙状结肠冗长仍会继续导致排便功能障碍。在功能性 2D 经会阴超声成像中，可以很容易地观察到肛提肌在盆腔器官脱垂（POP）发病机制中的作用。患有Ⅱ度脱垂的患者可以通过收缩肛提肌有效减轻脱垂的程度（图 8.22）。盆底肌肉（PFM）的收缩可以缩小肛提肌裂孔面积，抬高肛直肠角，从而改变提肌板和耻骨联合之间的夹角。

8.3.2.3 直肠套叠

直肠套叠是指直肠壁（包括直肠

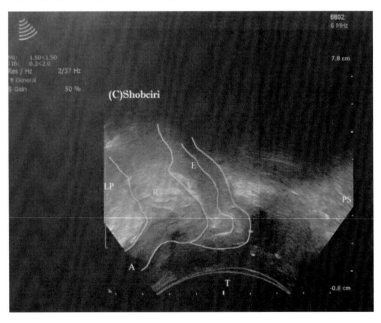

图 8.21 直肠膨出和肠疝的 3D 会阴超声（绿线）。Valsalva 动作时采集图像。图示为提肌板（LP），肠疝（E），直肠膨出（R），肛门（A），探头（T），耻骨联合（PS）（©Shobeiri）

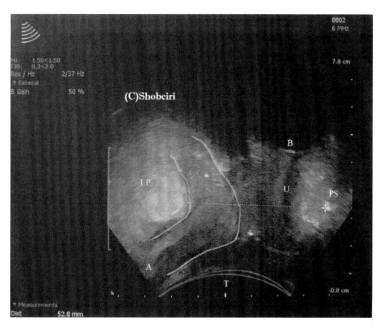

图 8.22　与上图为同一的患者，缩肛状态下的 3D 会阴超声。显示直肠膨出和肠疝（绿线）是如何缓解的。图像在患者做缩肛运动时采集，该动作导致提肌板显著升高，使得最小肛提肌裂孔的前后径距离变小。这常见于中至重度肛提肌缺陷患者。图示为提肌板（LP），肛门（A），探头（T），耻骨联合（PS），膀胱（B），尿道（U）（©Shobeiri）

黏膜层或直肠壁全层）套入直肠腔。当肠套叠延伸到或超出肛管，通常会出现典型的排便障碍症状。一般来说，除非直肠脱垂已经发展到一定程度，否则直肠套叠很少能在动态经会阴超声上观察到。虽然粗糙的外观会提示是大肠而非小肠，但目前仍无法区分是小肠或大肠的哪部分形成肠套叠[24]。在一项研究中发现，直肠套叠与肛提肌裂孔面积异常扩张和耻骨直肠肌撕脱有关。

8.3.3　阴道内超声

3D 阴道内超声成像时，患者取膀胱截石位，髋部屈曲外展，膀胱适度充盈，不需要行直肠或阴道造影。使用 BK 医用超聚焦或弯曲聚焦超声诊断仪，将 BK 8848（图 8.23）或 BK 8838 的 12 MHz 探头（图 8.24）插入阴道正中 6 cm 处，注意避免对周围结构过度挤压，导致阴道解剖位置扭曲。当 3D 成像时，操作人的手应该放松以避免探头晃动。如果使用 BK 8848 探头，探头上的凹槽面是朝后的。如果使用 BK 8838 探头，可以旋转探头显示后方视野。每一个探头都可以进行动态成像（图 8.25）。

进行 Valsalva 动作时，探头会被推出阴道外。因此，动态经会阴超声可能对盆腔器官脱垂定量评估评分 Ⅱ 度以上的盆腔器官脱垂的诊断有限。如果需要 3D 成像，则需要将 BK 8848 探头安装在机械推动器上，该相关知识已于仪器和技术的章节进行介绍。若使用 BK 8838 探头，需要从 3 点到 9 点方向进行径向扫查（每 0.25° 一次，直

到 179°），总计 720 次扫描，从而获得
3D 容积数据。如果使用 BK 8838 探头，
则可以获得包含前、后盆腔的 360° 容
积成像，可以调整探头以获得符合要求
的 3D 成像。当然，为了获得高分辨率
图像，必须选择最窄的角度（即 0.25°），
在 45 s 内获得 720 次扫描。两种探头均
可获得极佳的容积数据。BK 8838 探
头的特有优势是可以在一个步骤内获得探
头前、后视野及肛提肌的组织成像。对
肛提肌、肛直肠角及提肌板位置进行评
估是评估后盆腔的重要部分。肛提肌损
伤可能发生于阴道分娩时，若产后女性
出现难治性盆腔疼痛或盆底功能障碍［如
粪失禁（FI）和盆腔器官脱垂］时，必
须对其进行深入评估检查。3D 阴道内超
声检查肛直肠角超过 170° 时，则与粪失
禁和梗阻性排便障碍症状呈正相关。同
样，提肌板的下降角度超过 9° 则与梗阻
性排便障碍有关（未发表的数据）。

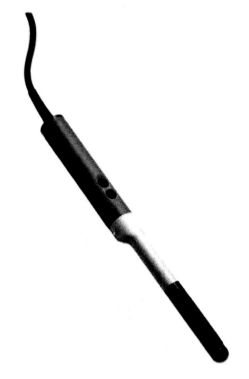

图 8.23　BK 8848 探 头（BK Ultrasound，
Analogic，Peabody，MA，USA）

　　BK 2052 探头的 3D 阴道内超声能
够可靠地显示和测量正常患者的肛门内
括约肌和肛门外括约肌（图 8.26）。
如果阴道内超声怀疑肛门括约肌缺损，
则需要肛肠超声确认。BK 2052 探头是
肛肠超声成像里用于检查肛门括约肌复
合体的标准探头。在阴道内使用同样的
探头对于评估正常的肛门外括约肌图像
有 100% 特异性，而对于评估正常的肛
门内括约肌图像有 83% 的特异性。但是
它对于检测括约肌缺损并不精准。因此，
建议先做一个侵入性较小的阴道内超声
对括约肌进行初步评估，如果怀疑有缺
损，则行进一步的肛肠超声。

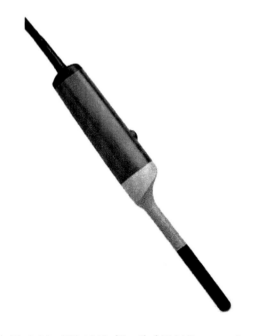

图 8.24　BK 8838 探 头（BK Ultrasound，
Analogic，Peabody，MA，USA）

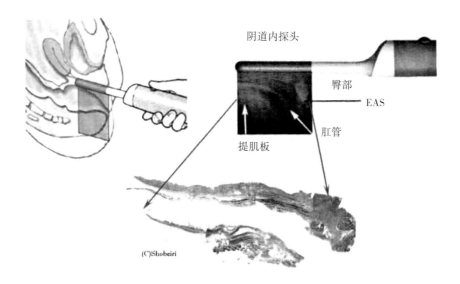

图 8.25　手持阴道内探头，将探头轻轻放置在阴道正中，视野向后。显示与超声图像相关的组织学结构。图示为肛门外括约肌（EAS）（©Shobeiri）

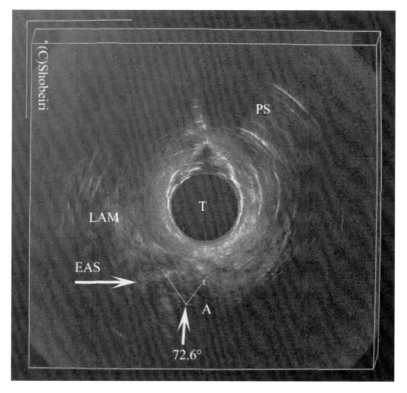

图 8.26　3D 阴道内超声的轴平面显示肛门外括约肌缺损（箭头所指）。图示为耻骨联合（PS），阴道探头（T），肛提肌（LAM），肛管（A），肛门外括约肌（EAS）（©Shobeiri）

8.3.4 阴道内超声的临床应用

8.3.4.1 直肠膨出

直肠膨出可以在患者行 Valsalva 动作时，通过阴道内超声在正中矢状位进行评估（图 8.27 和图 8.28）。可以通过 Valsalva 动作观察直肠向下移动的程度，并通过缩肛运动评估提肌板复位的功能。直肠膨出的测量与垂直于直肠前壁的参考线有关，但是直肠膨出并非 2D 结构，故而这种测量方法在临床上并不

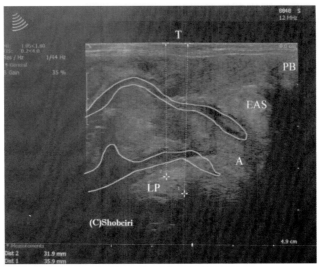

图 8.27　直肠膨出患者 2D 阴道内超声显示正中矢状面后盆腔（绿线标记为直肠边缘）。该图像在静息状态下采集，探头距提肌板的距离为 31.9 mm。下面较长的线为 Valsalva 动作时提肌板的位移，如图 8.28 所示。图示为探头（T），会阴体（PB），提肌板（LP），肛门内括约肌（IAS），肛门外括约肌（EAS）（©Shobeiri）

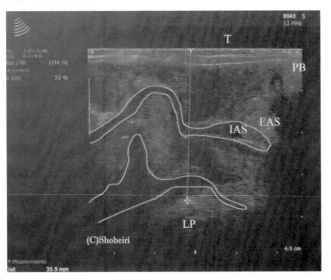

图 8.28　直肠膨出患者 2D 阴道内超声显示正中矢状面后盆腔（绿线标记为直肠边缘）。该图像在 Valsalva 动作时采集，Valsalva 动作导致提肌板伸展和直肠尾部下移。图示为探头（T），会阴体（PB），提肌板（LP），肛门（A），肛门外括约肌（EAS）（©Shobeiri）

适用。普遍认为，阴道内超声探头在阴道内可能减轻或阻碍盆腔器官脱垂，这也是阴道内超声评估直肠膨出的局限性。

8.3.4.2 小肠疝

像直肠膨出一样，小肠疝也可以通过动态阴道内超声在正中矢状面来进行评估。通过阴道内超声可观察到蠕动的小肠疝进入直肠阴道间隙（图 8.29）。阴道内超声可以通过对肠内容物进行成像来鉴别小肠疝和乙状结肠疝。小肠疝因为有肠液的存在而呈低回声，而直肠和乙状结肠由于有粪便的存在而呈固体高回声。

8.3.4.3 肠套叠

由于直肠膨出和排便功能障碍共存的高发病率，放射学检查通常过度诊断肠套叠。直肠膨出时，直肠内陷可能会表现为肠套叠征象。因此，当存在直肠膨出时，阴道内超声探头检查更有意义，因为它可以减轻直肠膨出，从而进一步鉴别是否真的存在肠套叠。动态 3D 阴道内超声在矢状面观察到直肠壁内陷入管腔，可确定为直肠肠套叠（图 8.30）。

8.3.4.4 盆底失弛缓综合征

患有后盆腔疾病的女性常常主诉排便困难、排便不尽、性交困难和排尿功能障碍。肛直肠角为肛管和直肠轴线之间的夹角（图 8.14）。静息和腹压增加状态下评估肛直肠角可提示肛提肌松弛异常[14]（图 8.31）。在张力过程中，提肌板下降，肛提肌裂孔前后径随着肛直肠的升高而缩短，肛直肠角变窄，通常称为肛提肌协同运动。虽然肛提肌协同运动常见于骨盆解剖结构正常的年轻未生育女性，但持续的肛提肌协同运动可

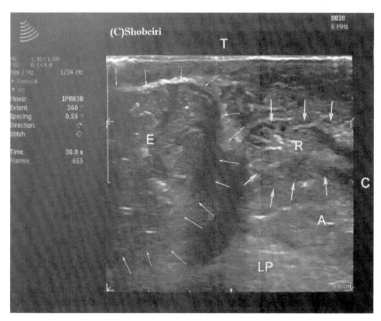

图 8.29 肠疝患者 3D 阴道内超声图像，小肠进入直肠阴道间隙形成疝，并伴有直肠膨出。图示为探头（T），肠疝（E），肛管（A），提肌板（LP），直肠膨出（R）（©Shobeiri）

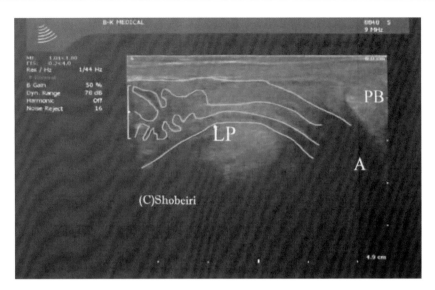

图 8.30　3D 阴道内超声正中矢状面显示肠套叠（绿线标记为直肠边缘）。图示为提肌板（LP），会阴体（PB），肛门（A）（©Shobeiri）

能是盆底失弛缓综合征的表现[25]。

8.3.4.5　后盆腔的其他发现

除了临床上常见的后盆腔疾病，如直肠膨出和盆底失弛缓综合征，2D/3D阴道内超声能够显示盆底深层结构的异常，而这些结构异常可能会影响患者的临床表现。3D 阴道内超声的正中矢状

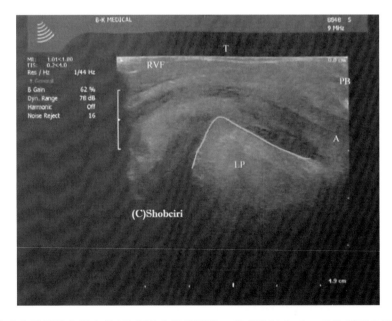

图 8.31　盆底失弛缓综合征患者 3D 阴道内超声图像。患者做 Valsalva 动作时采集正中矢状面图像。超声发现患者无法放松盆底肌。图示为探头（T），直肠阴道筋膜（RVF），会阴体（PB），提肛板（LP），肛门（A）（©Shobeiri）

面可以评估提肌板与耻骨联合的关系，并可能提示肛提肌缺损。正常患者的提肌板位于耻骨联合和耻骨肛提肌超声参考线（PLURAL）（图 8.32）的头侧。排便功能障碍的患者，提肌板位于耻骨肛提肌超声参考线的尾侧（图 8.33）。这些患者通常需要用手指按压肛门后部来抬高松弛的提肌板。提肌板下降与肛提肌缺陷，肛提肌与耻骨分离或筋膜薄弱有关（图 8.34）。患有后盆腔疾病，包括肛提肌缺损，后盆腔脱垂和排便功能障碍的患者，最小肛提肌裂孔（MLH）测量值和提肌板展平也可能存在异常（图 8.35）。经会阴超声不易看到提肌板塌陷（图 8.36），而阴道内超声因探头更接近目标区域而具有检测优势。如果使用诸如 360° BK 8838 探头，则可以同时获得肛提肌缺损、提肌板下降角和肛直肠角的测量值（图 8.37）。使用此探头进行 360° 成像可以生成正中矢状面的有效图像，因为探头的晶体是线性排列的，可以获得矢状面的图像。

最后，如其他章节中所述，3D 阴道内超声成像可以很容易识别放置于后盆腔的合成植入网片。软件渲染后网片脱离黑白声影，从而可以看到网片的全部范围（图 8.38）。3D 阴道内超声可以对网片相关并发症进行术前评估，制定手术计划（图 8.39），还可以在术中帮助定位，快速有效地找到网片，从而缩短手术时间。

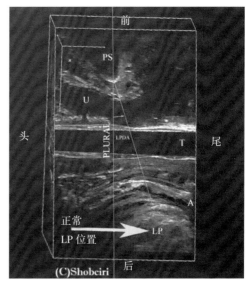

图 8.32　患者做 Valsalva 动作时伴提肌板上移的 3D 阴道内超声正中矢状面图像。请注意提肌板移动（黄色箭头）至耻骨联合与耻骨肛提肌超声参考线（PLURAL）的关系。图示为耻骨联合（PS），尿道（U），探头（T），肛门（A），提肌板（LP），提肌板下降角（LPDA）（©Shobeiri）

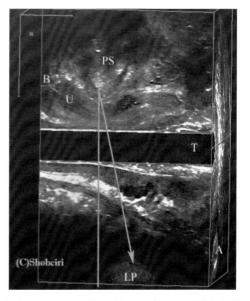

图 8.33　严重肛提肌缺陷患者 3D 阴道内超声正中矢状面图像。在静息状态下时请注意，提肌板末端（尾部）至耻骨肛提肌超声参考线。图示为耻骨联合（PS），膀胱（B），尿道（U），探头（T），肛门（A），提肌板（LP）（©Shobeiri）

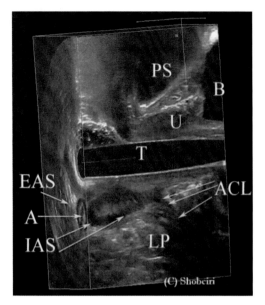

图 8.34 正常人在静息状态下的右旁矢状面 3D 阴道内超声图像。请注意此图像不是正中矢状面。在该图像中可以显著观察到肛尾韧带纤维在提肌板和肛门内括约肌上的走行关系。图示为耻骨联合（PS），膀胱（B），尿道（U），探头（T），肛门（A），提肌板（LP），肛门外括约肌（EAS），肛门内括约肌（IAS），肛尾韧带（ACL）（©Shobeiri）

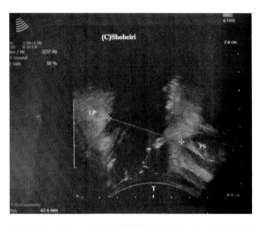

图 8.36 同一患者在静息状态下 3D 会阴超声图像。请注意最大肛提肌裂孔的前后径距离达 42.4 mm。图示为提肌板（LP），耻骨联合（PS），探头（T）（©Shobeiri）

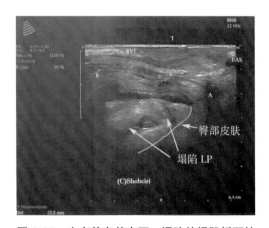

图 8.35 患者静息状态下，塌陷的提肌板可接触会阴部皮肤的 2D 阴道内超声正矢状面图像。此患者为了顺利排便总是按压后部肛门。此项举动减少了她先前肛提肌裂孔的距离。图示为探头（T），直肠阴道筋膜（RVF），直肠（R），肛门（A），提肌板（LP），肛门外括约肌（EAS）（©Shobeiri）

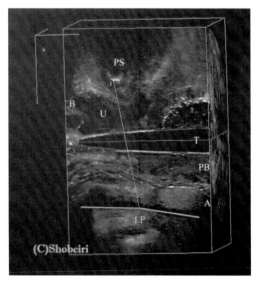

图 8.37 在患者肛直肠角变平并伴有严重肛提肌缺损下的 3D 阴道内超声正矢状面图像。同位患者冠状位的肛管被证实像一个漏斗。在 Valsalva 动作时，直肠会收缩并盘绕在漏斗中。图示为提肌板（LP），耻骨联合（PS），探头（T），膀胱（B），尿道（U），会阴体（PB），肛门（A）（©Shobeiri）

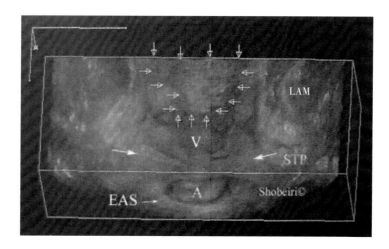

图 8.38　后盆腔植入网片患者 3D 阴道内超声正中冠状面图像。请注意后盆腔植入网片范围（用箭头标出）。通过重建可呈现隐匿部位的陈旧性网片。图示为阴道（V），肛提肌（LAM），会阴浅横肌（STP），肛门（A），肛门外括约肌（EAS）

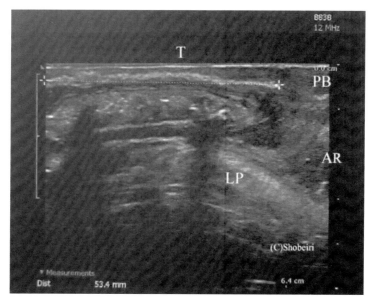

图 8.39　2D 阴道内超声正中矢状面图像左侧观显示患者后盆腔网片植入治疗后盆腔脱垂，网片全长为 53.4 mm。注意网片与阴道壁和直肠壁的距离很近。图示为探头（T），肛门（A），提肌板（LP），会阴体（PB）（©Shobeiri）

8.4　结论

在经会阴超声和阴道内超声成像技术发展之前，对后盆腔的解剖结构和功能评估是有限的。众所周知，排粪造影有助于评估后盆腔功能障碍，但其具有耗时、严重不适、暴露于射线、肠道准备等缺点。现在通常采用经会阴超声和阴道内超声来替代排粪造影，但仍存在一定的局限性。经会阴超声和阴道内超声都比较依赖于超声技师的技能。利用

3D 技术可以保存容积数据以供将来分析。经会阴超声和阴道内超声检查时患者必须取截石位，这与正常排便体位有所不同，并非排便的功能体位。当评估严重盆腔器官脱垂时，阴道内超声探头可能是有帮助的，因为它可以使器官保持脱垂状态直至成像结束。除阴道内超声之外，运用经会阴超声和阴道内超声多模式成像，提高了超声成像的诊断能力并有助于巩固其在女性后盆腔疾病初步评估中的地位。

（何丽译，苗娅莉校）

参考文献

[1] Dain L, Auslander R, Rosen T, Segev Y, Goldschmidt E, Abramov Y. Urodynamic indings in women with pelvic organ prolapse and obstructive voiding symptoms. Int J Gynaecol Obstet. 2010;111(2):119–21.

[2] Olsen AL, Smith VJ, Bergstrom JO, Colling JC, Clark AL. Epidemiology of surgically managed pelvic organ prolapse and urinary incontinence. Obstet Gynecol. 1997;89(4):501–6.

[3] Smith FJ, Holman CD, Moorin RE, Tsokos N. Lifetime risk of undergoing surgery for pelvic organ prolapse. Obstet Gynecol. 2010;116(5):1096–100.

[4] Sudoł-Szopińska I, Kołodziejczak M. Invited commentary. In: Santoro G, Wieczorek AP, Bartram CI, editors. Pelvic floor disorders: imaging and multidis-ciplinary approach to management. Milan: Springer-Verlag Italia; 2010. p. 729.

[5] Dietz HP, Steensma AB. Posterior compartment prolapse on two-dimensional and three-dimensional pelvic floor ultrasound: the distinction between true rectocele, perineal hypermobility and enterocele. Ultrasound Obstet Gynecol. 2005;26(1):73–7.

[6] Beer-Gabel M, Teshler M, Barzilai N, Lurie Y, Malnick S, Bass D, Zbar A. Dynamic transperineal ultrasound in the diagnosis of pelvic floor disorders: pilot study. Dis Colon rectum. 2002;45(2):239–45.discussion 245–8

[7] Weinstein MM, Pretorius DH, Jung SA, Nager CW, Mittal RK. Transperineal three-dimensional ultrasound imaging for detection of anatomic defects in the anal sphincter complex muscles. Clin Gastroenterol Hepatol. 2009;7(2):205–11.

[8] Huang WC, Yang SH, Yang JM. Three-dimensional transperineal sonographic characteristics of the anal sphincter complex in nulliparous women. Ultrasound Obstet Gynecol. 2007;30(2):210–20.

[9] Oom DM, West RL, Schouten WR, Steensma AB. Detection of anal sphincter defects in female patients with fecal incontinence: a comparison of 3-dimensional transperineal ultrasound and 2-dimensional endoanal ultrasound. Dis Colon Rectum. 2012;55(6):646–52.

[10] Valsky DV, Messing B, Petkova R, Savchev S, Rosenak D, Hochner-Celnikier D, Yagel S. Postpartum evaluation of the anal sphincter by transperineal three- dimensional ultrasound in primiparous women after vaginal delivery and following surgical repair of third-degree tears by the overlapping technique. Ultrasound Obstet Gynecol. 2007;29(2):195–204.

[11] Shobeiri SA, White D, Quiroz LH, Nihira MA. Anterior and posterior compartment 3D endovaginal ultrasound anatomy based on direct histologic comparison. Int Urogynecol J. 2012;23(8):1047–53.

[12] Steensma AB, Oom DM, Burger CW, Schouten WR. Assessment of posterior compartment prolapse: a comparison of evacuation proctography and 3D transperineal ultrasound. Color Dis. 2010;12(6):533–9.

[13] Dietz HP. Ultrasound imaging of the pelvic

floor. Part I: two-dimensional aspects. Ultrasound Obstet Gynecol. 2004;23(1):80–92.

[14] Dietz HP, Beer-Gabel M. Ultrasound in the investigation of posterior compartment vaginal prolapse and obstructed defecation. Ultrasound Obstet Gynecol. 2012;40(1):14–27.

[15] Rostaminia G, Peck J, Quiroz L, Shobeiri SA. Levator plate upward lift on dynamic sonography and levator muscle strength. J Ultrasound Med. 2015;34(10): 1787–92.

[16] Harvey CJ, Halligan S, Bartram CI, Hollings N, Sahdev A, Kingston K. Evacuation proctography: a prospective study of diagnostic and therapeutic effects. Radiology. 1999;211(1):223–7.

[17] Dietz HP, Zhang X, Shek KL, Guzman RR. How large does a rectocele have to be to cause symptoms? A 3D/4D ultrasound study. Int Urogynecol J. 2015;26:1355–9.

[18] Shek KL, Dietz HP. What is 'abnormal uterine descent' on translabial ultrasound? Int Urogynecol J. 2015;26(12):1783–7.

[19] Dietz HP, Eldridge A, Grace M, Clarke B. Pelvic organ descent in young nulligravud women. Am J Obstet Gynecol. 2004;191(1):95–9.

[20] Dietz HP, Lekskulchai O. Ultrasound assessment of prolapse: the relationship between prolapse severity and symptoms. Ultrasound Obstet Gynecol. 2007; 29(6):688–91.

[21] Alam P, Guzmán Rojas R, Kamisan Atan I, Mann K, Dietz HP. The 'bother' of obstructed defecation. Ultrasound Obstet Gynecol 2015:doi:10.1002/uog.15828 [Epub ahead of print].

[22] Hock D, Lombard R, Jehaes C, Markiewicz S, Penders L, Fontaine F, et al. Colpocystodefecography. Dis Colon Rectum. 1993;36(11):1015–21.

[23] Beer-Gabel M, Assoulin Y, Amitai M, Bardan E. A comparison of dynamic transperineal ultrasound (DTP-US) with dynamic evacuation proctography (DEP) in the diagnosis of cul de sac hernia (enterocele) in patients with evacuatory dysfunction. Int J Color Dis. 2008;23(5):513–9.

[24] Rodrigo N, Shek KL, Dietz HP. Rectal intussusception is associated with abnormal levator ani muscle structure and morphometry. Tech Coloproctol. 2011; 15(1):39–43.

[25] Ornö AK, Dietz HP. Levator co-activation is a signiicant confounder of pelvic organ descent on Valsalva maneuver. Ultrasound Obstet Gynecol. 2007;30(3):346–50.

第9章 阴道网片及植入物的阴道内超声成像

学习目标

1. 熟悉阴道植入网片的超声图像。

2. 提高超声医生识别网片的能力。

3. 熟悉常见的阴道网片套盒植入路径及模式。

9.1 引言

聚丙烯网片在超声成像中呈强回声[1]，但是聚丙烯网片无法在 X 线、CT 和 MRI 中成像[2]。因此，超声成像是评估盆腔器官脱垂（POP）手术植入聚丙烯网片的首选方法。不同的超声技术和路径在评估阴道内植入网片的形态、位置和并发症具有不同的特点和优势[3~8]。超声有助于手术医生了解网片的位置、网片植入路径、网片导致疼痛的可能原因、网片与周围结构的位置关系。例如，骶棘韧带、阴部神经，以及术后网片是否发生移位。这些信息可能与临床并发症及手术的成败相关[9~11]。此外，超声检查有助于手术方案的设计，以减少网片并发症和降低再次手术率。超声能够帮助找到盆腔疼痛和网片相关性交痛的原因。对于既往有网片手术史的患者，超声能够帮助判断和确定原植入网片的类型和位置[3]。本章将重点介绍盆腔器官脱垂手术中所使用网片的历史、网片类型，以及不同超声成像技术下网片并发症的超声成像特点。

9.2 阴道网片的历史及类型

女性预期寿命的延长导致越来越多的老年妇女寻求医疗帮助，盆腔器官脱垂是导致 55 岁以上女性子宫切除的最常见妇科疾病之一[12]。盆腔器官脱垂严重影响中老年妇女的身心健康和生活质量。盆腔器官脱垂患者终身手术风险约为 11%[13]，其中 30% 的盆腔器官脱垂患者会因为脱垂复发而再次接受手术治疗[14]。尽管盆腔器官脱垂的遗传因素和病因尚未阐明，但随着妇女年龄的增加，盆腔器官脱垂手术也随之增加[15]，保守估计未来 40 年，美国盆腔器官脱垂相关的手术将增加 46%[16]。根据 2010 年人口普查报告，美国女性人口超过 1.57 亿（占比 50.8%），其中多达 942 万女性存在盆腔器官脱垂的手术风险[17]。

盆底重建手术治疗生殖道脱垂，无论是否使用网片，均能够显著改善脱垂所导致的症状，并提高患者的生活质量[18]。目前，骶骨固定术已经成为治疗盆腔器官脱垂的标准经腹手术方式。在过去的 1 个世纪中，Amreich-Richter 骶棘韧带固定术作为一种阴式手术方法曾经广泛用于盆腔器官脱垂的治疗。然而，由于阴道网片套盒使用方便，再加上产品的大力营销，导致阴道内网片植入手术在没有长期临床实验的情况下仍在临床实践中迅速推广。

在过去的 10 年里，为了提高阴式盆腔器官脱垂手术的长期疗效，各种不同的异种网片被用于治疗盆腔器官脱垂。在腹部手术中使用人工合成网片具有悠久的历史。从 20 世纪 50 年代开始，外科网片被用来修复腹壁疝，但术后患者陆续出现疼痛、网片挛缩和疝复发等并发症。20 世纪 70 年代，妇科医生开始使用外科网片经腹部手术路径治疗盆腔器官脱垂。20 世纪 90 年代，泌尿科医生开始使用外科网片治疗压力性尿失禁（SUI）和经阴道路径修复盆腔器官脱垂。一些训练有素、经验丰富的外科医生会根据手术需求裁剪网片，通过相应的切口将网片植入，治疗压力性尿失禁和盆腔器官脱垂。通过对临床手术治疗的观察和经验积累，为满足临床手术需求，制造商开发了治疗压力性尿失禁和盆腔器官脱垂的网片产品，提供给更多的妇科医生和泌尿科医生[19]。1996 年，美国波士顿科技公司生产了第一个治疗压力性尿失禁的编织吊带产品。由于手术并发症，这款产品被撤出市场，但是截至目前，仍然有患者发生并发症。2002 年，美国强生公司发明了第一个用于治疗盆腔器官脱垂的编织网片产品。

接下来的数年间，外科网片产品逐渐发展成为"套盒"形式，套盒内包括网片和协助网片植入的穿刺工具。这背后的原因是骶骨固定术需要由训练有素、经验丰富的外科医生实施，而制造商需要寻找到一种颠覆性的技术来普及盆腔器官脱垂的手术治疗。联合腹部疝修补术中使用网片的技术和悬吊手术中套管针的技术，制造商通过了美国食品和药品管理局（Food and Drug Administration，FDA）的 510K 审批，实现了网片与套管针合并生产并快速进入市场。510K 是产品上市前需向 FDA 证明拟销售的产品至少与合法销售的产品具有相同的安全性和有效性，也就是说，基本等同于合法销售的产品，不需要预先批准。第一批用于盆腔器官脱垂修复的套盒是美国 AMS 公司生产的 ApogeeTM 套盒和 PerigeeTM 套盒，已经在 2004 年被撤出市场。每一家进入盆腔器官脱垂市场的公司生产的网片套盒都存在差异，包括穿刺器、组织锚定器、外科手术技术、网片材质（可吸收材料或不可吸收材料）等[19]。FDA 也批准了包括 Prolift 套盒（Ethicon/Gynecare）在内的许多同类产品。Prolift 要求穿刺器从骶棘韧带和骶结节韧带之间走形阴部神经的空间穿过。对于盆底手术医生来说，这一空间意味着巨大的挑战，因为阴部神经支配阴蒂、尿道、阴道、会阴和肛门区。损伤阴部神经主干会导致所有神经分支支配区域的疼痛，而对阴部神经分支的损伤会导致其支配区域的疼痛、痉挛，甚至排尿及排便功能障碍等。网片植入和局部瘢痕导致的阴部神经痛成了一个新的诊断名词，而其治疗具有相当的挑战性。FDA 2010 年发布的数据显示："至少已经实施了 10 万次使用网片的盆腔器官脱垂修补手术""其中大约 75 000 次是阴道内网片植入手术"[19]。这一数据说明，从 2008 年至 2010 年这 3 年里至少实施了 22 500 例阴道内网片植入手术[20]。

在过去的 10 年里，由于推荐意见认为使用网片的手术不仅能够显著提高手术效果，并且能够显著降低复发率。因此，使用移植材料植入阴道内用以治疗盆腔器官脱垂的手术方式迅速推广，成为治疗盆腔器官脱垂的新术式，甚至趋向替代盆腔器官脱垂传统修补手术。但是这一推荐意见并不适合后盆腔脱垂。由于这一推荐意见，外科市场上推出了数种网片套盒，推广微创的阴道网片手术用于治疗阴道前壁脱垂和子宫脱垂。网片的使用目的是为了延长盆腔器官脱垂的长期疗效。一般来说，用于盆腔器官脱垂的网片产品的设计是与纠正解剖结构缺陷相匹配的。大多数网片用于阴道前壁脱垂的修补，其次是用来修补阴道后壁脱垂和阴道顶端脱垂。使用网片的重建手术主要目的是使用安全的网片材料重建脱垂器官的解剖结构，恢复解剖结构位置。理想的组织植入物应具有惰性、非致癌性、高抗拉强度、高柔韧性、非过敏性、非炎性、抑菌/杀菌，不被自体组织改变，使用便捷，价格低廉等特点[19]。到目前为止，除了患者自体组织外，没有任何植入物具有上述所有特点。

合成网片根据编织纤维数量及孔径大小分为 4 类。I 型网片材质为聚丙烯材料，单股编织，微孔（孔径 75 μm）（如 Marlex，Atrium™，Gynecare Gynemesh™，Pelvitex™）；II 型网片为多股编织，微孔（孔径 10 μm）（如 Gore-tex™）；III 型网片是多股编织，微孔，且微孔内增加添加物（如 Teflon™，Mersilene，IVS™）；IV 型网片为聚丙烯板，孔径 1 μm（如 Silastic™，Celgard™）[21]。

2008 年 FDA 首次发布警告，警告公众关注使用阴道内植入网片治疗盆腔器官脱垂的相关并发症。尽管 FDA 发布了阴道使用网片的警告，但是在 2008—2010 年期间，人们依然热衷于使用网片套盒[20]。在发出第一次警告之后，根据制造商和用户设备体验（Manufacturer and User Facility Device Experience，MAUDE）数据库并发症报告，2011 年 FDA 发布并更新了公众健康通告，对阴道内网片提出更强烈的警告。2014 年，FDA 建议将经阴道穿刺修复网片从 II 级调整为 III 级，需要在 FDA 批准之前增加网片套盒的安全性和有效性数据[22]。这一重新分级，是由于此前使用的批准机制证据不足，不能够为网片套盒的安全性和有效性提供足够且合理的保障。此外，FDA 同时建议对泌尿科、妇科、外科手术网片重新分级（如胃肠外科手动手术器械，泌尿外科手动手术器械，配件及常规手动手术器械），建议从 I 级调整为 II 级。根据新的数据和信息，FDA 对经阴道植入网片和泌尿妇科网片手术器械进行重新分类[20]。在 2007 年 FDA 发出第一次警告后的数年内，网片相关不良事件报告数量增加 5 倍，这也促使了 FDA 于 2011 年再次发布安全通告[23]。在 FDA 更新的安全通告里声称，经阴道植入网片手术并不比自体组织修复更有效，并可能使患者面临更大的风险[19]。尽管 FDA 的安全通告内明确提出需要充分了解经阴道植入网片手术的风险，鼓励充分告知患者使用网片的相关风险，患者和医疗服务提供者在充分知情的情况下做出决策，但同时也导致了对经阴道植入网片手术的困惑、争议和担忧[23]。在这一时期，泌尿妇科医生接受的训练大多数是使用网片套盒的技术，而缺乏对传统盆腔重建手术的训练。

在我们回顾了网片的历史背景和网片并发症的前提下，下面的内容我们将特别强调经阴道植入网片及其超声所见。

9.3 网片的超声成像

采用网片修复盆腔器官脱垂的目的是为了恢复正常的解剖结构，并加强盆底筋膜组织纠正缺陷。适当的网片放置应该是无张力的，网片存在张力或过度纠正可能会导致盆腔疼痛或增加另外一个腔室的张力。然而，究竟应怎样正确地放置网片并没有确切的答案。此外，网片放置需充分展平，不要折叠。网片放置不当会导致阴道支撑度下降和盆腔器官脱垂复发[9]。网片放置的解剖平面应该位于阴道筋膜与膀胱和直肠之间，阴道黏膜下应保留完好的血管分布，以避免网片侵蚀和网片暴露[24]。由于超声具有价廉、无创、易实施、实时的优点，2D、3D、4D 会阴超声（TPUS）和 3D 阴道内超声（EVUS）在术后网片定位的评估中发挥了重要作用，并能够提供网片的实时超声成像[8]。利用超声确定网片的位置能够给临床医生提供有益的

信息协助其诊断，并帮助医生设计适当的网片并发症处理方案。

9.3.1 会阴超声和阴道口 / 阴唇超声

Tunn 等人报道阴道口盆底超声能够识别聚丙烯网片。文献报道在正中矢状位使用 5 MHz 阴道探头能够识别阴道网片并测量网片长度和厚度[4]。图 9.1 显示了前盆腔修补术后膀胱阴道间隙内呈强回声的聚丙烯网片，网片位于膀胱颈和膀胱底之间。图 9.2 显示了后盆腔修补术后，阴道后壁黏膜下可见呈强回声的聚丙烯网片。这些图片表明，可以使用简单的 2D 经会阴超声探头完成很多工作。如果医生没有先进的 3D 超声设备，只要泌尿妇科医生接受过盆底超声（PFUS）成像的训练，2D 超声也能够提供足够数据和信息。

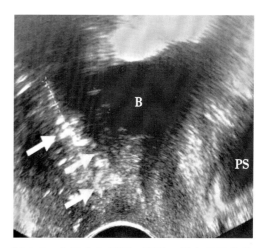

图 9.1 在正中矢状面，阴道口超声显示前盆腔修补术后位于阴道和膀胱之间的前壁网片（箭头所示），图示为膀胱（B），耻骨联合（PS）（经允许引自 Tunn 等人[4]）

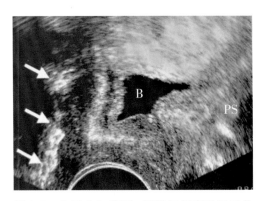

图 9.2　在正中矢状面，阴道口超声显示后盆腔修补后位于阴道和直肠之间的后壁网片（箭头所示）。图示为膀胱（B），耻骨联合（PS）（经允许引自 Tunn 等人[4]）

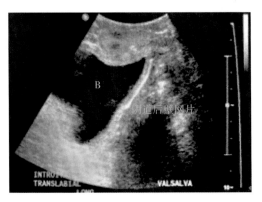

图 9.3　在矢状面，2D 会阴超声显示阴道前壁网片。图示为膀胱（B）（经允许引自 Staack 等人[26]）

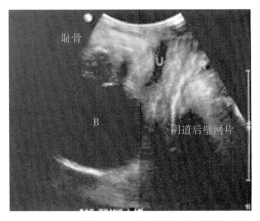

图 9.4　在矢状面，2D 会阴超声显示阴道后壁网片。图示为膀胱（B），尿道（U），阴道（V），直肠（R）（经允许引自 Staack 等人[26]）

Velemir 等人报道，对实施了 Prolift 网片植入的前盆腔修补术和（或）后盆腔修补术的患者，在术后进行 2D 入口盆底超声检查阴道内网片的情况。结果发现，阴道内网片发生严重挛缩，导致阴道远端黏膜下无网片覆盖，这与阴道后壁脱垂术后复发相关[6]。此外，在之前的另一项研究中，阴道前壁网片植入术后 6 个月采用入口盆底超声了解网片的情况，结果发现术后新发膀胱过度活动症（OAB）和阴道疼痛的患者网片挛缩显著[25]。

文献报道 2D、3D、4D TUPS 和入口盆底超声技术均可用于确定阴道网片的解剖位置及对阴道内网片动态成像[7, 26, 27]。正中矢状面能够很好地显示耻骨、尿道、膀胱、阴道和肛直肠角（ARA）。图 9.3 和图 9.4 分别显示了阴道前壁网片和阴道后壁网片[26]。然而，由于探头距离网片各个臂太远，2D 经会阴超声无法很好地显示网片各个臂的位置。3D、4D 经会阴超声能够较好地显示网片各个臂的位置[28]，而阴道内超声能够提供更多网片位置的数据和信息。

9.3.2　阴道内超声

最近的一项研究表明，3D 阴道内超声成像可能是评估聚丙烯网片的状态、位置和网片各个臂位置的最佳工具，尤其是在治疗病史复杂的盆腔器官脱垂患者时。已经证实 3D 阴道内超声对于阴道网片和吊带具有很高的灵敏度。因此，3D 阴道内超声能够帮助解释手术失败和并发症发生的原因，并协助制订进一步的手术治疗计划。3D 阴道内超声能够通过明显的强回声信号清晰地识别聚丙烯网片[5]。聚丙烯网片在超声下呈现薄的波状回声结构，毗邻阴道壁呈现最小的声学阴影。图 9.5 阴道内超声显示阴道前壁网片位于尿道近端和膀胱颈下方。图 9.6 阴道内超声显示阴道后壁网片。3D 多腔室超声能够利用直平面和斜平面组合的 3D 数据来确定阴道网片植入盆腔的路径。

9.3.3　肛肠超声

肛肠超声和直肠超声（endorectal ultrasound，ERUS）也可以用于确定阴道网片的位置及范围。尤其在阴道上段脱垂的时候，采用肛肠超声能够很好地评估阴道内网片的情况。通过肛肠超声，能够显示位于双侧坐骨棘之间网片的形态（图 9.6）。当双侧坐骨棘之间形成紧密的网片连接时，操作者在肛门内推进探头可能遇到阻力，必须小心。此外，如果患者存在肛提肌（LAM）痉挛或肛提肌疼痛的时候，患者可能无法耐受阴道内超声，但可能更好地耐受肛肠超声。图 9.7 显示阴道前壁网片折叠。图 9.8 显示阴道后壁网片位于会阴部位。图 9.8b 和图 9.8c 显示超声 3D 重建网片成像。

9.4　网片并发症和超声检查结果

经阴道植入网片手术治疗盆腔器官脱垂多年，网片相关并发症也多有报道。文献报道，阴道前壁聚丙烯网片修复术后网片侵蚀率达 10.3%[29]。2014 年回顾性分析报道，阴道前壁网片、阴道后壁网片和全盆底网片平均总并发症发病率分别为 8% ~27%、3.5% ~20% 和 13% ~40%[30]。根据国际泌尿妇科协会（IUGA）和国际尿控协会（ICS）推荐分类，将女性盆底手术中网片相关并发症分为局部并发症、周围器官并发症、系统或全身并发症[31]。最近的一项多中心回顾性

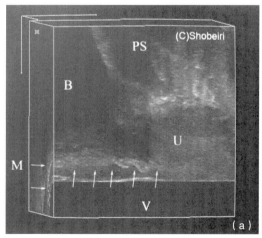
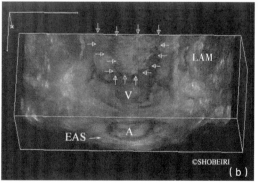

图 9.5　（a）3D 阴道内超声矢状面图像（前盆腔）。图示为阴道前壁网片（M），膀胱（B），尿道（U），阴道（V），耻骨联合（PS）。（b）3D 阴道内超声冠状斜位图像，箭头所指为阴道后壁网片的边缘。图示为肛门外括约肌（EAS），阴道（V），肛提肌（LAM），肛门（A）

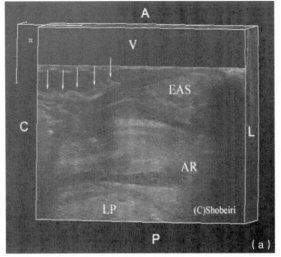

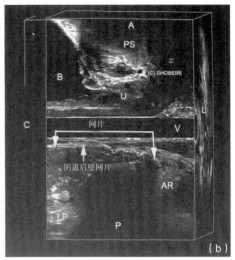

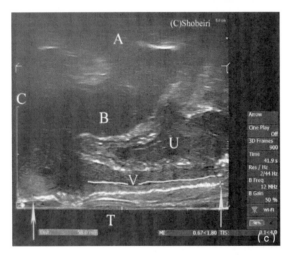

图9.6 （a）3D阴道内超声矢状面图像（后盆腔），白色箭头所指为阴道后壁网片。图示为阴道（V），肛直肠（AR），肛门外括约肌（EAS），提肌板（LP），前（A），后（P），头端（C），左（L）。（b）3D阴道内超声正中矢状面图像，白色箭头所指为阴道后壁网片突向前方。图示为阴道（V），肛直肠（AR），肛门外括约肌（EAS），提肌板（LP），前（A），后（P），头端（C），左（L），尿道（U）。（c）3D肛门内超声正中矢状面图像显示阴道后壁网片全长（黄色箭头所指为58 mm），网片近端达阴道穹窿（黄色线）。图示为阴道（V），探头（T）位于肛直肠内，前（A），膀胱（B），头端（C），尿道（U）

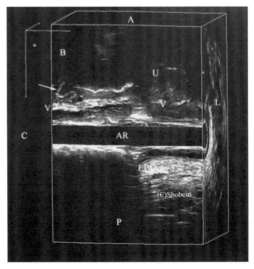

图9.7 在矢状面，360° 3D肛门内超声图像显示的折叠阴道前壁网片（黄色箭头）。图示为膀胱（B），尿道（U），阴道（V），肛直肠（AR），提肌板（LP），前（A），后（P），头端（C），左（L）

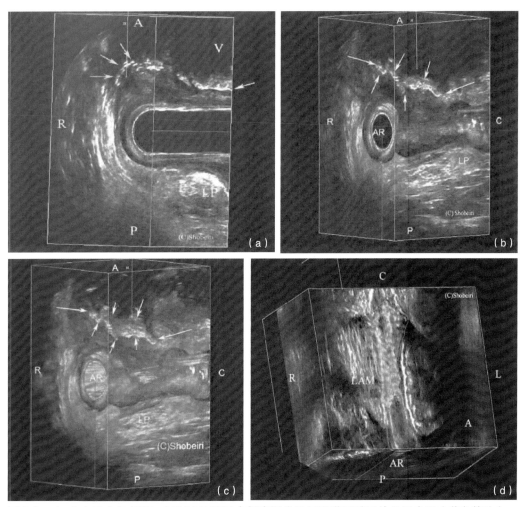

图 9.8 （a）在正中矢状面，360° 3D 肛门内超声图像显示阴道后壁网片位于会阴（黄色箭头）。图示为阴道（V），提肌板（LP），前（A），后（P）。（b）在左旁矢状面，360° 3D 肛门内超声图像显示阴道后壁网片（黄色箭头）向前挤压。图示为提肌板（LP），前（A），后（P），右（R），头端（C）。（c）在左旁矢状面，360° 3D 肛门内超声重建图像显示阴道后壁网片（黄色箭头）向前挤压，网片经期重建成像。图示为提肌板（LP），前（A），后（P），右（R），头端（C）。（d）在冠状面，未经后期重建处理的 3D 阴道内容积超声图像显示阴道后壁网片（可见网片呈特定网格状）。因为我们是从阴道内向后扫描的，所以在这个图像中看不到阴道。图示为肛直肠（AR），肛提肌（M），前（A），头端（C），左（L），后（P），右（R）。（e）在冠状面，经后期重建处理的 3D 阴道内容积超声图像显示阴道后壁网片（可见网片呈特定网格状），箭头指向网片左臂。因为我们是从阴道内向后扫描的，所以在这个图像中看不到阴道。注意，阴道后壁网片通常被牵拉，且远离肛门括约肌复合体。画线部分显示相比较阴道后壁上段的网片，这部分网片挛缩且呈盘绕状。图示为肛直肠（AR），耻骨直肠肌（PR），髂尾肌（IC），坐骨直肠脂肪（IRF），头端（C），左（L），后（P），右（R）。（f）在正中矢状位，360° 3D 阴道内容积超声图像显示左侧骨盆与阴道前后壁网片。在此图中，阴道前壁网片距离阴道上皮约 1 mm，阴道后壁网片距离阴道上皮 2 mm（大箭头）。图示为阴道（V），肛直肠（AR），前（A），头端（C），左（L），后（P），尿道（U），膀胱（B）。（g）正中矢状位，360° 3D 阴道内容积超声图像显示骨盆左侧与阴道后壁的骶骨阴道固定术网片（SCP）和吊带（S）。在这个视图中，SCP 网片的网格要比典型的阴道网片深。注意，SCP 网片和吊带都出现了声学阴影，并掩盖了下面的结构。图示为探头（T），吊带（S），膀胱（B），肛直肠（AR），前（A），头端（C），左（L），后（P）。（h）在正中矢状位，360° 3D 阴道内容积超声图像显示膀胱内有植入的网片（箭头所示）和膀胱三角区的新生物（标注 Ca）。新生物被证实为肿瘤。图示为探头（T），膀胱（B），前（A），头端（C），尿道（U）

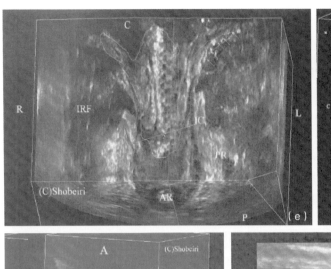
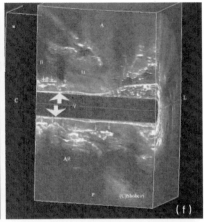
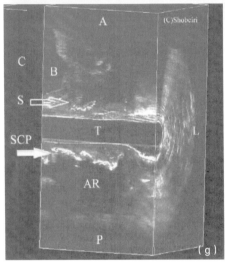
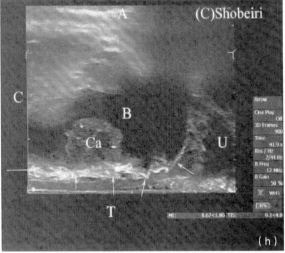

图 9.8 续

研究报道了 250 例盆腔器官脱垂经阴道植入网片术后并发症,发现网片并发症可以发生在网片局部和远离缝合部位的区域[32]。下面我们将根据国际泌尿妇科协会和国际尿控协会分类,分别讨论与阴道网片手术相关并发症的超声检查结果。

9.4.1 网片挛缩

经阴道植入网片手术可能会失败,尤其是前盆腔修补术。阴道前壁网片套盒,如 AMS 公司的 Perigee 网片套盒,没有足够安全和可靠的锚定点用来固定阴道前壁网片(图 9.9)。网片挛缩导致网片局部变硬,从而可能导致局部疼痛。网片挛缩最初可能表现为阴道疼痛症状,并逐步发展为性交痛。疼痛可以通过触摸挛缩的网片局部诱发出来,尤其沿网片臂顶端走行方向。网片网孔内的胶原蛋白沉积和收缩可能导致网片硬化和挤压神经纤维,另外一个原因可能是网片臂植入过程中张力过大。主要的临床症状表现为运动时阴道剧烈疼痛、性交痛和阴道内诊时网片收缩部分局部压痛。尽管专业人士提出各种不同的理论,但植入合成网片后网片挛缩的确切原因很可能是炎症反应和新生组织所致。网片挛缩可能是局部组织对网片的炎症反应，或没有足够的新生组织生长入网片内造成的。有越来越多的证据表明，一旦合成网片融入生物组织内，合成网片就会发生挛缩。

关于网片挛缩和折叠的发生是一个连续的过程，还是仅限于术后短期内发生的，始终存在争议[4, 6, 33, 34]。目前的共识是网片挛缩和折叠与术后并发症和疼痛相关[9]。关于这一假设，有人建议在开发新材料的同时，应注重提高对外科手术技术和质量的控制。术中植入网片的时候，将网片充分铺开，并将网片与组织固定好，这样可以预防术后即刻发生折叠[9]。但是将网片铺平需要一定的张力，而又不允许网片挛缩。采用超声成像技术能够观察挛缩和折叠聚丙烯网片的外观形态。此外，当体格检查无法准确确定网片挛缩的时候，3D 阴道内超声能够描绘多腔室网片的形态。

3D 阴道内超声也能很好地显示网片的各个臂与骶棘韧带的关系。网片的臂在锚定状态下，由于存在张力而不易观察到（图9.8d 和图 9.8e）。

9.4.2　网片暴露

经阴道植入网片手术常见的并发症是网片暴露。网片暴露通常是指网片穿透阴道黏膜上皮显露于阴道内。尽管目前已有标准化术语来描述网片侵蚀和网片暴露等并发症[35]，但是由于文献中使用专业名词的多样化，依然很难获得确切的网片暴露率。

在不同的研究中，网片暴露率为0~25%[36, 37]。Maher 等人[18]的研究表明，经阴道植入网片手术术后网片暴露率为11.4%，再次手术率为 6.8%。也有文献报道，经阴道植入网片手术术后网片暴露率和再次手术率相比较腹腔镜阴道骶骨固定术并没有显著增加（13% VS. 2%，

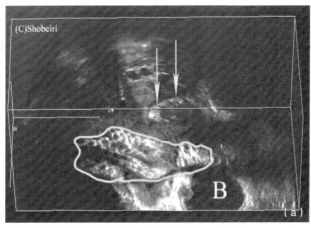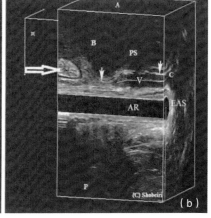

图 9.9 （a）360° 3D 阴道内超声重建成像显示网片顶端和网片的一个臂出现挛缩。图示为膀胱（B）。（b）在正中矢状位，360° 3D 阴道内超声显示阴道前壁网片是展平的（两个黄色箭头）。该患者为有症状的阴道顶端小肠疝（黄色箭头），体格检查未发现。该患者再次施行阴道骶骨固定术缓解肠疝症状。图示为膀胱（B），肛直肠（AR），耻骨联合（PS），阴道（V），肛门外括约肌（EAS），前（A），尾（C），后（P）

P=0.07；9% VS. 2%，P=0.11）[38]。网片暴露所引起的临床症状并无特异性，常见盆腔疼痛、感染、新发性交痛（患者性交痛或性伴侣性交痛）、新发阴道出血、非典型阴道分泌物，以及需要手术干预[22]。

目前已经能够确定网片暴露的一些风险因素。吸烟和阴道萎缩影响阴道壁黏膜的完整性和手术切口的愈合，使网片暴露风险增加[39, 40]。一些研究显示，年龄是网片暴露的风险因素，但是并不清楚是由于年龄本身，还是由于年老引起的阴道萎缩更严重导致网片暴露。然而相关研究并没有发现年轻患者和年老患者网片暴露率存在显著差异[41]。

在早期使用阴道网片即认识到，网片固有的结构会增加网片暴露的风险。大多数研究会评估网片的类型对网片暴露的影响，然而这些结论是从研究中使用的网片套盒推测得出的。网片自身风险因素主要包括网片网孔的大小和网片的材质。大孔径单股编织的聚丙烯网片（Ⅳ型网片）比无孔多股编织的网片暴露率低。目前公认的导致网片暴露的另外一个危险因素是网片放置在阴道黏膜下的深度。预防网片暴露的最佳方法就是尽量避免上述风险因素，如使用大孔径质量轻的聚丙烯材料，使用横向阴道切口而不是垂直或 T 型阴道切口，避免网片折叠，保留足够的阴道黏膜厚度，放置网片同时保留子宫。尽管如此，没有长期的研究数据可以说明，将网片放入平均厚度 5 mm 的膀胱阴道间隙或直肠阴道间隙后，网片暴露会在术后多长时间发生。阴道内超声成像的另一个优点是能够将探头放入我们需要观察的区域附近。超声是唯一能够很好识别和成像网片的方式。当体格检查不能在阴道内看到或触及网片时，超声却能够准确地识别和检查网片。图 9.8f 和图 9.8g 显示阴道骶骨固定术的网片，其与经阴道植入网片的区别在于它的位置很低且位于直肠前。

9.4.3 尿路和下消化道的损伤或穿孔

盆腔器官脱垂经阴道植入网片手术术后尿路和胃肠道并发症发病率低于尿失禁（UI）吊带手术[42]。网片穿透泌尿道或胃肠道黏膜显露于膀胱或肠腔内称为侵蚀，常见于膀胱和直肠，这类网片并发症少见[43~46]。最近，人们对聚丙烯网片或吊带与膀胱癌之间的关系越来越感兴趣。Ostergard 和 Azadi 认为既然肿瘤形成与异物所致的慢性炎症反应相关，那么聚丙烯网片植入局部组织多年后可能导致肿瘤的发生[47]。异物炎症反应与肿瘤形成的关系尚需进一步监测。然而，根据目前的证据，聚丙烯网片致癌的风险很低[48~50]。无论如何，如果需要切除的肿瘤组织靠近或临近网片组织，那么手术难度则明显增加，需要考虑网片所引起的一些复杂问题。图 9.8h 显示阴道内超声下膀胱三角区的泌尿上皮肿瘤。

对于因盆腔器官脱垂进行经阴道植入网片手术或压力性尿失禁实施吊带手术的患者，应在术后随访过程中密切记录阴道、泌尿系统和肠道相关症状和体征[51]。应该对这类患者进行详细的病史询问和彻底的体格检查，需要记录异常阴道分泌物或阴道出血、性交痛、盆腔疼痛或腹股沟疼痛、尿路感染、排尿功能障碍、尿失禁、阴道肿物、肠道不适症状等。尤其需要详细询问前次盆腔手术的信息，如网片类型、是否出现手术并发症、治疗方案等。详细的盆腔检查是必须的，需要评估是否存在网片暴露、瘢痕组织、脱垂复发、阴道分泌物或阴道出血、局部压痛或不适。让患者做 Valsava 动作，用以评估盆腔器官脱垂复发和压力性尿失禁。超声成像检查能够很好地帮助临床医生确定网片或吊带的位置。图 9.10 为 3D 阴道内超声显示前盆腔聚丙烯网片侵蚀膀胱。

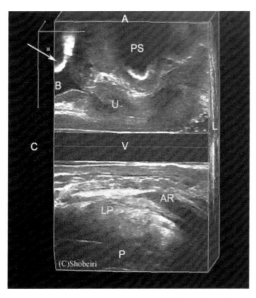

图 9.10　矢状面 360° 3D 阴道内超声成像显示吊带（黄色箭头）位于膀胱内。图示为膀胱（B），阴道（V），耻骨联合（PS），肛门外括约肌（EAS），肛直肠（AR），提肌板（LP），前（A），后（P），头端（C），左（L）

9.4.4　肌肉骨骼并发症：疼痛、肿块、弹性下降、窦道形成

盆腔疼痛，包括性交痛是网片暴露公认的并发症。与网片相关的盆腔疼痛发病率高达 30%。盆腔疼痛可以表现为腹股沟痛，可能与网片的臂穿过肌肉、韧带和神经压迫或牵拉有关。在某些病例里，网片需锚定在骶棘韧带上，可能会导致阴部神经和坐骨神经病变，而网片穿过闭孔，可能导致闭孔神经病变。根据我们的经验，许多患者盆腔疼痛的原因是网片导致的盆底肌肉（PFM）痛，这是导致盆腔疼痛和性交痛的原因。阴道网片挛缩和网片硬化可引起局部疼痛，从而导致疼痛综合征和性交痛。最新的系列病例报道，网片收缩导致的局部疼痛发病率很高。严重阴道痛和局部压痛可以通过触诊网片得到证实[52]。因此，阴道探头检查前，先用长棉签探查疼痛部位，然后通过阴道探头进行超声可视化检查。确定疼痛部位的最好方法是先从疼痛部位以外开始触摸，然后再触摸网片，再沿着网片触摸并确定疼痛部位（图 9.11）。阴部神经痛的患者，阴部神经的所有分支支配区域都会有疼痛症状。压迫坐骨神经诱发疼痛，是由于神经被束缚和局部瘢痕压迫所致，患者有固定且明确的压痛点，而不是体位性疼痛。坐骨神经痛的手术治疗方法是取出局部网片，取出网片需要经过臀肌，这需要专科医生来实施。阴部神经痛的手术治疗方法是需要切开或分离骶结节韧带，并切除下方的骶棘韧带以松解阴部神经。在网片和瘢痕未取出的情况下，几乎不可能取出网片的臂，甚至有时候即便网片取出以后，阴部神经痛依然持续存在（图 9.12）。

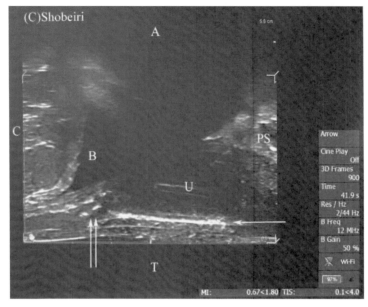

图9.11　矢状面360° 3D阴道内超声成像显示残留吊带（双黄色箭头）位于膀胱下方，可以借助棉签（单黄色箭头）引导阴道超声检查。图示为探头（T），膀胱（B），耻骨联合（PS），前（A），头端（C），尿道（U）

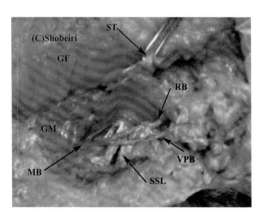

图9.12　尸体解剖显示阴部神经与骶棘韧带的关系。阴部神经穿过骶棘韧带（SSL）与骶结节韧带（ST）之间。经后路切开皮肤，横穿臀部脂肪（GF），分离筋膜和纤维组织，暴露骶结节韧带，分离并切断骶结节韧带，Allis钳提起切断的骶结节韧带。阴部神经主干（MB）分为直肠支（RB）与阴道会阴支（VPB）。RB与VPB分支存在变异，即便是同一患者的左侧和右侧分支也可能存在差异。因此，即便穿刺和网片的位置相同，患者的表现也可能是不同的

阴道网片导致的疼痛症状主要包括腹股沟痛、耻骨上痛、性交痛、阴道紧缩、运动时阴道剧痛、阴道检查时阴道痉挛。网片的臂张力过大、胶原蛋白沉积网孔并挛缩都会进一步导致网片僵硬，束缚或压迫神经。在描述网片相关性疼痛时，需区别慢性疼痛综合征和肌痛。最严重的病例是慢性疼痛的患者，在植入新网片后疼痛加重。盆底超声在评价慢性盆腔疼痛中具有重要作用。经阴道超声（TVUS）和阴道内超声检查能够很好地分辨局部解剖结构，对于能够耐受阴道探头的既往网片或吊带手术史的盆腔器官脱垂或压力性尿失禁患者来说，是首选的检查方法。

2016年美国泌尿妇科协会的一篇摘要里比较了前、后盆腔网片的长度，后盆腔网片长度显著长于前盆腔网片[（42.1±11.9）mm VS.（25.8±9.0）mm，$P<0.0001$]，后盆腔疼痛发病率更高；

同时在后盆腔网片疼痛患者中，超声测量的后盆腔网片平均长度明显比无疼痛的患者长［（46.5±9.0）mm VS.（31.8±12.1）mm，$P=0.0001$］。后盆腔网片疼痛患者中有高达 58.3% 的患者网片是展平的，并无折叠、侵蚀和卷曲（$P=0.013$）。在后盆腔网片疼痛患者中，网片远端距离肛门括约肌距离显著短于无疼痛患者［8 mm（0，37）vs. 21 mm（8，35），$P=0.024$］。在前盆腔网片患者中，超声检查发现网片的形态和疼痛之间没有明显联系。然而，前盆腔网片侵蚀率较高（23.1%），其中大部分存在异常超声成像（3 例网片折叠，1 例卷曲）。在针对前盆腔和后盆腔网片形态的检查中，超声可以达到 100% 的敏感性。在这些网片并发症的患者中，后盆腔网片成像呈展平状态，但疼痛发病率更高。前盆腔的网片则有较高的折叠和挛缩发生率（表 9.1）。

表 9.1 前、后盆腔网片修补术后疼痛与网片并发症情况比较

项目	疼痛人数 n（%）	无疼痛人数	P 值
后盆腔	$n=25$	$n=10$	
网片折叠	6（24）	8（80）	0.002
网片暴露	4（16.6）	0	0.23
网片展平	14（58.3）	1（10）	0.013
网片卷曲	0	1（10）	0.42
前盆腔	$n=17$	$n=9$	
网片折叠	7（41.1）	6（66.6）	0.45
网片暴露	2（11.7）	0	0.23
网片展平	7（41.1）	2（22）	0.34
网片卷曲	1（5.6）	1（11）	0.72

注：经允许引自 Shobeiri 等人[53]

9.5 总结

超声成像是评估聚丙烯网片用于盆腔器官脱垂修补术最理想的方法。对于存在术后并发症的患者，超声成像是确定术后患者阴道网片位置和功能必要的手段，有助于评估手术成功的可能性。此外，侵犯或损害周围邻近器官的网片并发症也能够采用超声成像检查明确病因，由此制订出有效地干预措施。

（苗娅莉译，苗娅莉校）

参考文献

[1] Schuettoff S, Beyersdorff D, Gauruder-Burmester A, Tunn R. Visibility of the polypropylene tape after tension-free vaginal tape (TVT) procedure in women with stress urinary incontinence: comparison of introital ultrasound and magnetic resonance imaging in vitro and in vivo. Ultrasound Obstet Gynecol. 2006;27(6):687–92.

[2] Fischer T, Ladurner R, Gangkofer A, Mussack T, Reiser M, Lienemann A. Functional cine MRI of the abdomen for the assessment of implanted synthetic mesh in patients after incisional hernia repair: initial results. Eur Radiol. 2007;17(12):3123–9.

[3] Manonai J, Rostaminia G, Denson L, Shobeiri SA. Clinical and ultrasonographic study of patients presenting with transvaginal mesh complications. Neurourol Urodyn. 2016;35(3):407–11.

[4] Tunn R, Picot A, Marschke J, Gauruder-Burmester A. Sonomorphological evaluation of polypropylene mesh implants after vaginal

mesh repair in women with cystocele or rectocele. Ultrasound Obstet Gynecol. 2007;29(4):449–52.

[5] Denson L, Shobeiri SA. Three-dimensional endovaginal sonography of synthetic implanted materials in the female pelvic floor. J Ultrasound Med. 2014;33(3): 521–9.

[6] Velemir L, Amblard J, Fatton B, Savary D, Jacquetin B. Transvaginal mesh repair of anterior and posterior vaginal wall prolapse: a clinical and ultrasonographic study. Ultrasound Obstet Gynecol. 2010;35(4):474–80.

[7] Santoro GA, Wieczorek AP, Dietz HP, Mellgren A, Sultan AH, Shobeiri SA, et al. State of the art: an integrated approach to pelvic floor ultrasonography. Ultrasound Obstet Gynecol. 2011;37(4):381–96.

[8] Dietz HP. Mesh in prolapse surgery: an imaging perspective. Ultrasound Obstet Gynecol. 2012;40(5): 495–503.

[9] Svabík K, Martan A, Masata J, El-Haddad R, Hubka P, Pavlikova M. Ultrasound appearances after mesh implantation—evidence of mesh contraction or folding? Int Urogynecol J. 2011;22(5):529–33.

[10] Wong V, Shek K, Goh J, Krause H, Martin A, Dietz HP. Cystocele recurrence after anterior colporrhaphy with and without mesh use. Eur J Obstet Gynecol Reprod Biol. 2014;172:131–5.

[11] Lo TS, Ashok K. Combined anterior trans-obturator mesh and sacrospinous ligament fixation in women with severe prolapse-a case series of 30 months follow-up. Int Urogynecol J. 2011;22(3):299–306.

[12] Babalola EO, Bharucha AE, Melton 3rd LJ, Schleck CD, Zinsmeister AR, Klingele CJ, et al. Utilization of surgical procedures for pelvic organ prolapse: a popu-lation-based study in Olmsted County, Minnesota, 1965-2002. Int Urogynecol J. 2008;19(9):1243–50.

[13] Olsen AL, Smith VJ, Bergstrom JO, Colling JC, Clark AL. Epidemiology of surgically managed pelvic organ prolapse and urinary incontinence. Obstet Gynecol. 1997;89(4):501–6.

[14] Whiteside JL, Weber AM, Meyn LA, Walters MD. Risk factors for prolapse recurrence after vaginal repair. Am J Obstet Gynecol. 2004;191(5):1533–8.

[15] Smith FJ, Holman CD, Moorin RE, Tsokos N. Lifetime risk of undergoing surgery for pelvic organ prolapse. Obstet Gynecol. 2010;116(5):1096–100.

[16] Margulies RU, Lewicky-Gaupp C, Fenner DE, McGuire EJ, Clemens JQ, Delancey JO. Complications requiring reoperation following vaginal mesh kit procedures for prolapse. Am J Obstet Gynecol. 2008;199(6):678.e1–4.

[17] Brincat C, Lewicky-Gaupp C, Patel D, Sampselle C, Miller J, Delancey JO, et al. Fecal incontinence in pregnancy and post partum. Int J Gynaecol Obstet. 2009;106(3):236–8.

[18] Maher C, Feiner B, Baessler K, Schmid C. Surgical management of pelvic organ prolapse in women. Cochrane Database Syst Rev. 2013;30(4):CD004014.

[19] U.S. Food & Drug Administration. Update on serious complications associated with transvaginal placement of surgical mesh for pelvic organ prolapse: FDA Safety Communication. 13 July 2011. Last Updated: 6 Oct 2014. Available from http://www.fda.gov/MedicalDevices/Safety/AlertsandNotices/ucm262435.htm. Accessed 9 Nov 2016.

[20] Murphy M, Holzberg A, van Raalte H, Kohli N, Goldman HB, Lucente V, Pelvic Surgeons Network. Time to rethink: an evidence-based response from pelvic surgeons to the FDA Safety Communication: "Update on serious complications associated with transvaginal placement of surgical mesh for pelvic organ prolapse". Int Urogynecol J. 2012;23(1):5–9.

[21] Jakus SM, Shapiro A, Hall CD. Biologic and synthetic graft use in pelvic surgery: a review. Obstet Gynecol Surv. 2008;63(4):253–66.

[22] US Food & Drug Administration. 21 CFR Part 884. [Federal Register Docket No. FDA–2014–N–0297]. Reclassiication of surgical mesh for transvaginal pelvic organ prolapse repair and surgical instrumentation for urogynecologic surgical mesh procedures; designation of special controls for urogynecologic surgical mesh instrumentation. 1 May 2014.

[23] Horak TA, Guzman-Rojas RA, Shek KL, Dietz HP. Pelvic floor trauma: does the second baby matter? Ultrasound Obstet Gynecol. 2014;44(1):90–4.

[24] Von Theobald P. Place of mesh in vaginal surgery, including its removal and revision. Best Pract Res Clin Obstet Gynaecol. 2011;25(2):197–203.

[25] Rogowski A, Bienkowski P, Tosiak A, Jerzak M, Mierzejewski P, Baranowski W. Mesh retraction correlates with vaginal pain and overactive bladder symptoms after anterior vaginal mesh repair. Int Urogynecol J. 2013;24(12):2087–92.

[26] Staack A, Vitale J, Ragavendra N, Rodriguez LV. Translabial ultrasonography for evaluation of synthetic mesh in the vagina. Urology. 2014;83(1):68–74.

[27] Fleischer AC, Harvey SM, Kurita SC, Andreotti RF, Zimmerman CW. Two–/three-dimensional transperineal sonography of complicated tape and mesh implants. Ultrasound Q. 2012;28(4):243–9.

[28] Khatri G, Carmel ME, Bailey AA, Foreman MR, Brewington CC, Zimmern PE, et al. Postoperative imaging after surgical repair for pelvic floor dysfunction. Radiographics. 2016;36(4):1233–56.

[29] Maher CM, Feiner B, Baessler K, Glazener CM. Surgical management of pelvic organ prolapse in women: the updated summary version Cochrane review. Int Urogynecol J. 2011;22(11):1445–57.

[30] Barski D, Otto T, Gerullis H. Systematic review and classiication of complications after anterior, posterior, apical, and total vaginal mesh implantation for prolapse repair. Surg Technol Int. 2014;24:217–24.

[31] Haylen B, Freeman RM, Swift S, Cosson M, Davila G, Deprest J, et al. An International Urogynecological Association (IUGA)/ International Continence Society (ICS) joint terminology and classiication of the complications related directly to the insertion of prostheses (meshes, implants, tapes) and grafts in female pelvic floor surgery. Neurourol Urodyn. 2011;30(1):2–12.

[32] Miklos JR, Chinthakanan O, Moore RD, Mitchell GK, Favors S, Karp DR, et al. The IUGA/ICS classification of synthetic mesh complications in female pelvic floor reconstructive surgery: a multicenter study. Int Urogynecol J. 2016;27(6):933–8.

[33] Feiner B, Maher C. Vaginal mesh contraction: deinition, clinical presentation, and management. Obstet Gynecol. 2010;115(2 Pt 1):325–30.

[34] Letouzey V, De Tayrac R, Defieux X, Fernandez H. Long-term anatomical and functional results after transvaginal cystocele repair using a tension-free polypropylene mesh. Int Urogynecol J Pelvic Floor Dysfunct. 2008;19:S82–3.

[35] Brown BN, Sicari BM, Badylak SF. Rethinking regenerative medicine: a macrophage-centered approach. Front Immunol. 2014;5:510.

[36] Urbaniak C, Cummins J, Brackstone M, Macklaim JM, Gloor GB, Baban CK, et al. Microbiota of human breast tissue. Appl Environ Microbiol. 2014;80(10):3007–14.

[37] Brubaker L, Nager CW, Richter HE, Visco A, Nygaard I, Barber MD, et al. Urinary bacteria in adult women with urgency urinary incontinence. Int Urogynecol J. 2014;25(9):1179–84.

[38] Pearce MM, Hilt EE, Rosenfeld AB, Zilliox MJ, Thomas-White K, Fok C, et al. The female urinary microbiome: a comparison

of women with and without urgency urinary incontinence. MBio. 2014;5(4):e01283-14.

[39] Sicari BM, Dearth CL, Badylak SF. Tissue engineering and regenerative medicine approaches to enhance the functional response to skeletal muscle injury. Anat Rec (Hoboken). 2014;297(1):51–64.

[40] Smith C, Kruger MJ, Smith RM, Myburgh KH. The inlammatory response to skeletal muscle injury: illuminating complexities. Sports Med. 2008;38(11): 947–69.

[41] Javadian P, O'Leary D. Vaginally placed meshes: a review of their complications, risk factors, and management. Curr Obstet Gynecol Rep. 2015;4(2):96–101.

[42] de Tayrac R, Sentilhes L. Complications of pelvic organ prolapse surgery and methods of prevention. Int Urogynecol J. 2013;24(11):1859–72.

[43] Huffaker RK, Shull BL, Thomas JS. A serious complication following placement of posterior Prolift. Int Urogynecol J Pelvic Floor Dysfunct. 2009;20(11): 1383–5.

[44] Firoozi F, Goldman H. Transvaginal excision of mesh erosion involving the bladder after mesh placement using a prolapse kit: a novel technique. Urology. 2010;75(1):203–6.

[45] Alvarez Garzon HJ, Jacquemet B, Mottet N, Kleinclauss F, Riethmuller D, Ramanah R. Endoscopic lithotripsy and vaginal excision of a calciied bladder-mesh extrusion. Int Urogynecol J. 2016;27(7): 1113–5.

[46] Firoozi F, Goldman HB. Pure transvaginal excision of mesh erosion involving the bladder. Int Urogynecol J. 2013;24(6):925–6.

[47] Ostergard D, Azadi A. To mesh or not to mesh with polypropylene: does carcinogenesis in animals matter? Int Urogynecol J. 2014;25(5):569–71.

[48] Goldman H, Dwyer P. Polypropylene mesh slings and cancer: an incidental inding or association? Int Urogynecol J. 2016;27(3):345–6.

[49] King AB, Zampini A, Vasavada S, Moore C, Rackley R, Goldman H. Is there an association between polypropylene midurethral slings and malignancy? Urology. 2014;84(4):789–92.

[50] Linder B, Trabuco E, Carranza D, Gebhart J, Klingele C, Occhino J. Evaluation of the local carcinogenic potential of mesh used in the treatment of female stress urinary incontinence. Int Urogynecol J. 2016;27(9):1333–6.

[51] Lee D, Zimmern P. Management of complications of mesh surgery. Curr Opin Urol. 2015;25(4):284–91.

[52] Lone F, Sultan AH, Stankiewicz A, Thakar R, Wieczorek AP. Vascularity of the urethra in continent women using colour doppler high-frequency endovaginal ultrasonography. Springerplus. 2014;3:619. doi:10.1186/2193-1801-3-619.

[53] Shobeiri S, Nihira MA, Quiroz L. In vivo ultrasound characteristics of vaginal mesh kit complications (abstract). Oral Poster 26. Female Pelvic Med Reconstr Surg. 2016;22(Suppl 1):S48.

第 10 章　吊带的阴道内超声成像

学习目标

了解多腔室 3D 阴道内超声（EVUS）在经耻骨后无张力尿道中段吊带和经闭孔吊带成像中的应用，以及在制订吊带手术失败后治疗方案中的价值。

10.1　引言

随着 1996 年经阴道无张力尿道中段悬吊术（TVT）[1] 及 2001 年经闭孔无张力尿道中段悬吊术（TOT）[2] 的相继问世，近十年间合成材料在压力性尿失禁（SUI）治疗中的应用显著增加。合成材料的应用也导致了一些相应的并发症。因此，手术后合成材料的成像技术逐渐成为一种有价值的诊断工具。

有资料表明，MRI 和 X 线成像在显示移植合成材料方面不及超声成像[3~5]。一项比较阴道口超声和 MRI 在经阴道无张力尿道中段吊带成像效果的研究中发现，MRI 对吊带的成像总体上是有限的，特别是对尿道下或尿道旁的吊带成像效果较差[3]。此外，X 线无法对合成材料成像，进一步研究发现，需要在手术中用金属夹（钛夹）或 X 线显像线对吊带进行标记方可显像[4]，X 线成像过程也十分繁琐。相比之下，由于大多数合成材料在超声波下呈强回声，易于观察[6]。因此，合成材料的超声成像技术具有极大优势。

3D 超声能够对 2D 超声进行可视化重建，从而实现传统成像技术无法实现的对吊带和植入材料的评估[7]。通过实时操作矢状面、冠状面和轴平面获得的高分辨率 3D 容积超声数据，能够记录骨盆内植入材料整体形态及吊带置入过程。有经验的话，即使在非常扭曲的情况下，也可以联合倾斜平面和垂直平面成像，采用重建容积成像来追踪移植材料在盆腔内的走行。在 Valsalva、增加腹压和咳嗽动作中，正中矢状面或轴平面中的 2D 动态超声检查能够实时评估移植材料在压力状态下的形态和走行。

多腔室 3D 成像将详细的解剖检查和多探头组合（用 BK 曲阵探头会阴扫描、BK 8848 探头阴道内 180° 扫描、BK 2052 或 BK 8838 探头阴道内 360° 扫描）（BK Ultrasound，Analogic，Peabody，MA，USA）进行动态评估，全面了解盆底 3 个腔室的解剖结构和功能。由于盆底结构复杂，涉及多器官解剖结构和多种盆底功能，因此多腔室成像描绘的盆底结构"全景图"在盆底功能障碍性疾病（PFD）的治疗中至关重要。多腔室成像利用每种探头的优点，弥补它们各自的缺点，从不同角度对移植材料和周围组织进行全面且高分辨率的盆底功能和解剖评估。使用不同的探头反复确认诊断能够帮助区分伪影和发现真正的病理改变。

在过去的 10 年中，利用 3D 超声对阴道植入材料进行的可视化研究主要集中在经会阴路径上。然而，3D 阴道内超声，特别是多腔室成像，是评估吊带手术效果，描述并发症或探寻手术失败原因，制订治疗方案的有效工具，尤其是复杂病史病例的诊治。本章试图通过我们的工作体会和经验，探讨阴道内超声成像用于合成吊带和填充剂成像的研究。同第 2 章，本章中使用的是一台 BK 曲面聚焦超声设备（BK Ultrasound，Analogic，Peabody，MA，USA），配备各种会阴超声（TPUS）（BK 8802）和阴道内超声（BK 8848 和 BK 2052）探头。尽管本章的主要重点是阴道内超声成像，但我们也会探讨经会阴超声成像，以全面了解合成植入材料的成像。

10.2 吊带的多腔室阴道内超声成像

多种原因需要在实施吊带手术后做多腔室阴道内超声成像。例如，对于不清楚吊带手术类型的，影像学可能有助于明确。又或者，在随访期间，多腔室阴道内超声成像有助于确定吊带的位置、功能和体内的生物力学特征[6]。临床上，如压力性尿失禁复发、排尿功能障碍、侵蚀和术后膀胱刺激症状等并发症均可从影像学评估中获益[6]。

10.2.1 经耻骨后和经闭孔尿道中段吊带的 3D 成像

我们使用 BK 8848 和 BK 2052 探头对经耻骨后和经闭孔尿道中段吊带进行多腔室 3D 阴道内超声成像。使用 BK 8848 探头分别对前盆腔进行 180° 扫描和用 BK 2052 探头对前盆腔进行 360° 扫描。进行骨盆底结构成像的技术在本书的其他章节也有所阐述，本章将重点讨论该技术与吊带成像有关的重要细节。

10.2.2 3D 阴道内超声吊带成像技术的细节

10.2.2.1 前盆腔 180° 扫描

在使用 BK 8848 探头进行 180° 3D 扫描之前，首先需要在正中矢状面进行 2D 成像，以确保探头放置在正确的位置，以获得满意的 3D 容积超声图像。首先，需要确保探头放置于阴道中线位置，以防止探头压迫前盆腔结构。其次，还必须使正中矢状面 2D 图像中包括部分膀胱且膀胱位于图像头侧边缘，以确保尿道膀胱交界部位在 3D 扫描范围内。同时还要确保在图像的尾端能够看到尿道外口，以便对全部尿道进行 3D 成像。如果图像中包含过多的膀胱，则尿道外口可能会超出扫描的尾端边界。在正中矢状面 2D 图像中，无论经耻骨后还是经闭孔途径，吊带均呈现为尿道下方水平位的高回声结构（图 10.1）。根据吊带手术的类型，吊带的位置也会有所不同，可位于膀胱颈或尿道中段。然而，对于吊带手术后效果不佳的患者，可能是吊带没有固定在尿道下方，而固定于膀胱下方。因此，如果没有在尿道下方看到吊带，将探头向阴道穹窿移动是很有必要的，这样可以通过对近端阴道壁和膀胱区域成像来定位吊带（图10.2）。在这种情况下，对膀胱和尿道分别进行 3D 容积超声成像可能会很有用，因为其获得的数据可用于重要细节的离线分析，永久记录。

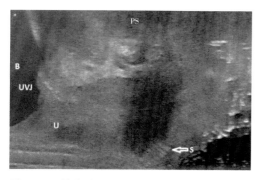

图 10.1　前盆腔 180° 扫描：经耻骨后尿道中段吊带表现为尿道中段下方高回声结构。图示为膀胱（B），尿道（U），耻骨联合（PS），尿道膀胱连接部（UVJ），经耻骨后尿道中段吊带（S）

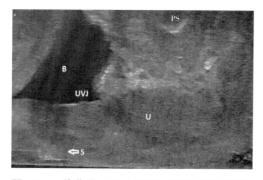

图 10.2　前盆腔 180°　扫描：经耻骨后吊带在尿道膀胱连接部近端图像。图示为膀胱（B），尿道（U），耻骨联合（PS），尿道膀胱连接部（UVJ），经耻骨后吊带（S）

10.2.2.2　360° 扫描

同样，在用 BK 2052 探头进行扫描时，需确保探头放置于阴道中线位置，并且向头端插入足够长度以捕获所有重要细节。尽管通常情况下，3D 扫描的头侧范围应开始于尿道膀胱连接部位的近端，以便在矢状面上看到邻近尿道膀胱连接部位的小部分膀胱，但必须记住，如果吊带没有固定在尿道下方，而是固定于膀胱下方，可能需要从更靠近头侧的地方进行 3D 扫描。同时，有必要确保 3D 容积超声成像的尾端超出尿道外口，使尿道全长成像。因此，通常有必要沿着尿道长度（UL）采集两个 3D 容积超声数据，以确保能扫描到所有前盆腔重要的结构。增加深度可能有助于单个容积超声数据包含所需全部结构，但会降低图像分辨率，从而缩小图像大小。

10.2.3　3D 容积超声追踪吊带盆腔内走行（耻骨后和经闭孔途径）

前盆腔（BK 8848）的 180° 3D 容积超声可以在矢状面、轴平面、冠状面中进行操作。然而，为了追踪骨盆内吊带的走行路径，最好从矢状面开始操作。首先确定中心坐标，即容积超声的相对方向，或者更简单地说，首先要了解容积超声的矢状面成像，确定哪个面是患者的左侧，哪个面是患者的右侧。根据 3D 外部移动器移动探头的方向可以决定 3D 扫描从患者的左侧还是右侧开始。如果 3D 外部移动器从患者左侧开始扫描，那么容积数据则在从左到右的扫描过程中逐步实时构建。

当开始在矢状面上操作 3D 容积数据时，同侧的吊带臂逐渐进入图像视野，可以看到经耻骨后吊带的臂呈网状编织状，一直延伸到耻骨联合（PS）处。如果是经闭孔路径的吊带，可以看到吊带臂以更钝的角度延伸到耻骨联合处。在正中矢状面，可以对耻骨后吊带追踪尿道后方至耻骨联合另一侧，如果是经闭孔吊带，则可以追踪吊带以更钝的角度延伸到耻骨联合处。

根据吊带的类型不同，在正中矢状面上尿道后吊带的位置会有所不同。如果是经阴道无张力尿道中段吊带（图10.1）和经闭孔吊带（图 10.3），吊带位于尿道中段下方，呈高回声；如果是膀胱颈吊带，可以在膀胱连接处近端尿道下方看到吊带（图 10.4）。

操纵容积数据可以更容易地跟踪吊带的骨盆内走形（图 10.5），通常需要在倾斜的旁矢状面上操纵容积数据，以便更好地看到吊带走行。

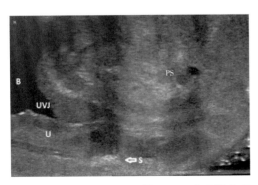

图 10.3　前盆腔 180° 扫描：经闭孔吊带表现尿道中段下方高回声结构。图示为膀胱（B），尿道（U），耻骨联合（PS），尿道膀胱连接处（UVJ），经闭孔尿道中段吊带（S）

使用 BK 2052 探头获得的 3D 容积数据也可以在轴平面、矢状面和冠状面上处理。然而，在轴平面上，经闭孔吊带和耻骨后吊带更容易区分。在轴平面上的操作可以通过增加 BK 8848 探头从矢状面操作获得的容积数据信息，从而使我们可以从不同角度观察吊带。在轴平面上可以看到经耻骨后吊带呈包绕尿道的 U 形曲线（图 10.6），而经闭孔吊带像吊床一样向双侧闭孔延伸（图 10.7）。当对容积数据进行 3D 重建后可以更好地成像吊带。另外，我们可能还需要在倾斜平面上操作容积数据，以追踪吊带的走行，直到其两侧固定点。

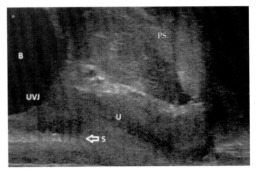

图 10.4　前盆腔 180° 扫描：膀胱颈处可见耻骨阴道吊带。图示为膀胱（B），尿道（U），耻骨联合（PS），尿道膀胱连接处（UVJ），耻骨阴道吊带（S）

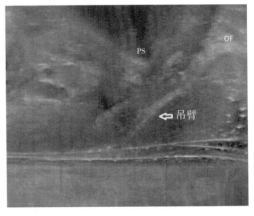

图 10.5　前盆腔 180° 扫描：容积重建图像可见单切口吊带臂位于患者右侧延伸至耻骨联合以外，直至闭孔。图示为耻骨联合（PS），闭孔（OF）

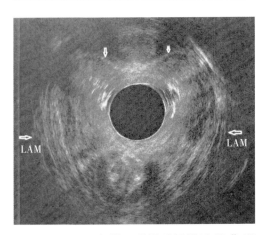

图 10.6　360°扫描：耻骨后吊带以"U"形环抱尿道。图示为尿道（U），肛管（A），提肛肌（LAM），探头（T），尿道中段耻骨后吊带（S）

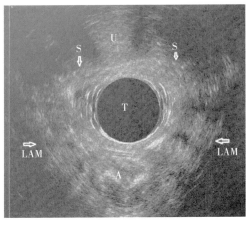

图 10.7　360°扫描：经闭孔吊带呈吊床状向两侧闭孔延伸。图示为尿道（U），肛管（A），肛提肌（LAM），探头（T），经闭孔吊带（S）

10.2.4　吊带的 2D 动态功能评估

使用 BK 8848 探头（前盆腔阴道内超声）或腹部凸阵探头（TPUS）在正中矢状面或轴平面记录 20 s 2D 录像回放，可评估吊带在压力情况下（咳嗽、Valsalva、收缩动作）的体内位移。可以存储这些录像回放以便离线分析，并

可作为体内吊带位移的永久记录。

10.2.5　吊带的 2D 动态功能评价及其与疗效的相关性

尿道与尿道中段吊带的动态功能是决定吊带术后疗效的关键因素[8]。在治疗尿失禁中，吊带的尿道中段定位被认为是非常重要的，因为它允许吊带作为一个支点来使尿道发生动态扭转[9]，或者作为一个机械装置来增强随着应力增加而增加的尿道内压力[10, 11]，在 87% ~92% 的尿道中段植入吊带的女性中，尿道会因张力而发生动态扭曲[12]。理论上，在突然和（或）持续受力期间，尿道与吊带相互作用的动态变化似乎是确保尿道中段吊带手术成功的关键因素[8]。因此，动态评估体内吊带至关重要，可提高我们对尿道中段吊带作用机制的了解，并有助于解释手术失败的原因[8]。

我们进行了一个独特的案例研究，对 100 位经闭孔吊带手术后的患者随访 1~2 年，根据手术疗效分为 A 组（疗效满意，$n=50$）和 B 组（疗效欠佳，$n=50$）。我们比较了两组在 Valsalva 时吊带的变形性、尿道运动与吊带的一致性，以及最大 Valsalva 时吊带的位置[8]。使用会阴探头手工获取静息状态图像 > 30 s，Valsalva 动作图像 > 6 s，再加上 Valsalva 动作 2D 录像回放获得 3D 重建超声图像。

10.2.5.1　吊带的变形性

通过 2D 录像回放中吊带形状的动态变化，对 3 种类型吊带的变形性进行分类：

1. 吊带在静止时与尿道腔平行（静止时沿宽度呈扁平或微弯状），而在最大 Valsalva 时变形为 C 形。

2. 吊带在静止和最大 Valsalva 动作时均与尿道腔平行，吊带在最大 Valsalva 时仍保持扁平或轻微弯曲状，而不变形为 C 形。

3. 吊带在静止和最大 Valsalva 时均保持 C 形。

10.2.5.2　吊带在最大 Valsalva 动作时的位置

通过分析最大 Valsalva 动作时，正中矢状面上获得超过 6 s 的 3D 数据来确定吊带在最大 Valsalva 时的位置。

10.2.5.3　最大 Valsalva 动作时尿道运动与吊带的一致性

通过分析静止时超过 30 s 的 3D 数据，以确定在静止时吊带相对于尿道长度的位置。将静止时吊带的位置与最大 Valsalva 动作时吊带的位置进行比较。如果最大 Valsalva 动作时，吊带相对于尿道长度的位置与静止时相同，则认为尿道的运动与吊带是一致的[8]；如果在最大 Valsalva 动作时，吊带相对于尿道长度的位置与静止时不同，则认为尿道的运动与吊带是不一致的[8]。当然，利用 2D 动态超声评估尿道运动与吊带的一致性也是可行的。

与 B 组相比，A 组在 Valsalva 动作时吊带变形（静止时为平面，Valsalva 动作时为 C 形）的患者明显多于 B 组，其中尿道运动与吊带呈一致性，且吊带

位于尿道中段下方（$P < 0.0001$）。8 例（26.7%）B 组患者尿道与吊带运动不一致，尿道膀胱交界处尿道膀胱交界处向吊带远端移动。因此，数据表明，在 2D 和 3D 经会阴超声下，经闭孔尿道中段吊带手术的最佳效果是尿道运动与吊带一致。在最大 Valsalva 动作时，尿道中段的位置与在动态评估中吊带的变形性有关[8]。因此，对吊带功能的动态评估有助于理解吊带作用的机制。更重要的是，虽然尿道的动态扭曲在以前被认为是使用吊带治疗尿失禁的原因。但动态评估显示，这种效果更多的是由于动态压缩，而不是尿道膝部的实际扭曲。

有趣的是，如果吊带在静止时位于正确的位置（尿道中段），并且尿道与吊带运动一致，那么吊带在 Valsalva 动作上没有变形（即沿其宽度从静止时的平面弯曲成 C 形）的患者仍然可能会有一个成功的结果。相反，如果尿道与吊带运动不一致和（或）吊带不位于尿道中段下方，吊带在 Valsalva 动作时即便存在变形，很可能导致不良的结果。我们观察到，这是因为这 3 个参数经常协同工作，补偿某一个参数的失败，以确保整体的成功。因此，在评估患者时，检查这 3 个参数的动态评估非常重要。

当尿道和吊带运动不一致时，即尿道独立于吊带移动，可能是吊带没有很好的固定在尿道下结缔组织上，或者吊带太松。因此，即使术后吊带局部形成瘢痕，尿道和周围组织也会独立于吊带运动[8]。由此可见，即使在静态 2D 和 3D 超声上确认吊带放置于尿道中段或膀胱颈正确的位置上，动态评估也可能

显示尿道运动是独立的。正如我们的研究所见（未发表数据），在一些吊带手术失败的患者中，动态评估中可见膀胱尿道交界处可能移向吊带的远端。因此，吊带手术不能达到手术预期的疗效。

Kociszewski 等人将 72 例女性经会阴超声所见的经阴道无张力尿道中段吊带形状的动态变化与经阴道无张力尿道中段吊带手术后的效果进行了相关性研究[9]。他们发现 98% 的患者如果在正中矢状面静息状态时吊带沿宽度平放，而在应力时弯曲成 C 形，则术后可实现控尿。其中 1 例（2%）是有改善的，且没有 1 例患者归类为失败。然而 39% 的患者正中矢状面应力作用下沿其宽度吊带形状无明显变化。11% 的患者吊带位置在静息状态和应力作用下沿其宽度均为平放（即离尿道太远），失败率高达 25%。28% 的患者吊带在静息状态和应力作用下沿其宽度均呈 C 形，失败率为 10%。

通过对先前研究的随访，我们对 94 例接受耻骨后尿道中段悬吊术（Gynecare TVT Retropubic System, Ethicon, Somerville, New Jersey, USA）的患者进行了经会阴超声对吊带功能进行动态评估，并将其与术后 1 年的效果进行了相关性研究[13]。我们的假设是，耻骨后经阴道无张力尿道中段吊带可能与增加的吊带张力和尿道压迫有关，以此可能补偿任何不适当的吊带位置，同时仍然实现控尿[13]。我们发现，耻骨后经阴道无张力尿道中段吊带术后最好的结果同样与尿道运动与吊带的一致性，最大 Valsalva 动作时吊带位于尿道中段的位置及动态评估中吊带的变形性有关。

10.2.6　不同吊带类型变形性的 2D 动态评估

由于吊带的变形性已被证明会影响吊带手术后的效果[8]，因此比较市场上不同吊带的变形性可能是有意义的。由于外科医生使用的吊带类型不同，因此这个评估尤为重要。在我们中心，我们使用非弹性耻骨后吊带（I-STOP，CL Medical，Sainte Foy Les Lyon, France）放置在有尿道固有括约肌缺陷患者的膀胱颈部。与其他吊带相比，I-STOP 具有较低的弹性和变形能力[14]。我们发现在静息状态下 I-STOP 平放在尿道下方（图 10.4），而在动态评估中，它随着尿道移动并收缩膀胱颈，并不会变形或弯曲成 C 形，其作用机制是在压力状态下增加膀胱颈的阻力，并非通过弹性尿道中段吊带动态压迫尿道而起作用。因此，很容易将 I-STOP 与其他具有更高弹性和更大变形能力的吊带区分开来，如经阴道无张力尿道中段吊带、Monarc 和 SPARC 吊带系统（American Medical Systems, Minnetonka, Minnesota, USA）的吊带。

在另一项病例对照研究中，我们中心对 120 名吊带手术患者进行了为期 1 年的随访，比较 3 种不同吊带在体内的变形能力[15]。A 组为 40 例经耻骨后膀胱颈吊带手术（I-STOP）患者，B 组和 C 组分别为 40 例经耻骨后经阴道无张力尿道中段吊带手术患者和 40 例经闭孔无张力尿道中段吊带手术患者。在 3 组中，从尿道中点到吊带近端、中点和远端距离的变化，矢状面吊带中点到耻骨联合下缘距离（TSd）的变化及从吊带中点到耻骨联合下缘的连线与矢状面耻骨联合中线之间夹角（TSa）的改变均无明显差异。在静止时，A 组吊带宽度明显高于 B 组和 C 组（$P < 0.001$）。A 组患者在静止时，吊带平放在尿道上的数量明显多于其他组（$P < 0.001$）。且与 B 组和 C 组相比，A 组吊带角度的变化明显较小（$P < 0.001$）。

因此，我们得出结论，不同类型吊带的变形能力是不同的。与经阴道无张力尿道中段吊带和 Monarc 相比，I-STOP 在静置状态下更容易平放，而在动态应力事件中不会变形。我们建议，由于 I-STOP 植入尿道近端，所以我们需要评估其位置与变形性之间的相互作用对预后的影响[15]。

我们通过 2D 和 3D 经会阴超声对吊带的弹性进行比较，即对非变形耻骨阴道吊带（I-STOP）与可变形的中段尿道吊带在功能上进行动态评估（变形性、吊带的位置、吊带与尿道运动的一致性）[16]。我们发现在 2D 和 3D 经会阴超声上，不可变形与可变形吊带术后的疗效均与尿道和吊带运动的一致性相关。对于尿道固有括约肌缺陷患者，在尿道近端放置非变形性吊带，似乎可以对近端尿道施加稳定的压迫作用，并获得与使用变形吊带动态压迫尿道中段类似的效果[16]。

10.2.7 吊带手术失败的诊断及其治疗计划

对于吊带手术后疗效欠佳的患者，多腔室 3D 成像有助于确定手术失败的原因和制订未来治疗方案。在本章中，我们将讨论我们中心遇到的这类病例。

10.2.8 不明的吊带类型

通常情况下，患者不知道之前吊带手术的确切情况。无论是经会阴超声还是阴道内超声，2D 成像都不能确定吊带的类型。无论是经耻骨后吊带，还是经闭孔吊带，两者都会在尿道中段后方呈现水平状高回声结构（图 10.1 和 10.3）。理想情况下，位于尿道膀胱交界处的膀胱颈吊带应该很容易根据位置与尿道中段吊带区分开来。但对于术后疗效欠佳的患者，尿道中段吊带则常被发现会向尿道近端靠近。因此我们认为，超声发现的位于尿道近端下方的吊带不一定是膀胱颈吊带，也可以是尿道中段吊带。

具有动态功能评估的多腔室 3D 超声成像在明确此类患者所使用的吊带类型方面非常有用。如上所述，可以通过操作 3D 容积数据来跟踪吊带在盆腔内的走行情况。吊带的检查可以使用经会阴超声通过 BK 8848 探头行 180° 阴道内扫描或 360° 扫描，以此获得 3 种不同的容积数据。通过容积数据 3D 重建更好地跟踪吊带。

正如上述所说，动态功能评估有助于根据弹性和变形来区分吊带，并区分不同吊带类型的材料，而上一代的阴道内吊带比经阴道无张力尿道中段吊带的回声低得多[6]。因为 I-STOP 不容易变形，所以它看起来比经阴道无张力尿道中段吊带或 Monarc 更粗更宽。此外，由于 SPARC 配备防止预紧的中心缝合线[17]，它通常看起来比经阴道无张力尿道中段吊带更平坦和更宽[6]。

10.2.9 确定失败吊带的位置

如果计划进行吊带移除手术，在

术前确认吊带的位置是有意义的，它甚至有助于阐明手术失败的原因。目前，关于吊带位置对于控尿的重要性存在争议。一些作者认为，尿道中段吊带的位置对术后的结果没有任何影响[4, 18, 19]。Dietz 等人认为，从理论上来说，由于尿道中段吊带通过"动态压迫"起作用，每当腹内压（IAP）升高时，吊带固定尿道至耻骨联合后下方，故其放置位点于手术成功与否应该不重要[6]。然而，尿道压力分布测量和侧尿道膀胱造影确认了最大尿道闭合压力点与尿道膝部之间的尿道区对于控尿机制是至关重要的。该区域被称为尿道的高压区，计算为功能性尿道长度的 53% 至 72%，是耻骨尿道韧带附着处[1]。

我们对 100 名在我们中心接受经闭孔吊带手术的患者进行了病例对照研究，以确定经闭孔吊带静态和动态位置与术后 1~2 年疗效之间的关系[20]。100 名患者分为两组：A 组（n = 50）手术成功，B 组（n = 50）手术后 1~2 年疗效不佳。所有患者均接受 2D 经会阴超声动态评估和前盆腔 3D 阴道内超声检查。将吊带手术失败的患者与成功的患者相比，3D 阴道内超声发现经闭孔的吊带位置更接近尿道近端。此外，还发现吊带的动态功能评估有助于了解术后疗效欠佳的患者体内吊带的活动情况。

Kociszewski 等人[9]对 72 名女性经会阴超声检查发现，位于尿道长度 50% 至 80% 之间的经阴道无张力尿道中段吊带成功率为 91%，而其他位置的失败率为 36%（P = 0.0085）。另一项研究显示，61 名患者在吊带手术后结果不佳（49 名患者接受了经闭孔无张力尿道中

段吊带手术，其余为经阴道无张力尿道中段吊带手术），使用 BK 8848 探头进行 3D 阴道内超声[21]，只有 21.3% 的患者吊带放置在尿道长度的 50% 到 75% 之间，而 73.8% 的患者吊带放置在低于尿道长度的 50%，4.9% 的患者则高于尿道长度的 75%[21]。

这种客观观察到的位置变化是自然进展还是医源性的呢？经阴道无张力尿道中段吊带的位置随着时间的推移不应该有太大变化[22, 23]。经阴道无张力尿道中段吊带逐渐向尾侧移位，与周围组织的远端运动一致。特别是在进行了阴道前壁修补术的女性中，可能反映了脱垂的复发或进展，而不是自然的吊带运动[6]。另一种可能的解释是术中将吊带植入近端而不是尿道中段位置。在一项对 102 名经阴道无张力尿道中段吊带手术女性的研究中，尿道长度通过术前阴道口超声检查进行测量，并且在超声测量的尿道长度的 1/3 处做尿道下切口[24]。手术后随访 6 个月，在 88.2% 的患者中，经阴道无张力尿道中段吊带被发现在尿道长度的 50%~70% 的目标范围内，91.1% 的患者治愈，6.9% 的患者表现出控尿症状的改善。

如果吊带的位置很重要，在植入吊带后又将吊带固定到相应的位置上是否有效？Rechberger 等人随机分配 463 名压力性尿失禁患者，其中一组接受标准经闭孔无张力尿道中段吊带手术治疗（232 名患者），另一组采用可吸收缝线进行额外缝合两点固定吊带的经闭孔无张力尿道中段吊带手术（231 名患者），结论是吊带固定组的主观治愈率（85.15% VS. 75.77%）和客观治愈率（85.37% VS. 75.59%）显著提高[25]。在尿道固有括约

肌缺陷的患者中，与对照组相比，吊带固定组的结果更好（95.1% VS. 73.8% 治愈或改善；$P = 0.0011$）。

然而，在植入时缝合固定吊带可以确保术后 1 年保持位置不变吗？我们进行了一项病例对照研究，80 名压力性尿失禁患者吊带术后 1 年随访[26]，研究组 A 是 40 名经闭孔悬吊术（Monarc）但未经固定的患者；对照组 B 是 40 名接受了尿道下耻骨阴道悬吊术（I-STOP），术中将吊带固定到近端尿道患者。在术后 1 年随访时进行的 3D 阴道内超声中，A 组只有 14 名（35%）患者的吊带位于预期位置，而 B 组则有 31 名（77.5%）（$P < 0.001$）。与 A 组相比，B 组位于预期位置的概率更高（OR，2.21；95% CI，1.027~4.77，$P = 0.04$）。因此，我们发现在植入过程中将吊带固定在适当位置可以确保吊带在术后 1 年处于预期位置。为了了解经闭孔途径是否是研究结果的潜在混杂因素，我们将研究范围扩大到包括在第 3 组中接受经阴道无张力尿道中段吊带手术的 40 名患者（未发表的数据）。在经阴道无张力尿道中段吊带组中，也只有 14 名（35%）患者的吊带位于预期尿道中段处，而 I-STOP 组则有 31 名患者（77.5%）。根据吊带百分位数（吊带中点与尿道膀胱连接处的距离除以尿道长度），经闭孔吊带手术患者的吊带位置比接受经阴道无张力尿道中段吊带手术的患者更位于近端，但差异无统计学意义（$P = 0.254$）。当然，在本研究中，我们还没有考虑加入其他混杂因素，包括吊带的弹性和灵活性的差异。然而，研究结果确实表明在植入过程中将吊带固定在适当的位置，可能

有助于确保术后 1 年吊带仍位于预期位置。为此，我们现在正在进行一项初步研究，将 Monarc 植入后缝合固定到适当位置，比较这些患者与没有缝合固定吊带位置的差异。

关于吊带位置的一个重要难题是患者是否同时进行阴道前壁修复和吊带手术，将经闭孔吊带穿过用于阴道前壁修补的切口是否对吊带位置有影响。在一项前瞻性队列研究中，我们试图回答这个问题[27]。一项对 100 名经闭孔吊带术（Monarc）的患者进行的研究。其中，患者分为两组：A 组（$n = 58$），通过同一切口同时进行阴道前壁修复，B 组（$n = 42$），仅接受经闭孔吊带术。与 B 组相比，A 组患者的近端比例明显较高 [29（50%）：VS. 10（23.8%）；$P = 0.007$]。其中，11 名（19%）患者将吊带植入尿道膀胱连接处附近，而 B 组中有 2 名（4.8%）患者（$P = 0.03$）将吊带植入尿道膀胱连接处附近，术后 1 年的疗效均较差。因此，与单独进行经闭孔吊带手术的患者相比，同时进行阴道前壁修复的患者有可能使吊带位于更近端。

10.2.10 有复杂治疗史患者的治疗计划

被转诊的尿失禁患者多数治疗史复杂。许多人有过多次吊带手术的历史（图 10.8），或以前多次吊带手术后又多次注射填充剂（图 10.9）。

多腔室 3D 成像有助于了解吊带和填充剂注射的位置及规划未来的治疗方案。例如，在有吊带手术史和填充剂注射史的患者中，尿失禁症状虽然有改善

但仍然持续存在，多腔室 3D 成像可以显示吊带是否位于正确的位置，填充剂是否沿尿道周围分布，以及指导医生将填充剂注入尿道周围裸露的无填充剂区域。相反地，也可能发现多条吊带，但它们均不位于适当的位置。所以，动态功能评估通过阐明先前植入吊带的体内走行有助于规划未来的治疗方案。

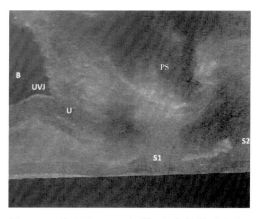

图 10.8　前盆腔 180° 扫描：多次吊带手术史。图示为膀胱（B），尿道（U），耻骨联合（PS），尿道膀胱连接处（UVJ），尿道中段耻骨后吊带（S1），远端移位的经闭孔吊带（S2）

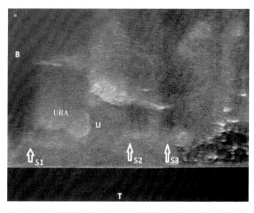

图 10.9　前盆腔 180° 扫描：前三次吊带手术 和 Macroplastique（Cogentix Medical, Minnetonka, Minnesota, USA）注射。图示为膀胱（B），尿道（U），尿道填充剂（UBA），探头（T），聚丙烯吊带（S1），尿道中段耻骨后吊带（S2），经闭孔吊带（S3）

10.2.11　针对吊带手术后排尿功能障碍患者的处理

吊带手术后排尿功能障碍往往给诊断和治疗带来难题，其症状和体征往往是不确定的，尿动力学参数也可能是临界值。在这种情况下，包括动态评估的超声检查可以提供有用的信息以帮助医生做出正确的诊断并制订治疗方案。使用 BK 8848 探头的 3D 阴道内超声可能会发现吊带太靠近尿道腔，从而导致尿道梗阻（图 10.10）。多腔室成像，尤其是经会阴超声，有助于确定诊断，也有助于阐明吊带与尿道腔之间的距离缩短是否是由于阴道探头压迫前盆腔所致。动态功能评估可以在 Valsalva 动作期间实时评估尿道梗阻，患有排尿功能障碍的患者通常会在 Valsalva 动作时排尿会加重梗阻症状。

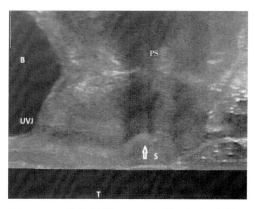

图 10.10　前盆腔的 180° 扫描：经闭孔的吊带太靠近尿道腔。图示为膀胱（B），尿道（U），耻骨联合（PS），尿道膀胱连接处（UVJ），经闭孔吊带（S），探头（T）

文献中没有关于吊带引起尿道梗阻的超声诊断共识。但有许多研究证实，经会阴超声显示，吊带至耻骨联合距离缩短和吊带至尿道腔距离缩短与排尿功能障碍有关。Chantarasorn 等人测量了吊带间隙，即最大 Valsalva 动作时吊带与耻骨联合之间的距离。92 名接受 Monarc 手术的患者发现排尿功能障碍，患者的吊带间隙明显减小（9.91 mm，而无排尿功能障碍的患者为 11.31 mm，$P = 0.014$）[28]；Yang 等人在对 56 名经闭孔吊带术（Monarc）的患者进行的一项研究中发现，与无排尿功能障碍的患者相比，术后新发排尿功能障碍或排尿功能障碍继续恶化的女性有较大的静息 sTA（耻骨联合与吊带的角度，即从吊带中心到耻骨联合下缘的连线与矢状面耻骨联合中线之间的角度），以及静息时尿道受吊带侵蚀的发生率较高[29]。尿道受吊带侵蚀被定义为在矢状面上，吊带旁边的尿道外壁上存在压痕，内壁有高原状的凸起，并且尿道中心无回声区变窄，包括尿道腔和周围组织[29]。此外，上文提到的 Kociszewski 等人研究认为，静息时和张力时经阴道无张力尿道中段吊带形态的动态变化，吊带与尿道腔之间的距离可能与术后的症状相关。他们发现术后吊带与尿道腔之间的距离至少 3 mm 的患者愈后最好；而吊带和尿道腔之间的距离小于 3 mm 的患者中，排尿功能障碍和尿频（尿急）伴或不伴有尿失禁的并发症发病率高[9]。且做 Vasalva 动作时，沿着吊带宽度呈 C 形为张力施加所致。因此，他们推断，静息时沿其宽度已经呈 C 形的经阴道无张力尿道中段吊带表明对尿道施加过大的张力，可能与排尿功能障碍有关。这一论点得到了 Dietz 等人的支持，Dietz 等人还指出，大多数尿道下的吊带可呈现紧张的 C 形，特

别是在 Valsalva 动作时[6]，可以认为这种情况在静止时越明显，吊带则越紧张[6]。而在静止状态下看到的 C 形也可能是植入后吊带弯曲或扭曲所致，不一定是植入的吊带过于紧张，松散植入的吊带也可沿其宽度呈现 C 形；因此，静息时吊带与尿道腔的距离似乎比静息时存在 C 形吊带更能预测排尿功能障碍。

10.3　吊带与膀胱过度活动症（OAB）

有一些文献是关于使用 3D 超声寻找术后新发急迫性尿失禁原因方面的，但不是结论性的。当经阴道无张力尿道中段吊带被放置在距尿道腔不到 3 mm 的位置时，新发急迫性症状明显增加[9]。相反，另一项研究发现，如果吊带间距（吊带与耻骨联合的距离）较大，急迫性尿失禁的发病率显著较高[19]。也有研究认为吊带位置与术后新发急迫性尿失禁无关[29]。相反地，在一项前瞻性观察研究中，Dietz 等人对 141 名女性进行经阴道无张力尿道中段吊带术后 5 周至 2.1 年（0.66 年）行经会阴超声检查发现，吊带位置更靠近头端与急迫性尿失禁（$P = 0.03$）和尿频（$P = 0.048$）相关性较弱[19]。而本研究中的吊带位置是根据耻骨联合而不是尿道长度来确定的。

为了研究静息时吊带的位置与吊带手术后新发和持续性膀胱过度活动症的相关性，我们对 104 名尿动力压力性或混合性尿失禁患者进行了前瞻性队列研究[30]，其中 Monarc 手术 64 例，经阴道无张力尿道中段吊带手术 40 例。与经闭孔吊带相比，耻骨后吊带术后发生尿急症状持续时间

较短，缓解率较高，尿急症状严重程度较低以及较好的生活质量。

10.3.1 会阴超声和阴道内超声在吊带成像中的比较

我们对 100 名经闭孔吊带手术的患者进行了一项前瞻性队列研究，使用经会阴超声和前盆腔 3D 阴道内超声进行了 1 年的随访[31]。分析获得的 3D 容积数据以确定正中矢状面中吊带的位置。研究纳入 70 名吊带手术患者，随访，分为两组。其中，1 年 40 例手术成功（A 组），30 例手术失败（B 组）。根据两种超声检查方法确定吊带位置的一致性，分别定义如下：如果两种超声方法确定吊带位置相同，按照吊带位于尿道近端、尿道中段或尿道远端，则分别称为吊带近端一致，吊带中段一致或吊带远端一致；如果与经会阴超声相比，使用 3D 阴道内超声检查的吊带位置更接近尿道近端，则定义为吊带位置不一致类型 1；如果使用 3D 阴道内超声检查的吊带位置更接近尿道远端，则定位为吊带位置不一致类型 2。与 B 组相比，A 组在经会阴超声和阴道内超声中具有吊带中段一致位置的患者数量显著更高（$P < 0.001$）。与吊带位置不一致类型 1 以外的患者相比，吊带位置不一致类型 1 患者手术失败的相对风险为 4.01（95% CI 2.47~6.52；$P < 0.001$）。

此外，在经会阴超声下吊带的动态评估中，有 14 名静态时的吊带位置不一致类型 1 患者，尿道向远侧移动并与吊带运动不协调。有 6 名患者，尿道膀胱连接处向吊带的远端移动。但在使用两个探头观察到的尿道中段吊带位置一致的所有患者中，吊带和尿道均以一致的方式移动（$P < 0.001$）。因此，与经会阴超声相比，阴道内超声发现吊带位置更接近患者的真实情况，手术后更可能出现不良结果。术后效果良好的患者，两种探头都能发现吊带位置具有良好一致性。对于上述发现的原因，可能是吊带未正确固定到位或是手术时吊带插入太松，因此吊带可独自在膀胱、尿道及其周围组织间移动。换言之，BK 8848 探头插入阴道时，膀胱和尿道会移动，但吊带不会随它们一起移动，因为没有组织桥连接吊带和尿道。

10.3.2 经闭孔吊带的解剖路径及相关的盆腔疼痛

在最近 Shobeiri 报告的一组对于压力性尿失禁进行了经闭孔无张力尿道中段吊带术后并发症的回顾性研究中[32]，通过 3D 阴道内超声容积超声对手术效果进行评估，以确定吊带植入解剖路径的一致性，并了解吊带位置和盆腔疼痛是否存在关联。以最小肛提肌裂孔（MLH）作为参考点，评估吊带的形态和位置，尿道的长度，吊带至尿道膀胱交界处的距离，吊带中心和吊带侧臂植入点与最小肛提肌裂孔的距离，吊带宽度，分别在轴状位、冠状位和矢状位上观察。

在一项纳入 68 名女性的研究中，49 名患者在盆底功能障碍问卷 / 疼痛问卷中报告疼痛，19 名患者未报告疼痛。吊带形态分为海鸥样或正常形态（图 10.11）、平面形态（图 10.12）、折叠形态（图 10.13）、倾斜形态（图 10.14）。尽管两组之间的吊带中段至最小肛提肌裂孔的距离和吊带臂至最小肛提肌裂孔

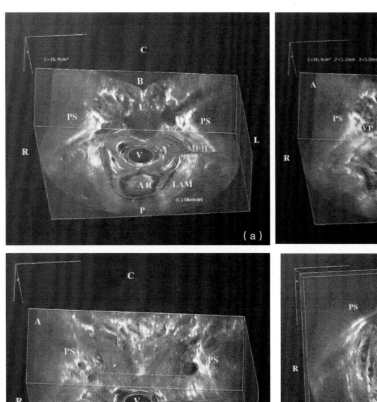

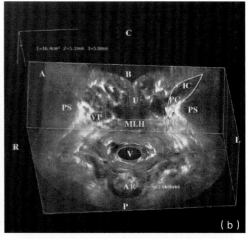

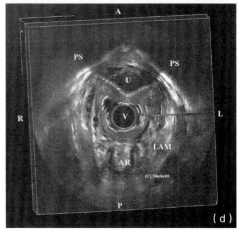

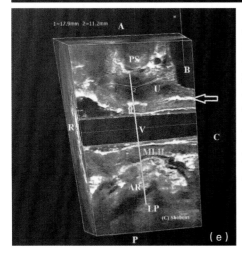

图 10.11 （a）使用 BK 8838 探头进行 360° 扫描：在冠状面中操作 3D 容积数据以展示海鸥样形态。图示为冠状面（C），膀胱（B），尿道（U），耻骨联合（PS），阴道（V），肛直肠（AR），肛提肌（LAM），右侧（R），左侧（L），后面（P）。（b）360° 扫描：在冠状面中操纵 3D 容积数据显示正常经闭孔吊带路径 [海鸥样形态，参见（d）]。它显示了与最小肛提肌裂孔（MLH）平行的吊带臂的关系及其与肛提肌群的关系。图示为冠状面（C），膀胱（B），尿道（U），耻骨联合（PS），阴道（V），肛直肠（AR），髂尾肌（IC），耻尾肌（PC），骨盆静脉（VP），耻骨直肠肌（PR），右侧（R），左侧（L），后面（P）。（c）360° 扫描：在冠状面上操作 3D 容积数据显示最小肛提肌裂孔与吊带中心部分的关系（黄色箭头）。图示为冠状面（C），尿道（U），耻骨联合（PS），阴道（V），肛直肠（AR），前面（A），右侧（R），左侧（L），后面（P）。（d）360° 扫描：在轴平面中操纵 3D 容积数据展示海鸥样形态（黄色箭头）。图示为轴平面（A），尿道（U），耻骨联合（PS），阴道（V），肛直肠（AR），前面（A），右侧（R），左侧（L），后面（P）。（e）360° 扫描：在正中矢状面中操纵 3D 容积数据显示海鸥样形态。图示为膀胱（B），尿道（U），耻骨联合（PS），阴道（V），肛直肠（AR），最小肛提肌裂孔（MLH），提肌板（LP），前面（A），右侧（R），头位（C），后面（P）

的距离之间没有统计学上的显著差异，但吊带的走行却有很大的差异。与没有疼痛的患者（27%）相比，疼痛患者中吊带形态异常占比更大（73%）（$P = 0.001$）。

最后，阴道内超声还可以诊断吊带缠结或扭曲（图 10.15）及网片收缩引起的吊带不对称。在这些情况下，吊带的宽度远小于植入时的测量值。

10.4　结论与展望

3D 多腔室超声成像可用于诊断和治疗与尿失禁手术相关的合成吊带并发症及失败的病例，使用不同探头获得的 3D 容积数据和 2D 动态评估为了解患者的功能解剖结构增加了全新的方法，且方便获得和存档治疗前后的影像学数据，有助于保存患者盆底治疗的影像学资料。因此，3D 多腔室成像能够从多维度协助使用合成植入材料患者的诊断和治疗。这项技术最重要的贡献是让外科医生更好地了解吊带手术的目的，并避免许多常见的陷阱。

但这仅仅是个开始，未来 3D 多腔

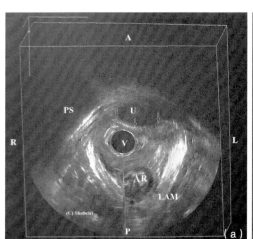

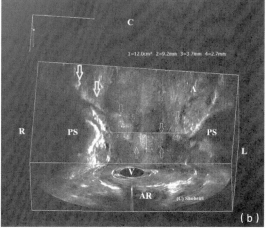

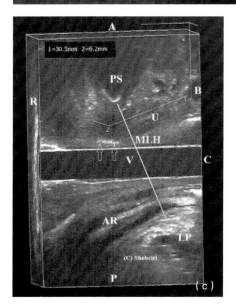

图 10.12　（a）360° 扫描：在轴平面中操纵 3D 容积数据显示平整形态（小的黄色箭头是吊带）。图示为尿道（U），耻骨联合（PS），阴道（V），肛管（A），肛提肌（LAM），前面（A），右侧（R），左侧（L），后面（P）。（b）360° 扫描：在冠状面中操纵的 3D 容积数据显示平整形态，小箭头显示吊带。中心吊带低于最小肛提肌裂孔（MLH）的水平，并进入闭孔预期位置（数字 4）。图示为冠状面（C），尿道（U），耻骨联合（PS），阴道（V），肛直肠（AR），前面（A），右侧（R），左侧（L）。（c）360° 扫描：在矢状面中操纵 3D 容积数据显示平整模式。请注意，吊带低于最小肛提肌裂孔水平和尿道远端 1/3。图示为膀胱（B），尿道（U），耻骨联合（PS），阴道（V），肛直肠（AR），最小肛提肌裂孔（MLH），提肌板（LP），前面（A），右侧（R），左侧（L），后面（P）

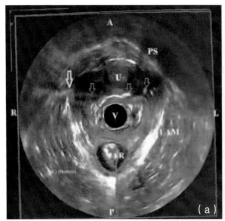
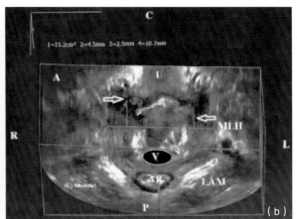
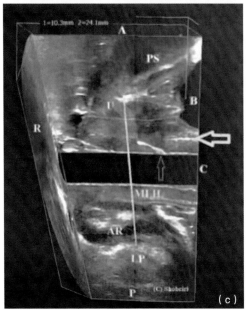

图 10.13　（a）360°扫描：在轴平面上操纵 3D 容积数据显示折叠形态（小黄色箭头是吊带，星形表示折叠区域，大箭头表示吊带进入闭孔）。图示为尿道（U），耻骨联合（PS），阴道（V），肛直肠（AR），肛提肌（LAM），前面（A），右侧（R），左侧（L），后面（P）。（b）360°扫描：在冠状面上操纵 3D 容积数据显示折叠模式。请注意大箭头，这些箭头表明非对称吊带通过一个头侧拱形进入右闭孔。图示为冠状面（C），尿道（U），阴道（V），肛直肠（AR），最小肛提肌裂孔（MLH），前面（A），右侧（R），左侧（L），后面（P）。（c）360°扫描：在矢状面上操纵 3D 容积数据显示吊带位置。需注意吊带正在挤压头侧并接触探头，大箭头表示吊带的右平面。吊带位于尿道头端至最小肛提肌裂孔的上 1/3。图示为膀胱（B），尿道（U），耻骨联合（PS），阴道（V），肛直肠（AR），提肌板（LP），前面（A），右侧（R），左后方（LP），头侧（C）

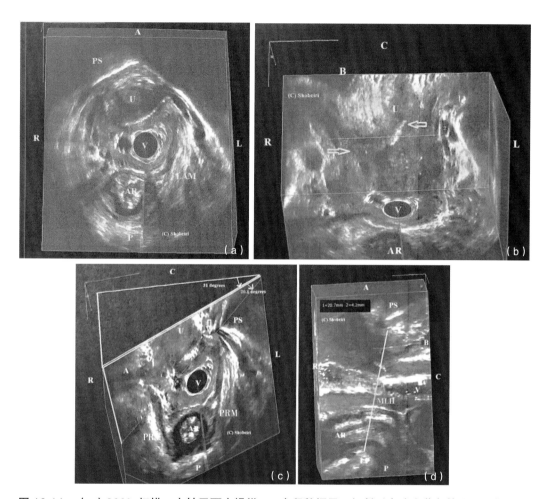

图 10.14　（a）360° 扫描：在轴平面中操纵 3D 容积数据显示倾斜形态（小黄色箭头是吊带）。尿道（U），耻骨联合（PS），阴道（V），肛直肠（AR），肛提肌（LAM），前面（A），右侧（R），左侧（L），后面（P）。（b）360° 扫描：在冠状面中操纵 3D 容积数据显示倾斜形态。请注意，吊带穿过最小肛提肌裂孔（MLH）中线。在左侧吊带进入髂尾肌（大黄色箭头）。图示为冠状面（C），膀胱（B），尿道（U），阴道（V），肛直肠（AR），右侧（R），左侧（L），后面（P）。（c）360° 扫描：在倾斜平面中操纵 3D 容积数据显示轴平面和冠状面，以展示倾斜形态。请注意，吊带以 31° 角度通过冠状面，以 20.1° 角度通过轴平面。左侧的实线箭头和右侧的小箭头表示进入闭孔区的不同入口点。图示为冠状面（C），膀胱（B），尿道（U），耻骨联合（PS），阴道（V），肛直肠（AR），耻骨直肠肌（PR），前面（A），右侧（R），左侧（L），后面（P）。（d）360° 扫描：在矢状面中部操纵 3D 容积数据以证明倾斜吊带与最小肛提肌裂孔的关系。注意，当存在肛提肌缺陷时，提肌板移动并影响吊带预期位置和功能。图示为膀胱（B），尿道（U），耻骨联合（PS），阴道（V），肛直肠（AR），提肌板（LP），前面（A），右侧（R），头侧（C），后面（P），耻骨直肠肌（PR）

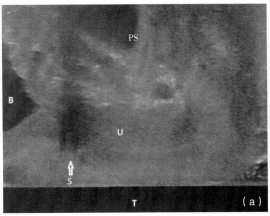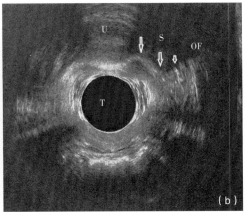

图10.15 （a）前盆腔180° 扫描：经闭孔吊带成束并向近端移位。图示为膀胱（B），尿道（U），耻骨联合（PS），探头（T），经闭孔吊带（S）。（b）360° 扫描：在倾斜平面中操纵 3D 容积数据显示单切口吊带在其插入附近扭曲。图示为尿道（U），直肠（R），探头（T），闭孔（OF），单切口吊带（S）

室成像也许会成为合成植入材料有关问题的诊断标准。目前有足够的证据支持在这类患者中常规使用阴道内超声成像。有必要进一步开展经会阴超声和阴道超声成像诊断的有效性以及比较研究。尽管使用 3D 阴道内超声的术语和各种测量已达成一致。但目前仍需要前瞻性研究来验证文献中各种回顾性研究的结果，特别是比较使用或不使用 3D 阴道内超声进行治疗的前瞻性研究，以了解其在常规治疗中使用的有效性。鉴于 2D 动态评估有助于提高对功能解剖结构的理解和认识，超声成像能够显著提高我们对各种吊带作用机制的了解。因此，可能有助于开发出更好的治疗方法。

对于掌握了 3D 超声方法的人来说，这项技术已经成为常规治疗的一部分。成本效益，教学资源的可用性，以及有关 3D 阴道内超声临床价值知识的传播，取决了其是否能在发展中国家被广泛使用。

（李环、王玥译，苗娅莉、孙秀丽校）

参考文献

[1] Ulmsten U, Hendriksson L, Johnson P, Varhos G. An ambulatory surgical procedure under local anaesthesia for treatment of female urinary incontinence. Int Urogynecol J Pelvic Floor Dysfunct. 1996;7(2): 81–85 discussion 85–6.

[2] Delorme E. Transobturator urethral suspension: mini-invasive procedure in the treatment of stress urinary incontinence in women. Prog Urol. 2001;11(5): 1306–13. [Article in French].

[3] Schuettoff S, Beyersdorff D, Gauruder-Burmester A, Tunn R. Visibility of the polypropylene tape after tension-free vaginal tape (TVT) procedure in women with stress urinary incontinence: comparison of introital ultrasound and magnetic resonance imaging in vitro and in patients. Ultrasound Obstet Gynecol. 2006;27(6):687–92.

[4] Kaum HJ, Wolff F. TVT: on midurethral tape positioning and its influence on continence. Int Urogynecol J. 2002;13(2):110–5.

[5] Halaska M, Otcenasek M, Martan A, Masata J, Voight R, Seifert M. Pelvic anatomy changes after TVT procedure assessed by MRI. Int Urogynecol J. 1999; 10(S1):S87–8.

[6] Dietz HP. Imaging of implant materials. In: Dietz HP, Hoyte LPJ, Steensma AB, editors. Atlas of pelvic floor ultrasound. London: Springer; 2008.

[7] Santoro GA, Wieczorek AP, Stankiewicz A, Wozniak MM, Bogusiewicz M, Rechberger T. High resolution 3D endovaginal ultrasonography in the assessment of pelvic floor anatomy: a preliminary study. Int Urogynecol J. 2009;20(10):1213–22.

[8] Hegde A, Nogueiras M, Aguilar V, Davila GW. Dynamic assessment of sling function on transperineal ultrasound: Is it correlated with outcomes one year following surgery? (abstract) Int Urogynecol J. 2013;24(Suppl 3):S69–70.

[9] Kociszewski J, Rautenberg O, Perucchini D, Eberhard J, Geissbühler V, Hilgers R, Viereck V. Tape functionality: sonographic tape characteristics and outcome after TVT incontinence surgery. Neurourol Urodyn. 2008;27(6):485–90.

[10] Yang JM, Yang SH, Huang WC. Dynamic interaction involved in the tension-free vaginal tape obturator procedure. J Urol. 2008;180(5):2081–7.

[11] Yang JM, Yang SH, Huang WC. Correlation of morphological alterations and functional impairment of the tension-free vaginal tape obturator procedure. J Urol. 2009;181(1):211–8.

[12] Lo TS, Wang AC, Horng SG, Liang CC, Soong YK. Ultrasonographic and urodynamic evaluation after tension free vaginal tape procedure (TVT). Acta Obstet Gynecol Scand. 2001;80(1):65–70.

[13] Hegde A, Nogueiras M, Aguilar V, Davila G. Dynamic assessment of sling function on 2D transperineal ultrasound: is it correlated with outcomes one year following retropubic midurethral sling surgery? (abstract). Int Urogynecol J. 2014; 25(Suppl 1):S40.

[14] Jijon A, Hegde A, Arias B, Aguilar V, Davila GW. An inelastic retropubic suburethral sling in women with intrinsic sphincter deiciency. Int Urogynecol J. 2013; 24(8):1325–30.

[15] Hegde A, Nogueiras M, Aguilar V, Davila GW. Comparison of the in vivo deformability of three different sling types on dynamic assessment of sling function. Int Urogynecol J. 2015;26(Suppl):S78.

[16] Hegde A, Nogueiras GM, Aguilar V, Davila G. Dynamic assessment of sling function on transperineal ultrasound in patients with successful outcomes following retropubic sling surgery for ISD: comparison of a non-deformable pubovaginal sling with deformable midurethral sling. Int Urogynecol J. 2015;26(Suppl):S89–90.

[17] Dietz HP, Foote AJ, Mak HL, Wilson PD. TVT and Sparc suburethral slings: a case-control series. Int Urogynecol J. 2004;15(2):129–31.

[18] Ng CC, Lee LC, Han WH. Use of 3D ultrasound scan to assess the clinical importance of midurethral placement of the tension-free vaginal tape (TVT) for treatment of incontinence. Int Urogynecol J. 2005;16(3):220–5.

[19] Dietz HP, Mouritsen L, Ellis G, Wilson PD. How important is TVT location? Acta Obstet Gynecol Scand. 2004;83(10):904–8.

[20] Hegde A, Nogueiras M, Aguilar V, Davila GW. Correlation of static and dynamic location of the transobturator sling with outcomes as described by 3 dimensional endovaginal ultrasound? (abstract). Int Urogynecol J. 2013;24(Suppl 3):S30.

[21] Bogusiewicz M, Stankiewicz A, Monist M, Wozniak M, Wiezoreck A, Rechberger T. Most of the patients with suburethral sling failure have tapes located out-side the high-pressure zone of the urethra (abstract). Int

Urogynecol J. 2012;23(Suppl 2):S68–9.

[22] Lo TS, Horng SG, Liang CC, Lee SJ, Soong YK. Ultrasound assessment of mid-urethra tape at three-year follow-up after tension-free-vaginal tape procedure. Urology. 2004;63(4):671–5.

[23] Dietz HP, Mouritsen L, Ellis G, Wilson PD. Does the tension-free vaginal tape stay where you put it? Am J Obstet Gynecol. 2003;188(4):950–3.

[24] Kociszewski J, Rautenberg O, Kuszka A, Eberhard J, Hilger R, Viereck V. Can we place tension-free vaginal tape where it should be? The one-third rule. Ultrasound Obstet Gynecol. 2012;39(2):210–4.

[25] Rechberger T, Futyma K, Jankiewicz K, Adamiak A, Bogusiewicz M, Bartuzi A, Miotla P, Skorupski P, Tomaszewski J. Tape ixation: an important surgical step to improve success rate of anti-incontinence surgery. J Urol. 2011;186(1):180–4.

[26] Hegde A, Nogueiras M, Aguilar V, Davila GW. Should a suburethral sling be suture-fixated in place at the time of implantation? (abstract). Int Urogynecol J. 2013;24(Suppl 3):S60.

[27] Hegde A, Nogueiras M, Aguilar V, Davila GW. Transobturator sling surgery with concomitant anterior vaginal wall repair performed through the same incision: Is there an impact on the location of the sling one year following sling surgery? (abstract). Int Urogynecol J. 2014;25(Suppl 4):S51.

[28] Chantarasorn V, Shek KL, Dietz HP. Sonographic appearance of transobturator slings: implications for function and dysfunction. Int Urogynecol J. 2011;22: 493–8.

[29] Yang JM, Yang SH, Huang WC, Tzeng CR. Correlation of tape location and tension with surgical outcome after transobturator suburethral tape procedures. Ultrasound Obstet Gynecol. 2012;39(4): 458–65.

[30] Hegde A, Aguilar V, Davila GW. Is sling location at rest correlated with denovo and persistent overactive bladder symptoms following transobturator and retropubic midurethral sling surgery? (abstract). Int Urogynecol J. 2014;25(Suppl 4):S23–4.

[31] Hegde A, Nogueiras M, Aguilar V, Davila GW. Is there concordance in the location of the transobturator sling as determined by transperineal and endovaginal 3 dimensional ultrasound?: correlation with outcomes (abstract). Int Urogynecol J. 2013;24(Suppl 3):S52.

[32] Javadian P, Quiroz L, Nihira MA, Shobeiri SA. Transobturator slings demonstrate a wide variation in their anatomic paths: A 3D ultrasound study. In: Oral Poster 36. American Urogynecologic Society Annual Meeting. 2016. 27 Sep – 1 Oct 2016, Denver, Colorado.

第 11 章　影像学检查在尿道填充剂注射治疗压力性尿失禁中的应用

学习目标

1. 探讨 2D/3D 会阴超声（TPUS）及 3D 阴道内超声（EVUS）成像在尿道填充剂（UBA）注射治疗压力性尿失禁（SUI）研究中的应用。

2. 探讨超声检查在压力性尿失禁尿道填充剂注射治疗的临床应用

11.1　引言

尿道填充剂在压力性尿失禁患者的治疗中已获得广泛应用，其有效性和安全性已得到证实。该方法可用于治疗尿道内括约肌功能障碍引起的难治性或复发性压力性尿失禁患者，以替代手术治疗[1]。尿道填充剂是一种经尿道或尿道周围注射的填充剂，其目的是将填充剂注射到后尿道或膀胱内口周围黏膜下及肌肉间，使尿道腔变窄、拉长和缩小，从而相对提高尿道阻力，促进尿道闭合，以有效控制尿流[2]。该治疗方法是一种在局部麻醉下进行的微创手术，可在门诊进行[3]。

20 世纪 30 年代，通过注射尿道填充剂导致尿道周围瘢痕化以及促使尿道闭合的方法首次被报道[4]。然而，直至近 10 年来，尿道填充剂才被逐步推广用于治疗女性压力性尿失禁。常用的填充剂药物包括羟磷灰石钙（BioForm Medical，San Mateo，CA，USA）和硅酮（MPQ）（Uroplasty，Minnetonka，MN，USA）。羟磷灰石钙由羟基磷灰石（CaHA）及凝胶载体组成[5]，而硅酮是一种聚二甲基硅氧烷（弹性固体硅）植入物，悬浮在惰性、可排泄的水溶性水凝胶中[6]。羟磷灰石钙与硅酮等新型合成尿道填充剂具有更久的耐用性，并可改善传统注射治疗方法（如胶原、自体脂肪、聚四氟乙烯等）导致的注射剂、异物反应、注射剂移位等不良反应[6]。然而，其成功率尚不稳定[7]，作用机制亦尚未探明。

3D 超声成像是评估下尿路和盆底功能的客观检查方法。通过 3D 阴道内超声能够清晰地显示羟磷灰石钙和硅酮。因此，3D 阴道内超声成像可用于评估相关治疗效果[1]。与传统的 B 超成像检查相比，这种新技术可以更精准地测量体积[8]。它可在传统成像技术无法评估的层面上显示填充剂[9]。此外，多腔室 3D 超声成像技术通过多个换能器共同检测可进行更为详尽的解剖检查，如使用腹部宽阵探头经会阴扫描、BK 8848 探头阴道内 180° 扫描与 BK 2052/8838 探头 360° 扫描。通过联合斜面、直面和 3D 容积重建，我们可以区分伪影，并获得尿道填充剂在尿道周围分布的准确和全面的图像。

本章将详细介绍超声成像技术在接受尿道填充剂注射治疗的压力性尿失禁患者中的应用，并对阴道内超声及经会阴超声成像在尿道填充剂治疗中的应用做一总结。

11.2 多腔室 3D 超声成像在显示尿道周围填充剂分布中的应用

尽管在尿道周围进行尿道填充剂注射治疗压力性尿失禁患者已成为妇科或泌尿科医生常用的治疗手段之一，但仍有许多与手术相关的问题尚未解决。这些问题可能与文献中报道的在尿道周围进行尿道填充剂注射治疗的成功率不稳定有关。一项综述研究对 8 项长期临床试验（n=507）进行了分析，结果表明：压力性尿失禁患者进行尿道填充剂注射治疗后 12 个月的治愈率为 20%~71%，改善率为 19%~48%[6, 10-16]；随访时间至 60 个月时，治愈率为 18%~40%，改善率为 33%~39%，需要重复治疗来维持疗效[14, 16]。

关于尿道填充剂注射治疗疗效的不确定性，有许多合理的解释[1]，但目前尚无被普遍接受或标准化的注射方法[17]。单次注射的最佳剂量、注射的理想位置及相关药剂的最佳重复注射时间（直到临床确定该次治疗失败）尚未有统一标准[18]。经尿道注射治疗建议在膀胱镜下进行，因其可以直接观察注射过程，直到黏膜充分吸收[19]。然而，已发表的数据表明，内镜下进行注射与尿失禁症状

长期改善并无必然联系[20]。此外，理想的注射位置也仍未确定，文献报道注射位置包括从尿道中段到膀胱颈，但并没有明确的证据提供一个准确的位置[19]。进行重复注射治疗在很大程度上依赖临床医师的经验，一般基于患者在术后对排尿控制的反馈[1, 21]。因此，如何确定最佳注射部位，以及获取能够预测注射后疗效相关的术中临床指标是非常重要的，还可以提高手术的成本效益[1]。鉴于超声的技术优势，多腔室 3D 超声成像有助于实现这两个目标。

11.3 关于 3D 阴道内超声显示尿道填充剂的技术细节

专业研究盆底疾病的超声检查室也许应该配备专业的 3D 360° 视野阴道内超声探头。目前唯一生产此类探头的公司是德国 BK 超声公司和日本 HitochiAloka 医疗公司。这些探头均采用高频传感器，其中部分为双平面探头，利用线性及垂直阵列技术获取图像，而另一部分为 360° 视角探头，通过轴平面方式获取图像；两者都能清楚地进行尿道填充剂成像。

第 2 章中阐述了利用 BK 超声设备的 BK 8848、BK 8838 和 BK 2052 探头实施多腔室 3D 超声成像的技术。这些技术要点均有可用于实现尿道填充剂的成像[9]。若想完整地观察到尿道填充剂的分布，须对整个尿道（从膀胱尿道连接部或尿道内口到尿道外口以及部分膀胱）进行成像。有时，测量两个不同的

容积超声将会很有帮助，一个集中在膀胱和尿道近端，另一个集中在尿道尾端，以确保尿道填充剂分布的完全成像。此外，增加测量深度有助于囊括测量目标所需的全部范围，但需注意的是，增加测量深度会降低分辨率和图像质量[9]。实施检查时最重要的是准确定位至目标的中心坐标，如使用 BK 8848 探头进行 3D 成像时需要确定哪个平面表示患者的左侧，哪个平面表示患者的右侧[9]，以确保我们准确了解尿道填充剂在尿道周围的分布情况（图 11.1）。

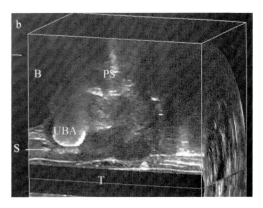

图 11.1　使用 BK 8848 探头 180° 3D 前盆腔扫描：在矢状位可见尿道填充剂位于尿道近端周围覆盖吊带。该患者吊带手术失败。图示为探头（T），膀胱（B），尿道填充剂（UBA），尿道（U），耻骨联合（PS），吊带（S）

同样，使用 BK 2052 和 BK 8838 探头进行 3D 成像的操作能够在轴平面、矢状面和冠状面上进行（图 11.2）。矢状面 3D 容积超声成像有助于确定尿道填充剂相对于尿道长度（UL）的确切位置，而轴平面的成像则提供更多有关尿道填充剂在尿道周围分布的有价值信息。

尿道填充剂产生的超声波信号会随药剂的成分变化而变化。胶原类填充剂的回声密度可呈现低回声、等回声和高

回声的变化[22]，而钙基类试剂在图像上显示为高密度回声信号（图 11.1）。填充剂的大小和形态存在差异，其在尿道周围分布的对称性也有所不同。由于注射后尿道填充剂形态不规则且变化不定，3D 超声检查因其并非单纯的横截面成像而成为理想的成像方式[22]。

虽然使用专业的探头能够获得高质量的图像，但在大多数超声科室，常规探头也能够对尿道填充剂进行很好的成像。在经腹部盆腔及肾脏超声检查中，实施超声检查的医生可能无意中发现患者存在尿道膨胀现象。虽然膀胱在腹部、盆腔及肾脏超声扫查上都是可见的，但这些检查中的尿道都没有常规成像。当使用凸阵探头进行腹部成像时，尿道填充剂的信号可能被误诊为膀胱结石（图 11.3）。因此，如果在腹部看到尿道及膀胱周围有可疑的回声结构，可能需要额外的超声成像检查。虽然超声是成像尿道填充剂的一种有效方法，但是由于对患者既往治疗史不够了解和常规超声尿道成像不够充分，所以依然无法避免让患者进一步进行昂贵的、麻烦的而且可能带来更多焦虑的其他方式的成像检查。

除了盆底专家，只有少数超声科医生知晓尿道填充剂及相关的治疗手段。如果超声技师了解尿道填充剂及其生成的图像，我们就多了一种手段使患者避免不必要的检查费用及接受 CT 检查时辐射带给患者的危害。用于经腹部盆腔及肾脏超声检查时使用的曲阵探头也可以用于会阴尿道超声成像检查。阴道内超声检查要求患者截石位，按照传统阴道内超声检查的方式进行准备，在探头上涂抹足够量的耦合剂，并用手套套在

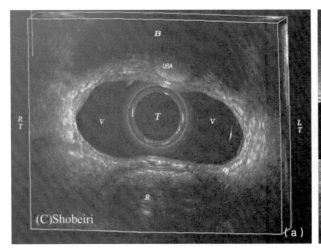

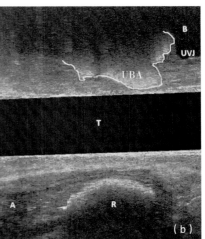

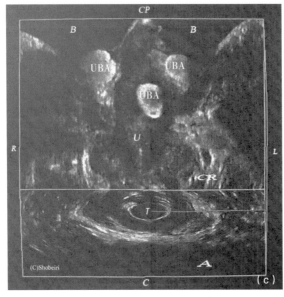

图 11.2 （a）360°扫描：轴平面可见尿道填充剂。图示为膀胱（B），阴道（V），直肠（R），尿道填充剂（UBA），右侧（RT），左侧（LT）。（b）360°扫描：矢状面可见尿道填充剂位于尿道中段。图片右侧为尿道膀胱交界处（UVJ）。图示为探头（T），直肠（R），肛管（A），膀胱（B）。（c）360°扫描：冠状面预定位置可见三处尿道填充剂形成的球形区域。图示为膀胱（B），探头（T），轴平面（A），尾（C），冠状面（CR），尿道（U），右侧（R），左侧（L）（©Shobeiri）

探头上（注意确保手套和探头之间没有气泡）。在手套顶部涂上耦合剂后，探头应置于会阴上。当需要接触会阴组织时，应注意避免施加过大的压力[23]。耻骨联合（PS）、尿道、阴道和直肠都能够清楚地成像。使用腹部探头进行盆底超声（PFUS）成像时，在屏幕上会显示为腹部探头的图像[24]（图 11.4），而非盆底成像的解剖方向定位。大多数盆底超声专家更喜欢以非传统的方式显示会阴图像是因为超声机器预置的成像参考点是腹壁。因此，通过宽阵腹部探头获得的盆底超声图像是颠倒的（图 11.5），就像患者是站立位，图像是从左矢状面获得的，我们很难将图像恢复到正确的解剖位置上。如图所示，该方向表示处于功能性站立位置的女性骨盆（图 11.6）。我们认为这是盆底超声成像的标准方向。

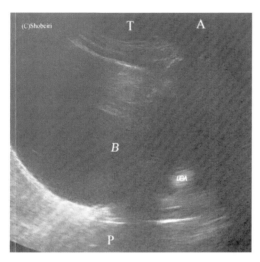

图 11.3　凸阵探头腹部扫描显示尿道填充剂。图示为探头(T)，尿道填充剂(UBA)，膀胱(B)，前 (A)，后 (P)（©Shobeiri）

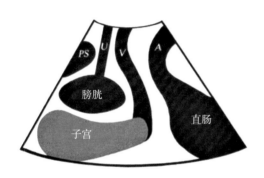

图 11.4　显示使用腹部探头如何获得会阴盆底超声图像。图示为耻骨联合（PS），尿道（U），阴道（V），肛管（A）（经允许引自 Denson 和 Shobeiri[24]）

端射阴道探头通常用于子宫和卵巢成像，也可用于尿道和膀胱颈成像。但一般情况下在盆腔器官成像时，尿道常常被完全绕过。我们建议在阴道内超声检查过程中，探头插入时应向前倾斜，以便清楚地检查尿道和尿道填充剂（图11.7）。

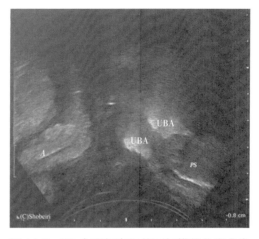

图 11.5　2D 会阴超声矢状面扫描是盆底成像专家首选的方位。图示为耻骨联合（PS），尿道填充剂（UBA），肛管（A）（©Shobeiri）

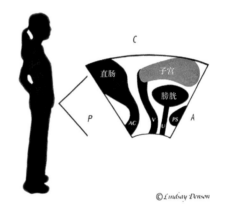

图 11.6　显示女性盆底功能直立位。图示为耻骨联合（PS），尿道（U），阴道（V），肛管（A），头（C），前（A），后（P）（经允许引自 Denson 和 Shobeiri[24]）

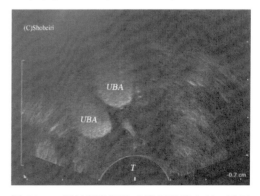

图 11.7　端射阴道探头成像尿道填充剂。图示为耻骨联合(PS)，探头(T)，尿道填充剂（UBA）（©Shobeiri）

11.4 填充剂注射的超声参数

无论使用何种超声仪器或探头成像，在进行尿道填充剂注射治疗时都需要确定的基本参数是注射位置、尿道长度及和尿道周围结构的关系。

11.4.1 理想的注射位置

为获得良好的治疗效果，注射尿道填充剂的位置可能比其剂量更加重要[25, 26]。有研究建议，填充剂应注射在近端尿道周围，就在膀胱尿道连接部或尿道内口处的远端。研究证实，只有近端尿道周围注射填充剂才能有助于实现尿道填充剂的控尿机制——增长尿道长度，延缓尿道上 1/4 的腹压传递，并防止腹压增加时膀胱颈打开[27]。有研究[1]对 100 名给予硅酮尿道周围注射治疗的压力性尿失禁患者进行 360° 3D 阴道内超声检查，并评估其位置、体积、尿道周围分布及高回声密度影与尿道内口的距离。注射硅酮与尿道膀胱连接部的距离通过计算注射体积近端左侧和右侧与尿道膀胱连接部的距离的平均值来确定（图 11.2b）。为了评估注射硅酮的位置，将尿道沿其长度分成 3 个等长的矢状面：近端、中段和远端[1]。如果其中一个或两个部位超过 50% 的面积被硅酮灌注，则我们认为注射部位为近端尿道、中段尿道或两者兼有（图 11.2b）。根据临床疗效将患者分为两组：A 组（72名）临床效果良好，B 组（28 名）注射后未改善或恶化。结果显示：A 组患者中硅酮位于近端尿道周围的比例更

高，而 B 组患者大多数位于中段尿道（P=0.036）；然而，两组注射的硅酮量无明显差别。

在一项对 23 名妇女进行的相关研究中，对尿道周围胶原蛋白注射治疗的前后进行经会阴超声检查，结果显示：短期控尿效果与膀胱颈两侧"胶原隆起"的高度有关[26]。如果膀胱颈处"隆起"的高度小于 10 mm，则未取得控尿效果[26]。在另一项对 31 名妇女进行的研究中，所有病例在第一次尿道周围胶原蛋白注射术后 3 个月进行了经会阴超声检查，发现距膀胱颈小于 7 mm 的胶原蛋白与阳性结果相关；7 mm 阈值的敏感性为 83.3%，特异性为 85.7%，阳性预测值为 93.7%，阴性预测值为 66.6%[28]。

尽管这些研究支持将尿道填充剂注射至近端尿道，但仅根据与尿道膀胱连接部的距离不足以描述填充剂与近端尿道的具体关系[1]。例如，填充剂距离尿道膀胱连接部的距离可能只有 3 mm，但近端尿道周围的填充剂可能只占 10%，其余的填充剂则主要在尿道中段[1]。值得注意的是，在本章作者的研究中，我们并没有发现不同研究组间硅酮填充剂与尿道膀胱连接部的距离与疗效间有任何显著的统计学差异[1]。

11.4.2 硅酮填充剂在尿道周围的分布

在我们的研究中，还通过 3D 容积数据评估硅酮轴平面的最大注射量来研究尿道填充剂在尿道周围的分布[1]。具体如下：在选定的轴平面中，确定每个

象限中填充硅酮的面积，如果一个象限面积的 50% 以上被硅酮填满，则认为该象限都被充分填满。然后通过评估每个患者被填充剂填满的象限数来测算 3D 容积数据。如果连续 3 个象限超过 50% 区域或所有 4 个象限中都填充了硅酮，则认为具有"环形"分布；如果连续 3 个象限的面积小于 50% 或者只有 2 个或 1 个象限被硅酮填满，则认为具有"部分"分布（图 11.8 和图 11.9）。A 组尿道环形分布的构成比是 B 组的 13.62 倍（95% CI：5.12~56.95；$P<0.001$）。

　　其他研究也评价了尿道周围的尿道填充剂分布及其与临床疗效的关系。

对一项对 46 名妇女的回顾性研究中，在尿道周围胶原蛋白注射 4~12 周后进行 3D 经会阴超声检查，Defreitas 等[21] 人发现，在有良好疗效的病例中，有 62% 的患者超声检查发现尿道周围胶原蛋白的"环形"分布，这一比例明显高于没有在治疗中获益的病例（20%，$P=0.006$）。相反，与临床疗效良好的妇女相比，没有从治疗中获益的妇女尿道周围胶原蛋白"部分"分布的比例要更高（68%：29%；$P = 0.017$）。Radley 等人[12] 对 9 名尿道周围注射硅酮的患者进行 3D 经会阴超声检查。结果显示，在 6 名预后良好的患者中，硅酮的回声

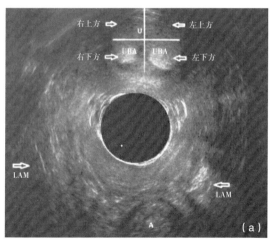

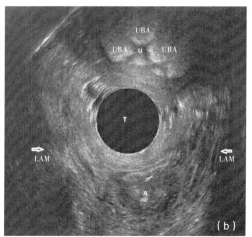

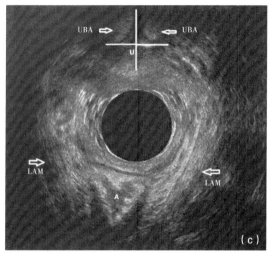

图 11.8 （a）360° 扫描：轴平面测量尿道填充剂在尿道周围的分布。图示为尿道填充剂（UBA），肛管（A），肛提肌（LAM），尿道（U）。（b）360° 扫描：轴平面显示尿道填充呈环形分布。图示为尿道填充剂（UBA），探头（T），肛管（A），肛提肌（LAM），尿道（U）。（c）360° 扫描：轴平面显示部分尿道填充剂。图示为尿道填充剂（UBA），肛管（A），肛提肌（LAM），尿道（U）

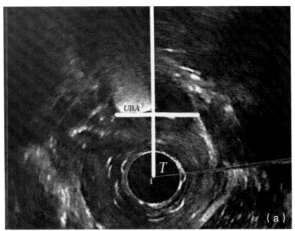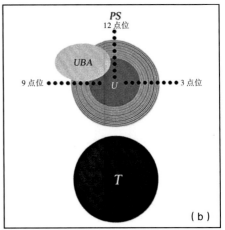

图 11.9 （a）360°重建图像：轴平面可见尿道填充剂。确定尿道，向耻骨联合的垂直线作为 12 点标记（绿色数字 1）。从 3 点位（绿色数字 2）到 9 点位画水平线。可以确定尿道周围的四个象限。图示为探头（T），尿道填充剂（UBA）。（b）图解（a）图。图示为探头（T），尿道填充剂（UBA），尿道（U），耻骨联合（PS）

几乎完全包围了尿道，而在 3 名持续性压力性尿失禁的患者中，尿道周围填充剂环绕不完全，且回声区之间存在较大间隙[12]。然而，在上述两项研究中，用于定义填充剂分布的标准并不是建立在可重复的实际面积的测量基础上的[1]。在 Defreitas 等人的研究中，填充剂"非对称"分布的标准指超声检查发现胶原蛋白主要位于尿道周围左、右、前或后中的一个区域[21]。当胶原蛋白呈"圆形"或"马蹄形"分布时，尿道周侧胶原蛋白的均匀分布被称为"环形"或"对称"分布[1, 21]。我们的研究提供了基于横截面积计算的检查标准以定义"部分"分布与"环形"分布，该测量方法在不同超声医生中的诊断符合率较高，并在进一步研究和实践中使用[1]。Poon 等人[29]研究发现，在尿道周围注射胶原蛋白后，超声显示胶原蛋白体积为 1~5 cm^3，患者均能实现控尿改善。因此，他们认为，除了测量填充剂的体积外，还需要评估患者尿道黏膜下间隙周围"填充"

的程度。我们的研究中亦发现，尿道填充剂在不同象限中的分布程度与临床疗效相关[1]。体积测量有时并不准确，如相同体积的尿道填充剂通常会在一个病例中占据 2 个象限，在另一个病例中占据 3 个象限。因此，尿道填充剂注射后行 3D 超声检查尿道周围分布有以下潜在好处[1]：尿道周围尿道填充剂的"环形"分布可以作为预测短期临床疗效的指标[1]；对于注射后立即进行超声检查发现尿道填充剂"部分"分布的患者，可在同一次治疗中在未填充象限内再次注射尿道填充剂，从而达到"环形"分布。这种方法不仅可以减少重复注射尿道填充剂的次数，还能够减少患者的痛苦及降低治疗成本[1]。对于疗效改善不满意的患者，在随访期间进行 3D 超声检查[1]，以明确是否需要重复注射尿道填充剂，并同时绘制出需要注射的象限。与此同时，重复注射治疗后可立即行超声检查，以确认尿道填充剂在尿道周围分布的改善情况[1]。

尽管上述内容获得了一定临床证据

的支持，但仍待进一步研究。我们建议在尿道填充剂注射到尿道周围后立即进行超声检查，以确定尿道填充剂是否停留在目标注射区，或超出目标区域，达到尿道内出现其他无法控制的情况。另一项研究是对 B 组患者进行随访，并实施重复注射，将"部分"分布转变为"环形"分布，以确定疗效是否得到改善。DeFreitas 等对 27 名患者中的 7 名进行了重复的尿道周围胶原蛋白注射，这些患者在第一次治疗后症状未得到改善，第二次注射尿道填充剂后将其从"部分"分布转变为"环形"分布；在这 7 名患者中，6 名获得了良好的临床疗效[21]。

Shobeiri 等人[30]进行了一项回顾性研究，由 3 名实施超过 300 次尿道周围注射治疗的资深医生对患者在注射尿道填充剂后进行 3D 超声检查。根据治疗计划，在 3 点和 9 点位置分别注入 1 cm³ 尿道填充剂，如果超声检查结果未达到预期，则在 6 点位置额外注入 1 cm³ 尿道填充剂（图 11.9）。然后评估尿道周围尿道填充剂的位置、分布情况、与尿道膀胱连接部的距离、高回声密度的长度及尿道长度。

在所研究的 22 名患者中，18 名（82%）患者有 2 个尿道填充剂注射位点；尿道周围左侧和右侧尿道填充剂的平均位置分别为距尿道膀胱连接部 3.3 mm（范围 1~12 mm）和 8.8 mm（范围 7~12 mm）；左侧填充剂范围约为尿道长度的 17%（±14%，6.2 mm，范围 0.5~17.0 mm），右侧填充剂范围约为尿道长度的 26%（±21%，8.9 mm，范围 0~24.8 mm）（图 11.10）。22 名患者中有 11 名（50%）尿道周围两侧填充剂位于尿道

上 1/3，有 12 名（54%）患者尿道两侧的距离差异小于 10 mm；对尿道填充剂药物进行了示踪显影，22 名患者中有 9 名（41%）未达到注射目标区域（图 11.11 和图 11.12）。

作者得出结论，虽然在 3 点和 6 点位置实施尿道填充剂注射，但尿道填充剂沿尿道周围分布的位置常无明显规律；另外，示踪结果显示 41% 的尿道填充剂并未发挥治疗作用。因此，尿道周围尿道填充剂往往不能准确地到达注射医生想要的位置。

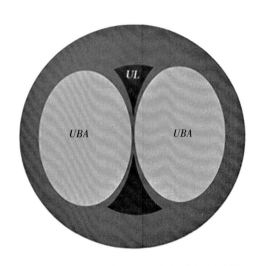

图 11.10 图示 3 点和 9 点位置注入尿道填充剂。图示为前（A），尿道填充剂（UBA），尿道腔（UL）（经允许引自 Denson 和 Shobeiri[24]）

尽管这项研究似乎与我们提到的其他研究结果相矛盾，但该结论是基于只有 22 名患者的小样本研究。另外，该研究中并没有对相应患者尿道周围尿道填充剂的分布情况实施进一步评估，即没有"环形"分布与临床疗效的相关数据。而且，正因为尿道填充剂不会停留在注射位置，它间接地验证前文所述观

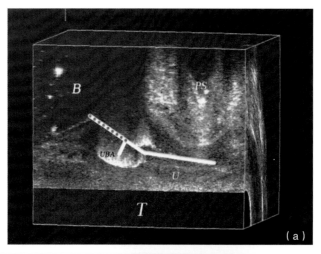

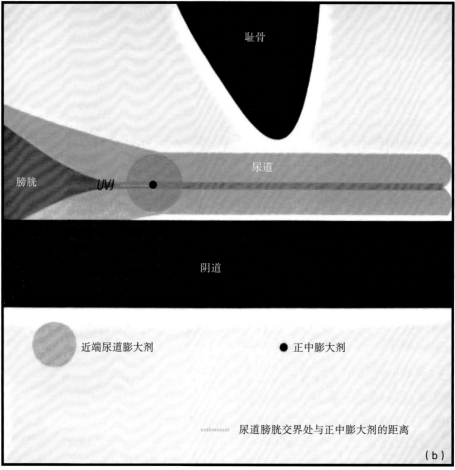

图 11.11 （a）前盆腔 3D 180°扫描：正中矢状位测量尿道全长。从高回声的尿道填充剂中心向尿道画一条最短距离的线，测量尿道膀胱连接部距离这一点（红点）的距离，除以尿道长度，获得尿道填充剂在尿道总长度的百分比。图示为尿道填充剂（UBA），膀胱（B），探头（T），尿道（U），耻骨联合（PS）。（b）显示尿道填充剂相对于尿道长度的位置图。图示为尿道膀胱交界处（UVJ）

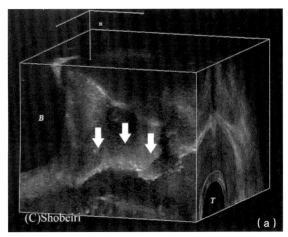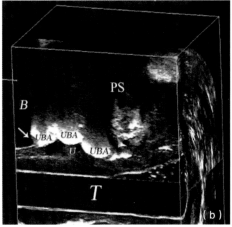

图 11.12　（a）矢状面前盆腔 180°　3D 扫描：从尿道近端向远端追踪尿道填充剂。图示为膀胱（B），探头（T）。（b）矢状面前盆腔 180°　3D 扫描：追踪尿道填充剂，尿道近端至远端可见尿道填充剂。图示为膀胱（B），探头（T），耻骨联合（PS），尿道填充剂（UBA）

点，即注射后应立即进行超声检查，以确定尿道填充剂在尿道周围的分布情况以及是否需要进行重复注射治疗。

11.4.3　注射部位与尿道周围分布

在另一项研究把注射部位和尿道填充剂在尿道周围分布情况结合在一起评估。发现当注射部位为近端尿道时，A组病例尿道周围尿道填充剂"环形"分布的构成比明显高于 B 组（P<0.001）。因此，硅酮距近端尿道的位置和尿道周围"环形"分布与注射后的良好疗效相关。该研究总结，"环形"分布和近端定位硅酮这两个观察指标结合使用能够预测最佳的短期临床疗效[1]。

在有条件进行 3D 阴道内超声检查的医疗中心，除了确认硅酮已经注射在近端尿道位置外，还要确保注射尿道填充剂呈环形分布。也可以进行多腔室 3D超声扫描，即使用 BK 8848 探头进行180° 骨盆前盆腔扫描，来证实 360° 扫

描的成像结果（图 11.13）。

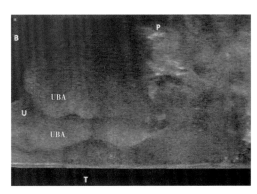

图 11.13　前盆腔 180° 扫描：矢状面可见尿道填充剂位于近端尿道周围，呈环形分布。图示为膀胱（B），尿道（U），探头（T），耻骨联合（PS），尿道填充剂（UBA）

11.5　结论

尽管尿道周围尿道填充剂注射是治疗压力性尿失禁的方法之一，但其治疗效果仍不尽相同。很重要的原因在于缺乏对尿道填充剂注射位置和尿道周围尿道填充剂分布的准确控制。在这种情

况下，影像学检查可以发挥重要作用，不仅可以优化注射治疗方法，还可以通过适当的观察指标来评估疗效。然而，这仍然是一个新兴的领域，需要更多的研究，包括随机对照试验等高级别临床证据，以确定使用超声检查辅助手术是否会影响手术疗效。这一章试图整理归纳截至目前使用 3D 成像技术用于评价尿道填充剂治理压力性尿失禁所做的工作。在缺少 3D 成像技术的情况下，也可以使用 2D 阴道内超声探头获得有意义的图像。

（张广民、苗娅莉译，
李环、苗娅莉校）

参考文献

[1] Hegde A, Smith AL, Aguilar VC, Davila GW. Three-dimensional endovaginal ultrasound examination following injection of macroplastique for stress urinary incontinence: outcomes based on location and periurethral distribution of the bulking agent. Int Urogynecol J. 2013;24(7):1151–9.

[2] Kerr LA. Bulking agents in the treatment of stress urinary incontinence: history, outcomes, patient populations, and reimbursement proile. Rev Urol. 2005; 7(S1):S3–S11.

[3] Lee HN, Lee YS, Han JY, Jeong JY, Choo MS, Lee KS. Transurethral injection of bulking agent for treatment of failed mid-urethral sling procedures. Int Urogynecol J Pelvic Floor Dysfunct. 2010;21(12): 1479–83.

[4] Quackels R. Two cases of incontinence after adenomectomy cured by parafine injection into the perineum. Acta Urol Belg. 1955;23(3):259–62.

[5] Mayer RD, Dmochowski RR, Appell RA, Sand PK, Klimberg IW, Jacoby K, Graham CW, Snyder JA, Nitti VW, Winters JC. Multicenter prospective randomized 52-week trial of calcium hydroxylapatite versus bovine dermal collagen for treatment of stress urinary incontinence. Urology. 2007;69(5):876–80.

[6] Ghoniem G, Corcos J, Comiter C, Bernhard P, Westney OL, Herschorn S. Cross-linked polydimethylsiloxane injection for female stress urinary incontinence: results of a multicenter, randomized, controlled, single-blind study. J Urol. 2009;181(1): 204–10.

[7] Davila W. Nonsurgical outpatient therapies for the management of female stress urinary incontinence: long-term effectiveness and durability (review). Adv Urol. 2011;2011:176498.

[8] Wieczorek AP, Wozniak MM, Stankiewicz A, Santoro GA, Bogusiewicz M, Rechberger T. 3-D high frequency endovaginal ultrasound of female urethral complex and assessment of inter-observer reliability. Eur J Radiol. 2012;81(1):e7–e12.

[9] Hegde A, Willy Davila G. Endovaginal imaging of vaginal implants. In: Shobeiri SA, editor. Practical pelvic ultrasonography: a multicompartmental approach to 2d/3d/4d ultrasonography of pelvic floor. 1st ed. New York: Springer; 2014.

[10] Koelbl H, Saz V, Doerler D, Haeusler G, Sam C, Hanzal E. Transurethral injection of silicone microimplants for intrinsic urethral sphincter deiciency. Obstet Gynecol. 1998;92(3):332–6.

[11] Maher C, O'Reilly B, Dwyer P, Carey M, Cornish A. Schluter Pubovaginal sling versus transurethral Macroplastique for stress urinary incontinence and intrinsic sphincter deiciency: a prospective randomised controlled trial. BJOG. 2005;112(6):797–801.

[12] Radley S, Chapple C, Mitsogiannis I, Glass K. Transurethral implantation of Macroplastique for the treatment of female stress urinary incontinence secondary to urethral sphincter deiciency. Eur Urol. 2001;39(4):383–9.

[13] Tamanini J, D'Ancona C, Tadini V, Netto N. Macroplastique implantation system for the treatment of female stress urinary incontinence. J Urol. 2003;169(6):2229–33.

14. Tamanini J, D'Ancona C, Netto N. Macroplastique implantation system for female stress urinary inconti-nence: long-term follow-up. J Endourol. 2006;20(12): 1082–6.

[15] ter Meulen PH, Berghmans LC, Nieman FH, van Kerrebroeck PE. Effects of macroplastique implantation system for stress urinary incontinence and urethral hypermobility in women. Int Urogynecol J Pelvic Floor Dysfunc. 2009;20(2):177–83.

[16] Zullo M, Plotti F, Bellati F, Muzii L, Angioli R, Panici P. Transurethral polydimethylsiloxane implantation: a valid option for the treatment of stress urinary incontinence due to intrinsic sphincter deiciency without urethral hypermobility. J Urol. 2005;173(3):898–902.

[17] Rovner E, Goudelocke C. Which injectable to use in the treatment of intrinsic sphincter deiciency? Curr Opin Urol. 2010;20(4):296–301.

[18] Smith T, Chang D, Dmochowski R, Hilton P, Nilsson CG, Reid FM, Rovner E. (2005) Surgery for urinary incontinence in women. In: Abrams P, Cardozo L, Khoury S, Wein, editors. Incontinence: 4th International Consultation on Incontinence, Paris July 5–8, 2008. Plymouth UK: Health Publications; 2009. P. 1121–90

[19] Chapple C, Wein AJ, Brubaker L, Dmochowski R, Espuna PM, Haab F, Simon H. Stress incontinence injection therapy: what is best for our patients? Eur Urol. 2005;48(4):552–65.

[20] Lightner D, Rovner E, Corcos J, Payne C, Brubaker L, Drutz H, Steinhoff G, Zuidex Study Group. Randomized controlled multisite trial of injected bulking agents for women with intrinsic sphincter deiciency: mid-urethral injection of Zuidex via the implacer versus proximal urethral injection of contigen cystoscopically. Urology. 2009;74(4):771–5.

[21] DeFreitas G, Wilson T, Zimmern P, Forte T. Three dimensional ultrasonography: an objective outcome tool to assess collagen distribution in women with stress urinary incontinence. Urology. 2003;62(2): 232–6.

[22] Poon CI, Zimmern PE. Role of three-dimensional ultrasound in assessment of women undergoing urethral bulking agent therapy. Curr Opin Obstet Gynecol. 2004;16(5):411–7.

[23] Santoro GA, Wieczorek AP, Dietz HP, Melligren A, Sultan AH, Shobeiri SA, et al. State of the art: an integrated approach to pelvic floor ultrasonography. Ultrasound Obstet Gynecol. 2011;37(4):381–96.

[24] Denson L, Shobeiri SA. Imaging of urethral bulking agents: a sonographer's perspective. J Diagn Med Sonogrphy. 2013;29(6):255–9.

[25] Benshushan A, Brzezinski A, Shoshani O, Rojansky N. Periurethral injection for the treatment of urinary incontinence. Obstet Gynecol Surv. 1998;53(6): 383–8.

[26] Khullar V, Cardozo LD, Abbott D, Hillard T, Norman S, Bourne T. The mechanism of continence achieved with GAX collagen as determined by ultrasound (abstract). Neurourol Urodyn. 1993;12(4):439–40.

[27] Monga AK, Stanton SL. Urodynamics: prediction, outcome and analysis of mechanism for cure of stress incontinence by periurethral collagen. Br J Obstet Gynaecol. 1997;104(2):158–62.

[28] Elia G, Bergman A. Periurethral collagen implant: ultrasound assessment and prediction of outcome. Int Urogynecol J Pelvic Floor Dysfunct. 1996;7(6):335–8.

[29] Poon CI, Zimmern PE, Wilson TS, Defreitas GA, Foreman MR. Three-dimensional ultrasonography to assess long-term durability of periurethral collagen in women with stress urinary incontinence due to intrinsic sphincter deiciency. Urology. 2005;65(1):60–4.

[30] Shobeiri, SA, Yune JJ, Quiroz L, Siddighi S, Nihira MA. Transurethral bulking agent location and distribution: A 3D ultrasound analysis (abstract). International Continence Society 43rd Annual Meeting, 29–30 Aug 2013, Barcelona, Spain.

第 12 章　盆底囊肿和实性包块的阴道超声成像

学习目标

熟悉 3D 阴道内超声（EVUS）在盆底囊肿和实性包块中的应用，具体包括巴氏腺囊肿 / 脓肿、尿道旁腺囊肿 / 脓肿、尿道憩室、中肾管囊肿、平滑肌瘤、阴道恶性肿瘤、阴道直肠隔子宫内膜异位症、阴道血肿。

12.1　引言

目前，超声已广泛应用于评估女性盆腔器官的解剖学改变，但较少用于外阴阴道肿物。一些文献报道运用各种 2D 超声技术、CT 及 MRI[10~12] 帮助诊断外阴阴道肿物，如阴道中肾管囊肿[1]，阴道实性肿物[2,3]，尿道憩室[4~7]，巴氏腺囊肿[8, 9] 等。3D 阴道内超声评估肛提肌（LAM）具有良好的可重复性[13, 14]。本章主要介绍 3D 阴道内超声在各种外阴阴道肿物成像及诊断中的应用。

12.2　3D 阴道内超声成像技术

常规观察女性生殖器官的探头为端射探头，而本章介绍的技术需使用侧射探头。BK 医用 800 超声仪（BK Ultrasound，Analogic，Peabody，MA，USA）的探头有 BK 8848 和 BK 2052 两种型号，操作过程中可自动转化为 3D 影像，具体见第 2 章。阴道肿物患者常伴有疼痛和压迫感，我们所用的探头与手指差不多粗细（直径 2 cm），能够减轻检查过程中的不适感，但需耗费较多的耦合剂以减少空气伪影。探头的位置需个体化，一般情况下 BK 2052 探头置于处女膜缘上 6 cm 至下 3 cm 之间[13]。轴平面扫描层厚为 0.2 mm，每 60 s 扫描 300 次，扫描范围 6 cm，然后 3D 容积成像。BK 8838 探头为 360° 角度扫描，每 0.25° 扫描一次，每分钟可扫描 750 次，进行范围为 6 cm 的 3D 成像，包括膀胱、子宫和肛直肠。此外，我们还可利用这两种探头的 2D 和 3D 彩色多普勒模式对选定区域的血管分布情况进行观察。通过上述操作，我们可以非常容易地识别出表现为高回声或低回声区的阴道肿块。这台机器还可对 3D 图像进行数字化编码，以便日后分析。

12.2.1　巴氏腺囊肿 / 脓肿

巴氏腺是一对开口于阴道后外侧处女膜缘与小阴唇交界处的管状腺体，长约 2.5 cm。腺体由移行上皮构成，分泌黏液。腺体可能由于感染（淋球菌等）

及创伤导致阻塞，分泌物积聚引起囊性扩张而形成囊肿。每年妇科门诊接诊的巴氏腺囊肿患者数量占接诊总数的2%。大多数患者没有症状，部分表现为性交不适，行走或坐位时疼痛。以前巴氏腺囊肿需在全麻下手术切除，现在的治疗方式非常简单，一般可在门诊做穿刺和造口引流即可，但复发性囊肿的治疗比较复杂，且需要鉴别单纯囊肿/脓肿与恶性肿瘤[15]。

巴氏腺囊肿的3D阴道内超声图像特征：巴氏腺囊肿超声图像特征各异，可表现为无回声区、低回声区或混合回声区；无回声区内见混合回声区可能提示局部组织炎症反应，有时可在无回声区内见碎片样回声和分隔带[8]。若囊肿内见内生组织或包含分隔带，则应考虑是否为恶性肿瘤（图12.1和图12.2）。

12.2.2　尿道旁腺囊肿/脓肿

尿道旁腺相当于女性的"前列腺"[16, 17]，但它在性功能、性高潮、性高潮时阴道分泌中的作用，以及解剖位置上还存在

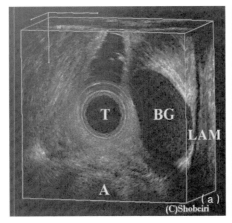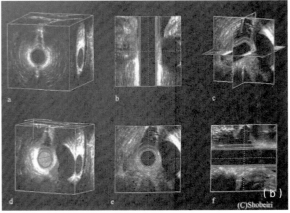

图12.1　（a）巴氏腺囊肿，360°阴道探头轴平面视图。图示为肛门（A），巴氏腺（BG），肛提肌（LAM），探头（T）。（b）计算机处理（a）图中巴氏腺囊肿的6个视窗。a= 与左图同一视角，b= 冠状位，c=x，y，z轴，d= 重建视图，e= 轴位，f= 矢状位（©Shobeiri）

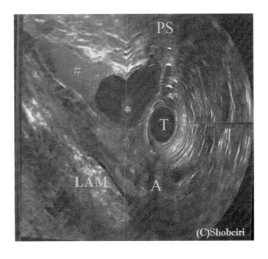

图12.2　巴氏腺囊肿，360°阴道探头轴平面和矢状面视图，可见囊肿内部回声，矢状位可观察囊肿向头侧生长。图示为肛门（A），肛提肌（LAM），耻骨联合（PS），探头（T），囊肿内部回声（#），巴氏腺囊肿（*）（©Shobeiri）

争议。早在 1672 年，Regnier de Graaf
（1641—1693）即描述了该腺体的淋球
菌感染，Skene 则在 1880 年提出了尿道
旁腺的概念。患者一般都有临床症状，
合并感染时会伴随疼痛、排尿困难、阴
道流液和性交困难；专科检查见到尿道
口旁疼痛的肿块，部分可挤出脓液。临
床上要注意与尿道憩室相鉴别，一般尿
道憩室位于近端尿道，开口于尿道，可
通过 Trattner 导管正压尿路造影、超声
或 MRI 鉴别这两种疾病[18]。

　　尿道旁腺的 3D 阴道内超声图像特
征：尿道旁腺为开口于尿道阴道侧的一
组管状腺体，开口较多，大部分位于中
下段尿道的 3 点和 9 点方向[19]。在尿道
外口内侧可见到两个明显的腺体开口；
末端导管阻塞可导致囊肿形成，根据内
容物性状可表现为无回声或内部散射样
回声（图 12.3 和图 12.4）。

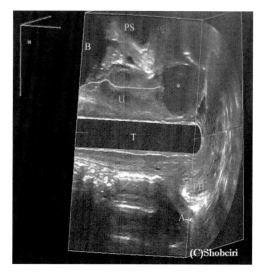

图 12.4　尿道旁腺囊肿，360°阴道探头正中
矢状位视图。图示为肛门（A），膀胱（B），
会阴体（PB），耻骨联合（PS），探头（T），
尿道（U），尿道旁腺囊肿（＊）（©Shobeiri）

12.2.3　尿道憩室

　　女性尿道憩室实际发生率可能比目
前临床诊断率高，一般在排除慢性尿路
刺激征，小便淋漓或者性交困难后方可
考虑诊断。目前发病机制尚不清楚，可
能为尿道下囊肿和尿道黏膜通过疝囊进
入阴道黏膜形成。尿道憩室大小波动于
3 mm~3 cm，一般较小；多数位于尿道
后方，但也可见于尿道侧方、前方或包
绕尿道形成"鞍状憩室"；通过临床症
状和专科检查可明确诊断。常用的辅助
检查包括会阴超声（TPUS）和 MRI。
在进行尿路造影的排尿期或膀胱尿道
X 线造影时，尿道憩室会被造影剂填充，
表现为与尿道相邻的囊性包块。Lee 和
Keller 首次运用超声诊断尿道憩室[20]。
超声可帮助判断尿道下包块的囊实性，
识别憩室内结石，以及辅助判断实性包
块（如癌、肾源性腺瘤、肾性腺癌）的

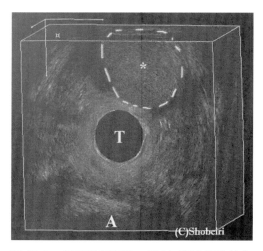

图 12.3　尿道旁腺囊肿，360°阴道探头轴向
视图。图示为肛门（A），探头（T），尿道
旁腺囊肿（＊）（©Shobeiri）

性质[21]。

尿道憩室的 3D 阴道内超声图像特征：尿道憩室大多位于尿道中段 1/3 的后外侧壁[22]，表现为开口于尿道的尿道周围相对无回声区，憩室内炎症表现和（或）周围炎性水肿。临床上尿道憩室很常见，所以需要更加敏感可靠的方法来与其他疾病相鉴别（图 12.5 和图 12.6）。

12.2.4 加特氏管囊肿

女性的中肾管远端在胚胎发育过程中逐渐萎缩退化，但 1% 女性会留有残迹而形成中肾管囊肿[23, 24]，常见于阴道前外侧壁至处女膜间（加特氏囊肿）或阔韧带内（卵巢冠囊肿）。加特氏囊肿一般体积很小，患者往往无明显不适。此外，由于输尿管也是由中肾管发育而来，所以加特氏囊肿与输尿管和肾脏异常也密切相关[25-28]。泌尿系超声检查具有无创性和可靠性，所以作为首选辅助检查。加特氏囊肿具有隐匿性，可继发各种瘘，包括尿道阴道瘘[29]。由此加特氏囊肿可以有不同的临床症状和 3D 阴道内超声特征。

加特氏囊肿的 3D 阴道内超声图像特征：加特氏囊肿常常是在盆腔超声检查时偶然发现的。由于加特氏囊肿起源于中肾管，因此它通常发生在生殖道旁侧。位于卵巢旁的囊肿一般表现为充满液体的附件肿块，无特异性；而沿阴道或宫颈旁组织生长的囊肿则具有特殊的影像学表现（图 12.7 和图 12.8）。

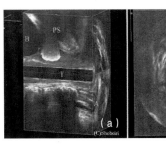
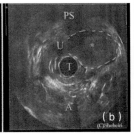
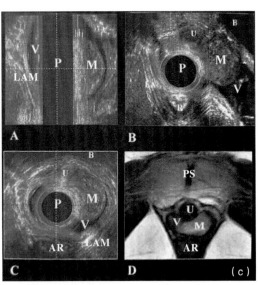

图 12.5 （a）左正中矢状位，360° 阴道探头观察膀胱尿道交界处的尿道周围填充剂。图示为肛门（A），膀胱（B），耻骨联合（PS），探头（T），尿道周围填充剂（*）。（b）轴平面，可见类似憩室的尿道周围肿物。图示为肛门（A），耻骨联合（PS），探头（T），尿道左侧肿物（*），边界清楚。（c）A= 冠状位，360° 阴道探头观察尿道周围肿物，B= 轴平面 / 矢状位观察左图所示的尿道周围肿物，C= 轴位，D= 同一肿物的 MRI 图像。图示为肛直肠（AR），膀胱（B），耻骨联合（PS），探头（P），尿道周围肿物（M），阴道（V），尿道（U），肛提肌（LAM）（©Shobeiri）

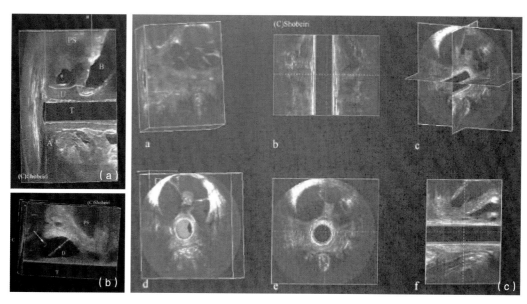

图 12.6 （a）360° 阴道探头在正中矢状位观察尿道前方的憩室，这个患者自觉有明显的疼痛和肿块，但无阳性体征。图示为肛门（A），膀胱（B），耻骨联合（PS），探头（T），尿道（U），尿道前憩室（*）。（b） 计算机处理复杂型环形尿道憩室的 6 个视窗。a= 自右侧观察尿道憩室的左侧面；b= 冠状位；c=x，y，z 轴；d= 重建视图；e= 轴平面；f= 矢状位。（c）使用 180° 阴道探头自右正中矢状面观察尿道前方的憩室，分隔和憩室生长方向（箭头）。图示为耻骨联合（PS），探头（T），头端（C），尿道前憩室（D）（©Shobeiri）

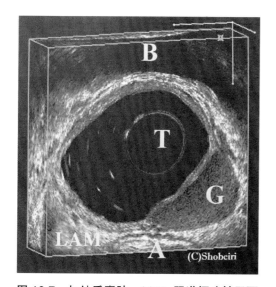

图 12.7 加纳氏囊肿，360° 阴道探头轴平面视图。图示为肛门（A），膀胱（B），加纳氏囊肿（G），肛提肌（LAM），探头（T）（©Shobeiri）

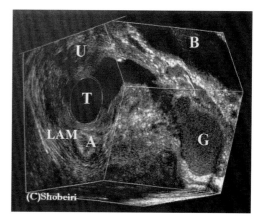

图 12.8 加纳氏囊肿，360° 阴道探头轴平面和矢状位视图。图示为肛门（A），膀胱（B），加纳氏囊肿（G），肛提肌（LAM），探头（T），尿道（U）（©Shobeiri）

12.2.5 阴道平滑肌瘤

子宫肌瘤是最常见的子宫良性肿瘤，临床上有各种治疗方法；但有关阴道平滑肌瘤的报道却较罕见[30]。它属于中胚层肿瘤，大多数为良性肿瘤，但边界较难界定，即使肿瘤复发也不能代表恶变。阴道平滑肌瘤临床症状通常不典型，最常见为阴道肿块，影像学特征与子宫肌瘤相似，一般需手术治疗。临床表现不典型则需要进行成像研究，其病变特征和子宫肌瘤在MRI和超声中的特征相似。

阴道平滑肌瘤的 3D 阴道内超声图像特征：阴道平滑肌瘤较罕见，可长于阴道各个位置；内部构成具有多样性，可呈囊性、部分囊性和实性部分，超声通常表现为不均匀回声区（图 12.9）。

12.2.6 阴道恶性肿瘤

阴道癌很罕见的，发病率占妇科恶性肿瘤不足 2%，原发性肿瘤最常见的组织学类型是鳞癌；发病原因与宫颈上皮内肿瘤、宫颈癌相似，人类乳头瘤样病毒感染为其共同致病因素。Plentl 和 Friedman[31] 研究发现 51% 的阴道癌发生在阴道上，30% 发生在阴道中段 1/3，而 19% 发生在阴道下段 1/3。其中阴道下段 1/3 的病变最常发生于阴道前壁，而阴道上段 1/3 的病变最常发生在阴道后壁。临床表现为阴道局部隆起或溃疡，可通过病理活检确诊。

阴道恶性肿瘤的 3D 阴道内超声图像特征：一般在妇科检查时最先发现阴道癌。如果肿瘤已侵犯周围组织，超声表现为低回声实性包块伴有不规则的外生型结节，但临床上难以通过超声鉴别炎性反应和癌性浸润。CT 可辅助评估腹股沟淋巴结转移。超声可观察肿瘤对膀胱或直肠的侵袭情况及肿瘤血液供应情况（图 12.10）。

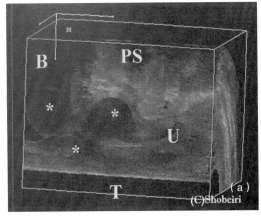
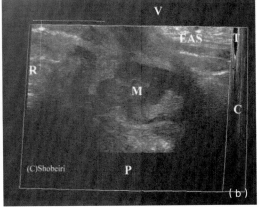

图 12.9 （a）尿道周围和膀胱内平滑肌瘤，180° 阴道探头正中矢状位视图，这张图清晰显示了前盆腔情况。图示为膀胱（B），耻骨联合（PS），探头（T），尿道（U），平滑肌瘤（*）。（b）直肠旁平滑肌瘤，180° 阴道探头正中矢状位视图。肌瘤位于肛门外括约肌旁。图示为肌瘤（M），肛门外括约肌（EAS），尾端（C），直肠（R），阴道（V），后（P），探头（T）（©Shobeiri）

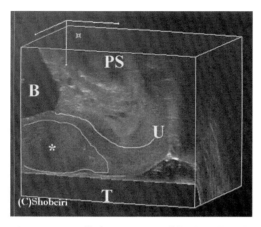

图 12.10　阴道癌，180°阴道探头正中矢状位视图。图示为膀胱（B），耻骨联合（PS），探头（T），尿道（U），阴道肿块（*）（©Shobeiri）

12.2.7　直肠阴道隔子宫内膜异位症

直肠阴道隔子宫内膜异位症是指位于直肠前壁与阴道之间结缔组织的子宫内膜异位症，病灶常浸润直肠前壁和阴道壁。病灶侵犯直肠时会引起疼痛和一系列胃肠道反应，包括排便障碍、便血、腹泻和便秘。临床上通过体检很难评估直肠阴道隔子宫内膜异位症的病变程度和范围，术前病灶浸润肠管的诊断率仅有 40%~68%，所以术前建议影像学检查帮助评估病情。病变主要表现为直肠阴道隔的扁平囊性改变，位置和大小各不相同。超声可辅助诊断直肠和阴道壁的浸润情况，其中经直肠超声（transrectal ultrasonography，TRUS）的敏感性和特异性分别为 97% 和 96%；而超声在诊断宫骶韧带浸润情况的敏感性和特异性分为 80% 和 97%[32]。

超声可简单准确地评估病变的位置、范围和浸润情况，这对手术路径和手术方式的选择非常重要[33]。

在判别病变浸润是否累积直肠肌层方面，阴道超声联合直肠水造影的准确性高于单纯阴道超声。前者辅助判断直肠病变的敏感性和特异性分别为 97% 和 100%，阳性预测率为 100%，隐性预测率为 91.3%，但直肠水造影会伴随明显的疼痛[34]。

直肠阴道隔子宫内膜异位症的 3D 阴道内超声图像特征：病变表现为阴道壁的不规则低回声区，伴有周围组织浸润；若 Valsalva 动作和下压探头时发现直肠壁较僵硬可考虑病灶已浸润直肠壁[35]（图 12.11）。

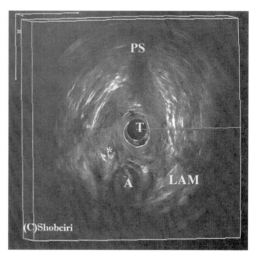

图 12.11　阴道子宫内膜异位症，360°阴道探头轴平面视图。图片的右侧可见阴道直肠隔的子宫内膜异位症。图示为肛门（A），肛提肌（LAM），耻骨联合（PS），探头（T），子宫内膜异位症病灶（*）（©Shobeiri）

12.2.8　阴道皮下积液和阴道血肿

急性阴道损伤往往是导致阴道血肿的原因，近些年快速发展的泌尿妇科手术也是导致阴道皮下积液和阴道血肿发生的主要原因。此外植入材料也是导致阴道皮下积液的原因之一，如阴道植入吊带[36]、移植物[37]和网片[38]。阴道皮下积液常见于使用生物移植物的后盆腔重建术后。尽管有人反对将阴道血肿归为阴道肿物或囊肿，但由于其有趣的超声特征，使我们应对此进行超声诊断和鉴别。

阴道皮下积液和阴道血肿的3D阴道内超声图像特征：阴道皮下积液和阴道血肿主要表现为具有流动性的低回声区。阴道皮下积液和阴道血肿使得阴道或直肠内压力增高。有时患者会感觉阴道有膨胀感或脱垂感，但超声检查却未发现任何脱垂征象。部分产后患者肛提肌深层血肿可能会被误诊为肛提肌撕裂。如果阴道血肿和阴道皮下积液伴有感染或其他症状时，需要充分引流（图12.12和图12.13）。

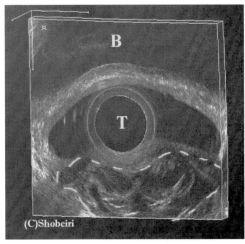

图12.12 小肠黏膜下层周围的阴道后壁皮下积液，引起直肠压力升高和不适感。360°阴道探头轴平面视图。图示为膀胱（B），探头（T），虚线区域为小肠黏膜下层周围的皮下积液（©Shobeiri）

12.3 结论和重点

3D阴道内超声可用于评估阴道囊肿及实性包块。虽然这种检查方法似乎是常见手段，但是未见文献报道。

如果具备专业的超声设备和技术，3D阴道内超声比CT和MRI在临床上开展会更加便利，可行性更高。一般阴道包块多位于阴道侧壁，3D阴道较2D端射超声更具优势，如果将2D端射超声探头放置于阴道内口有助于提高超声成像效果。3D阴道内超声可能改变对患者的诊断，因此有助于医生制订手术计划且影响患者术后预期。

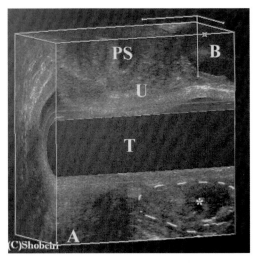

图12.13 小肠黏膜下层周围的阴道后壁血肿，引起直肠压力升高和不适感。360°阴道探头正中矢状位视图。图示为膀胱（B），探头（T），耻骨联合（PS），尿道（U），肛门（A），虚线区域为小肠黏膜下层周围的皮下积液（©Shobeiri）

3D阴道内超声可重复性高[14]，大部分工作可通过软件进行后期处理来完成。对于超声医生来说和2D超声没有操作上的差异，仅有探头这一细微差别。超声医生可以快速掌握并为临床医生确定肿物是囊性还是实性，是位于阴唇、尿道，还是直肠等；整个操作过程不到1 分钟就能完成，非常简单，并且易于教学。阴道囊肿和肿物的内部特征对于临床诊疗很重要，3D 阴道内超声可广泛应用于观察盆底结构，为复杂的疾病提供诊疗依据[13, 39, 40]。

（刘娟、陈硕臻译，

苗娅莉、孙秀丽校）

参考文献

[1] Sherer DM, Abulaia O. Transvaginal ultrasonographic depiction of a Gartner duct cyst. J Ultrasound Med. 2001;20(11):1253–5.

[2] McCarthy S, Taylor KJ. Sonography of vaginal masses. AJR Am J Roentgenol. 1983;140(5):1005–8.

[3] Kaur A, Makhija PS, Vallikad E, Padmashree V, Indira HS. Multifocal aggressive angiomyxoma: a case report. J Clin Pathol. 2000;53(10):798–9.

[4] Gerrard Jr ER, Lloyd LK, Kubricht WS, Kolettis PN. Transvaginal ultrasound for the diagnosis of urethral diverticulum. J Urol. 2003;169(4):1395–7.

[5] Romanzi LJ, Groutz A, Blaivas JG. Urethral divertic-ulum in women: diverse presentations resulting in diagnostic delay and mismanagement. J Urol. 2000;164(2):428–33.

[6] Rostaminia G, White D, Quiroz LH, Nihira MA. Visualization of vaginal pathologies by 3-dimensional endovaginal and endoanal ultrasonography: a pictorial essay. J Ultrasound Med. 2013;32(8):1499–507.

[7] Rufford J, Cardozo L. Urethral diverticula: a diagnostic dilemma. BJU Int. 2004;94(7):1044–7.

[8] Abulaia O, Sherer DM. Bartholin gland abscess: sonographic findings. J Clin Ultrasound. 1997;25(1): 47–9.

[9] Omole F, Simmons BJ, Hacker Y. Management of Bartholin's duct cyst and gland abscess. Am Fam Physician. 2003;68(1):135–40.

[10] Wang S, Lang JH, Zhou HM. Venous malformations of the female lower genital tract. Eur J Obstet Gynecol Reprod Biol. 2009;145(2):205–8.

[11] Grenader T, Isacson R, Reinus C, Rosengarten O, Barenholz O, Hyman J, et al. Primary amelanotic melanoma of the vagina. Onkologie. 2008;31(8–9): 474–6.

[12] Bujor A, Chen B. Metastatic mantle cell lymphoma presenting as a vaginal mass. A case report. Gynecol Obstet Invest. 2006;62(4):217–9.

[13] Shobeiri SA, Leclaire E, Nihira MA, Quiroz LH, O'Donoghue D. Appearance of the levator ani muscle subdivisions in endovaginal three-dimensional ultrasonography. Obstet Gynecol. 2009;114(1):66–72.

[14] Santoro GA, Wieczorek AP, Shobeiri SA, Mueller ER, Pilat J, Stankiewicz A, Battistella G. Interobserver and interdisciplinary reproducibility of 3D endovaginal ultrasound assessment of pelvic floor anatomy. Int Urogynecol J Pelvic Floor Dysfunct. 2011;22(1): 53–9.

[15] Marzano DA, Haefner HK. The Bartholin gland cyst: past, present, and future. J Low Genit Tract Dis. 2004;8(3):195–204.

[16] Zaviacic M. The adult human female prostata homologue and the male prostate gland: a comparative enzyme-histochemical study. Acta Histochem. 1985;77(1):19–31.

[17] Zaviacic M, Jakubovska V, Belosovic M,

Breza J. Ultrastructure of the normal adult human female prostate gland (Skene's gland). Anat Embryol. 2000;201(1):51–61.

[18] Dwyer PL. Skene's gland revisited: function, dysfunction and the G spot. Int Urogynecol J. 2012;23(2): 135–7.

[19] Aspera AM, Rackley RR, Vasavada SP. Contemporary evaluation and management of the female urethral diverticulum. Urol Clin North Am. 2002;29(3):617–24.

[20] Lee TG, Keller FS. Urethral diverticulum: diagnosis by ultrasound. AJR Am J Roentgenol. 1977;128(4): 690–1.

[21] Lee JW, Fynes MM. Female urethral diverticula. Best Pract Res Clin Obstet Gynaecol. 2005;19(6):875–93.

[22] Hahn WY, Israel GM, Lee VS. MRI of female urethral and periurethral disorders. AJR Am J Roentgenol. 2004;182(3):677–82.

[23] Lee MJ, Yoder IC, Papanicolaou N, Tung GA. Large Gartner duct cyst associated with a solitary crossed ectopic kidney: imaging features. J Comput Assist Tomogr. 1991;15(1):149–51.

[24] Scheible FW. Ultrasonic features of Gartner's duct cyst. J Clin Ultrasound. 1978;6(6):438–9.

[25] Li YW, Sheih CP, Chen WJ. MR imaging and sonography of Gartner's duct cyst and single ectopic ureter with ipsilateral renal dysplasia. Pediatr Radiol. 1992;22(6):472–3.

[26] Li YW, Sheih CP, Chen WJ. Unilateral occlusion of duplicated uterus with ipsilateral renal anomaly in young girls: a study with MRI. Pediatr Radiol. 1995;25(Suppl 1):S54–9.

[27] Sheih CP, Li YW, Liao YJ, Chiang CD. Small ureterocele-like Gartner's duct cyst associated with ipsilateral renal dysgenesis: report of two cases. J Clin Ultrasound. 1996;24(9):533–5.

[28] Rosenfeld DL, Lis E. Gartner's duct cyst with a single vaginal ectopic ureter and associated renal dysplasia or agenesis. J Ultrasound Med. 1993;12(12):775–8.

[29] Dwyer PL, Rosamilia A. Congenital urogenital anomalies that are associated with the persistence of Gartner's duct: a review. Am J Obstet Gynecol. 2006;195(2):354–9.

[30] Ren XL, Zhou XD, Zhang J, He GB, Han ZH, Zheng MJ, et al. Extracorporeal ablation of uterine fibroids with high-intensity focused ultrasound. J Ultrasound Med. 2007;26(2):201–12.

[31] Plentl AA, Friedman EA. Lymphatic system of the female genitalia. The morphologic basis of oncologic diagnosis and therapy. Major Probl Obstet Gynecol. 1971;2:1–223.

[32] Fedele L, Bianchi S, Portuese A, Borruto F, Dorta M. Transrectal ultrasonography in the assessment of rectovaginal endometriosis. Obstet Gynecol. 1998;91(3): 444–8.

[33] Dessole S, Farina M, Rubattu G, Cosmi E, Ambrosini G, Nardelli NB. Sonovaginography is a new technique for assessing rectovaginal endometriosis. Fertil Steril. 2003;79(4):1023–7.

[34] Valenzano Menada M, Remorgida V, Abbamonte LH, Nicoletti A, Ragni N, Ferrero S. Does transvaginal ultra-sonography combined with water-contrast in the rectum aid in the diagnosis of rectovaginal endometriosis iniltrating the bowel? Hum Reprod. 2008;23(5):1069–75.

[35] Saccardi C, Cosmi E, Borghero A, Tregnaghi A, Dessole S, Litta P. Comparison between transvaginal sonography, saline contrast sonovaginography and magnetic resonance imaging in the diagnosis of posterior deep iniltrating endometriosis. Ultrasound Obstet Gynecol. 2012;40(4):464–9.

[36] Kuuva N, Nilsson CG. A nationwide analysis of complications associated with the tension-free vaginal tape (TVT) procedure. Acta

Obstet Gynecol Scand. 2002;81(1):72–7.

[37] Konstantinovic ML, Ozog Y, Spelzini F, Pottier C, De Ridder D, Deprest J. Biomechanical indings in rats undergoing fascial reconstruction with graft materials suggested as an alternative to polypropylene. Neurourol Urodyn. 2010;29(3):488–93.

[38] Zimmerman CW, von Theobald P, Braun NM. Exposure and erosion of vaginal meshes: etiology and treatment. In: von Theobald P, Zimmerman CW, Davila GW, editors. New techniques in genital prolapse. London: Springer; 2011. p. 217–30.

[39] Santoro G, Wieczorek A, Shobeiri S, Mueller E, Pilat J, Stankiewicz A, et al. Interobserver and interdisciplinary reproducibility of 3D endovaginal ultrasound assessment of pelvic floor anatomy. Int Urogynecol J. 2010;22(1):53–9.

[40] Quiroz LH, Shobeiri SA, Nihira MA. Three-dimensional ultrasound imaging for diagnosis of urethrovaginal fistula. Int Urogynecol J. 2010;21(8):1031–3.

第 13 章　肛管直肠区的肛肠超声成像

学习目标

掌握肛管直肠区域的基本解剖结构和其病理变化的超声表现，以及相关的超声检查设备。

13.1　引言

影像学检查能够给肛直肠疾病的治疗提供有意义的提示和帮助。目前，肛肠超声（EAUS）和直肠超声（ERUS）已经成为用于诊断后盆腔疾病〔粪失禁（FI）、排便障碍、阴道后壁脱垂、肛瘘、盆底功能失调和肛周疼痛〕的重要工具，为临床决策提供详细充分的信息[1-3]。高分辨率 3D 超声的问世进一步提高了我们对 2D 技术的理解[4]。骨盆的解剖结构，括约肌在轴向和纵向切面的病损，复杂肛周脓肿瘘管的解剖和直肠前壁脱垂都可以得到更详细的显像。这些信息将会使治疗计划和手术方案得到进一步完善[5]。

本章主要讨论 3D 肛肠超声和 3D 直肠超声的使用方法，特别是关于这些技术在后盆腔疾病诊断成像中的优势。

13.2　超声技术

肛肠超声使用的探头如下：多频（6~16 MHz）360° 机械旋转探头（BK 2052，BK Ultrasound，Analogic，Peabody，MA，USA）和多频（4~12 MHz）65 mm 线阵探头（BK 8838，BK Ultrasound，Analogic，Peabody，MA，USA），具有高分辨 3D 成像功能，由电脑操控；电子辐射探头（AR 54 AW，5~10 MHz，Hitachi Medical Systems，Tokyo，Japan）[1]，需要手动完成 3D 成像。旋转探头内部有一个自动机械系统，能够在 60 s 内对 60 mm 长度的组织采集 300 张排列整齐的 2D 轴平面图像，且不需要探头在组织内移动（图 13.1）。这一系列 2D 图像将实时快速重构形成高分辨率的 3D 图像（图 13.2）。与 2D 静态超声相比，3D 成像能够在单一平面中完整显示目标组织，可以在多角度平面图像（通常是 3 个平面，即冠状面、矢状面和轴平面）或者重建图像上对目标组织进行大小和体积测量[5]。此外，3D 图像可以旋转，可以在任意角度切面上进行观察；也可以存储在超声系统或者个人电脑中，利用专业软件进行离线分析[5]。

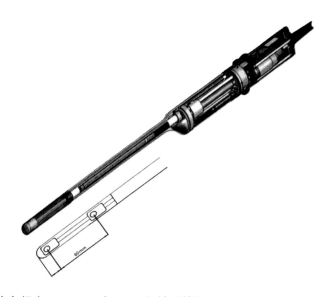

图 13.1 高分辨率多频（6~16 MHz）360° 机械旋转探头 BK 2052（BK Ultrasound，Analogic，Peabody，MA，USA）

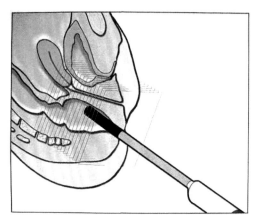

图 13.2 BK 2052 探头进行肛肠超声 3D 扫描示意图

在探头进入肛门前，应首先进行直肠指诊。如果直肠存在狭窄，可以很容易通过手指判断探头能否通过。将含有耦合剂的避孕套套在探头上，避孕套外面薄薄地涂上一层水溶性润滑剂，避免气体干扰图像质量。检查前应告知患者该检查不会导致疼痛。在任何情况下都应该避免暴力推进探头。检查时，患者可以采取膀胱截石位、左侧卧位或者俯卧位。但是无论何种体位，都应该调整探头使肛管前部位于屏幕的上方（12 点方向），肛管右侧位于屏幕的左边（9 点方向），肛管左侧位于屏幕的右边（3 点方向），肛管后部位于屏幕的下方（6 点方向）。记录数据的长度应从耻骨直肠肌（PR）的"U"形吊索样结构上缘至肛门边缘。

13.2.1 正常肛管的超声解剖

正常肛管的超声图像分为 5 层[6]，分别表现为低回声或者强回声。超声医师必须清楚每层在解剖学上代表的内容（图 13.3）。

第一层：最内侧（由内到外）强回声层，对应着探头与肛管黏膜接触面。

第二层：对应黏膜下组织，表现为中等强度回声，看不到肛管黏膜和齿状线结构，肛管上部的黏膜下肌层在超声上图像表现为一条低回声层。

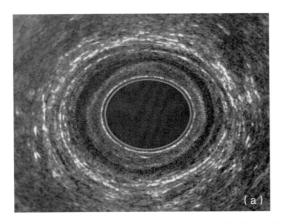
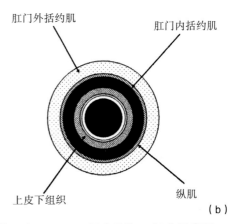

图 13.3　(a)正常中段肛管轴位超声图像的五层结构，由 BK 2052 探头采集。(b)示意图

第三层：表现为低回声层，对应肛门内括约肌（IAS）。其厚度或者终末段并不完全对称，向上延续至直肠内环肌，向下从肛管直肠交界处延伸到齿状线下 1 cm 左右。对于老年人，其肛门内括约肌缺乏肠道平滑肌应有的均匀一致的低回声特征，表现为回声更强的不均匀纹理。

第四层：表现为强回声层，对应纵肌（LM）。其厚度变化较大，纵观肛管全程并不是总能观察到纵肌。纵肌主要由平滑肌构成，令人惊讶的是其在超声上表现为中等回声，可能是由于平滑肌中纤维间质增加所致。在肛门内括约肌间隙，纵肌与肛提肌（LAM）（尤其是 PRM）的横纹肌纤维结合，与起源于盆内筋膜的弹力纤维组织一起形成联合纵向层次（CLL）。其弹力纤维成分穿过肛门外括约肌（EAS）皮下部，终止于肛周皮肤。

第五层：对应肛门外括约肌，表现为混合回声层。肛门外括约肌是随意肌，环绕肛管 1 周，由 3 部分组成。①肛门外括约肌深部与耻骨直肠肌融合，其后方有韧带附着，前方部分纤维呈环形，部分纤维交叉至会阴深横肌；②浅部通过肛门尾骨韧带与尾骨内侧面广泛附着，其前方部分纤维呈环形，部分纤维交叉至会阴浅横肌（STP）；③皮下部位于肛门内括约肌下方。

超声检查分别在轴平面上的 3 个水平（上、中、下）对肛管进行评价，每个水平涉及的解剖结构如下（图 13.4）[6, 7]。

上水平：耻骨直肠肌吊索样结构、肛门外括约肌深部、完整环形肛门内括约肌。

中水平：肛门外括约肌浅部（完整环形）、联合纵向层次、肛门内括约肌（完整环形）和会阴横肌。

下水平：肛门外括约肌皮下部。

从以耻骨直肠肌为标志的肛管近端向下至肛门外括约肌皮下部下缘，两者之间的距离即是肛管的长度。男性肛管明显长于女性，主要是由于男性肛门外括约肌更长，而男性耻骨直肠肌的长度与女性没有明显差别。肛门外括约肌前部在不同性别之间有所差异。解剖学研究表明，在胎儿时期这种差异就已经存在，男性的肛门外括约肌在所有水平面都是对称的，而女性肛管的前部更短，且尚无证据表明其所处肛管的位置更高。值得注意的是，超声能够区分女性自然腔隙（低回声区，边缘整齐光滑）和肛管前上部的括约肌撕裂伤（瘢痕形成的混合回声区，边缘不规则）。纵向3D成像对评估肛门外括约肌的解剖特征特别有用（图13.4）[8-11]。Williams等人[8]研究发现，男性肛门外括约肌前部占肛管的58%，女性则为38%（P<0.01），女性耻骨直肠肌在肛管中所占比例较男性明显更大（61% VS. 45%；P=0.02），肛门内括约肌的长度（34.4 mm VS. 33.2 mm）及所占肛管的比例（67% VS. 73%；P=0.12）在男女之间则无差别。

由于采用的技术不同，括约肌的正常值会而有所差异[6]。其实测量括约肌厚度的具体数值意义不大，因为测量的目的是区别正常与异常，而不是绝对值。测量应选择在肛管的中水平，分别在3、6、9和12点方向实施。肛门内括约肌厚度为（1.8±0.5）mm，且随年龄而逐渐增厚。其原因是肌肉的绝对数量减少，而纤维组织增加，低于55

岁者2.4~2.7 mm，超过55岁者2.8~3.5 mm。任何年龄段的肛门内括约肌厚度超过4 mm都应该被认为是异常的。相反地，年轻人2 mm厚度的括约肌被认为是正常的，但对于老年人则应该被认为是异常的。男性纵肌（2.5±0.6）mm，女性（2.9±0.6）mm。肛门外括约肌男性平均厚度（8.6±1.1）mm，女性（7.7±1.1）mm。然而，由于无法区分纵肌，腔内超声测量肛门外括约肌的数值常常偏高。Frudinger等人[12]研究发现，年龄与肛管各水平肛门外括约肌的厚度呈显著负相关，老年人的肛门外括约肌前部明显更薄。

多维肛肠超声能够在纵向上详细测量肛管的各部分结构（图13.4~图13.6）。Williams等人[8]研究发现，男性前部肛门外括约肌明显比女性更长（30.1 mm VS. 16.9 mm；P<0.001），耻骨直肠肌的长度则无差异。这表明不同性别之间肛管长度的差异仅仅只是由于男性肛门外括约肌更长，肛门

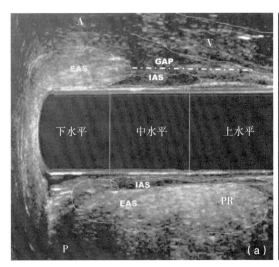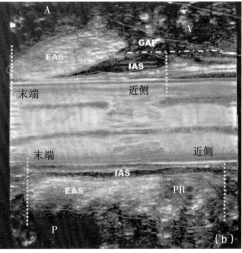

图13.4　（a）轴平面评估肛管的三层水平，由BK 2052探头采集。图示为肛门外括约肌（EAS），肛门内括约肌（IAS），耻骨直肠肌（PR），前（A），后（P），阴道（V）。（b）冠状面3D重建。图示同（a）图

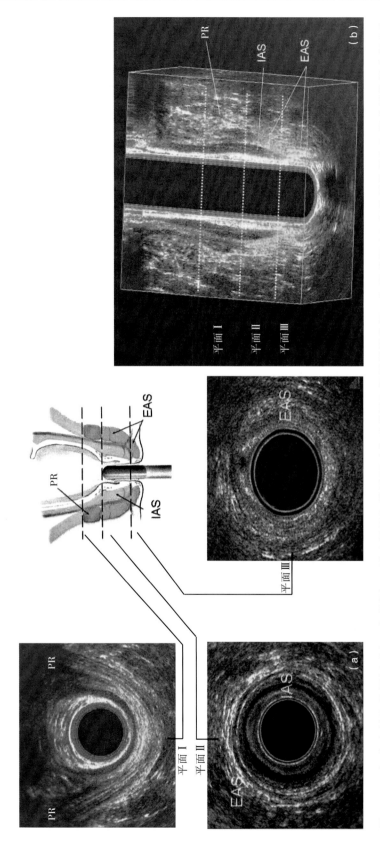

图 13.5 （a）女性肛管解剖形态，矢状面 3D 重建显示肛管呈不对称形状及肛门括约肌和肛门内括约肌）起点和远侧的终点，肛管后部（耻骨直肠肌 - 肛门内括约肌起始）起点和近侧的终点。GAP 是没有横纹肌的前侧象限，测量始于耻骨直肠肌后部的近侧缘终止于肛门外括约肌前部的近侧缘。图示为耻骨直肠肌（PR），肛门外括约肌（EAS），肛门内括约肌（IAS）。（b）重建模式。图示同（a）图

内括约肌的长度在男女之间亦无差异。Regadas 等人 [9] 展示了肛管形态的非对称性并证实女性前方肛门外括约肌明显更短。West 等人 [13] 报道了相似的结果，男性肛门内括约肌和肛门外括约肌测量值较女性更大。

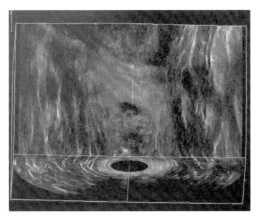

图 13.6　应用 BK 2052 探头进行 3D 肛肠超声检查，在冠状面测量肛门外括约肌前部的长度

无论肛门内括约肌的绝对值是多少，既往研究已经证实肛肠超声最重要的价值是对括约肌局部缺损的探查 [14, 15]。已有研究表明，当肛肠超声没有探测到任何括约肌损伤时，测量括约肌厚度就成为关键，由此可以排除弥漫性括约肌结构改变，这种改变与特发性粪失禁、继发性粪失禁、出口梗阻性排便障碍有关。关于括约肌压力与超声表现相关的猜想，现有文献表明仍存在争议。有些作者发现无论是静息压还是收缩压，括约肌厚度均与括约肌功能或形态无关。尽管对括约肌的超声检查可以判明其是否完整，但是并不能明确其形态学特性。

13.2.2　直肠的超声解剖

正常直肠长度为 11~15 cm，最大直径为 4 cm。其上端在第 3 骶椎水平延续于乙状结肠，沿骶骨自然弯曲走行穿过盆膈后形成肛管。直肠周围包绕着纤维脂肪组织，其内含血管、神经、淋巴管和小的淋巴结。直肠上 1/3 前后方均有腹膜覆盖；中 1/3 仅仅前方有腹膜覆盖，在其前方与男性膀胱、女性子宫毗邻弯曲走行；直肠下 1/3 在腹膜反折以下，前方与男性的膀胱底、输尿管、精囊腺和前列腺相邻，与女性的子宫下部、子宫颈、阴道相邻。

直肠壁由 5 层组织构成，周围包裹着浆膜和脂肪组织 [16]。在超声图像上，直肠壁正常厚度为 2~3 mm，分为 5 层。要想获得高质量的超声图像，就要保证探头始终处于直肠腔的中央，还要向包裹探头的乳胶球囊注水，使之充分膨胀，从而加强声波与直肠壁的接触。同时必须清除球囊内的气泡，这样可以减少伪影，避免成像质量不良。鉴于直肠直径的个体差异，球囊内的水量需要随时调整。这 5 个层次分别对应的解剖结构如下（图 13.7）。

第一层强回声区：球囊与直肠黏膜的交界。

第二层低回声区：黏膜和黏膜肌层。

第三层强回声区：黏膜下层。

第四层低回声区：固有肌层（少数情况下可以观察到内环外纵的两层）。

第五层强回声区：浆膜层或者直肠与周围纤维脂肪组织（直肠系膜）的交界面。直肠系膜内含有血管、神经、淋巴管，所以其回声不均匀。淋巴结呈较小的、圆形或椭圆形，低回声表现，应与血管相鉴别。血管也可以表现为环形的低回声结构。

直肠超声可以精确地显示与直肠毗邻的盆腔脏器：膀胱，男性的精囊腺和

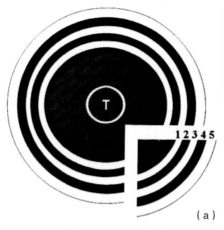

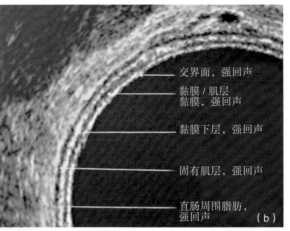

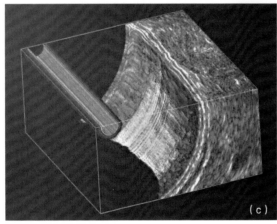

图 13.7 （a）直肠壁超声表现示意图。图示为探头（T）。（b）轴平面显示直肠壁的五层结构。（c）冠状面直肠壁 3D 重建。由 BK 2052 探头采集

前列腺，女性的子宫、宫颈、阴道和尿道，肠袢作为一个细长的结构也可以很容易辨别出来。

13.3 3D 肛管 / 直肠超声的临床应用

关于盆底超声（PFUS）在后盆腔疾病解剖结构评估和功能评价方面的临床应用[1]，详细介绍如下。

13.3.1 粪失禁

粪失禁指粪便（液体或固体便）不受控制的排出，而肛门失禁是指气体或者粪便不受控制的排出[14]。一项 Meta 分析结果显示，粪失禁发病率在普通人群中达到 11%~15%，但这一数据或许被低估[17]。包括耻骨直肠肌、肛门内括约肌、肛门外括约肌在内的完整肌肉系统是控便的先决条件，神经对肌肉的支配功能对于控便同样重要。其他危险因素包括粪便硬度、直肠敏感度和直肠容量、肛直肠角（ARA），其中任何一个或多个因素的损害都可能引发粪失禁。阴道分娩损伤肛门括约肌和阴部神经是目前引起粪失禁最常见的原因。所以，粪失禁在妇女中更为常见[17]。

因此，粪失禁的病理生理学机制是

影响和决定干预措施（饮食或药物治疗、生物反馈、括约肌修复、人工括约肌、股薄肌成形术、骶神经刺激、注射填充剂）的关键。肛肠超声已经成为肛管形态学评价的金标准[14, 15]。国际失禁咨询委员会（the International Consultation on Incontinence，ICI）推荐肛肠超声作为评估粪失禁患者肛门括约肌完整性和排除括约肌病损（缺损、瘢痕、变薄、增厚或者萎缩）的首选影像学检查方法[18]。肛门括约肌撕裂指环形纤维回声的中断，瘢痕的特征是正常结构的缺失，通常表现为不规则的低回声区。操作者应该查明是肛门内括约肌和肛门外括约肌的联合病损还是仅仅涉及单一肌肉的病损，并探查清楚病损的数量、病损的横截面位置（所处角度或时针位置）和纵向（近端、远端或全长）的损伤范围。另外，3D 肛肠超声还可以在矢状面和冠状面测量括约肌缺损区域的长度、厚度和体积（图 13.8~ 图 13.11）[5]。

使用多维肛肠超声可以对括约肌损伤程度进行量化评分，目前推荐两种评分方法。Starck 等人[19]介绍了一种

特异性评分方法，0 分表示没有缺损，16 分相当于缺损超过 180°，累及括约肌的全长和全层。Noderval 等人[20]介绍了另外一种用于分析肛门括约肌缺损的简明评分系统，比 Starck 评分方法的参数少，不需要记录肛门内括约肌的局部缺损。最高分 7 分，表示轴平面上肛门外括约肌和肛门内括约肌两者损伤均超过 90°，括约肌长度缺损超过一半。对于肛门括约肌缺损的分类，这两种评分系统在观察者本身和观察者之间均表现出良好的一致性。但是，括约肌缺损并不意味着一定是引起粪失禁的病因，正像许多人一样，有肛门括约肌损伤（OASIS），但并未出现粪失禁的症状。另一方面，粪失禁患者的肛门括约肌表面上虽然完整，但是有可能存在肌肉变性、萎缩或者阴部神经病变。

肛肠超声在探查阴道分娩后肛门括约肌隐匿性损伤方面具有重要作用[22]。Oberwalder 等人[23]的 5 项研究共纳入 717 例阴道分娩的 Meta 分析结果显示（5 项研究均采用肛肠超声检查），462 名初产妇中 26.9% 发生隐匿性肛

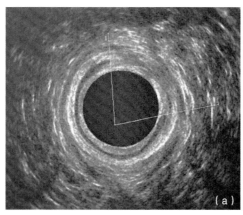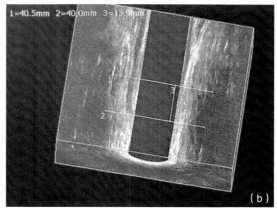

图 13.8　（a）肛裂患者左侧肛门内括约肌切开术后，12 点位和 3 点位之间的肛门内括约肌损伤；（b）3D 重建后冠状面测量肛门内括约肌损伤。由 BK 2052 探头采集

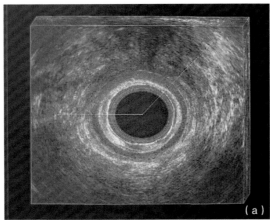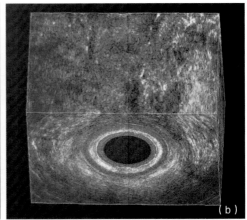

图 13.9 （a）产伤所致 9 点位和 1 点位之间肛门外括约肌损伤。（b）冠状面 3D 重建后显示肛门外括约肌前部损伤，由 BK 2052 探头采集

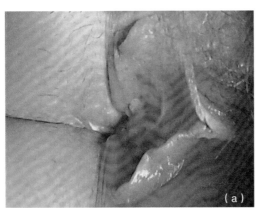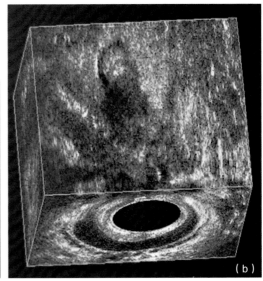

图 13.10 （a）产伤所致四度肛门括约肌损伤。（b）3D 重建后冠状面和轴平面显示肛门内、外括约肌联合损伤。由 BK 2052 探头采集

门括约肌损伤，255 名经产妇中 8.5% 出现新的肛门括约肌损伤。其中 1/3（29.7%）的产后肛门括约肌损伤出现临床症状，正如 Meta 分析结果所示，产后粪失禁和肛门括约肌损伤相关可能性为 77%~83%。在另一项研究中，Oberwalder 等人[24] 报道，年轻时有阴道分娩经历的老年妇女，可能发生与括约肌损伤有关的粪失禁；迟发性粪失禁患者（中位年龄 61.5 岁）中，71% 经肛

肠超声检查发现有隐匿性肛门括约肌损伤。产科肛门括约肌损伤一词被定义为阴道分娩所导致的会阴创伤，包含三度撕裂伤〔累及肛门外括约肌和肛门内括约肌的肛门括约肌复合体（ASC）的会阴损伤〕和四度撕裂伤（累及肛门括约肌复合体和肛管上皮的会阴损伤）。按照分娩后 2 个月内经肛肠超声检查诊断肛门括约肌损伤的定义，初产妇肛门括约肌损伤的总发生率高达 27%~35%，

经产妇中 4%~8.5% 有新的括约肌缺损[25]。对于女性，只要患有肛门括约肌损伤，其产后及终身发生粪失禁的风险即增加。和肛门括约肌损伤相关的粪失禁，其真实发病率有可能被低估。据报道，肛门括约肌损伤一期修复后粪失禁发病率在 15% 至 61% 之间，平均 39%[25]。现有证据显示，在阴道分娩后或者撕裂伤修补之前进行肛肠超声检查能够提高肛门括约肌损伤一期修复手术效果，降低粪失禁发病率，改善女性生活质量。一项肛肠超声与临床体格检查（常规检查）相对照的随机试验研究中，共纳入752 名初产妇，结果显示对于产后 6 个月以上的重度粪失禁患者，在会阴修补之前应用肛肠超声与重度粪失禁发病率的降低相关（RR 0.48）（证据平面Ⅱ，推荐等级 B）[26]。在产房内常规应用肛肠超声之前，还需要开展更多高质量的临床随机对照试验，以及考虑开展和培训肛肠超声所需要的费用。资料显示对无症状患者的处理还存在争议，因为尚无费效比方面以及无症状患者能否从中受益的研究。目前，尚未建议对阴道分娩妇女进行隐匿性肛门括约肌损伤的筛查。

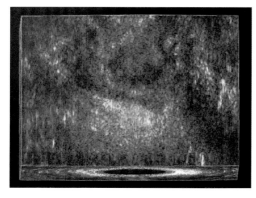

图 13.11　肛门外括约肌萎缩，冠状面 3D 重建后显示肛门外括约肌前部长度缩短（6.6 mm）。由 BK 2052 探头采集

肛肠超声对会阴修复后残余损伤的评估以及对再次妊娠的管理也具有重要的作用[27]。尚没有系统回顾或者随机对照试验证实对肛门括约肌损伤患者随访采用何种方法最好。研究显示在女性肛门括约肌一期修复手术后对肛门括约肌缺损的检查中，腔内超声检查的使用率高达 54% 至 93%[28, 29]。这些资料强调了肛门括约肌损伤充分修复的重要性，成功修复的艰难以及修复难度被低估。目前由皇家妇产科医师学会（the Royal College of Obstetricians and Gynecologists，RCOG）颁布的指南没有推荐应用肛肠超声来证实一期修复的完整与否[30]。根据该指南，如果女性在修补手术后仍患有粪失禁，推荐考虑应用肛肠超声。在肛门括约肌损伤确诊后，持续存在超声探测到的括约肌缺损与粪失禁相关[31]。肛门外括约肌的全程重建至关重要，肛门括约肌损伤一期修补后出现的粪失禁与 3D 肛肠超声重建所显示的肛门外括约肌重建相对长度和缺损范围有关（证据平面Ⅲ，推荐等级 C）[32]。一项关于肛门括约肌损伤一期修补后肛门括约肌及盆底功能和形态学评价的长期回顾性研究，结果显示修补术后粪失禁症状全程加重的患者经 3D 肛肠超声检查发现其肛门外括约肌前部更短，肛门外括约肌的长度与粪失禁程度的加重相关[33]。

对于伴有肛门括约肌损伤的妊娠妇女，根据症状、肛门测压和肛肠超声来决定其分娩方式，这样将有助于保护肛门括约肌的功能，避免不必要的剖宫手术（证据平面Ⅱ，推荐等级 B）[34]。2006 年至 2013 年实施的纳入肛门括约肌损伤患者的描述性队列研究，对检查正常（肛肠超声和肛门测压）的无症状患者建议阴道分娩，对有排便症状，肛门括约肌缺损超过 30°，低静息压或者肛门压力增高的患者建议采取择期剖宫产。22 例剖宫产，28 例阴道分娩，结果两组均没有观察到排便症状加重和肛门压力降低，也没有观察到新的括约肌损伤或者肛门括约肌损伤复发。

肛肠超声也可用于筛选能够从康复训练中获益的粪失禁患者。如果肛门括约肌损伤，则治疗效果欠佳。粪失禁康复后的评分与括约肌缺损严重程度呈线性关系[35]。

当前，还没有证据支持将实时弹性成像（EI）用于粪失禁评估。肛门内括约肌和肛门外括约肌弹性图颜色分布与主要的临床症状和功能参数之间缺乏相关性。因此，弹性成像在粪失禁的诊断工作中看起来似乎没有提供额外的信息[36]。

痔切除术、瘘管切除或切开术、扩肛或者肛门内括约肌侧方切开术都可能引发粪失禁，原因是括约肌的损伤。肛直肠术后粪失禁的临床严重程度与肛肠超声特征相关联。通常情况下，肛门内括约肌都会受到影响，临床严重度评分越高，肛门内括约肌就越厚（证据平面Ⅲ，推荐等级 C）[37]。肛肠超声已用于粪失禁手术方案的选择和治疗效果的评估中。de la Portilla 等人[38]应用 3D 肛肠超声证实粪失禁经注射治疗 3 个月后，所植入的硅胶全部位于括约肌间隙（图 13.12）。24 个月后，75% 的植入物仍然位置合适，他们发现大多数患者在注射治疗 1 年后控便功能降低，且与植入物的位置和数量无关。在一项采用假体植入治疗粪失禁的多中心观察性研究中，肛肠超声被用于术前病例筛查（肛门括约肌完整或者肛门内括约肌损伤范围小于肛周 60°），术中引导将植入物植入括约肌间，术后评估手术效果和并发症（假体移位）[39]。

13.3.2 排便障碍和阴道后壁脱垂

肛直肠出口梗阻也被称为出口梗阻型便秘（obstruction defecation syndrome，ODS），是一种由多种原因所致的病理状态，其特征是有便意但排出不畅，大便呈球状。其症状多种多样，包括伴有或不伴有疼痛的排便不全，长时间如厕仍不能排出大便，反复如厕，按压会阴部，人工辅助排便（将手指插入阴道或者肛管），排便费力，依赖灌肠剂或者泻药。其他症状有排便时疼痛，排便极其费力，排便时间延长，站立时会阴部疼痛或不适，便不尽感，大便不成形或者经阴道、经会阴或者经直肠手法辅助排便，应用泻药或者灌肠剂，粪失禁[14]，这些症状常常会降低生活质量。美国成年人便秘患病率为 14.7%，出口梗阻型便秘仅仅是便秘疾病谱中的一类，其实际患病率还不知道，但有被低估的可能。

在排除盆腔和直肠肿瘤后，需要鉴别出口梗阻型便秘发病原因是功能性还是机械性。最常见的功能性出口梗阻型便秘病因是肛门括约肌不松弛或者耻骨直肠肌反常收缩。对于这类患者，生物反馈能够重新激活被抑制的与排便相关的盆底肌肉（PFM），其中 50% 的症状能够获得改善。最常见的机械性出口梗阻型便秘病因包括直肠疝、直肠套叠、小肠疝、生殖道脱垂和会阴下降。其关键是要鉴别病因是来自直肠本身（直肠

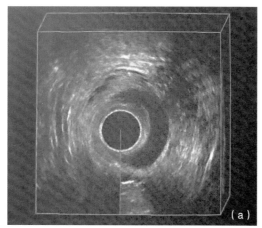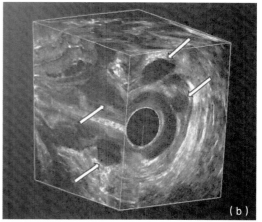

图 13.12 （a）肛管右侧象限肛门内括约肌损伤（6 点位至 12 点位）。（b）肛门括约肌间隙植入物（箭头）。由 BK 8838 探头采集

疝和肠套叠），还是直肠外（小肠疝、生殖道脱垂、会阴下降）。

近年来，除了排粪造影，如动态 MRI 成像和动态超声，也已开始用于评估盆底功能障碍，研究表明其具有良好的相关性和完整成像盆底的优势[40~50]。有研究应用动态超声评估出口梗阻型便秘，采用不同类型探头（凸阵、端射、双平面探头）和入路方法（经阴唇、经会阴、经阴道前庭），其结果与排粪造影结果相一致[1, 43~50]。Murad-Regadas 等人[47~50] 开发了超声排粪造影技术，采用肛管直肠 3D 动态超声扫描技术，使用高频率探头，360° 自动扫描，通过高分辨图像评估后盆腔（直肠疝、肠套叠、盆底功能失迟缓症）和中盆腔（Ⅱ级或Ⅲ级乙状结肠疝或小肠疝）疾病。超声排粪造影各项参数、测量值及其技术的标准化使得该方法具有可重复性[48~50]。多中心前瞻性研究[48~50] 显示其与常规排粪造影具有良好的相关性。

超声排粪造影采用 3D 超声腔内探头（BK 2052 Anorectal 3D 探头，BK Ultrasound，Analogic，Peabody，MA，USA），由近及远可自动扫描长度 6 cm 的目标组织。通过调节探头末端的两个晶体将轴向和纵向图像合成为 1 个立体图像，并在多个平面上进行记录和分析。患者需要灌肠，检查时呈左侧卧位，通过 4 次自动扫描获得图像，并在轴平面和矢状面上进行分析，必要时也可在斜面上进行分析。检查的结果取决于患者的配合程度：扫描 1、2 和 4 的扫描宽度为 0.25 mm，每次持续 50 s；扫描 3 的扫描宽度为 0.35 mm，持续 30 s。

扫描 1（静息状态，不需要耦合剂）：探头进入肛缘上方 5~6 cm 处，目的是观察肛门括约肌系统解剖结构的完整性，评估静息状态下耻骨直肠肌和肛门外括约肌的位置，并测量肛门外括约肌或耻骨直肠肌内侧缘（1.5 cm）与肛管轴平面的垂直线之间的夹角。

扫描 2（静息 – 排便或静息状态，不需要耦合剂）：探头进入肛缘上方 6 cm 处，要求患者保持静息状态 15 s，最大排便状态 20 s，然后放松，探头随之一起移动。

本次扫描的目的是评估用力排便时耻骨直肠肌和肛门外括约肌的运动状态，区分正常松弛、不松弛或者反常收缩状态（盆底失迟缓）。通过扫描 1 和扫描 2 的图像比较肛门外括约肌或耻骨直肠肌的位置（用角度大小表示），如果角度增加 1° 以上则记录为正常状态；反之，如果角度减少 1° 以上则记录为反常收缩，如果角度变化小于 1° 则记录为不松弛（图 13.13 和图 13.14）。

扫描 3：探头贴近耻骨直肠肌的位置（肛管直肠交界处），扫描在患者静息状态时开始（3 s），然后转为最大排便状态，探头保持固定不动（不随盆底肌肉的下降而移动），当耻骨直肠肌在远端清晰可见时扫描结束。通过测量静息状态时耻骨直肠肌的近侧缘在最大排便时移动的距离（耻骨直肠肌下降）来

量化会阴下降。最大排便时间与会阴下降的距离呈正比（图 13.15），即使患者处于侧卧位，也很容易显示和测量耻骨直肠肌的移动。如果最大排便时，耻骨直肠肌位置差 ≤ 2.5 cm，超声排粪造影将之定义为正常的会阴移动；位置差 >2.5 cm 则为会阴下降。会阴移动正常范围值是通过将超声排粪造影结果与排粪造影进行对比而确定的。

扫描 4：接下来向直肠壶腹部注入超声耦合剂 120~180 ml，探头进入肛门缘上 7 cm 处，扫描步骤与扫描 2 相同（静息时 15 s，最大排便状态 20 s，然后放松，探头随之移动）。本次扫描的目的是显示和测量所有和排便相关的解剖结构和功能变化（直肠疝、肠套叠、Ⅱ级或Ⅲ级状结肠疝 / 小肠疝）。对于正常者，排便时阴道后壁向后下方移位，位

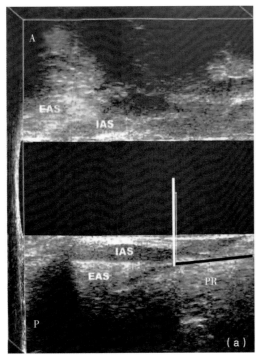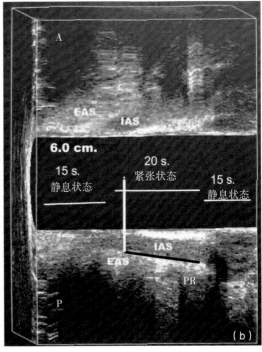

图 13.13　（a）静息状态下矢状面角度测量（线）。（b）最大排便状态（正常松弛）角度增大（线）。图示为肛门外括约肌（EAS），肛门内括约肌（IAS），耻骨直肠肌（PR），前（A），后（P）。由 BK 2052 探头采集

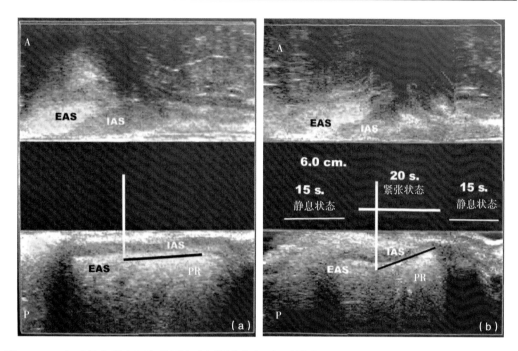

图 13.14　（a）静息状态下矢状面角度测量（线）。（b）最大排便状态角度降低（肛门痉挛）（线）。图示为肛门外括约肌（EAS），肛门内括约肌（IAS），耻骨直肠肌（PR），前（A），后（P）。由 BK 2052 探头采集

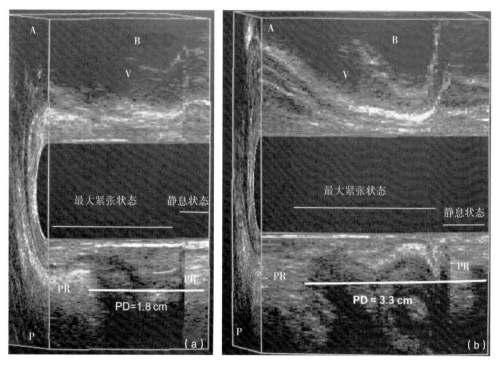

图 13.15　矢状面耻骨直肠肌下降的测量。（a）正常的会阴下降值 ≤ 2.5 cm。（b）病理性会阴下降 >2.5 mm。图示为膀胱（B），阴道（V），耻骨直肠肌（PR），耻骨直肠肌下降（PD），前（A），后（P）

于后下方原本应该是直肠下段和肛管上段的位置；但在排便时，直肠和肛管仍能保持笔直的形态。直肠疝可分为Ⅰ级（<6.0 mm）、Ⅱ级（6.0~13.0 mm）或Ⅲ级（>13.0 mm）（图13.16）。测量值是通过沿着阴道后壁画两条平行的水平线来计算的，其中一条线位于初始排便时的位置，另一条线位于最大用力排便时的位置，这两条阴道后壁平行线之间的距离即为直肠疝的程度。通过观察直肠腔内突出的直肠壁层，可以清晰地识别肠套叠。肠套叠尚无分级量化标准（图13.17）。如果肠管移位至耻尾线（直肠下段和肛管上段的投影处）之下，则可诊断为Ⅱ级或Ⅲ级乙状结肠疝或小肠疝（位于直肠下段和肛管上段的投影上）。

动态超声是评估出口梗阻型便秘的一个有效工具，它能够清晰地显示与排便相关的解剖结构和机制，显示肛管的完整性，并能以较高的空间分辨率检测肛门括约肌损伤。此外，在自动扫描过程中获得的立体图像可以被实时记录下来，以便在必要的情况下做后续分析。动态超声耗时少，成本相对低廉，患者耐受性好，且没有辐射。

13.3.3　肛周脓肿和肛瘘

肛直肠周围脓肿和肛瘘的病因主要是肛腺感染，肛腺通常位于上皮下、括约肌间隙或者肛门外括约肌，有导管开

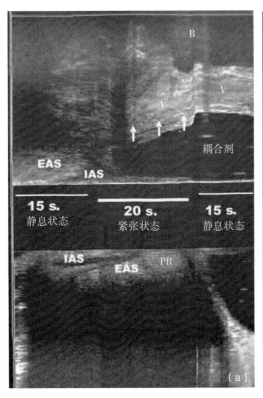
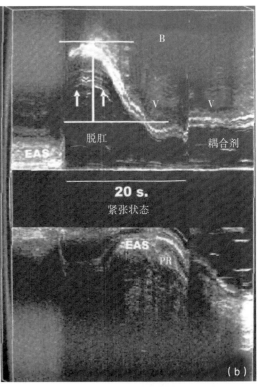

图13.16　（a）无直肠疝（箭头），矢状面，在直肠中使用耦合剂。（b）Ⅲ级直肠疝（箭头）。图示为肛门外括约肌（EAS），肛门内括约肌（IAS），耻骨直肠肌（PR），膀胱（B），阴道（V）。由BK 2052探头采集

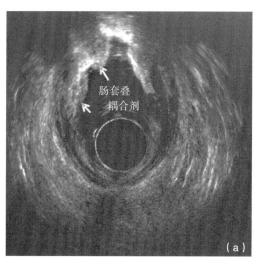
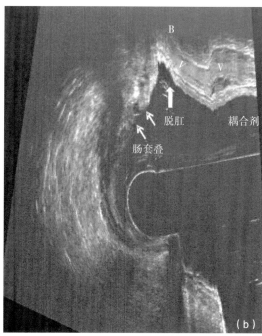

图 13.17　（a）前侧肠套餐（箭头），轴平面，直肠内使用耦合剂。（b）Ⅲ级直肠疝和前侧胸套叠（箭头），冠状平面矢状位。图示为膀胱（B），阴道（V）。由 BK 2052 探头采集

口于位于齿状线水平的肛隐窝（Morgagni 隐窝）底部[51]。腺体感染导致脓肿形成，脓肿可以朝多个方向播散，通常的播散路径是沿着阻力最小的方向，其后可能发展为肛瘘。肛直肠周围脓肿分为 5 种类型，具体如下[51]。

1. 肛门周围脓肿：最常见的类型，占 40%~45%。表现为肛缘外侧表浅的、有触痛的包块。体格检查可以发现肛门周围局部红肿、硬结或有波动感；肛门镜检查可以看到脓液从肛隐窝底部流出。

2. 黏膜下脓肿：由肛管黏膜下的隐窝感染引起。直肠指诊能够发现有触痛的黏膜下包块，肛门镜检查时可能不容易被发现。

3. 括约肌间脓肿：占肛直肠周围脓肿的 2%~5%。脓肿将括约肌间隙撑开，

并向头侧（高位）或者尾侧（低位）播散。

4. 坐骨肛管间隙脓肿：20%~25% 的患者属于这种类型。可在臀部发现一个巨大、红肿、组织变硬、有触痛的包块，也可能外在表现并不明显，患者仅仅感觉有剧烈疼痛和发热。

5. 肛提肌上和骨盆直肠间隙脓肿：相对少见，在肛直肠周围脓肿中不超过 2.5%。可能由括约肌间隙或经括约肌脓肿向上播散所致，也可能与盆腔炎性疾病（克罗恩病、憩室炎、输卵管炎）或者盆腔手术有关。

肛直肠瘘表现为肛周皮肤和肛管或者直肠黏膜两个上皮组织界面之间相联通[51]。其特征是有 1 个内口、1 条主瘘管和 1 个外口或者会阴部瘘口，偶尔主瘘管可分出支瘘管。Parks 等人[51] 根据主瘘管与括约肌的关系将肛直肠瘘分为

4型。

1. 括约肌间瘘（发病率在55%~70%之间）：括约肌间瘘管穿过肛门内括约肌，在括约肌间平面走行到达皮肤，瘘管表浅，仅仅穿过肛门外括约肌皮下部，有时也可能发现在括约肌间隙向上延伸的支瘘管（高位盲管）。

2. 经括约肌瘘（发病率在55%~70%之间）：瘘管穿过肛门内括约肌和肛门外括约肌进入坐骨直肠窝，最终到达皮肤。根据瘘管的高度将之分为3型：高位（瘘管穿过肛门外括约肌上2/3）、中位和低位。但是，内口的高度并不总是能够反映经括约肌型瘘管穿过肛门外括约肌的高度[52]。

3. 括约肌上瘘（发病率在1%~3%之间）：括约肌上瘘最初以括约肌间瘘形式向上播散，并走行于耻骨直肠肌上方和肛提肌下方，然后向下通过坐骨直肠窝到达皮肤。

4. 括约肌外瘘（发病率在2%~3%之间）：会阴与直肠直接相通，不涉及肛管。

黏膜下瘘是指瘘管走行于括约肌下，并不涉及或者穿过括约肌复合体。肛门阴道瘘是指瘘管向阴道口走行。支瘘管可能发生于肛管的任何部位，或者在括约肌间、坐骨直肠窝、肛提肌上间隙环形走行（马蹄形病灶）。"复杂性"肛瘘是对 Park 分型的补充，主要是指治疗过程中控便功能受到损害的风险较高的一类肛瘘。根据美国结直肠外科医师协会（the American Society of Colon and Rectal Surgeons，ASCRS）分型，当瘘管穿过 30%~50% 以上的肛门外括约肌时即予以命名为复杂性肛瘘（高位经括约肌型、括约肌上型和括约肌外型），

其他的情况还有女性肛瘘、多发瘘管、复发性、已伴发粪失禁症状、局部放疗或者合并克罗恩病。

肛周脓毒症的形态、脓肿或瘘管与肛门内括约肌和肛门外括约肌的关系是影响手术治疗效果的重要因素。为确保充分引流，预防术后早期复发，最大限度地减少医源性括约肌损伤和轻度或重度粪失禁的风险，术前识别所有脓腔位置以及明确主瘘管、支瘘管和内口的解剖结构对制订恰当的手术方案具有重要作用。

肛肠超声已被证明是一种非常有用的诊断工具，可以准确评估各种类型的肛瘘或脓肿。肛肠超声易于反复操作，可用于肛周脓毒症患者选择最佳的手术时间和改进手术方案，以及对手术后肛门括约肌行完整性评估和肛瘘复发的鉴别诊断。它所提供的括约肌评估有助于肛瘘手术的成功实施。如果所涉及的括约肌不多，瘘管切开是安全的，但是如果受到影响的括约肌较多，最好采取挂线或者黏膜瓣推移术进行治疗。在一项前瞻性、连续性研究中发现，手术前应用 3D 肛肠超声测量的瘘管高度与术中和术后对肛门内括约肌和肛门外括约肌的测量值之间存在着强相关性，而肛门外括约肌切开低于 2/3 的瘘管切开术与良好的控便和治愈率相关联（证据平面Ⅲ，推荐等级 C）[53]。

超声检查开始时，超声频率一般选择在 10~13 MHz 之间。随后改为 7 MHz 或 5 MHz 以便清晰地显示括约肌外的深层组织。检查时可以看到耻骨直肠肌、肛门外括约肌、联合纵向层次和肛门内括约肌。这些结构可以作为瘘管或脓肿定位的参照物。肛周脓肿表现为不均匀

的低回声区，有时伴有点状高回声，可能与瘘管和肛管腔直接相通有关。脓肿分为浅表脓肿、括约肌间脓肿、坐骨肛管间隙脓肿、肛提肌上脓肿、骨盆直肠间隙脓肿和马蹄型脓肿（图 13.18）。

在超声图像上，肛瘘显示为穿过肛周间隙的低回声带，可看到其穿过肛门内括约肌、肛门外括约肌到达皮下。依据 Parks 分型 [51] 关于主瘘管与肛门括约肌的关系，肛瘘可以分为 4 型。

1. 括约肌间瘘管：表现为纵切面上的低回声带，使原本狭窄的括约肌间隙增宽或者变形。主瘘管走行于括约肌间隙，但并不穿过肛门外括约肌（图13.19）。

2. 经括约肌瘘管：显示为低回声带，穿过肛门外括约肌并破坏其正常结构。根据主瘘管横穿括约肌的位置来判定肛瘘位置的高低，结合超声图像显示的肛管水平，经括约肌肛瘘分为高位型、中位型或者低位型 [52]。低位型经括约肌瘘管在肛管下 1/3 穿过肛门外括约肌的远端，中位型经括约肌瘘管在肛管的中部穿过肛门内括约肌和肛门外括约肌，高位型经括约肌瘘管在耻骨直肠肌下方穿过肛管中上部的两组肌肉（图 13.20）。

3. 括约肌上瘘管：瘘管穿过耻骨直肠肌或者在其上方走行。其回声与肛提肌在同一平面。由于肛肠超声不能准确定位肛提肌，因此，在超声图像上，很难判断括约肌上的病灶。

4. 括约肌外瘘管：可以在肛门外括约肌附近观察到，但位于肛门外括约肌外侧。

对表现为颗粒状的瘘管回声有时很难和瘢痕相鉴别。直行的瘘管容易辨认，但较小或斜行的瘘管更难成像。有时也会观察到支瘘管，其与主瘘管有关，可以分为括约肌间、经括约肌、括约肌上或者括约肌外型。同理，马蹄形瘘管也可以被分为括约肌间、括约肌上和括约肌外型。由于齿状线呈非连续性解剖结构而在肛肠超声上无法识别，因此很难对肛瘘内口准确定位（时针位置和肛管水平）。假定齿状线位于耻骨直肠肌上

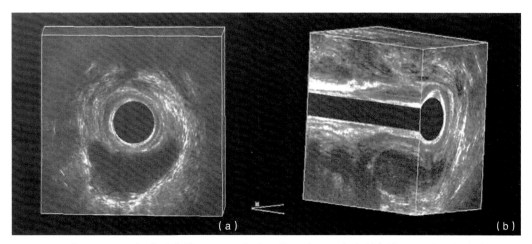

图 13.18　由 BK 2052 探头采集的 3D 肛肠超声图像。（a，b）急性括约肌间隙后方脓肿，呈低回声表现

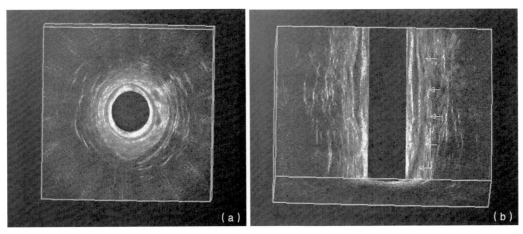

图 13.19　由 BK 2052 探头采集的 3D 肛肠超声图像。(a)左侧括约肌间隙(3 点位)可见低回声区。(b)冠状面重建证实为括约肌间瘘,表现为一条低回声反射带。瘘管(箭头)仅在括约肌间隙走行,没有穿过肛门外括约肌

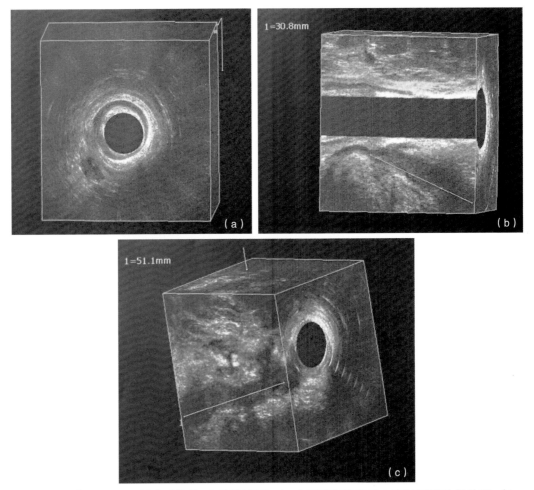

图 13.20　由 BK 2052 探头采集的 3D 肛肠超声。(a)低回声带在后方穿过肛门外括约肌。(b,c)矢状面重建证实为后方的括约肌瘘

缘与肛门外括约肌皮下部下缘之间的中间部位。按照这样的标准，内口的位置可以分为齿状线上、齿状线及齿状线下三类或者位于直肠壶腹部。此外，内口位置也可以根据 1 点至 12 点的时针位置来表述。在急性炎症时，瘘管内口表现为低回声区；在慢性炎症时，表现为高回声区。

最初经验表明，肛肠超声对瘘管（91.7%）和脓肿（75%）的鉴别具有良好的准确性，但相当多的瘘管内口（33.3%）无法检出。Poen 等人[55]（准确性 5.3%）和 Deen 等人[56]（准确性 11%）报告的瘘管内口检出率更低。现行诊断标准可能是导致超声对瘘管内口识别能力差的原因。Cho[57] 提出下列判定瘘管内口的诊断标准：标准 1，表现为与括约肌间瘘管相延续的"根状芽"，并与肛门内括约肌相连;标准 2,表现为"根状芽"，同时伴有肛门内括约肌缺损；标准 3，通过肛门内括约肌缺损与括约肌间瘘管相连接的上皮下裂口。采用上述 3 条标准判断瘘管内口，作者报告敏感性 94%，特异性 87%，阳性和阴性预测值分别为 81% 和 96%。

在应用肛肠超声研究瘘管时，大多数问题都是由于肛管和肛周组织的结构改变引起的，可能导致对主瘘管的误诊；而当瘘管充满炎症组织致使清晰度降低，又可能导致瘘管的漏诊[58]。括约肌外瘘肛肠超声诊断率低，可能是由于瘘管的回声与坐骨直肠窝的脂肪组织几乎相同，尤其是管腔狭窄的瘘管。另外，短焦距探头对距离肛管较远的瘘管显像效果欠佳。因此，在超声检查时，

通过外口注入 3% 过氧化氢（hydrogen peroxide，HP）1~2 ml 似乎特别有利于瘘管的显像[58]。这项技术可以识别尚不能明确是否存在的瘘管，或者鉴别活动性瘘管与手术后或创伤后瘢痕组织（图 13.21）。气体在超声中呈强回声，注射后瘘管改变为强回声，内口表现为黏膜下的回声缺口。由于注入过氧化氢常常会导致气泡进入肛管，这些气泡相当于阻挡超声波的障碍物。所以注射应该分为两个阶段，初始时小剂量注入，然后进一步加压注入。过氧化氢注入超声检查的固有缺陷是气体与组织的交界面有着非常强的回声反射，从而掩盖深部组织的任何回声细节。来自气泡的声影深达瘘管，致使包括瘘管内表面在内的所有的信息丢失。有报道显示过氧化氢对主瘘管诊断准确率在 71%~95% 之间，对支瘘管诊断准确率在 63.0%~96.1% 之间，而常规的肛肠超声对主瘘管诊断准确率在 50.0%~91.7% 之间，支瘘管诊断准确率在 60%~68% 之间[59, 60]。有报告显示其对经括约肌型主瘘管的诊断符合率最高，而最大的困难仍然是对括约肌上和括约肌外型主瘘管的识别。另外，注射法对内口的识别更加精准（过氧化氢准确率在 48.0%~96.6% 之间，肛肠超声准确率在 5.3%~93.5% 之间）[61]。

3D 成像可以进一步提高肛肠超声的准确性[5]。应用这种技术，可以使操作者在任何平面（轴平面、冠状面、矢状面、斜面）追踪瘘管的走行。另外，容积重建模式可以在注入过氧化氢后通过改变透明度和深度信息更好地显示弯曲的瘘管[5]。Buchanan 等人[62] 报告应

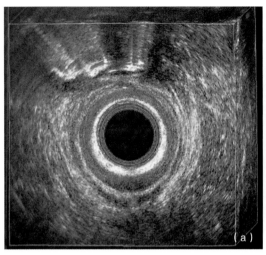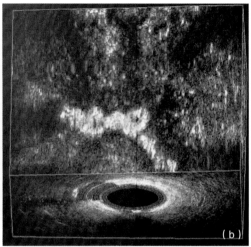

图 13.21 由 BK 2052 探头采集的 3D 肛肠超声。（a）注射过氧化氢后，瘘管表现为强回声。（b）冠状面重建图

用 3D 肛肠超声检查 19 例复发性或复杂性肛瘘，结果显示准确率良好。探查主瘘管准确率为 81%、支瘘管准确率为 68%、瘘管内口准确率为 90%，而过氧化氢的应用并不能改善这些指标（准确率分别为 71%、63% 和 86%）。Ratto 等人[60] 报告应用 3D 成像技术探查主瘘管的准确率为 98.5%、支瘘管准确率为 98.5%、瘘管内口准确率为 96.4%，而应用 2D 成像系统的准确率分别为 89.4%、83.3% 和 87.9%。我们对 57 例肛瘘患者的经验[61]证实，3D 重建与 2D 肛肠超声相比能够改善肛肠超声对瘘管内口探查的准确度（89.5% VS. 66.7%，P=0.0033），3D 重建和 2D 肛肠超声两种方式对主瘘管、支瘘管和脓肿的评估结果相似。

肛肠超声优势明显，它相对低廉，操作简单，方便快捷，患者接受度好。与 MRI 相比，肛肠超声能够手提，可以很容易地在门诊甚至在病房内操作。与直肠指诊相比优势明显，非常值得应用。相对于肛肠超声，MRI 的主要优势是成像的范围广，可以避免漏诊。因为主瘘管周围几厘米范围内有可能被病灶侵袭，特别是要探查肛提肌上的病灶。肛提肌上的病灶不仅难以发现，而且在治疗上特别困难。对于复发性或者合并克罗恩病的肛瘘，病灶常常特别复杂，应该牢记 MRI 和肛肠超声能够提供更多的信息。在当地情况、可用性和经济条件允许的情况下，应联合应用两种检查[63]。

（孙松朋译，苗娅莉、孙秀丽校）

参考文献

[1] Santoro GA, Wieczorek AP, Dietz HP, Mellgren A, Sultan AH, Shobeiri SA, et al. State of the art: an integrated approach to pelvic floor ultrasonography. Ultrasound Obstet Gynecol.

2011;37(4):381–96.

[2] Groenendijk AG, Birnie E, Boeckxstaens GE, Roovens JP, Bonsel GJ. Anorectal function testing and anal endosonography in the diagnostic work-up of patients with primary pelvic organ prolapse. Gynecol Obstet Investig. 2009;67(3):187–94.

[3] Groenendijk AG, Birnie E, de Blok S, Adriaanse AH, Ankum WM, Roovens JP, Bonsel GJ. Clinical-decision taking in primary pelvic organ prolapse; the effects of diagnostic tests on treatment selection in comparison with a consensus meeting. Int Urogynecol J. 2009;20(6):711–9.

[4] Abdool Z, Sultan AH, Thankar R. Ultrasound imaging of the anal sphincter complex: a review. Br J Radiol. 2012;85(1015):865–75.

[5] Santoro GA, Fortling B. The advantages of volume rendering in three-dimensional endosonography of the anorectum. Dis Colon Rectum. 2007;50(3):359–68.

[6] Santoro GA, Di Falco G. Endoanal and endorectal ultrasonography: methodology and normal pelvic floor anatomy. In: Santoro GA, Wieczorek AP, Bartram C, editors. Pelvic floor disorders imaging and a multidisciplinary approach to management. Milan: Springer Verlag Italia; 2010. p. 91–102.

[7] Santoro GA, Sultan AH. Pelvic floor anatomy and imaging. Semin Colon Rectal Surg. 2016;27(1):5–14.

[8] Williams AB, Cheetham MJ, Bartram CI, Halligan S, Kamm MA, Nicholls RJ, Kmiot WA. Gender differences in the longitudinal pressure proile of the anal canal related to anatomical structure as demonstrated on three-dimensional anal endosonography. Br J Surg. 2000;87(12):1674–9.

[9] Regadas FS, Murad-Regadas SM, Lima DM, Silva FR, Barreto RG, Souza MH, Regadas Filho FS. Anal canal anatomy showed by three-dimensional anorectal ultrasonography. Surg

Endosc. 2007;21(12):2207–11.

[10] Bollard RC, Gardiner A, Lindow S, Phillips K, Duthie GS. Normal female anal sphincter: dificulties in interpretation explained. Dis Colon Rectum. 2002;45(2):171–5.

[11] Gold DM, Bartram CI, Halligan S, Humphries KN, Kamm MA, Kmiot WA. Three-dimensional endoanal sonography in assessing anal canal injury. Br J Surg. 1999;86(3):365–70.

[12] Frudinger A, Halligan S, Bartram CI, Price AB, Kamm MA, Winter R. Female anal sphincter: age-related differences in asymptomatic volunteers with high-frequency endoanal US. Radiology. 2002;224(2):417–23.

[13] West RL, Felt-Bersma RJF, Hansen BE, Schouten WR, Kuipers EJ. Volume measurements of the anal sphincter complex in healthy controls and fecal-incontinent patients with a three-dimensional reconstruction of endoanal ultrasonography images. Dis Colon Rectum. 2005;48(3):540–8.

[14] Haylen BT, de Ridder D, Freeman RM, Swift SE, Berghmans B, Lee J, et al. An International Urogynecological Association (IUGA)/International Continence Society (ICS) joint report on the terminology for female pelvic floor dysfunction. Int Urogynecol J. 2010;21(1):5–26.

[15] Santoro GA. Which method is best for imaging of anal sphincter defects? Dis Colon Rectum. 2012;55(6):625–7.

[16] Santoro GA, Di Falco G. Endosonographic anatomy of the normal rectum. In: Santoro GA, Di Falco G, editors. Benign anorectal diseases. Diagnosis with endoanal and endorectal ultrasonography and new treatment options. Milan: Springer Italy; 2006 p. 55–60.

[17] Macmillan AK, Merrie AE, Marshall RJ, Parry BR. The prevalence of fecal incontinence in community-dwelling adults: a systematic review of the literature. Dis Colon Rectum. 2004;47(8):1341–9.

[18] Bliss DZ, Mellgren A, Whitehead WE,

Chiarioni G, Emmanuel A, Santoro GA, et al. Assessment and conservative management of faecal incontinence and quality of life in adults. In: Abrams P, Cardozo L, Khoury S, Wein A, editors. Incontinence. 5th International Consultation on Incontinence. Paris: ICUD-EAU; 2013. p. 1443–86.

[19] Starck M, Bohe M, Valentin L. Results of endosonographic imaging of the anal sphincter 2–7 days after primary repair of third or fourth-degree obstetric sphincter tears. Ultrasound Obstet Gynecol. 2003;22(6):609–15.

[20] Norderval S, Dehli T, Vonen B. Three-dimensional endoanal ultrasonography: intraobserver and interobserver agreement using scoring systems for classiication of anal sphincter defects. Ultrasound Obstet Gynecol. 2009;33(3):337–43.

[21] Voyvodic F, Rieger NA, Skinner S, Schloithe AC, Saccone GT, Sage MR, Wattchow DA. Endosonographic imaging of anal sphincter injury. Does the size of the tear correlate with the degree of dysfunction? Dis Colon Rectum. 2003;46(6):735–41.

[22] Sultan AH, Kamm MA, Hudson CN, Thomas JM, Bartram CI. Anal sphincter disruption during vaginal delivery. N Engl J Med. 1993;329(26):1905–11.

[23] Oberwalder M, Connor J, Wexner SD. Meta-analysis to determine the incidence of obstetric anal sphincter damage. Br J Surg. 2003;90(11):1333–7.

[24] Oberwalder M, Dinnewitzer A, Baig MK, Thaler K, Cotman K, Nogueras JJ, et al. The association between late-onset fecal incontinence and obstetric anal sphincter defects. Arch Surg. 2004;139(4):429–32.

[25] Harvey MA, Pierce M, Alter JE, Chou Q, Diamond P, Epp A, et al. Society of obstetricians and gynaecologists of Canada. Obstetrical Anal Sphincter Injuries (OASIS): prevention, recognition, and repair. J Obstet Gynaecol Can. 2015;37(12):1131–48.

[26] Walsh KA, Grivell RM. Use of endoanal ultrasound for reducing the risk of complications related to anal sphincter injury after vaginal birth. Cochrane Datab Syst Rev. 2015;29(10):CD010826. doi:10.1002/14651858.CD010826.pub2.

[27] Fitzpatrick M, Cassidy M, Barassaud ML, Hehir MP, Hanly AM, O'Connell PR, O'Herlihy C. Does anal sphincter injury preclude subsequent vaginal delivery? Eur J Obstet Gynecol Reprod Biol. 2016;198:30–4.

[28] Oude Lohuis EJ, Everhardt E. Outcome of obstetric anal sphincter injuries in terms of persisting endoanal ultrasonographic defects and defecatory symptoms. Int J Gynaecol Obstet. 2014;126(1):70–3.

[29] Reid AJ, Beggs AD, Sultan AH, Roos AM, Thakar R. Outcome of repair of obstetric anal sphincter injuries after three years. Int J Gynaecol Obstet. 2014;127(1):47–50.

[30] Royal College of Obstetricians and Gynecologists (RCOG). The management of third-and fourth-degree perineal tears (Green-top Guideline No. 29). 3rd ed. London UK: RCOG Press; 2015; p. 1–19.

[31] Laine K, Skjeldestad FE, Sanda B, Horne H, Spydslaug A, Staff AC. Prevalence and risk factors for anal incontinence after obstetric anal sphincter rupture. Acta Obstet Gynecol Scand. 2011;90(4):319–24.

[32] Norderval S, Røssaak K, Markskog A, Vonen B. Incontinence after primary repair of obstetric anal sphincter tears is related to relative length of reconstructed external sphincter: a case-control study. Ultrasound Obstet Gynecol. 2012;40(2):207–14.

[33] Soerensen MM, Pedersen BG, Santoro GA, Buntzen S, Bek K, Laurberg S. Long-term function and morphology of the anal sphincters and the pelvic floor after primary repair of obstetric anal sphincter injury. Color Dis. 2014;16(10):O347–55.

[34] Karmarkar R, Bhide A, Digesu A, Khullar V, Fernando R. Mode of delivery after obstetric anal sphincter injury. Eur J Obstet Gynecol Reprod Biol. 2015;194:7–10.

[35] Pucciani F, Raggioli M, Gattai R. Rehabilitation of fecal incontinence: what is the influence

of anal sphincter lesions? Tech Coloproctol. 2013;17(3): 299–306.

[36] Allgayer H, Ignee A, Zipse S, Crispin A, Dietrich CF. Endorectal ultrasound and real-time elastography in patients with fecal incontinence following anorectal surgery: a prospective comparison evaluating short- and long-term outcomes in irradiated and non-irradiated patients. Z Gastroenterol. 2012;50(12): 1281–6.

[37] Albuquerque A, Macedo G. Clinical severity of fecal incontinence after anorectal surgery and its relationship with endoanal ultrasound features. Int J Color Dis. 2016;31(7):1395–6.

[38] de la Portilla F, Vega J, Rada R, Segovia-Gonzáles MM, Cisneros N, Maldonado VH, Espinosa E. Evaluation by three-dimensional anal endosonography of injectable silicone biomaterial (PTQ) implants to treat fecal incontinence: long-term localization and relation with the deterioration of the continence. Tech Coloproctol. 2009;13(3):195–9.

[39] Ratto C, Buntzen S, Aigner F, Altomare DF, Heydari A, Donisi L, et al. Multicentre observational study of the Gatekeepe for faecal incontinence. Br J Surg. 2016;103(3):290–9.

[40] Lienemann A, Anthuber C, Baron A, Kohz P, Reiser M. Dynamic MR colpocystorectography assessing pelvic floor descent. Eur Radiol. 1997;7(8):1309–17.

[41] Kaufman HS, Buller JL, Thompson JR, Pannu HK, DeMeester SL, Genadry RR, et al. Dynamic pelvic magnetic resonance imaging and cystocolpoproctography alter surgical management of pelvic floor disorders. Dis Colon Rectum. 2001;44(11):1575–83.

[42] Dvorkin LS, Hetzer F, Scott SM, Williams NS, Gedroyc W, Lunniss PJ. Open-magnet MR defaecography compared with

evacuation proctography in the diagnosis and management of patients with rectal intussusception. Color Dis. 2004;6(1):45–53.

[43] Barthet M, Portier F, Heyries L, Orsoni P, Bouvier M, Houtin D, et al. Dynamic anal endosonography may challenge defecography for assessing dynamic anorectal disorders: Results of a prospective pilot study. Endoscopy. 2000;32(4):300–5.

[44] Van Outryve SM, Van Outryve MJ, De Winter BY, Pelckmans PA. Is anorectal endosonography valuable in dyschesia? Gut. 2002;51(5):695–700.

[45] Beer-Gabel M, Teshler M, Schechtman E, Zbar AP. Dynamic transperineal ultrasound vs. defecography in patients with evacuatory dificulty: a pilot study. Int J Color Dis. 2004;19(1):60–7.

[46] Dietz HP, Steensma AB. Posterior compartment prolapse on two-dimensional and three-dimensional pelvic floor ultrasound: the distinction between true rectocele, perineal hypermobility and enterocele. Ultrasound Obstet Gynecol. 2005;26(1):73–7.

[47] Murad-Regadas SM, Regadas FS, Rodrigues LV, Souza MH, Lima DM, Silva FRS, Filho FS. A novel procedure to assess anismus using three-dimensional dynamic ultrasonography. Color Dis. 2007;9(2):159–65.

[48] Murad-Regadas SM, Regadas FS, Rodrigues LV, Silva FR, Soares FA, Escalante RD. A novel three-dimensional dynamic anorectal ultrasonography technique (echodefecography) to assess obstructed defecation, a comparison with defecography. Surg Endosc. 2008;22(4):974–9.

[49] Regadas FS, Haas EM, Abbas MA, Marcio Jorge J, Habr-Gama A, Sands D, et al. Prospective multicenter trial comparing echodefecography with defecography in the assessment of anorectal dysfunctions in

patients with obstructed defecation. Dis Colon Rectum. 2011;54(6):686–92.

[50] Murad-Regadas SM, dos Santos SG, Regadas FS, Rodrigues LV, Buchen G, et al. A novel three-dimensional dynamic anorectal ultrasonography technique for the assessment of perineal descent, compared with defaecography. Color Dis. 2012;14(6):740–7.

[51] Parks AG, Gordon PH, Hardcastle JD. A classiication of fistula-in-ano. Br J Surg. 1976;63(1):61–2.

[52] Buchanan GN, Williams AB, Bartram CI, Halligan S, Nicholls RJ, Cohen RJ. Potential clinical implications of direction of a trans-sphincteric anal istula track. Br J Surg. 2003;90(10):1250–5.

[53] Garcés-Albir M, García-Botello SA, Esclapez-Valero P, Sanahuja-Santafé A, Raga-Vázquez J, Espi-Macías A, Ortega-Serrano J. Quantifying the extent of fistulotomy. How much sphincter can we safely divide? A three-dimensional endosonographic study. Int J Color Dis. 2012;27(8):1109–16.

[54] Law PJ, Talbot RW, Bartram CI, Northover JMA. Anal endosonography in the evaluation of perianal sepsis and fistula in ano. Br J Surg. 1989;76(7):752–5.

[55] Poen AC, Felt-Bersma RJF, Eijsbouts QA, Cuesta MA, Neuwissen SG. Hydrogen peroxide-enhanced transanal ultrasound in the assessment of fistula-in-ano. Dis Colon Rectum. 1998;41(9):1147–52.

[56] Deen KI, Williams JG, Hutchinson R, Keighley MR, Kumar D. Fistulas in ano: endoanal ultrasonographic assessment assists decision making for surgery. Gut. 1994;35(3):391–4.

[57] Cho DY. Endosonographic criteria for an internal opening of fistola-in-ano. Dis Colon Rectum. 1999;42(4):515–8.

[58] Santoro GA, Ratto C. Accuracy and reliability of endoanal ultrasonography in the evaluation of perianal abscesses and fistula-in-ano. In: Santoro GA, Di Falco G, editors. Benign anorectal diseases. Milan: Springer-Verlag Italia; 2006. p. 141–57.

[59] West RL, Dwarkasing S, Felt-Bersma RJ, Schouten WR, Hop WC, Hussain SM, Kuipers EJ. Hydrogen peroxide-enhanced three-dimensional endoanal ultrasonography and endoanal magnetic resonance imaging in evaluating perianal istulas: agreement and patient preference. Eur J Gastroenterol Hepat. 2004;16(12):1319–24.

[60] Ratto C, Grillo E, Parello A, Costamagna G, Doglietto GB. Endoanal ultrasound-guided surgery for anal fistula. Endoscopy. 2005;37(8):1–7.

[61] Santoro GA, Ratto C, Di Falco G. Three-dimensional reconstructions improve the accuracy of endoanal ultrasonography in the identiication of internal openings of anal istulas. Color Dis. 2004;6(Suppl 2):214.

[62] Buchanan GN, Halligan S, Bartram CI, Williams AB, Tarroni D, Cohen CR. Clinical examination, endosonographym and MR imaging in preoperative assessment of fistula in ano: comparison with outcome-based reference standard. Radiology. 2004;233(3):674–81.

[63] Siddiqui MR, Ashraian H, Tozer P, Daulatzai N, Burling D, Hart A, et al. A diagnostic accuracy meta-analysis of endoanal ultrasound and MRI for perianal fistula assessment. Dis Colon Rectum. 2012;55(5):576–85.

第14章 肛直肠囊肿和肿物的肛门超声成像

学习目的

熟悉肛门超声在肛直肠囊肿和肿物评估及治疗中的作用

14.1 子宫内膜异位症

14.1.1 深部子宫内膜异位

子宫内膜异位症定义为子宫内膜腺体和间质出现在子宫体腔以外的部位。异位内膜最常种植的部位为盆腔,其次是深部浸润部位(子宫骶韧带、直肠乙状结肠、阴道和膀胱)。影像学检查是诊断和鉴别诊断子宫内膜异位症病变部位的重要检查手段[1, 2]。文献证实经腹、经阴道、经会阴、经直肠超声(TRUS)以及3D模式可以精确诊断出直肠深部浸润子宫内膜异位症[3~7]。

使用360°探头的肛直肠超声扫描可以对异位子宫内膜浸润直肠壁情况进行精确成像。3D多频超声可以自动扫描成像并精确测量异位子宫内膜结节累及直肠壁、直肠系膜脂肪或邻近组织的部位、深度、病变范围以及病变与肛门括约肌之间的关系。超声检查包括测量异位结节浸润深度、结节浸润与肛门括约肌的近端及远端边缘之间的距离[8],

从而为选择治疗方法提供重要信息。病变表现为不均匀低回声图像,多数位于直肠周围脂肪、直肠浆膜层或浸润至直肠固有肌层及直肠黏膜下层(图14.1~图14.3)。

卵巢子宫内膜异位症与直肠深部结节型子宫内膜异位症有一定相关性。其相关比率报道不一,3D多频超声可用于二者的鉴别诊断[9](图14.4)。一些研究显示,使用具有不同模式的3D多频超声具有以下优点:容积重建图像可以在不同平面上进行旋转并且实时评估,也可以保存下来以供后期评估和比较[10~12]。

14.1.2 肛周子宫内膜异位症

会阴子宫内膜异位症很少见,其特征是会阴部位出现子宫内膜组织,伴有或不伴有肛门括约肌受累[7]。大多数患者处于生育年龄并且有阴道分娩史。在阴道分娩后,常常会在外阴切开瘢痕处或会阴裂伤部位发生子宫内膜异位病变。

系统的体格检查,包括妇科检查和直肠指诊,并结合3D多频超声检查,能够判定病变是否累及肛门括约肌,以及异位结节浸润的大小和深度。据此来设定最佳的手术方案,是选择局部切除术还是保留肛门括约肌手术,尽量避免

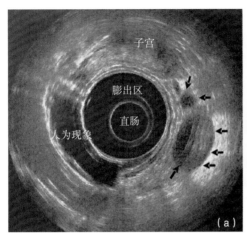
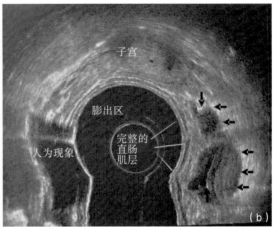

图 14.1　直肠周围脂肪组织子宫内膜异位症病变，未累及直肠壁。（a）轴平面。（b）冠状面。两处病变累及邻近直肠周围脂肪，病变位于左外侧象限呈低回声区（箭头）。可见直肠腔内黏液，位于病变部位外（伪影）

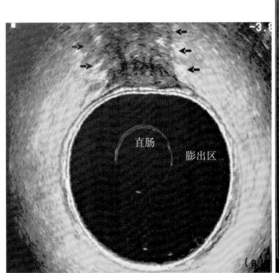
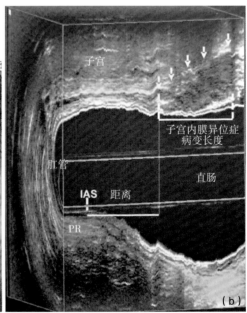

图 14.2　子宫内膜异位症病变位于前象限（上方），病变累及直肠肌层（箭头）。（a）轴平面，病变呈不均质低回声累及直肠周长的 20%（箭头）。（b）矢状位，可测量子宫内膜异位症病变长度，以及病变远端距离肛门内括约肌近端（后象限）的距离（箭头）。肛门内括约肌（IAS）、耻骨直肠肌（PR）

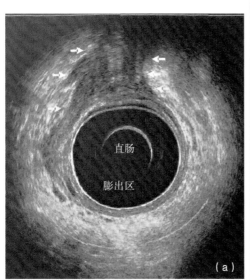
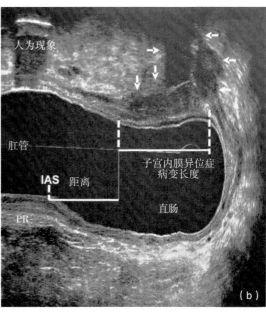

图 14.3　子宫内膜异位症病变位于右前象限，病变累及直肠固有肌层。（a）轴平面，病变呈不均质低回声，累及直肠周长的 30%（箭头）。（b）矢状位，可测量子宫内膜异位病变的长度以及病变远端与肛门内括约肌（后象限）近端的距离（箭头）。可见直肠腔内黏液，位于病变部位外（伪影）。图示为肛门内括约肌（IAS），耻骨直肠肌（PR）

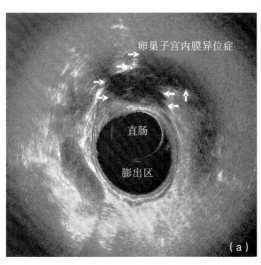
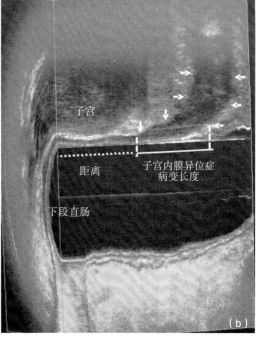

图 14.4　卵巢子宫内膜异位症病变侵及上段直肠（左前象限）固有肌层。（a）轴平面，子宫内膜异位症病变及直肠周长的 20%~30%（箭头）。（b）矢状位，测量子宫内膜异位症病变的长度及病变下缘与下段直肠的距离（箭头）

粪失禁（FI）[13, 14]（图 14.5）。

14.2 骶前肿瘤

直肠周围肿瘤通常位于直肠后间隙，病因各异，一半病例为先天性疾病，且 2/3 病变为囊性病灶[15, 16]。常见于年轻女性或成年人，婴儿罕见。畸胎瘤是儿科患者中最常见的病理类型，畸胎瘤病灶通常内含脂肪，且约 50% 的病灶存在脂肪钙化[16, 17]。直肠后间隙囊性病变种类繁多，大多数是先天性的。根据它们的起源和组织病理学特征，分为表皮样囊肿、皮样囊肿、肠囊肿（尾肠囊肿和直肠重复囊肿）和神经肠囊肿[18]。

影像检查能显示病变的特异性表现和特征，但确定诊断仍需要病理活检。肛直肠超声扫描可用于评估病变的大小、类型（混合囊性和实性），以及与直肠壁和肛门括约肌的关系。直肠周围肿瘤具有不同的超声特征：单房或多房

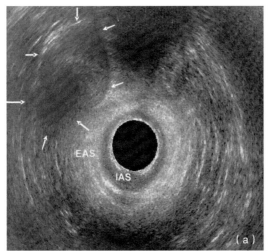
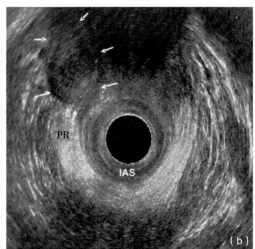
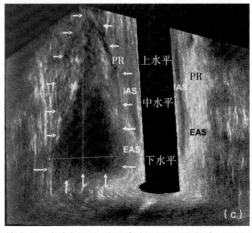

图 14.5　病变累及肛管全长,病变(不均质回声)位于肛周脂肪,且累及肛门外括约肌和耻骨直肠肌。（a）中段肛管，子宫内膜异位症病变累及肛门外括约肌外层肌纤维（箭头）。（b）上段肛管，子宫内膜异位症病变位于耻骨直肠肌右侧（箭头），阴道壁受累。（c）冠状面，显示病变的长度和深度（箭头）。图示为肛门外括约肌（EAS），耻骨直肠肌（PR），肛门内括约肌（IAS）

直肠后间隙病变；低回声病变（囊性）；混合性回声或不均质回声病变，含有黏液状物质，炎性碎片或固体成分，通常边界清楚且与直肠壁无粘连。病变较大时，可压迫直肠导致直肠狭窄和直肠移位。超声检查最重要的是需要确定病灶是否侵犯直肠壁，以及病变与肛管直肠腔之间的关系（图 14.6~ 图 14.8）。

14.3　罕见肿瘤

14.3.1　直肠平滑肌瘤

平滑肌瘤是一种良性间充质肿瘤，通常发生在平滑肌存在的地方。除食管

和直肠外，其他部位平滑肌瘤很少见。仅有 3% 的结肠平滑肌肿瘤来源于胃肠道平滑肌，直肠平滑肌肿瘤约占直肠肿瘤的 0.1%[19, 20]。尽管确实有关于肛直肠平滑肌瘤的报道[21]，但大多数直肠内的病变都是小的黏膜下息肉。

明确诊断需要解剖学及病理学检查（免疫组化染色）。直肠平滑肌瘤免疫组化染色呈阳性，而 CD34、CD117 为阴性[20,22]。3D 肛直肠超声可明确病变的范围及与周围器官的解剖学关系（图 14.9）。

14.3.2　胃肠道间质瘤

胃 肠 道 间 质 瘤（Gastrointestinal Stromal Tumors，GIST）是最常见的胃

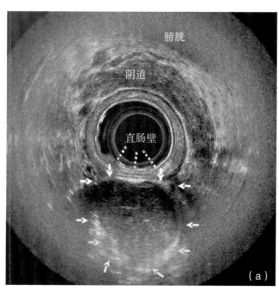
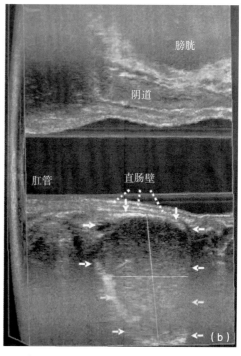

图 14.6　（女性）骶前囊性病变位于直肠下段水平，外形规则，无直肠壁粘连（箭头），直肠壁完好。（a）轴平面，不均质回声图像位于直肠下段水平（箭头）。（b）斜矢状面，边界清楚（高回声线环绕病灶）和囊性单房病变，显示病灶大小（纵向长度和深度）

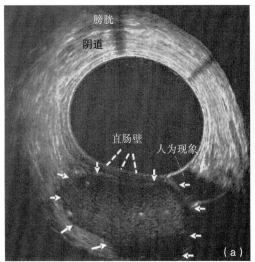

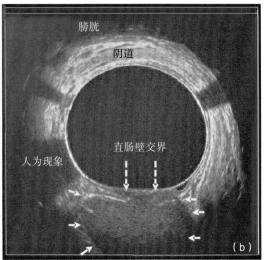

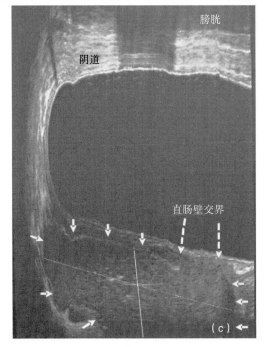

图 14.7 （女性）骶前间隙囊性病变（混合回声）位于直肠下段水平，与直肠壁相接。（a）轴平面，该平面可见病变呈规则轮廓，与直肠壁界限清晰（箭头），直肠壁完好。（b）轴平面，显示囊性病变区域，与直肠壁相通（中断箭头）。（c）矢状面，围绕病变的高回声线（箭头）中断（小面积），并与直肠壁相通（箭头中断），病变大小（纵向长度和深度）

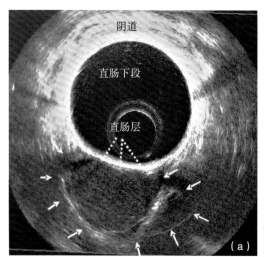
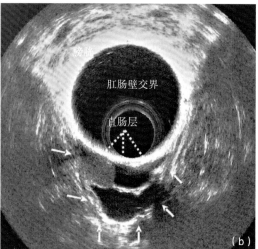
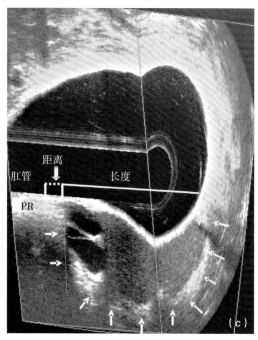

图 14.8　（女性）骶前间隙多发分叶状（囊性、实性）病变，位于直肠下段与肛肠交界处，外形规则，无直肠壁受累。（a）直肠下段图像呈不均质回声（箭头）。（b）肛肠交界处图像呈不均质回声（箭头）。（c）矢状面和斜切面，病变长度和病变远端与括约肌近端边缘（后象限）之间的距离（箭头）。图示为耻骨直肠肌（PR）

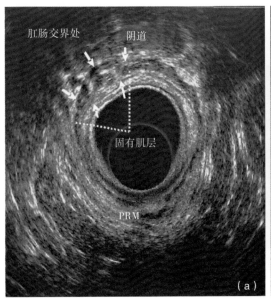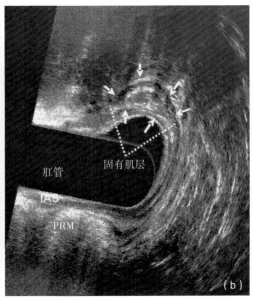

图 14.9 位于右前象限肛肠交界处的小病变。不均质回声病变位于直肠固有肌层的低回声区内，使该低回声区变宽，直肠平滑肌瘤（箭头）。（a）轴平面；（b）多平面成像：斜矢状面和轴平面。图示为肛门内括约肌（IAS），耻骨直肠肌（PRM）

肠道肿瘤，然而也仅占全部胃肠道肿瘤的不足 1%[23]。GIST 可发生在胃肠道的任何部位，但最常见的部位是胃（60%）或小肠（30%），其次是直肠（3%），结肠（1% ~2%），食道（<1%），网膜或间质（罕见）[24]。

临床表现和诊断取决于 GIST 病变的部位、大小及侵袭性。小的 GIST 通常表现为浆膜下、肌壁间实性肿瘤，偶尔也表现为肠腔实性肿瘤。较大的 GIST 易向外生长，与肠道相连往往累及肌层[25]。可以采用影像学和（或）内窥镜检查进行评估，病理学和分子遗传学检查也是必要的。大约 95% 的 GIST 患者 CD117 抗原呈阳性[25]。

肛直肠超声可精确成像病变及其与周围组织器官的关系。3D 肛直肠超声成像可探测肿瘤的位置和深度，准确判定其与周围组织器官的关系，包括肛门括约肌、直肠壁、肛周组织和邻近的器官，为制订手术切除的方案及范围提供参考（图 14.10 和图 14.11）。

14.3.3 阴道囊性病变

阴道囊肿是一种良性病变[26, 27]，最常见的病理类型是阴道包涵囊肿，主要由分娩或手术造成的阴道壁损伤引起。其他类型的阴道囊肿有加特氏管囊肿，生长在阴道侧壁，源于中胚层残迹。当胎儿在母亲子宫内时此导管即存在，多数于出生后消失。如果出生后管道仍然存在，可能会形成积液，随后发展成阴道壁囊肿。巴氏腺囊肿或脓肿是由于腺体感染致囊内液体积聚，腺体开口堵塞所致，位于阴唇。

阴道壁囊肿的临床表现取决于囊

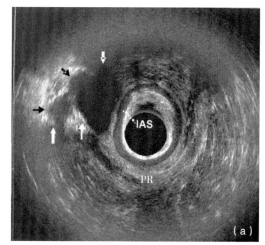
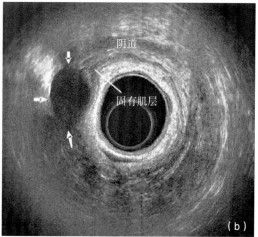
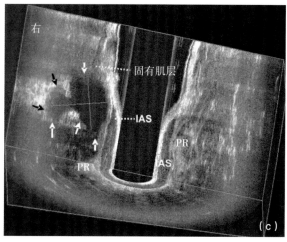

图 14.10 （女性）胃肠道间质瘤，不均质回声病变位于右前象限的直肠下段、肛肠交界处和肛管上部，病变累及耻骨直肠肌和直肠壁。（a）轴平面，病变位于肛周脂肪，累及耻骨直肠肌（右前象限）（箭头）。肛门内括约肌完好。（b）轴平面，病变位于直肠周围脂肪，累及直肠壁至肌层（箭头）。（c）冠状面，显示病变大小（纵向长度和深度）（箭头）。肛门内括约肌（IAS）、耻骨直肠肌（PR）

肿的大小，需要影像学检查（超声、MRI、CT）进行诊断。美国大学影像学检查标准学会（American College of Radiology Appropriateness Criteria，ACRAC）推荐超声检查为诊断阴道壁囊肿的首选影像学检查手段[28]。常规超声包括经腹和经阴道超声（TVUS）检查。会阴超声不是常规的途径，通常用于阴道梗阻、疼痛或其他不能进行阴道超声检查的特殊情况。当超声检查仍不能确定或不能诊断时，ACRAC 推荐使用盆腔 MRI 成像。不推荐将 CT 检查应于女性盆腔病变的评估。3D 肛直肠及阴道超声可提供 360° 影像及高频扫描，可准确提供病变情况以及与肛门括约肌、直肠壁及邻近器官的关系。它的优点是能够进行多平面评估，可测量病变的长度和深度，以及评估直肠壁受累

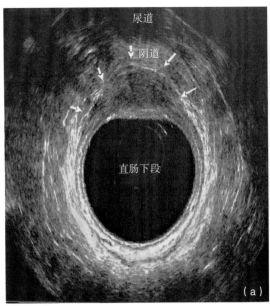
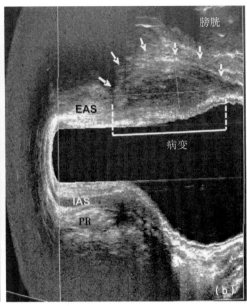

图14.11 （女性）胃肠道间质瘤，病变位于直肠下段与肛肠交界处，未累及肛门括约肌。（a）轴平面，病变位于直肠周围脂肪，累及直肠壁全层（箭头）。（b）冠状面，显示病变大小（长度和深度）（箭头）。图示为肛门内括约肌（IAS），耻骨直肠肌（PR）

情况（图14.12）。

　　囊性病变表现为低回声，由于囊内为液体，所以界限清楚。阴道囊性病变继发感染后，由于蛋白质含量异常，所以影像上呈现为不均质回声。

14.3.4　尿道良性病变

　　尿道良性实性病变少见，平滑肌瘤、血管瘤和纤维上皮性息肉是最常见的病变。尿道平滑肌瘤起源于尿道的平滑肌纤维[29、30]（图14.13）。尿道血管瘤由胚胎时期未发展为正常血管的残余血管形成[31]。尿道纤维上皮性息肉多见于儿童[32]；然而，它们也可能出现在成年期，最常见的临床表现是膀胱颈及前列腺部位肿物导致尿道阻塞。

　　影像学检查有助于区分尿道病变或其邻近器官的病变。MRI检查是评估尿道病变和其邻近器官病变的重要检查手段。此外，高分辨率阴道、会阴和尿道超声检查，也可评估尿道囊肿及尿道周围病变。3D多频超声能够对盆底进行多层面高分辨成像。因此，可对尿道病变的性质、病变范围，及病变与邻近器官的关系提供重要的信息。

14.3.5　淋巴囊肿

　　淋巴囊肿是由淋巴液在特定的解剖间隙聚集引起，如盆腔或腹膜后间隙，常见于因妇科恶性肿瘤，前列腺肿瘤行根治性淋巴结切除，肾移植手术切断或破坏脉管系统所致[33、34]。

　　临床症状与病变的大小和是否存在感染有关。当淋巴囊肿体积小且无感染，通常会被自行吸收。然而，体积大的淋巴囊肿可压迫邻近结构，如髂血管、膀

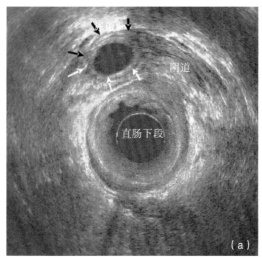
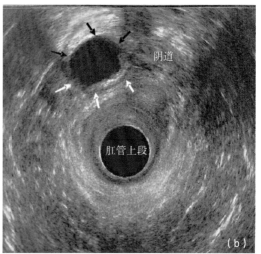
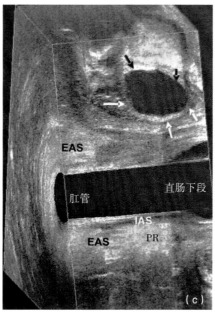

图 14.12　阴道囊性病变，手术后产生的边界清楚的低回声病变。（a）轴平面，病变位于阴道前壁直肠下段水平。（b）肛管上部病变。（c）矢状面，显示囊性病变的纵向长度（箭头）。图示为肛门内括约肌（IAS），耻骨直肠肌（PR）

胱、输尿管或乙状结肠。

　　腹部超声检查可确定淋巴囊肿和邻近腹部器官的关系。然而，对于盆腔深处的病变，3D 直肠肛管超声是一种很有用的鉴别方法，可探测病变的位置、长度、深度和囊内液的均质性，以及是否存在感染。此外，它还为治疗计划提供了有力的支持，如囊肿与邻近解剖结构之间的距离，淋巴囊肿远端与肛门括约肌近端的关系（图 14.14）。

　　（吴晓彤、孙秀丽译，孙秀丽、苗娅莉校）

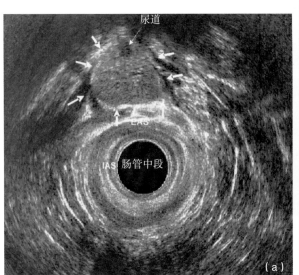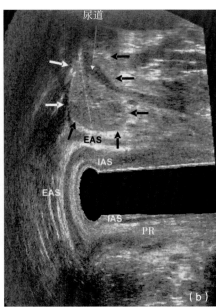

图 14.13　尿道平滑肌瘤，呈不均质回声，界限清楚。（a）轴平面，病变发生于肛管中段。病变累及尿道一周（总周长），未累及尿道括约肌。（b）矢状面，病变位于尿道远端，显示病变的长度和深度（箭头）。图示为肛门外括约肌（EAS），肛门内括约肌（IAS），耻骨直肠肌（PR）

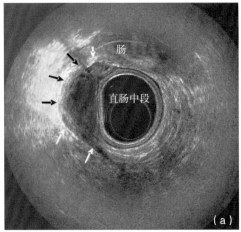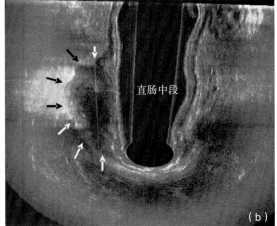

图 14.14　盆腔手术后淋巴囊肿，右侧直肠周围的不均质回声。（a）轴平面，淋巴囊肿位于直肠外，约占直肠周长的 50%。（b）冠状面，显示淋巴囊肿的长度和深度

参考文献

[1] Jenkins S, Olive DL, Haney AF. Endometriosis: pathogenetic implications of the anatomic distribution. Obstel Gynecol. 1986;67(3):335.

[2] Cornillie FJ, Oosterlynck D, Lauweryns JM, Koninckx PR. Deeply iniltrating pelvic endometriosis: histology and clinical signiicance. Fertil Steril. 1990;53(6):978–83.

[3] Fedele L, Bianchi S, Portuese A, Borruto F, Dorta M. Transrectal ultrasonography in the assessment of rectovaginal endometriosis.

Obstet Gynecol. 1998;91(3):444–8.

[4] Bazot M, Malzy P, Cortez A, Roseau G, Amouyal P, Daraï E. Accuracy of transvaginal sonography and rectal endoscopic sonography in the diagnosis of pelvic endometriosis. Ultrasound Obstet Gynecol. 2004;24:180–5.

[5] Delpy R, Barthet M, Gasmin M, Berdah S, Shojai R, Desjeux A, et al. Value of endorectal ultrasonography for diagnosing rectovaginal septal endometriosis iniltrating the rectum. Endoscopy. 2005;37(4):357–61.

[6] Bahr A, Paredes V, Gadonneix P, Etienney I, Salet-Lizée D, Villet R, Atienza P. Endorectal ultrasonography in predicting rectal wall iniltration in patients with deep pelvic endometriosis: a modern tool for an ancient disease. Dis Colon Rectum. 2006;49(6):869–75.

[7] Kołodziejczak M, Sudoł-Szopińska I, Santoro GA, Bielecki K, Wiączek A. Ultrasonographic evaluation of anal endometriosis: report of four cases. Tech Coloproctol. 2014;18(11):1099–04.

[8] Regadas FS, Murad-Regadas SM. 2-and 3-D ultrasonography of endometriosis, pelvic cyst, rectal solitary ulcer, muscle hypertrophy, rare neoplasms. In: Pescatori M, Regadas FS, Murad-Regadas SM, Zbar AP, editors. Imaging atlas of the pelvic floor and anorectal diseases. Milan: Springer-Verlag; 2008. p. 159–70.

[9] Chapron C, Santulli P, de Ziegler D, Noel JC, Anaf V, Streuli I, et al. Ovarian endometrioma: severe pelvic pain is associated with deeply iniltrating endometriosis. Hum Reprod. 2012;27(3):702–11.

[10] Downey DB, Fenster A, Williams JC. Clinical utility of threedimensional ultrasound. Radiographics. 2000;20(2):559–71.

[11] Raine-Fenning N, Jayaprakasan K, Deb S. Three-dimensional ultrasonographic characteristics of endometriomata. Ultrasound Obstet Gynecol. 2008;31(6): 718–24.

[12] Guerriero S, Alcázar JL, Ajossa S, Pilloni M, Melis GB. Three-dimensional sonographic characteristics of deep endometriosis. J Ultrasound Med. 2009;28(8):1061–6.

[13] McCormick JT, Read TE, Akbari RP, Sklow B, Papaconstantinou HT, et al. Occult perineal endometrioma diagnosed by endoanal ultrasound and treated by excision: a report of 3 cases. J Reprod Med. 2007;52(8):733–6.

[14] Barisic GI, Krivokapic ZV, Jovanovic DR. Perineal endometriosis in episiotomy scar with anal sphincter involvement: report of two cases and review of the literature. Int Urogynecol J Pelvic Floor Dysfunct. 2006;17(6):646–9.

[15] Dozois RD, Chiu LK. Retrorectal tumours. In: Nicholls RJ, Dozeis RR, editors. Surgery of the colon and rectum. New York: Churchill Livingston; 1997. p. 533–45.

[16] Gordon PH. Retrorectal tumours. In: Gordon PH, Nivatvongs S, editors. Principles and practice of surgery for the colon, rectum and anus. St. Louis: Quality Medical Publishers; 1999. p. 427–45.

[17] Hjemslad BM, Helwin EB. Tailgut cysts. Report of 53 cases. Am J Clin Pathol. 1988;89(2):139–47.

[18] Levine E, Batnitzky S. Computed tomography of sacral and perisacral lesions. Crit Rev Diagn Imaging. 1984;21(4):307–74.

[19] Chow WH, Kwan WK, Ng WF. Endoscopic removal of leiomyoma of the colon. Hong Kong Med J. 1997;3(3):325–7.

[20] De Palma GD, Rega M, Masone S, Siciliano S, Persico M, Salvatori F, et al. Lower gastrointestinal bleeding secondary to a rectal leiomyoma. World J Gastroenterol. 2009;15(14):1769–70.

[21] Miettinen M, Furlong M, Sarlomo-Rikala M, Burke A, Sobin LH, Lasota J. Gastrointestinal stromal tumors, intramural leiomyomas, and leiomyosarcomas in the rectum and anus: a clinicopathologic, immunohistochemical, and molecular genetic study of 144 cases. Am J Surg Pathol. 2001;25(9):1121–33.

[22] Miettinen M, Sarlomo-Rikala M, Sobin LH. Mesenchymal tumors of muscularis mucosae

of colon and rectum are benign leiomyomas that should be separated from gastrointestinal stromal tumors–a clini-copathologic and immunohistochemical study of eighty-eight cases. Modern Pathol. 2001;14(10):950–6.

[23] Judson I, Demetri G. Advances in the treatment of gastrointestinal stromal tumours. Ann Oncol. 2007;18(Suppl 10):x20–4.

[24] American Joint Committee on Cancer. Gastrointestinal stromal tumor. In: Edge S, Byrd DR, Compton CC, Fritz AG, Greene FL, Trotti A, editors. AJCC cancer staging manual. 7th ed. New York: Springer; 2010. p. 175–80.

[25] Corless CL, Heinrich MC. Molecular pathobiology of gastrointestinal stromal sarcomas. Ann Rev Pathol. 2008;3:557–86.

[26] Eilber KS, Raz S. Benign cystic lesions of the vagina: a literature review. J Urol. 2003;170(3):717–22.

[27] Corton MM. Anatomy. In: Hoffman BL, Schorge JO, Bradshaw KD, Halvorson LM, Schaffer JI, Corton MM, editors. Williams gynecology. 3rd ed. New York: McGraw Hill Medical; 2016. p. 796–824.

[28] American College of Radiology. ACR Appropriateness Criteria. Available at: http://www.acr.org/secondary-mainmenucategories/ quality_safety/app_criteria.aspx. (2001). Accessed 29 Feb 2016.

[29] Fasih N, Prasad Shanbhogue AK, Macdonald DB, Fraser-Hill MA, Papadatos D, Kielar AZ, et al. Leiomyomas beyond the uterus: unusual locations, rare manifestations. Radiographics. 2008;28(7):1931–48.

[30] Lee MC, Lee SD, Kuo HT, Huang TW. Obstructive leiomyoma of the female urethra: report of a case. J Urol. 1995;153(2):420–1. Review.

[31] Uchida K, Fukuta F, Ando M, Miiyake M. Female urethral hemangioma. J Urol. 2001;166(3):1008.

[32] Aita GA, Begliomini H, Mattos Jr D. Fibroepithelial polyp of the urethra. Int Braz J Urol. 2005;31(2): 155–6.

[33] Dodd GD, Rutledge F, Wallace S. Postoperative pelvic lymphocysts. Am J Roentgenol Radium Ther Nucl Med. 1970;108(2):312–23.

[34] Petru E, Tamussino K, Lahousen M, Winter R, Pickel H, Haas J. Pelvic and paraaortic lymphocysts after radical surgery because of cervical and ovarian cancer. Am J Obstet Gynecol. 1989;161(4):937–41.

第 15 章　超声引导临床查体与术中盆底超声

学习目标

1. 阐述对疼痛、网片、脱垂和尿失禁（UI）患者进行超声引导体格检查的作用。
2. 回顾超声手术最新技术进展。

15.1　引言

泌尿科医生和妇科医生虽在门诊超声检查方面受过良好的培训，但在术中超声领域可能缺乏经验。许多妇科和泌尿妇科手术都可以在术中实时超声中受益。本章的目的是总结术中超声在妇科和泌尿妇科手术中的应用。近些年，对妇科泌尿手术术中超声应用价值的评价和评估迅速兴起，但术中超声在妇科中的作用尚处于起步阶段，其经验和文献主要来自病例报告。术中超声有助于腹腔镜子宫肌瘤切除术（laparoscopic myomectomy，HM），尤其是在子宫轮廓正常的情况下。在复杂的生殖手术中，它也可用于明确盆腔解剖结构。术中超声提高了卵巢病变检查结果的准确性，特别是在患者患有子宫内膜异位囊肿或皮样囊肿的情况下。临床已经证明，术中超声可以缩短分段诊刮术的手术时间并降低并发症的发病率。术中超声能够提高子宫肌瘤的检出率和子宫肌瘤切除率，从而降低宫腔镜术后的子宫肌瘤复发率和二次手术率。超声引导体格检查能够提高对网片定位的准确性，以及取出网片的比例，并提高网片相关性疼痛的诊断率。在本章中，我们重点讨论盆底超声（PFUS）的使用方法。

15.2　网片患者临床疼痛定位

包括性交困难在内的盆腔疼痛是公认的阴道网片手术并发症。尽管阴道前、后壁修补术过紧也可导致术后性交疼痛，但这种性交痛的病因与导致局部慢性炎症的网片植入手术不同。网片相关性盆腔疼痛的发生率高达 30%[1]。盆腔疼痛可表现为穿过肌肉组织的网片臂引起的腹股沟疼痛。固定于骶棘韧带的网片可导致阴部神经和坐骨神经病变，穿过闭孔的网片可导致闭孔神经病变。骶棘韧带及其内网片的成像对于术中处理阴部神经阻滞非常有用，可用于阴部神经痛的诊断或治疗（图 15.1）。

在实践中，我们已经遇到许多网片术后发生盆底肌疼痛、盆腔疼痛和性交困难的患者。由于阴道网片收缩导致的局部疼痛可能表现为原发性阴道疼痛综合征和性交困难[2]。据最近的一个案例分析报道，沿网片收缩部位疼痛的发生

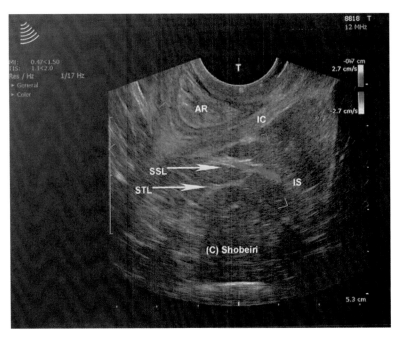

图 15.1　使用 BK 三平面 8818 探头（BK Ultrasound，Analogic，Peabody，MA，USA）进行骶棘韧带复合体 2D 阴道内成像，阴部神经沿骶棘韧带和骶结节韧带之间走行，可见神经血管束（蓝色）。图示为探头（T），肛直肠（AR），髂尾肌（IC），骶棘韧带（SSL），骶结节韧带（STL），坐骨棘（IS）（©Shobeiri）

率较高。据报道，严重阴道疼痛和局部压痛可以通过分段触诊网片诱发。网片相关性疼痛的主要临床特征包括腹股沟疼痛、耻骨上疼痛、性交困难、阴道紧缩、严重的运动性阴道疼痛和阴道检查时阴道缩短。据报道，植入过程中，网片臂过紧，网片孔内的胶原蛋白沉积和网片收缩是导致网片硬化和神经纤维包裹的原因[2]。在对经阴道合成网片治疗脱垂疗效进行评价时，需要特别强调和解决网片相关性疼痛这一并发症。然而，这种并发症很难描述，因为症状通常与其他网片相关性并发症相似，或者与慢性疼痛症状或肌痛并存。与其他疼痛综合征一样，网片相关性疼痛综合征可能使人变得虚弱，并且对患者造成严重的负面社会心理影响。因此，网片相关性疼痛综合征的治疗应该是多模式的，对

其应迅速进行识别和研究。肌肉松弛剂和镇痛药可以缓解一些个体的疼痛，并且经常用作一线治疗手段。物理治疗可改善部分肌肉痛及神经病变，应在侵入性治疗前首先进行物理治疗。在某些情况下，网片明显张力过大和过紧，通过在阴道检查时触摸紧张的网片而诱发疼痛。对于这些患者来说，手术移除网片可能是优选的方案，移除网片能给盆腔疼痛和性交困难患者带来超过 70% 的改善[3]。网片暴露相关性性交困难通常应通过手术来进行纠正。

尽管临床检查和尿动力学检查是诊断女性尿失禁的基本方法，但由于会阴盆底超声（pPFUS）能够评估尿道位置、尿道解剖学关系、尿道活动度以及尿道旋转角度，其重要性越来越多地在最近的出版物中被提及。会阴盆底超声设备

已广泛用于产科、放射科、妇科、泌尿科、外科和其他的一些专科。其使用便捷、操作简单，无需特殊的探头和精密的扫描设备，可由参与盆底诊断的每位临床医生进行操作。在门诊或手术室，超声已用于引导血肿和囊肿穿刺引流。然而，常规超声检查并不能对尿道与膀胱、肛提肌（LAM）、阴道壁、耻骨宫颈筋膜之间的位置关系进行精确的成像。如果能够明确呈现上述信息就能发现患者疼痛的病因，并找出解决这些问题的治疗方法。2D 或 3D 阴道内超声（EVUS）已广泛应用，对于有阴道压痛和阴道网片植入的患者，可以使用阴道或肛门探头，并以长棉签盲试法来描绘阴道。使用阴道内超声探头或肛门探头，沿探头方向将长棉签放入阴道定位，从而实现阴道成像（图 15.2）。

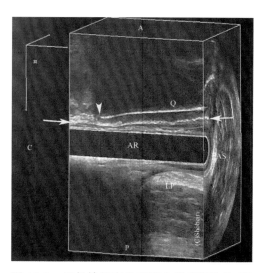

图 15.2　用长棉签定位阴道内疼痛部位的 2D 肛门超声成像。图示为前（A），头（C），后（P），棉签（Q），肛直肠（AR），肛门外括约肌（EAS），提肌板（LP）。黄色箭头指示网片的起始部和尾端。黄色箭头尖端指向长棉签的尖端（©Shobeiri）

15.3　盆底术中超声引导注射肉毒杆菌

最近应用肉毒杆菌毒素 A（BoNt-A）可治疗难治性的盆腔疼痛和盆底痉挛等疾病[4, 5]。电生理或超声引导注射治疗可以提高肉毒杆菌毒素注射的准确性，但临床标志和触诊通常只用于浅表肌肉。在一项评估腓肠肌（gastrocnemius muscle，GCM）徒手穿刺注射准确性的研究中，121 名从业者通过触诊解剖标志引导，对 30 具尸体的双侧肢体腓肠肌实施徒手穿刺注射墨水。如果注射墨水的位置未位于目标腓肠肌，则认为注射失败。选择一位解剖学家和一位整形外科医生通过局部肌肉解剖来确定注射部位的准确性。实验结果显示 52 次注射成功（43%），69 次失败（57%），该结果与注射经验无关（$P = 0.097$）。无论注射经验如何，研究结果显示通过触诊解剖标志进行徒手注射的成功率很低。因此，触诊解剖标志来确定穿刺部位的方式不足以确保肉毒杆菌毒素注射的准确性，即使对于大的浅表肌来说也是如此[6]。据报道，由于盆底肌肉组织的解剖变异，肛提肌经肉毒杆菌毒素注射患者的治疗效果存在较大差异（图15.3）。3D 阴道内超声引导肛提肌注射是一种针对肛提肌痉挛注射肉毒杆菌毒素治疗的一种新方法（图 15.4）。使用阴道内超声探头，可以实现实时观察针头，并实施定位注射。该方法的潜在优势很多，包括实时成像相邻解剖结构、目标肌肉，可以在解剖结构异常或扭曲

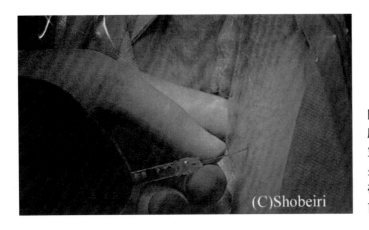

图 15.3　手指引导经会阴肛提肌注射。经会阴穿刺注射避免穿刺针通过阴道黏膜上皮，减少出血，穿刺针放置于经超声确定的位置，然后注入肉毒杆菌毒素（©Shobeiri）

的情况下重新定位针头，并避免将药物注射入血管。这种治疗方式的长期效果尚待进一步研究。

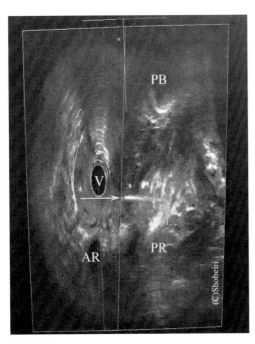

图 15.4　使用 BK 8838 探头（BK Ultrasound, Analogic, Peabody, MA, USA）的 3D 容积超声成像，左矢状位，显示图 15.3 同一患者的穿刺针位于耻骨直肠肌。图示为阴道（V），耻骨（PB），肛直肠（AR），耻骨直肠肌（PR）。箭头表示穿刺针穿刺路径（©Shobeiri）

15.4　术中超声引导吊带松解

　　3D 阴道内超声能够对合成植入材料（如尿道中段吊带）进行清晰成像。手术去除这些合成材料具有一定的挑战性，尤其距离上次手术时间久远的患者。图 15.5 显示吊带移位。外科医生可能会盲目地打开阴道上皮以暴露尿道，但他们并不清楚瘢痕化的吊带是否已被去除。我们曾经遇到许多被告知吊带已去除的患者，但通过超声检查又发现完整吊带。无法 100% 确定吊带是否被去除将会对患者会造成严重后果。这些患者可能需要再次进行外科手术或神经调节治疗，而如果吊带没有被松解，这两种方法都不会起作用。3D 阴道内超声能够对尿道中段吊带材料进行实时成像（图 15.6 和图 15.7）。3D 阴道内超声能够在术前明确吊带的位置，以及吊带与尿道膀胱连接处的距离，协助制订手术计划，在术中实时定位吊带位置[7]。除了定位完整的吊带外，超声也可用于残存吊带和网片的定位（图 15.8~ 图 15.10）。既往手术史伴持续性疼痛的患者往往会发现遗留在体内的不可吸收缝线，甚至缝线会逐渐向体外排出。在超声引导下通过长棉签定位，即可确定疼痛的具体部位。（图 15.11 和图 15.12）。

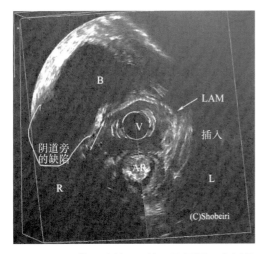

图 15.5　吊带顶端的 3D 轴平面视图。右侧吊带靠近膀胱黏膜上皮，左侧吊带进入肛提肌。图示为左（R），右（L），膀胱（B），阴道（V），肛直肠（AR），肛提肌（LAM）（©Shobeiri）

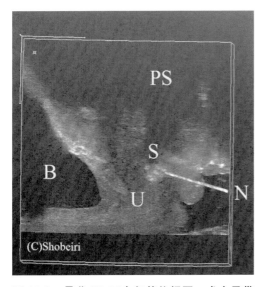

图 15.6　骨盆 2D 正中矢状位视图。术中吊带触诊不清晰，将针插入吊带中有助于定位和分离吊带。图示为膀胱（B），耻骨联合（PS），吊带（S），针（N），尿道（U）（经允许引自 Mukati 和 Shobeiri[7]）

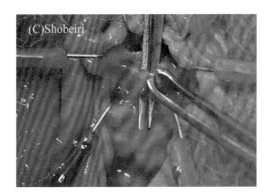

图 15.7　定位吊带后，通过小切口穿入针，切断吊带（©Shobeiri）

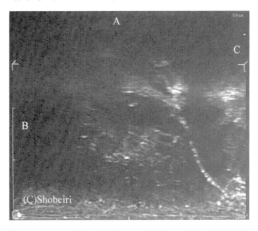

图 15.8　右侧矢状位 2D 阴道内超声显示耻骨后吊带右侧残余部吊带。图示为膀胱（B），尾（C），前（A）（©Shobeiri）

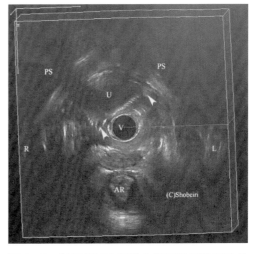

图 15.9　轴平面 3D 阴道内超声显示经闭孔吊带左侧残余吊带。图示为尿道（U），耻骨联合（PS），阴道（V），肛直肠（AR），左（L），右（R）。箭头指向吊带末端（©Shobeiri）

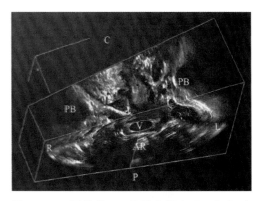

图 15.10 冠状位 3D 阴道内超声显示经闭孔吊带右侧残余吊带。图示为头（C），后（P），耻骨（PB），肛直肠（AR），阴道（V）。箭头指向吊带的末端（©Shobeiri）

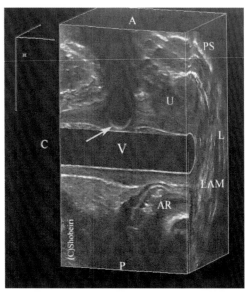

图 15.11 正中矢状位 3D 阴道内超声显示尿道下缝合线。图示为尿道（U），耻骨联合（PS），阴道（V），肛直肠（AR），肛提肌（LAM），左（L），右（R），前（A），头（C），后（P）。箭头指向吊带的末端（©Shobeiri）

15.5 术中超声引导肛提肌修复

另一个有趣的研究领域是研究手术如何修复肛提肌，以及手术修复肛提肌

的疗效（图 15.13）。尽管关于肛提肌修复手术多有报道，但肛提肌修复术依旧是一项非常具有技术挑战性的手术。Dietz 及其同事针对手术修复肛提肌进行了相关报道。17 名患者进行 20 次使用网片修复肛提肌手术（3 例双侧修复）。6 例术后脱垂复发；3 例术后新发性交困难；4 例触诊修复部位疼痛；2 例网片侵蚀，其中 1 例用雌激素治疗痊愈；5 例脱垂复发超出处女膜水平，平均 Valsalva 动作肛提肌裂孔面积从术前 36.84 cm^2 降低到术后 30.71 cm^2（$P =$ 0.001）[8]。可以得出如下结论，肛提肌使用网片修复手术术后并发症较多，手术治疗脱垂效果和缩小肛提肌裂孔的效果令人失望[8]。

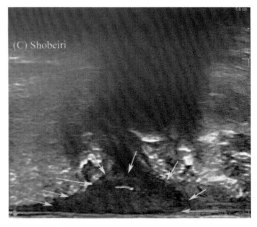

图 15.12 冠状位 2D 阴道内超声显示残余永久性缝线周围组织水肿（黄色箭头）（©Shobeiri）

有文献报道使用自体阔筋膜"桥接"修复肛提肌手术[9, 10]。但该手术技术难度较大，不易被接受和推广[9]（图 15.14）。 最近有文献报道使用 3D 阴道内超声针刺引导用于肛提肌缺陷修复手术[11]（图 15.15）。该技术采用术中 3D 阴道内超声［使用 BK 8838 探头

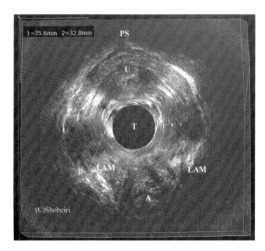

图 15.13　3D 阴道内超声显示双侧肛提肌自耻骨撕裂。图示为耻骨联合（PS），尿道（U），探头（T），肛门（A），提肛肌（LAM）。尿道到肛提肌的距离约为 3.5 cm，用黄线表示（©Shobeiri）

（BK Ultrasound，Analogic，Peabody，MA，USA）〕引导分离肛提肌，用 J 形钩针标记（MPM Medical，Elmwood Park，NJ，USA），调整针头以识别撕裂肛提肌末端[11]（图 15.16）。尚需对进行该手术患者

进行进一步的纵向随访，以确定该方法成功与否。

15.6　术中评估子宫和阴道苗勒氏管发育异常

关于术中评估苗勒氏管发育异常，已有文献报道使用 2D 和 4D 经直肠超声（TRUS）在宫腔镜子宫成形术（hysteroscopic metroplasty，HM）术中进行评估。在一项 45 例宫腔镜子宫成形术治疗纵隔子宫的研究中，研究者通过 3D 高频超声诊断纵隔子宫并通过 MRI 成像确认诊断，其中对照组（$n = 18$）患者按照传统宫腔镜手术标准进行手术；研究组（$n=27$）同时进行经直肠超声（2D 和 4D）和宫腔镜子宫成形术。宫腔镜子宫成形术中，探头放置于直肠中，通过 Voluson i 设备（GE Healthcare，Chicago，IL，USA）对子

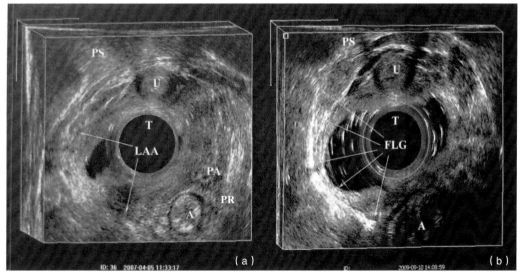

图 15.14　（a）修复前右耻骨直肠肌的 3D 阴道内超声图像。箭头指向耻骨直肠肌缺陷部位。（b）同一患者耻骨直肠肌重建术后两年的图像。注意将肛直肠矫正到更接近中线的解剖位置。箭头指向植入的筋膜，呈高回声带。图示为耻骨联合（PS），尿道（U），探头（T），耻骨直肠肌（PR）（经允许引自 Shobeiri[10]）

宫成像，同时行宫腔镜子宫成形术切除子宫纵隔恢复正常宫腔形态。宫腔镜子宫成形术术后 3 个月，对照组的切除不满意和切除不完全的病例数远高于研究组（P=0.031）。在研究组中全部患者残余纵隔全部小于 10 mm，而对照组中有 1 名患者残余纵隔大于 10 mm。在宫腔镜子宫成形术中，使用经直肠超声增加了完全切除子宫纵隔的概率，并不增加并发症的发病率和手术时间[12]。在开腹或腹腔镜子宫成形术中，超声检查也是评估原位子宫的非常有用的辅助手段（图 15.17 和图 15.18）。在术中，经肛门超声可评估子宫切除术分期（图 15.19），或用于先天性无阴道（Mayer-Rokitansky-Küster-Hauser，MRKH）的 Davydov 或 McIndoe 手术分离阴道腔隙的 2D 实时成像（图 15.20）。

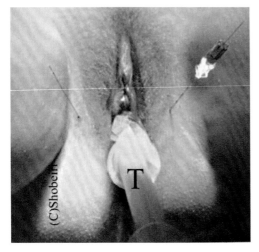

图 15.15　超声引导针经会阴置入，定位于双侧肛提肌自耻骨附着处撕裂位。图示为探头（T）（©Shobeiri）

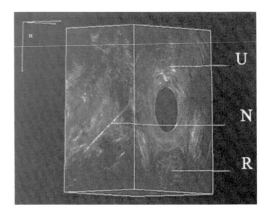

图 15.16　360°阴道内超声成像定位于耻骨直肠肌的 J 形钩针。图示为尿道（U），针（N），直肠（R）。（经允许引自 Rostaminia 等[11]）

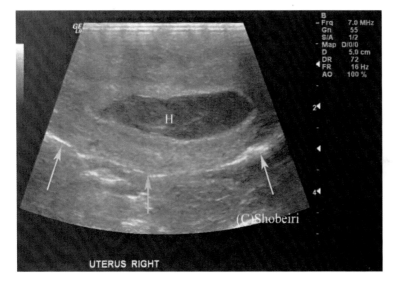

图 15.17　术中纵向超声检查无侧支循环的子宫积血（H）（©Shobeiri）

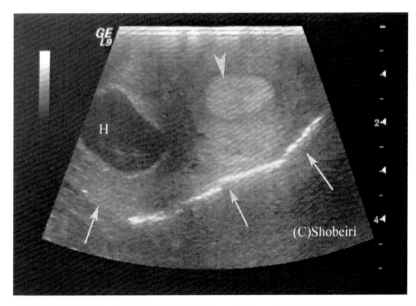

图 15.18　术中横向超声检查无侧支循环的子宫积血（H），由隔膜隔开侧支循环（黄色箭头）。子宫壁用长箭头指示（©Shobeiri）

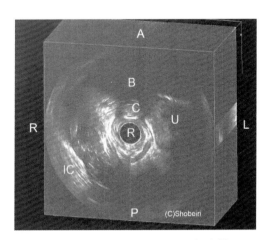

图 15.19　子宫缪勒氏管畸形患者的轴平面 3D 肛门容积超声视图。子宫颈（C）位于阴道口，左侧可见单角子宫（U）。图示为前（A），膀胱（B），宫颈（C），直肠（R），后（P），髂尾肌（IC），右（R），左（L）（©Shobeiri）

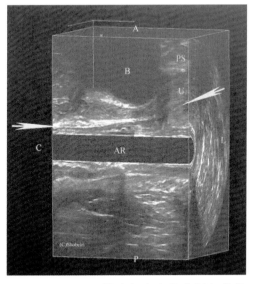

图 15.20　MRKH 综合征患者的左侧矢状位 3D 肛门容积超声视图。箭头显示高回声带位预期阴道路径前（A）。图示为膀胱（B），耻骨联合（PS），尿道（U），肛直肠（AR），头（C），后（P），右（R），左（L）（©Shobeiri）

15.7 子宫肌瘤术中评估

大多数妇科医生都遇到过术中肌瘤比术前影像学检查发现数目多的情况。在一项探究腹腔镜超声（laparoscopic ultrasound，LUS）、增强磁共振成像（contrast-enhanced magnetic resonance imaging，CE-MRI）和经阴道超声（TVUS）检测子宫肌瘤数目效果对比研究中，作者发现相比于增强磁共振成像和经阴道超声，腹腔镜超声检测出的肌瘤数目最多，无论肌瘤的大小或类型。Levine 等人进行术前经阴道超声扫描和增强磁振成像，在每个部位进行读取，所有增强磁共振成像都由中心阅读器读取肌瘤数目。在射频消融术中由每个外科医生进行腹腔镜超声扫描计数肌瘤数目。每个受试者被发现肌瘤数量的成像方法及其数量如下：经阴道超声，403 肌瘤（均数 [标准差]，3 [1.8]；范围，1~18 ）；增强磁共振成像，562 个肌瘤（4.2 [3.8]；范围，1~18 ）；中心阅读器，619 个肌瘤（4.6 [3.7]；范围，0~20 ）；腹腔镜超声，818 个肌瘤（6.1 [4.9]；范围，1~29 ）（$P < 0.001$）。检测小肌瘤（$\leq 1 \, cm^3$），腹腔镜超声优于经阴道超声、增强磁共振成像和中心阅读器。肌壁间肌瘤检出数：经阴道超声，197 个（50.9 %）；增强磁共振成像，298 个（55.5 %）；中心阅读器，290 个（48.7 %）；腹腔镜超声，386 个（48.5 %）[13]。

不同类型的探头能够产生不同频率的超声波。较高频率的超声波能生成更高分辨率的图像。因此，10 MHz 信号产生的图像清晰度比 5 MHz 信号高。对于外科医生来说，高频率超声波比低频率超声波衰减更快。因此，采用经腹途径 10 MHz 超声波只能穿透进入实体器官约 5 cm，并且不能提供清晰的子宫肌瘤图像。另一方面，术中可以使用高频率的探头，因为探头可以直接放在子宫表面（图 15.21 ）。因此，术中超声图像更清晰，并提供比其他成像方法更准确的结果（图 15.22 ）。超声图像可能因折射和来自其他固体表面的反射而变得成像困难。然而，

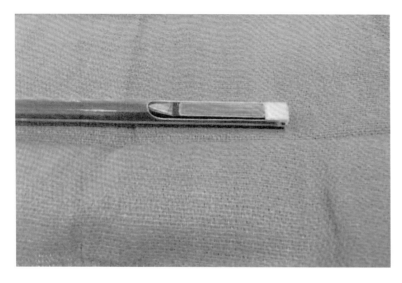

图 15.21 Aloka 超声腹腔镜探头（Hitachi Aloka Medical，Tokyo，Japan）（©Shobeiri）

通过多个平面、各个方向、缓慢而仔细地扫描整个子宫，外科医生可以确认肌瘤的存在和位置（图 15.23）。

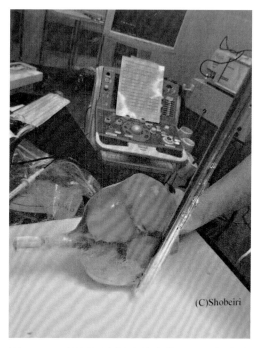

图 15.22　用于子宫肌瘤检查的 Aloka 超声腹腔镜探针（Hitachi Aloka Medical，Tokyo，Japan）（©Shobeiri）

可通过各种途径进行术中子宫肌瘤评估。在一项评估术中经阴道超声检查在多次纵肌中识别和切除子宫肌瘤有效性的研究中，Ferrero 等人研究了 69 名超声诊断为多发性子宫肌瘤的患者。手术前共诊断了 317 个肌瘤，平均总体积为（104.8±88.0）cm^3。在 20 名术前诊断为 3 个肌瘤，4 名术前诊断为 3 个肌瘤，3 名术前诊断为 5 个肌瘤，2 名术前诊断为 6 个肌瘤，1 名术前诊断为 7 个肌瘤的患者中，经阴道超声共计发现漏切肌瘤 45 个，仅通过经阴道超声诊断的肌瘤平均最大直径为（2.7±0.7）cm，平均体积为（10.3±7.4）cm^3。在 9 名患者（13.0%）中，检查者认为缝合质量不合格，在手术期间进行加强缝合。进行经阴道超声检查所需的平均时间为（12.2±1.7）min。经阴道超声能够优化纵肌中子宫肌瘤的检测，并且可以提高子宫缺损修补的质量[14]。

射频（radiofrequency，RFVTA）是一种已经安全用于许多临床治疗的电

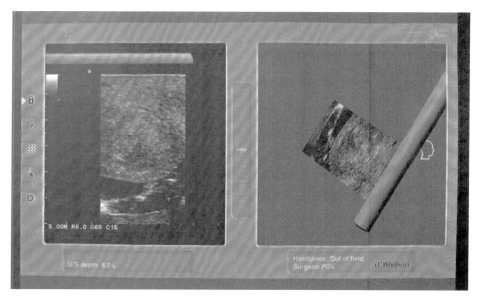

图 15.23　纤维瘤的 Aloka 超声腹腔镜探头成像（Hitachi Aloka Medical，Tokyo，Japan）。右侧屏幕显示探头的方向，左侧屏幕显示网格中的子宫肌瘤。每个绿色加号相距 1 cm（©Shobeiri）

能。最简单的射频通过在周围组织中产生热能并破坏患病细胞。射频能量可以设置特定温度和作用时间，并将热能积聚于特定位置，正确应用射频使患病组织发生坏死。

Acessa 手术是在门诊进行的（Acessa Guidance System，Halt Medical，Brentwood，CA，USA）。给予患者镇静剂，然后用超声波对肌瘤进行成像，将电极阵列手柄插入皮肤并放入目标组织中（图 15.24）。接下来外科医生操纵手柄末端排列电极阵列，然后启动与手柄连接的能量发生器，向手柄传输射频能量。射频能量流过电极并通过离子搅拌和摩擦在组织中产生热能。一旦达到目标温度，热能仅在几分钟内就能够使目标组织坏死。通过电极中的

热电偶连续监测热能，发生器可自动调节功率，使目标组织中的温度保持恒定。热能治疗肿瘤并导致肿瘤细胞死亡，死亡细胞逐渐纤维化和被瘢痕组织取代。之后身体会自然地减少瘢痕组织的大小并消除瘢痕[15]。最近一项针对 24 个月数据的研究表明，射频和纵肌的安全性和患者报告的疗效相当[16]。

15.8　结论和展望

技术的进步使人们能够更好地了解盆底的功能和解剖结构。最初，在体格检查中观察的，放射线可以被各种形式可视化地记录下来。通过更加精确地了解盆底及其内容物的局部和整体的相

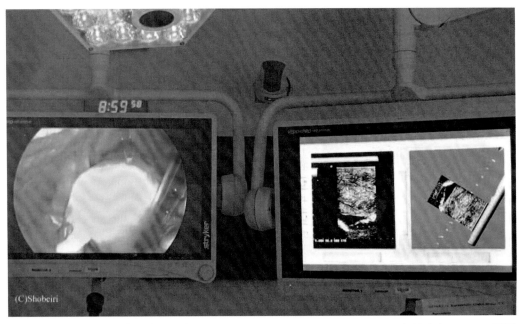

图 15.24　Aloka 超声腹腔镜探头（Hitachi Aloka Medical，Tokyo，Japan）正在与 Acessa 引导系统（Halt Medical，Brentwood，CA，USA）一起使用，将探针引导至纤维瘤的中部。 左图是活体腹腔镜视图，子宫后面有探头，子宫内有探针。 右图定位纤维瘤并且探针沿着黄色虚线进入纤维瘤的中心（紫色框）（©Shobeiri）

互作用，可以对以前只能在直立体位进行体格检查确定的内容进行成像。盆底的 3D 成像丰富了关于盆底复杂的径线知识，并且允许临床医生在体内动态观察盆底结构。超声波在以前无法评估的领域引领了众多新的发现，在这里我们仅展示了一些可能性。然而，超声波的使用可以适用于更多的不同病理难题（图 15.25）。通过术中成像而迅速获得丰富知识，也向我们提出了更多挑战。例如，如何在临床上以微创方式解决以前无法治愈的病因问题。

（王世言译，孙秀丽、苗娅莉校）

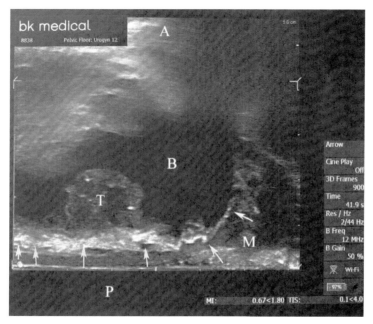

图 15.25　矢状位 2D 阴道内超声显示阴道前壁网片覆盖膀胱肿瘤。在经尿道切除术中，超声检查可用于确定切除深度。图示为前（A），膀胱（B），肿瘤（T），探针（P），黄色箭头显示网片范围（M）（©Shobeiri）

参考文献

[1] Neville CE, Fitzgerald CM, Mallinson T, Badillo S, Hynes C, Tu F. A preliminary report of musculoskeletal dysfunction in female chronic pelvic pain: a blinded study of examination indings. J Bodyw Mov Ther. 2012;16(1):50–6.

[2] Feiner F, Maher C. Vaginal mesh contraction, deinition, clinical presentation, and management. Obstet Gynecol. 2010;115(2):325–30.

[3] Abed H, Rahn DD, Lowenstein L, Balk EM, Clemons JL, Rogers RG, et al. Incidence and management of graft erosion, wound granulation, and dyspareunia following vaginal prolapse repair with graft materials: a systematic review. Int Urogynecol J. 2011;22(7): 789–98.

[4] Thomson AJ, Jarvis SK, Lenart M, Abbott JA, Vancaillie TG. The use of botulinum toxin type A (BOTOX) as treatment for intractable chronic

pelvic pain associated with spasm of the levator ani muscles. BJOG. 2005;112(2):247–9.

[5] Rao A, Abbott J. Using botulinum toxin for pelvic indications in women. Aust N Z J Obstet Gyanaecol. 2009;49(4):352–7.

[6] Schnitzler A, Roche N, Denormandie P, Lautridou C, Parratte B, Genet F. Manual needle placement: accuracy of botulinum toxin A injections. Muscle Nerve. 2012;46(4):531–4.

[7] Mukati M, Shobeiri SA. Transvaginal sling release with intraoperative ultrasound guidance. Female Pelvic Med Reconstr Surg. 2013;19(3):184–5.

[8] Dietz HP, Shek KL, Daly O, Korda A. Can levator avulsion be repaired surgically? A prospective surgical pilot study. Int Urogynecol J. 2012;24(6):1011–5.

[9] Shobeiri SA, Chimpiri AR, Allen A, Nihira MA, Quiroz LH. Surgical reconstitution of a unilaterally avulsed symptomatic puborectalis muscle using autologous fascia lata. Obstet Gynecol. 2009;114(2 Pt 2):480–2.

[10] Shobeiri SA. Surgical reconstitution of a unilaterally avulsed symptomatic puborectalis muscle using autologous fascia lata (letter). Obstet Gynecol. 2009;114(6):1373–4.

[11] Rostaminia G, Shobeiri SA, Quiroz LH. Surgical repair of bilateral levator ani muscles with ultrasound guidance. Int Urogynecol J. 2013;24(7):1237–9.

[12] Ferrero S, Ghirardi V, Bizzarri N, Venturini PL, Remorgida V. Intraoperative bidimensional and 4D transrectal ultrasonography for hysteroscopic metroplasty (abstract). Ultrasound Obstet Gynecol. 2014;44(S1):51.

[13] Levine DJ, Berman JM, Harris M, Chudnoff SG, Whaley FS, Palmer SL. Sensitivity of myoma imaging using laparoscopic ultrasound compared with magnetic resonance imaging and transvaginal ultrasound. J Minim Invasive Gynecol. 2013;20(6):770–4.

[14] Ferrero S, Leone Roberti Maggiore U, Scala C, Venturini PL. Intraoperative ultrasonography during laparoscopic myomectomy (abstract). Ultrasound Obstet Gynecol. 2014;44(S1):31.

[15] Leal JGG, Leon IH, Saenz LC, Lee BB. Laparoscopic ultrasound-guided radiofrequency volumetric thermal ablation of symptomatic uterine leiomyomas: feasibility study using the halt 2000 ablation system. J Minim Invasive Gynecol. 2011;18(3):364–71.

[16] Krämer B, Hahn M, Taran FA, Kraemer D, Isaacson KB, Brucker SY. Interim analysis of a randomized controlled trial comparing laparoscopic radiofrequency volumetric thermal ablation of uterine fibroids with laparoscopic myomectomy. Int J Gynaecol Obstet. 2016;133(2):206–11.

第16章 超声在盆底物理治疗中的应用

学习目标

1. 掌握 2D 超声在物理治疗（physiotherapy，PT）评估，以及 3D 超声在物理治疗研究中的应用。

2. 掌握在物理治疗中 2D 超声如何评估盆底、结缔组织、膀胱颈和肛直肠角（ARA），以及耻骨直肠肌（PR）收缩程度。

3. 掌握在物理治疗中 2D 超声如何评估腹部肌肉。

4. 了解关于超声在各种盆底功能紊乱治疗和研究中应用的文献。

5. 学习常见的盆底肌肉（PFM）的病理改变及生物力学。

16.1 引言

如果一个人有视力障碍，我们会直接用眼底镜检查其眼睛是否有异常。这个看似简单的诊查手段直到 1851 年才得以实现。检眼镜的实用价值在其问世许多年内仍未得到重视。此处借用检眼镜的历史，只是想说明我们对超声在盆底检查方面应用价值的认识仍然处于初级阶段。同样，我们对于盆底疾病的理解，包括盆腔器官脱垂（POP）、尿失禁（UI）和粪失禁（FI），也处于认知的早期阶段。

盆底功能障碍是动态的、多层面的，是一种潜在慢性的身体状态，其发生发展与解剖学、生理学、遗传学、生活方式及生殖等各种因素密切相关。解剖学上，肛提肌（LAM）和盆内筋膜共同提供盆底支持。健康、正常的肛提肌可防止压力传递到结缔组织。一旦肛提肌损伤，韧带就会承受越来越多的负荷，随着时间的推移最终导致结缔组织损伤[1]。但是也有一些原发性结缔组织缺陷，如骨盆内筋膜损伤导致盆底肌肉无法代偿，从而发生盆腔器官脱垂。

在过去的 20 年里，盆底成像技术发展迅速。MRI 技术对产后肛提肌缺损的探索，使肛提肌缺损能够以影像形式直观地呈现出来。MRI 技术的发展，以及肛提肌缺损与盆底功能障碍发病相关的大量文献均加深了我们对盆底疾病发生发展的理解。MRI 的检测结果显示，与无盆腔器官脱垂的健康女性相比，盆腔器官脱垂女性合并严重肛提肌缺损的比值比（OR）是 7.3。初次经阴道分娩后出现新发压力性尿失禁（SUI）的女性，罹患分娩相关肛提肌损伤的可能性是正常人的 2 倍左右。当同时存在肛提肌缺损和盆底组织缺陷时，盆底疾病发生的比值比是 8.3。肛提肌缺损是日后发生肛提肌形态改变的必要条件。鉴于目前大量的证据积累，所以我们主要的问题并非是是否需要盆底成像[2, 3]，而是成像盆底结构的最佳方法是什么？

尽管越来越多的研究显示盆底超声（PFUS）在物理治疗中发挥积极作用，但目前仍很少将其视为物理治疗的核心手段加以应用。本章旨在向全世界的物理治疗医生表达超声不仅在科研领域，在临床研究方面也具有重要价值。鉴于超声在医疗中的广泛应用，以及其在研究中的可靠性、易操作性，且超声还是医生向患者宣教的主要工具。因此，超声已经成为物理治疗中的核心手段，但遗憾的是大多数物理治疗医生并未掌握对它的应用。然而，对于那些已经在临床实践中拥有了这项技能的物理治疗医生来说，如果没有动态康复超声（dynamic rehabilitative ultrasound，DRUS）进行评估、宣教（生物力学的相关解释）和治疗，他们简直无法想象日常工作将如何进行。

16.2　物理治疗医生的职责

一名物理治疗医生能够分析出与症状相关的功能缺陷，如咳嗽时的膀胱颈不稳定或过度活动，可在物理治疗过程中得到评估和治疗。物理治疗已不仅是一种临床治疗方法，其还能够对病情进行分析。这种分析指引着治疗的方向。从这个角度来看，妇科泌尿学和物理治疗有着相同的背景。因此对于这两者而言，超声是一个重要的诊断工具。它不仅能诊断结构上的缺陷，而且还能显示正常向异常转变的机制。许多症状都可

以通过物理治疗进行治疗。通常，这种疗法和其他情况下的盆底肌肉强化运动和耐力训练疗法相似。大量研究显示，探究盆底肌肉的结缔组织（盆内筋膜），以及它们之间的相互作用是十分重要的。确定最佳的肌肉康复方案，以及明确物理治疗能否对结缔组织有治疗作用也是十分重要的。运动控制学研究显示，在肌肉的自主收缩过程中[4-6]，生理上的盆底肌肉收缩和腹横肌（transverse abdominus，TrA）收缩是共同被激活的。这种收缩仅存在于健康女性中，而对于尿失禁患者，则失去了这种功能[7]。

根据 2014 年国际控尿协会的"最前沿科学"研讨会关于提高盆底肌肉训练依从性的共同声明，物理治疗医生或临床医生应该为患者提供明确而精准的信息来提高患者的"认知"；传授正确的盆底肌肉收缩"动作要领"，提高动作的准确度，增强患者信心；能够给予患者积极的、具有建设性的"认知分析、治疗计划以及关心"，从而增强患者的依从性[8]。综上所述，动态康复超声是满足上诉所有要求的完美方法。

16.3　超声在物理治疗中的作用

超声可以帮助我们理解为什么物理治疗无效。例如，在盆底肌肉无法收缩或不能被唤醒时，可能是因为患者肌肉受抑制、协调问题，或者严重肌肉萎缩而无法收缩肌肉，在上述情况下进行肌肉训练是没有效果的。对有神经源性疾病或肌肉萎缩的患者可以应用其他

疗法，如电刺激。当盆腔器官脱垂达到2 度或以上，盆腔器官脱垂症状不能通过盆底收缩或盆底肌肉训练减轻或缓解时，可以考虑手术治疗[9]。

尽管超声已经用于尿失禁领域的相关治疗，但现有研究大多是关于如何更好认识盆底功能障碍病理机制的[10-20]。其中只有 2 个研究将超声作为一种治疗手段加以探讨[21, 22]。尿失禁不仅仅是盆底的问题。漏尿症状通常可以发生在日常生活的简单动作中，如提重物、咳嗽、大笑、打喷嚏；以及复杂活动时，如跑步、打网球、体操运动。还有研究显示，膀胱过度活动症（OAB）在经常进行仰卧起坐和其他剧烈活动的女性中比较常见。高强度运动会经常性的增加腹内压（IAP），使盆底肌肉发生功能性或反应性改变（长期得不到放松），从而导致盆底肌肉损伤，发生盆腔器官脱垂。对于物理治疗而言，明确盆底运动控制方面的缺陷，并将之与患者的症状联系起来是十分重要的。盆底功能障碍是一种动力学问题和功能障碍，可以伴或不伴有解剖学缺陷。了解是否存在潜在的肌肉缺陷或肌肉萎缩是治疗盆底动力学问题的核心。然而遗憾的是，大多数妇科泌尿医生和物理治疗医生都没有受过超声方面的培训，从而不能从中获益。因此，动态超声在盆底康复领域是一门有发展前景的、激动人心的重要必备技术，已经被列入世界各地越来越多的物理治疗教程中。

在一项评估盆底肌肉病理机制并指导正确盆底肌肉收缩的研究[4, 22]和另一项 Crotty 等人对健康女性的研究[21]中均发现了指导女性正确收缩盆底肌肉的方法要点。对于患有盆底功能障碍的患者，物理治疗医生在详细地采集病史后，要通过视诊、阴道触诊和（或）肌肉活动检测（阴道或尿道压力、肌电图和超声检测）来评估盆底的功能[22]。

对于盆底功能障碍领域的临床医生而言，盆底肌肉检查是一项很重要的检查手段。指导物理治疗医生如何进行准确的盆底肌肉组织检查，这对许多医疗中心而言是一项挑战[23]。如果盆底肌肉有应答，则超声会为受训者和指导者提供一种正反馈。尽管一项研究表明，对于膀胱颈移位或盆底肌肉收缩时盆底肌肉裂隙前后径（AP）变小的检查，经阴道手诊比盆底超声更能有效确定盆底肌肉功能[24]。然而，其他研究表明这两种检查方法之间有良好的相关性[25]。

16.4　老年女性

合并尿失禁的老年女性，根据尿失禁的类型不同，会表现出不同的盆底支持结构问题。在未来老年女性尿失禁新治疗策略的开发研究中，应该考虑这些新发现的问题[26]。盆底锻炼也应该针对盆底功能和结构的这些异常发现[6]。研究发现，在腹内压增加时，膀胱颈的位置和稳定性对于维持控尿是十分重要的。对此，会阴盆底超声（pPFUS）可以很容易地对其进行评估，检查的体位除仰卧位外，也可以站立位。

16.5 腹部超声：腹部肌肉的 2D 和 3D 腹部超声成像

有研究显示腹部肌肉的最深层是腹横肌，与盆底肌肉共同参与盆底的生理活动。因此，我们除了通过触诊和超声检测评估盆底肌肉以外，对腹部肌肉的评估也很重要[4、5、7]。对于脂肪含量少、皮下组织少的女性，最适合使用线阵探头；而对于皮下脂肪较多的女性则最好使用腹部或凸阵探头，因为超声波需要穿透更多的组织（表 16.1）。

评估腹部肌肉时，探头应该放在两侧髂前上棘的中间，以便于横断观察腹部的 3 层肌肉［腹横肌、腹内斜肌（internal oblique，IO）、腹外斜肌（external oblique，EO）］，使用与会阴盆底超声相同的凸阵探头。为了追求更好的成像质量，可以使用更高频率的线阵探头，但是只有体重指数（body mass index，BMI）较低或者腹部脂肪较少的女性才适合用这种探头。最近有研究显示，在生理情况下，正常的盆底肌肉收缩，往往只伴随腹横肌共同收缩，故应当消除浅层肌肉的共同收缩。这些情况都可以通过超声进行评估，通过终端超声生物反馈对浅层肌肉的收缩进行纠正，并通过进一步的超声生物反馈再次评估[4]。

21 世纪初，物理治疗医生通过应用耻骨上超声来评估膀胱移动度，通过膀胱扫描来进行无创性膀胱残余尿量的测

表 16.1 理疗中会阴、前庭和腹部探头特点

探头类型	探头面积	频率	穿透深度	在物理治疗中的应用
C60n 实时 2D 凸阵探头	60 mm	2~5 MHz	30 cm	会阴超声、腹部肌肉、耻骨上超声检查残余尿和膀胱颈移动度
ICTx 腔内 2D 探头	–	5~8 MHz	13 cm	会阴 / 前庭超声
L38xi 实时 2D 线阵探头	38 mm	5~10 MHz	9 cm	皮下组织较少的女性腹部肌肉超声

注：表内探头均生产自 SonoSite, Fujifilm。Sonosite, Bothell, WA, USA

量。物理治疗医生应用耻骨上膀胱扫描的方法来评估膀胱颈的活动度，所有的凸阵或腹部探头（2D/3D/4D）都可以进行这种检测。这种方法也使我们对膀胱的活动有了更深入的理解。超声的缺点是它的确定性不足，在做一些特定动作，如屏气和咳嗽时，腹内压会影响探头的稳定性。而且，当膀胱排空时是无法进行膀胱扫描的。超声的优点是对于那些后背痛的患者（盆底功能障碍的并发症）和儿童来说，可以不用完全脱掉衣服。

Sherburn 等人通过耻骨上或耻骨联合（PS）上腹部超声进行膀胱成像[27]。这项技术最初是由 Avery 等人在澳大利亚珀斯举行的国际骨科物理治疗师联盟（International Federation of Orthopaedic Manipulative Therapistst）会议上首次提出的[28]。Sherburn 等人建立了利用腹部超声评价盆底肌肉自主收缩的组内和组间的可信度（有效性研究，n=10；可靠性研究，n=20）[27]。耻骨上或耻骨联合上超声后来也被用于研究盆底功能和日常活动。但一个最大的问题就是在进行这些功能性研究时腹内压升高，对这些日常活动也缺乏有效的验证。目前也只是一些主观观察，并未经过超声的验证。有一项 2005 年的研究，其研究目的：①在盆底肌肉收缩和 Valsalva 动作时评估经腹超声（transabdominal ultrasound，TAUS）和会阴盆底超声的可靠性。②在一个混合群体中比较经腹超声和会阴盆底超声对膀胱颈移动方向和幅度的预判。研究中由一名有资质的超声科医生使用经腹超声和会阴盆底超声两种超声方法对 120 名女性进行评估，其中对 10 名女性进行了两次可信度测

试。结果显示在盆底肌肉收缩过程中两种超声都有很好的可信度。在 Valsalva 动作时，会阴盆底超声比经腹超声的可信度更高些。在盆底肌肉收缩时，经腹超声和会阴盆底超声对膀胱颈移动方向评估的一致性达到 85%，而在 Valsalva 动作时两者一致性达 100%。经腹超声和会阴盆底超声的测量结果之间存在显著相关性，而且在评估盆底肌肉强度上，手诊和超声检测结果也有显著相关性[29]。

所有配备 3D/4D 凸阵或腹部探头的仪器都可以进行腹部肌肉扫描。3D/4D 凸阵探头可以常规用于宫内或产前诊断，也经常用于更广阔的、专业性强的临床实践中（如多学科团队的应用）。在腹部的物理治疗应用方面，这些探头与 2D 探头作用相同，但是 3D/4D 探头对技术要求更高，费用昂贵，对物理治疗来说并非完全必要。

16.6 盆底超声技术

超声设备和探头不仅广泛应用于妇科、妇科泌尿、泌尿外科、肛肠科或内科，而且物理治疗医生也在应用（如在临床跨科室会诊的情况下）。在临床上，至少需要一个 2D 探头来进行盆底的动态评估，对患者进行宣教，以及作为视觉信号来评价生物反馈。也可以应用会阴盆底超声（凸阵或腹部探头）或是阴道探头（腔内探头）进行评估。对于物理治疗医生而言，应用凸阵探头检查腹部肌肉更加方便，并且在站立位或坐位时都可以检查（图 16.1）。根据探头技

术参数和面积不同，获得图像的清晰度也不同（图 16.2）。

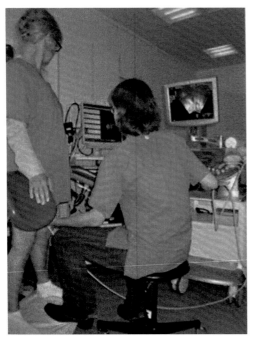

图 16.1　一位理疗医生正在通过会阴盆底超声为站立位患者进行评估

3D/4D 会阴盆底超声更适用于测量肌肉的厚度和生殖裂孔，而研究病理机制相关的动力性问题则不需要 3D/4D 的探头。因为肌肉收缩速度很快，但是 3D/4D 超声技术却需要肌肉长时间保持收缩状态才能获得较好的超声图像，但这一要求基本上是不可能实现的。例如，我们发现不管是健康女性还是尿失禁女性，能保持盆底收缩的最长时间是 10 s，但是任何 3D 超声技术都需要至少 30 s 才能获得好的成像。

在进行 3D 阴道内超声（EVUS）时，阴道内 BK 8838 探头（BK Ultrasound，Analogic，Peabody，MA，USA）可以在 30 s 内进行大约 800 次扫描，每 0.5° 获得一次图像，从而测出 3D 数据；也可以每 2° 扫描一次以缩短扫描时间，但成像质量会下降。然而必须重点强调的是，虽然应用 GE、Phillips 或类似的 3D 会阴盆底超声技术可以在屏气或

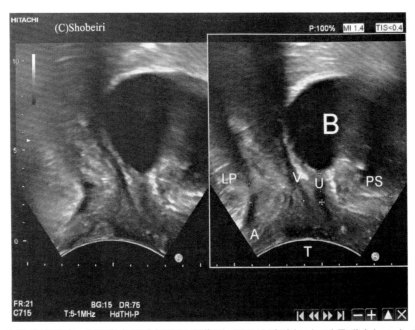

图 16.2　会阴盆底超声。此图像右侧的标签易于鉴别。图示为膀胱（B），耻骨联合（PS），尿道（U），阴道（V），肛门（A），提肌板（LP）（©Shobeiri）

Valsalva 动作时观测到肛提肌缺陷，但是 3D BK 超声由于其高分辨率且与肛提肌距离更接近，所以它可以在不需要任何动作的静息状态下完成对肛提肌的观测。2D 会阴超声（TPUS）图像可以显示耻骨和提肌板（LP）的相对位置。提肌板看起来就像是肛提肌的阴影（墙壁）[30]（图 16.3）。实际上，盆底肌肉组织是一个动态的 3D 结构，需要对其进行整体评估[31]（图 16.4）。3D 会阴

盆底超声看起来就像是站在墙的尽头观察这面墙（图 16.5）。在 4D 超声检查时进行 Valsalva 动作，超声医生会看到这面墙发生了膨胀或卷曲。使用 3D 阴道探头时，4D 成像就不是那么必要了。因为 3D 阴道内超声探头是放置在肛提肌的腹侧来观察部分髂尾肌和耻尾肌，但通常情况下在会阴盆底超声检查时，这部分结构被耻骨直肠纤维遮挡（图 16.6），当然这不是本章讨论的主题。

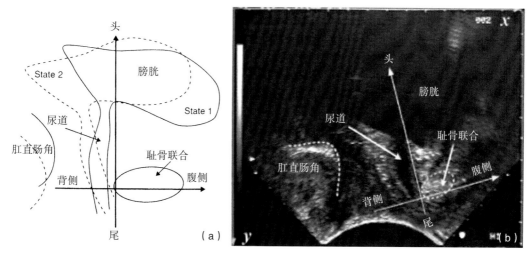

图 16.3　（a）在耻骨联合上固定正交坐标系，组织位移的两个轴平面（腹—背侧和头—尾侧）分别演示了挤压尿道和支撑膀胱的盆底功能。（b）2D 会阴盆底超声的正交坐标系（经允许引自 Peng 等人[30]）

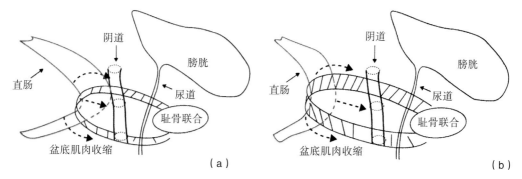

图 16.4　不同盆底肌肉压力下直肠的变形。（a）在盆底肌肉变窄、盆底肌肉收缩力变强时肛直肠角变锐。（b）在盆底肌肉变窄、盆底肌肉收缩力不强时肛直肠角为锐角。肛直肠角大小还受直肠硬度及其内容物影响（经允许引自 Constantinou 等人[30]）

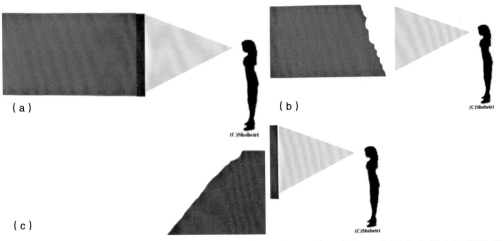

图 16.5 （a）将会阴探头放在阴道口处自肛提肌末端观察肛提肌，会阴盆底超声看得最清楚的是肛提肌的尾端——耻骨直肠肌。附着于耻骨的肛提肌中段是耻尾肌，但这部分肌肉会被远端的耻骨直肠肌遮挡而显得模糊。（b）会阴盆底超声可以清楚地看出耻骨直肠肌和耻尾肌的撕裂。（c）当髂尾肌或耻尾肌撕裂，而耻骨直肠肌完好时，会阴盆底超声无法看到撕裂的肌肉（©Shobeiri）

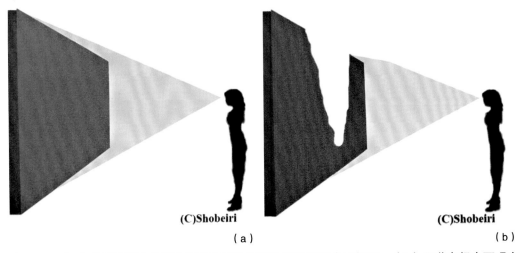

图 16.6 （a）将阴道探头放置在阴道内可以完整的观察到整个肛提肌。（b）阴道内超声可观查到髂尾肌或耻尾肌的微小缺陷（©Shobeiri）

16.7 超声的技术和技巧

16.7.1 扫描环境

为了获得最佳的图像质量，选择一个可以变暗的房间进行超声是非常重要的。为避免太阳直接照射，建议选择封闭、能保证隐私的房间（因为整个治疗过程较为私密）。

16.7.2 准备和卫生

会阴盆底超声和其他超声成像一样，因为超声波无法穿过空气，所以关键步骤就是使用耦合凝胶。不论是用经腹、经会阴或是阴道内探头，都需要在探头和其检查部位间使用耦合凝胶。阴道内超声探头需要一个一次性超声套（注意是超声套不是避孕套），凸阵或腹部探头需要一个手套或是塑料膜（某些超声套弹性非常好，可以用于凸阵或腹部探头）。因为扫描的区域是会阴，所以不需要使用无菌的耦合凝胶或无菌的超声套来覆盖超声探头。会阴处可以使用更多的耦合凝胶以便与之更好的耦合。在加热器中加热耦合凝胶可以提升患者的舒适度。每一次使用探头后，都应当根据制造商的要求进行清洁和消毒，以最大程度利用探头的性能和延长寿命。腹部超声不需要给探头戴超声套。

16.7.3　屏幕上超声图像的方向

2005 年由 Tunn 等人[33]关于物理治疗时屏幕上超声图像方向的推荐指南如下[32]：图像的最好方向是耻骨联合位于右或下方和肛提肌位于左或下方（图 16.7）。由于超声不仅用于评估盆底情况，也用于给患者宣教和观察生物反馈治疗过程，所以，不论患者是在站立位、坐位，还是截石位进行检查，这种方位的超声图像是最符合逻辑的。

16.7.4　超声设备

会阴盆底超声会阴盆底超声使用曲阵探头进行检查，而前庭盆底超声（introital pelvic floor ultrasound，iPUS）使用阴道探头放置在会阴处进行检查[11]（图 16.8）。这些超声技术的共同特点是将探头放置在患者外阴，而不是把探头插入患者的阴道或肛门。会阴盆底超声可以使用会阴凸阵探头，或妇科阴道超声常用的阴道内超声探头进行超声成像。凸阵探头常用 4~8 MHz 频率，而阴道内超声探头常用频率要提升至 10 MHz。切记高频探头分辨率更高，但其组织穿透性下降。频率和穿透力的权宜选择对获得具有诊断意义的图像至关重要。在本章，会阴盆底超声均使用曲阵探头，探头放置在两侧大阴唇之间来成像盆底解剖结构。

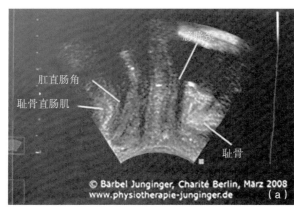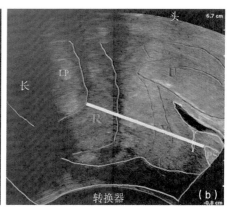

图 16.7　（a）典型的 2D 会阴盆底超声。（b）显示提肌板和耻骨联合之间的最小肛提肌裂孔前后径（黄色线）和盆底结构轮廓。图示为提肌板（LP），子宫（U），直肠（R），阴道（V），耻骨联合（PS）

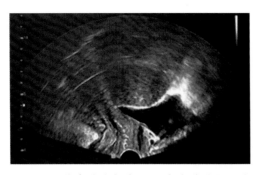

图 16.8 前庭盆底超声显示膀胱脱垂和下降（这是一位健康的女性。），此图像应该是在静止和最大 Valsalva 动作时获取。循环视频对我们的观察有很大的价值

将探头放在两侧大阴唇之间的中间矢状位，屏幕上就会显示耻骨联合、肛门直肠角，以及肛直肠角之后的耻骨肌等与进一步治疗相关的重要结构。探头的面积必须足够大，常使用的是凸阵或腹部探头。这对于刚刚分娩后的会阴及生殖裂孔较大的女性患者而言尤为重要。

16.7.5 超声设备的特殊工具及其用途

根据不同的临床要求，超声设备需要使用不同的特殊工具。

1. 实时扫描：这一工具可用于所有的动态扫描。它的功能有定格并保存视频或图像、回放视频和图像打印。在治疗结束或下次预约复查等时候，可以进行重复播放并进行对比。

2. 视频回放：这一专业工具可以保存和剪辑视频。例如，超声保存患者收缩盆底肌肉、咳嗽、咳嗽同时收缩盆底肌肉时 10~15s 的视频，之后医生可以和患者一起回放这段视频，并挑选某一单帧或视频进行剪辑。还可以用不同的速度向前或向后播放这段视频，来向患者解释正常或异常的盆底功能表现，对患者进行宣教及治疗反馈。

通常使用回放功能时，必须要事先设定好保存模式和时间选择（设备有前瞻性和回顾性保存模式，而且保存的时间顺序需要预先设定好）。

这一功能非常适合对一般人群和患者进行宣教，如解释症状、描述盆底功能特征等。

3. 治疗前后：某些女性不能正确收缩盆底肌肉，甚至同时有过多的腹部肌肉参与活动（会导致腹内压增加，使膀胱颈、宫颈和其他器官位置下降）。研究表明，正常生理状态下的盆底肌肉收缩是与腹横肌一起完成的[4]。而其他腹部肌肉，如腹内斜肌和腹外斜肌的参与会使腹内压增加，从而使盆底和膀胱颈下陷[4]。

在这些病例中，必须通过专业的物理治疗方法（如呼吸控制、放松腹部浅层肌肉等）来纠正盆底肌肉的收缩情况，根据不同的体位来决定是否对腹部肌肉进行超声检测。例如，某些患者分别需要在侧卧位、坐位、仰卧位进行超声检查，采取哪种体位需要根据个体情况来定。一旦确定功能正常，那么就可以用会阴盆底超声来进行后续训练，以确保患者收缩肌肉的准确性，并且将其展示给患者。

16.8 盆底治疗师的体格检查和评估

由盆底专业医师进行的体格检查包括以下内容：

1. 必须通过有效的盆底问卷来采集患者病史，问卷需要涵盖所有的女性盆底症状，如尿道、肠道、盆腔器官脱垂、性生活问题。例如，免费提供的澳大利亚盆底调查问卷，调查者版本盆底调查问卷 [34] 和患者版本盆底调查问卷 [35]，均可用于临床和科学研究。

2. 评估盆底情况，尤其是对盆底肌肉的阴道触诊评估 [23]。包括肌肉的完整性（有无撕裂），咳嗽时的盆底功能特征，用力屏气状态，盆底感知情况（感觉和认知），盆底肌肉的自主性收缩，咳嗽前的自主肌肉收缩。

3. 使用会阴盆底超声评估盆底动态表现（自动性和自主性），如咳嗽、屏气用力时。

4. 对自主性盆底肌肉收缩的评估，应用会阴盆底超声评估盆底肌肉收缩的协调性、强度和持久性；应用 3D 阴道内超声来确认肌肉的完整性。

5. 对身体的姿态、呼吸和盆底肌肉收缩情况进行评估（共同活动、身体其他部位的防御或规避动作，如骨盆倾斜、屏气）。

物理治疗医生进行物理检查的目的是发现掩藏在个体症状深层的功能性问题，然后根据病理生理特点和发现的功能失调情况来制订治疗方案。与生活质量有关的问题，患者对自己生活的愿望（社会诚信、体育活动、工作等），以及将训练或锻炼整合到日常生活等问题均应纳入患者个体化治疗方案的制订中。这些问题往往影响患者盆底训练的意愿、治疗疗效和自我感觉，以及患者的依从性。

16.9　检查体位对治疗的影响

和妇科超声一样，大多数会阴盆底超声的检查体位是在标准妇科检查椅上的截石位，或是正常治疗床上的改良截石位。对于 3D 成像，需要检查人员支撑患者的胳膊或肘部。因为成像捕获时间可能长达 15~20 s，而且为了获得最佳成像质量，保持绝对静止状态至关重要。对于仰卧位无法成功进行动态操作的患者可以采取站立位进行会阴盆底超声。对于物理治疗来说，采用与症状相关的体位（如站立位）进行评估和治疗是十分重要的。也有的女性在仰卧位能收缩盆底肌肉，但在站立位却无法收缩盆底肌肉，虽然在日常生活中站立位尤为重要。

在许多国家，妇科泌尿医生都是在特殊的妇科椅上进行检查的。让患者保持舒适的体位，放松肌肉，这样才能在没有疼痛的情况下进行检查。大多数物理治疗医生没有这种妇科椅，检查时仅仅是让患者仰卧位躺在普通长凳或是治疗台上，髋部和膝盖微微弯曲。长凳或治疗台靠墙放置，治疗医生站在另一边。患者的腿由墙和治疗医生来支撑，以便于放松臀部肌肉帮助患者进行舒适、无痛的检查。通过触诊可以检查静息状态下肌肉张力，以及盆底肌肉的结构和缺损。通过超声检查静息状态下器官的位置和盆底肌肉自主收缩时器官的活动。

另外，因为多数患者叙述的症状（尿失禁、粪失禁、尿频、盆腔器官脱垂）都发生在站立位，而且对同一个患者分别在仰卧位和站立位检查时可有不同的发现，所以在站立位评估盆底肌肉的性能对于治疗医生而言尤为重要。站立位有利有弊。例如，一位女性在仰卧位时无法收缩盆底肌肉，那么可能是她对盆底的感知有问题，或者是在仰卧位时存在功能性的问题，又或者是患者对于收缩的理解有误，错误的收缩会使腹内压升高，并导致盆底下移。对于某些女性而言，重力可以帮助她们感受盆底肌肉的收缩，因为她们只有在站立位或坐位时才知道如何收缩盆底肌肉。

16.10　评估过程中的特定动作

在评估过程中需要采取一些动作来获得信息。开始的时候，治疗医生通常只评估一些自动或反射性/功能性/准功能性动作，如咳嗽、Valsalva动作、用力；然后，治疗医生嘱咐患者做自主性动作，如收缩、收缩同时咳嗽、咳嗽前保持收缩状态，以此来发现盆底肌肉的功能性缺陷。

触诊和超声

触诊和超声是了解患者肌肉和结缔组织结构的重要方法。使用超声作为辅助手段来完成诊断图像，可以获得更多的信息。

触诊能够评估肌肉的结构（如撕裂、损伤等）和功能特性（如收缩、肌力、持久性和协调性等）。而动态2D超声对盆底肌肉自主或非自主性收缩时的肌肉活动进行成像，因此将触诊和超声这

两种方法结合在一起，就可以进行更全面的评估。咳嗽时是否有自发性盆底肌肉收缩？咳嗽时膀胱颈是否下降？患者在咳嗽前是否有可能收缩盆底肌肉，从而维持膀胱颈在咳嗽期间的稳定性？

将2D探头放在会阴，嘱患者依次进行如下3个动作。

1. 咳嗽[36]（图16.9）：在准备咳嗽时，肛提肌/肛直肠角向前和头侧移动（图16.9a）。咳嗽时，膀胱向后下侧移动，但会受到肛提肌的阻抗（图16.9b）。最终，咳嗽后肛提肌和膀胱回到正常位置（图16.9c）。

2. 收缩盆底肌肉[36]（图16.10）：肛提肌向前和头侧移动（图16.10a）之后回到正常位置（图16.10b）。

3. 屏气加压动作[36]（图16.11）：肛提肌/肛直肠角放松变平，膀胱颈下降（BND）（图16.11a）。动作完成后，盆底肌肉快速收缩，解剖结构恢复（图16.11b）。

这3个动作都可以观察到以耻骨联合为参照的提肌板和膀胱颈的不同活动轨迹[31]（图16.12）。

阴道内超声可以观察到肛提肌的运动情况并进行定量分析。因为阴道内超声探头在某种程度上和手指相似，所以患者也会有挤压感。在一项研究中对比了手指触诊和阴道、会阴动态超声测量的提肌板的提升情况，研究中要求患者进行盆底肌肉收缩，同时探头从2D正中矢状位后侧视角的角度获取静息状态和盆底肌肉收缩时提肌板运动的视频。阴道内超声测量提肌板和探头之间的距离，会阴盆底超声测量提肌板和耻骨弓的距离。计算提肌板提升的距离（lift）

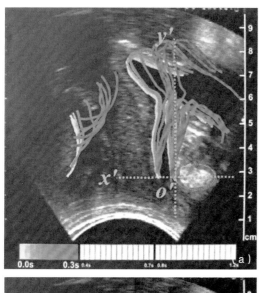

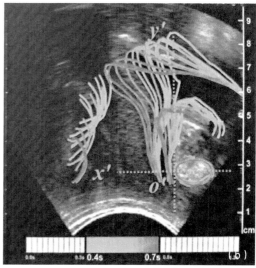

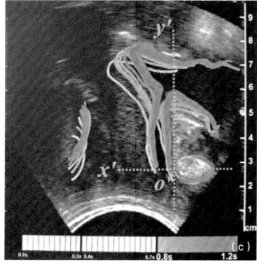

图 16.9　从（a）图至（c）图为健康志愿者咳嗽时盆底组织的活动时序（经允许引自 Peng 等人[36]）

和 提 肌 板 提 升 比（lift/rest × 100）。盆底肌肉强度可以通过手指触诊进行估计，根据改良牛津评分（Modified Oxford Scale，MOS）把它们分为功能性和非功能性群。采用 t 检验和方差分析，根据牛津评分比较提肌板向上提升的平均差。当使用阴道动态超声进行测量时，随着牛津评分的增加，平均 lift 和 lift/rest 比值都上升（方差分析，P=0.09，P=0.04）。把评分分为非功能性肌肉力量组（0~1）和功能性肌肉力量组（2~5），

此时功能性肌肉力量组的女性平均 lift（3.2 VS. 4.6 mm；P=0.03） 和 lift/rest 比值（13% VS. 20%；P=0.01）明显高于非功能性肌肉力量组。阴道超声检查发现提肌板 lift/rest 比值在 30% 以上的患者都具有功能性肌肉力量。动态阴道超声检查发现提肌板 lift/rest 比值增高的患者有更高的功能性肌肉力量（应用牛津评分得出）。这种新的测量方法可作为超声评估肛提肌功能的一种方法[25]（图 16.13 和图 16.14）。

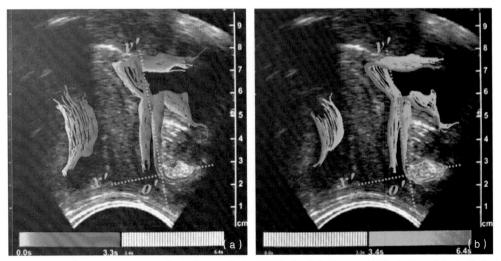

图 16.10 （a）图至（b）图为健康志愿者盆底肌肉收缩时盆底组织的活动时序（经允许引自 Peng 等人[36]）

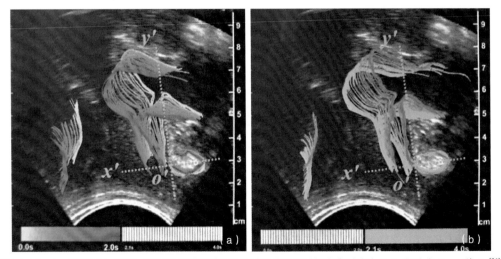

图 16.11 （a）图至（b）图为健康志愿者屏气用力时盆底组织的活动时序（经允许引自 Peng 等人[36]）

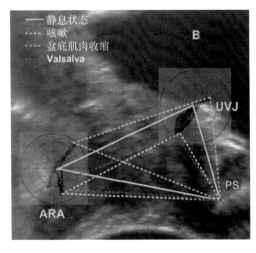

图 16.12 以耻骨联合为参照的提肌板和膀胱颈的活动情况。图示为膀胱（B），尿道膀胱交界处（UVJ），耻骨联合（PS），肛直肠角（ARA）（经允许自 Constantinou 等人[31]）

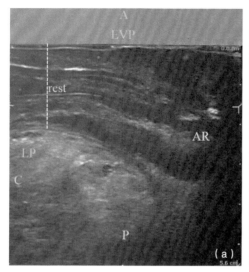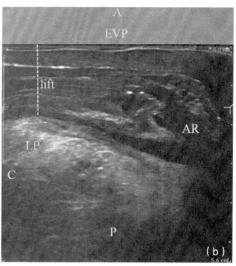

图 16.13　动态阴道超声测量肛提肌与阴道探头的距离。（a）静息状态。（b）Kegel 运动。图示为前（A），后（P），阴道探头（EVP），提肌板（LP），肛直肠（AR）（*经允许引自 Rostaminia 等人*[25]）

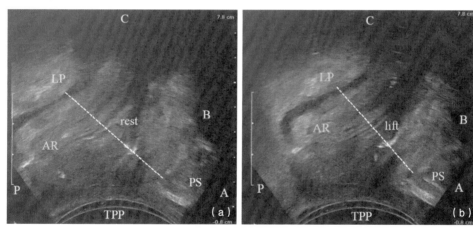

图 16.14　动态会阴超声测量提肌板与耻骨联合的距离。（a）静息状态。（b）盆底肌收缩。图示为头（C），膀胱（B），前（A），耻骨联合（PS），后（P），会阴探头（TPP），提肌板（LP），肛直肠（AR）（*经允许引自 Rostaminia 等人*[25]）

如果患者的肛提肌运动有缺陷，有可能是因为感觉缺失，也可能是单纯的因为肌肉发育不良或功能薄弱。在如何区分上述原因上，3D 超声可以为我们提供答案。在一项研究中，应用 3D 阴道内超声评估肛提肌缺陷（LAD）从而检测盆底肌肉功能，同时通过手指触诊评估盆底肌肉功能。具体实施包括患者接受手指触诊检查盆底肌肉强度在内的物理检查（使用牛津评分）；评估阴道超声的测量数据，并应用已被确认的肛提肌缺陷评分系统给肛提肌评分。根据牛津评分分为非功能组（0~1 分）和功能组（2~5 分）。总体来说，32.5% 的患者为非功能性肌肉力量，44.2% 的患者有明显的肛提肌缺陷。超声诊断肛提肌缺陷患者为非功能性肌肉的敏感度为 60%（95% CI：41%~79%），检测为功能性肌肉的特异性为 63%（95% CI：50%~77%）。总体来说，肛提肌缺陷对患者是否合并盆底肌肉功能不良显示出良好的区分能力［ROC 曲线下面积 =0.70（95% CI：58%~83%）］。在肛提肌缺陷评分 16~18 分的患者中，几乎全部为肌肉缺失，70% 为非功能性牛津评分。而在正常或较小肛提肌缺陷评分（0~4分）的患者中，89.5% 为功能性牛津评分。肛提肌缺陷和牛津评分呈现中度负相关。在形态正常或肌肉缺陷最严重的患者中，肛提肌缺陷评分可以识别大多数功能性或非功能性牛津评分的患者[10]（图 16.15）。

16.11　超声在不同领域评估的应用

16.11.1　超声在定量肛提肌活动和指导盆底肌肉收缩中的应用

　　超声不仅可以用来对盆底肌肉的收缩及其对膀胱颈和肛直肠角的影响进行定量分析，它还可以进一步显示肛提肌收缩的质量和协调性。对盆底收缩这一宣教内容来说，正确的盆底肌肉收缩是肛提肌与腹横肌的共同活动。在向患者很好地解释盆底解剖结构之后，如向她们展示盆底图片或者对盆底和器官进行解释。物理治疗医生可以通过对超声检查结果的预判而向患者解释其个体症状，如某女性在咳嗽时漏尿，那么她的膀胱颈可能会出现过度活动。

16.11.2　对尿失禁女性的盆底肌收缩进行评估

　　这里讨论的尿失禁分为压力性尿失禁和膀胱过度活动症。前者是腹内压升高导致膀胱颈开放（水平或垂直下降）；或者是升高的腹内压影响了膀胱颈的稳定性，从而导致膀胱颈开放。目前有两种重要的控尿机制：尿道闭合压和膀胱颈的稳定性[6, 37~39]。对于压力性尿失禁患者来说，盆底肌肉收缩可以在腹内压上升时稳定膀胱颈并压迫尿道。对于膀

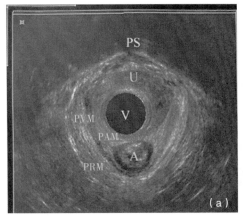
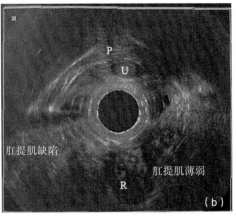

图 16.15　3D 阴道超声检测出肛提肌缺陷。（a）正常肛提肌。（b）显著的肛提肌缺陷，总评分 14 分。图示为肛门（A），耻骨联合（PS），直肠（R），尿道（U），髂尾 / 耻尾肌（PVM），耻骨肛门肌（PAM），耻骨直肠肌（PRM）（经允许引自 Rostaminia 等人[10]）

胱过度活动症患者来说，盆底肌肉收缩可以关闭膀胱颈漏斗，或是抑制逼尿肌的过度活动 / 收缩，从而防止漏尿。

当腹内压升高时（咳嗽、搬重物），膀胱颈必须是稳定的。研究表明，保持盆底肌肉收缩有助于提高咳嗽时膀胱颈的稳定性 [6]。Miller 等人的研究显示，在咳嗽前做盆底肌肉的提前收缩 [有人将此称之为 Knack（窍门）]，1 周后超过 70% 的女性表现出漏尿减少的现象 [40, 41]。正因为做了 Knack 的女性漏尿减少，所以盆底肌肉提前收缩是盆底康复治疗的关键所在 [6, 22, 40, 42]。

最近研究发现压力性尿失禁女性表现为：

1. 耻骨直肠肌不稳定或无头—腹方向活动。

2. 耻骨直肠肌收缩，但对膀胱颈的位置并无提升作用。

3. 耻骨直肠肌收缩，但是在持续呼吸（腹内压增加和协同收缩）、咳嗽、抬重物时不能持久 。

在可能导致尿失禁的压力作用下，盆底肌肉会出现动态的反应性收缩。盆底的超声图像可以提供与之相关的重要的诊断信息，而这些信息是手指触诊无法轻易捕获并领悟的。在一项以定量运动追踪为基础，并旨在分析作用于肛直肠角上的盆底肌肉动力参数的研究中，应用会阴盆底超声对不同年龄及产次的 22 名无症状女性和 9 名压力性尿失禁女性进行了检查。对肛直肠角腹—背、头—尾方向的运动进行了分解，对诸如位移、运动轨迹、速度、加速度等运动参数进行了分析。结果显示，在诸如咳嗽这种快速压力事件中，盆底肌肉应答反应是防止尿失禁的可能机制。统计表明，与健康受试者相比，压力性尿失禁女性在仰卧位和站立位实验时，其盆底肌肉应答反应均表现出显著差异 [30]。

控尿功能正常的女性，其盆底肌肉在咳嗽之前能够提前收缩，从而抬高膀胱颈，并向耻骨联合方向挤压泌尿生殖结构，但是压力性尿失禁女性的这一系列动作却是延迟的 [6]。咳嗽时盆底肌肉的最大加速度与速度和位移表现更加接近。压力性尿失禁女性的尿道，其横向加速度处于失控状态，与控尿正常的女性尿道相比。压力性尿失禁女性的尿道移动距离是控尿正常女性的 2 倍以上（$P=0.0002$），移动速度基本上是控尿正常女性的 2 倍（$P=0.0015$）。在咳嗽时，正常功能的盆底肌肉会立刻挤压盆底，给尿道提供外部支持，以减少尿道移动的距离、速度及加速度。压力性尿失禁女性尿道支持组织薄弱，其盆底肌肉不会发生这种短暂性的收缩。因此，压力性尿失禁女性尿道的移动会更远更快，而且持续时间更长 [43]。

使用超声和动态成像技术来显示术前、术后压力性尿失禁女性的盆底肌肉静态解剖结构和动态功能特点，并与控尿正常的女性进行比较。通过观察盆底肌肉自主及反射性运动导致的器官动态移动情况来评估其功能。技术改进包括在进行与外界刺激有关的动作中使用超声分析脏器的移动。主要参数有盆底标志物的位移、速度、加速度及运动轨迹。为了达到这一目的，需要进行运动追踪计算和分段计算等运动检测，来得到不同动作下新的参数（运动轨迹、位移、速度、加速度和盆底结构的张力）。结果强调了应对快速有力的模拟动作时，盆底结构的同步运动和变形是非常重要的。这对于理解盆底肌肉的功能及其神经肌肉调控机制也很重要。此外，研究者还提出，应答的同步性是区分控尿正常者和尿失禁患者的重要因素[44]。

未生育的、身体强健的女性常常会出现轻微尿失禁症状，但没有阴道症状。控尿正常女性和尿失禁女性的盆底肌肉在肌力方面，统计学上并无显著差异。这些结果强调了对于女性运动员，盆底肌肉的预防性治疗和康复治疗是十分必要的[45]。

盆底肌肉的自主收缩可以对控尿正常女性的阴道壁产生强烈的闭合压力，但对于压力性尿失禁女性却并无此种作用。这些结果意味着，压力性尿失禁女性的盆底肌肉收缩不能有效的增强外在的尿道闭合压[46]。

盆底肌肉训练可以改变肛提肌的解剖结构使其收缩更加有力，减少提肌板的移动距离。超声下观察到的肌肉运动情况能使我们更加深入的了解"物理治疗能够增强盆底肌肉功能并阻止漏尿"

的解剖机制（图 16.16）[47]。

16.11.3 评估女性粪失禁和梗阻型或出口型便秘的盆底功能

超声波可以用来评估肛提肌的收缩能力，通过保持肛提肌收缩使肛直肠角沿头腹方向移动，从而使排便紧迫感减轻或消失，并通过增大或减小肛直肠角来控制排便，直至到达肛门。应用超声观察提肌板的运动可以帮助患者理解这些排便的问题、症状以及相关感觉。

而且，超声有助于指导有排便问题的女性如何放松。这一症状通常与盆底肌肉过度活动相关。便秘的患者通常会有耻骨直肠肌的反常收缩。粪便的滞留还可能会导致溢出性粪失禁。

16.11.4 评估盆腔器官脱垂女性的盆底功能

和盆腔器官脱垂、尿失禁、粪失

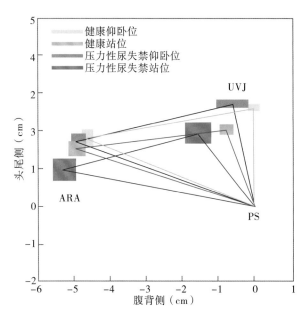

图 16.16　17 例无症状女性和 5 例压力性尿失禁患者的尿道膀胱交界处 – 耻骨 – 肛直肠角。健康仰卧位：绿色；健康站位：蓝色；SUI 仰卧位：洋红；SUI 站位：红色。标准差（SE）由不同颜色的透明条显示。图示为尿道膀胱交界处（UVJ），肛直肠角（ARA），耻骨联合（PS）（经允许引自 Constantinou 等人[31]）

禁、梗阻型便秘或排尿困难，以及盆腔疼痛综合征相关的症状大都有相关的肌肉功能性问题。这些功能失调通常伴随着筋膜（盆内筋膜）缺陷和盆底支持韧带的缺陷。如何对受盆底症状困扰的女性进行结缔组织和肌肉的评估呢？盆底超声成像解决了这一问题。其中一些结构可以通过阴道触诊进行评估，而其他结构则需要使用诊断性超声。在过去的几十年间，超声的重要性在所有的妇科泌尿学领域得到了惊人的提升，如产后、盆腔器官脱垂、阴道网片并发症、盆腔器官脱垂手术失败等都需要应用超声 [10~12、14、18~20、25、48~56]。

应用超声评估盆腔器官脱垂时，拥有深入精准的盆底解剖知识是十分必要的。由于大多数盆腔器官脱垂 Ⅳ 度患者的肛提肌均已不可见 [14]，所以残留肛提肌的准确数量会对物理治疗或手术的成败产生影响。如果物理治疗医生对评估盆底肌肉的自发运动感兴趣，那么医生只须要求受试者用力增加腹部张力即可。如果物理治疗医生对器官下降的距离感兴趣，那么医生只须要求受试者改变用力动作的速度。不同的用力方式和 Valsalva 动作是很重要的，它们会导致不同的盆底肌肉反应 [57]。为了辨别哪一部分下降的更多，我们必须判断出下降最明显的器官。物理治疗医生可以通过评估盆底肌肉收缩导致的脱垂器官上升的程度来解决这一问题。

16.11.5　盆腔疼痛综合征患者盆底功能的评估

盆腔疼痛有时与盆底的过度活动有关。2D 超声下显示，耻骨联合和耻骨直肠肌之间的距离即裂隙最小间距变小。关于裂隙正常值已经有许多报道 [58]。越年轻的女性裂孔间距越小，未生育女性比已生育女性裂孔间距小，知道这一点很重要。所以对于这些女性而言，较小的裂孔间距才是正常的生理情况。

因为肌肉的松弛和收缩都是个体协调和感知的结果，所以有必要明确患者的问题是否与其不知道如何收缩盆底肌肉有关，抑或是真正的肌肉功能失调。

盆底的过度活动可能不仅仅是盆腔疼痛的原因，而且也可能是对各种原因（BMI 高值，举重物，抬东西时屏住呼吸等）导致腹内压过高的反应，病情频发加重（如严重咳嗽、肺部疾病、梗阻型便秘等）也可能引发盆底过度活动。

16.12　超声在制订治疗计划中的应用

一旦获得了患者的病史和症状，就应该和患者一起规划个人治疗计划了。无论是最主要的问题，还是次要问题都应该给予治疗。如果主要症状（如慢跑时漏尿）在第一时间不能得到治疗，那么就需要向患者解释慢跑属于太过复杂的动作，应首先进行腹内压升高（如咳嗽）时，肌肉收缩协调性的治疗。

使用会阴盆底超声检查的第一个目的是检查 PRM 在头—腹方向上的运动，进而评估肌肉的收缩能力。其次是检查膀胱颈的活动度并判断它对膀胱的影响。评估肛提肌是否能在持续呼吸或咳嗽时，维持收缩状态也是很重要的。然后还需要在站立位检查上述内容。如果咳嗽导致腹内压过高，那么可以用呼气代替。控制呼吸也是盆底肌肉协调训练教程的重要步骤。

进行持久性训练时，可以指导患者在维持盆底肌肉收缩状态时增加呼吸次数和延长两次呼吸的间隔，而且在仰卧位和站立位都要进行这种训练。第一条建议是针对压力性尿失禁女性的，第二条建议是针对膀胱过度活动症和盆腔器官脱垂女性的。对于那些有盆底肌肉过度活动或盆腔疼痛综合征的女性，放松肛提肌是至关重要的，这可以通过会阴盆底超声对其尾—背方向的活动加以观察。

16.13 超声在物理治疗应用上的总结和展望

超声可以被用来评估个体特异性盆底肌肉功能失调。年轻女性和所有青少年都可以通过超声检查学习盆底是什么以及如何收缩它。这应该在女孩（男孩）接受性教育的各个学校或健康中心里予以宣教。而且经过这些早期教育，女性在产前学习班的课程里进一步学习超声，可以被用来教授她们如何在分娩中准确安全地用力。在分娩之后，超声也可以被用来进行"盆底检查"，从而指导孕妇们如何在产后集中注意力收缩盆底。在医学其他领域，如创伤、外科手术及介入治疗后，应无间歇立即进入康复治疗阶段。研究显示，产后不立即进行康复训练对组织结构的恢复是不利的。在产后数周左右，产妇们进行产后锻炼计划或是重新开始个人运动计划之前，物理治疗医生需要对其进行盆底肌肉检查，确定是否在各种运动下都能维持膀胱颈的稳定性[59]。有专业技能的物理治疗医生可以有机会成为产妇们的教练，并对她们的常规治疗方案进行个体化调整，使调整后的方案对膀胱颈的危险性降到最低，以此指导产妇们锻炼，从而减少膀胱颈的下降程度。在运动后膀胱颈的下降程度，以及盆底肌肉预收缩锻炼使膀胱颈下降程度减少方面，超声再次发挥了它的作用。对于物理治疗医生而言，超声不仅可以帮助他们向患者解释问题，还可以让患者理解在进行某种体育运动时，膀胱颈的非自主下降。

女性在开始进行任何一项高强度的新运动之前，首先检查一下盆底功能是有益处的。这不仅仅需要通过超声评估盆底，还可通过超声观察各种张力对盆底的影响。就像是在进行一项新运动之前须进行心血管系统检查一样，人们也需要对盆底进行检查并获得个体化建议和禁忌证。

超声下的物理治疗应被列入减肥方案之中，因为运动是减肥的重要因素。而且由于较高BMI，这些肥胖或超重的女性盆腔器官脱垂风险更高。物理治疗医生及内科医生应该考虑到超重人群在锻炼时会产生更高的腹内压，并对此情况进行调研[60]。超声检查能够量化各种问题，因此便于保健管理者们（内科医生、物理治疗医生、护士、健康保险公司等）之间更好的交流。

物理治疗是一个成熟的研究领域。一位物理治疗专家可以通过重建机体的结构来提高脏器功能。然而，超声在盆底治疗领域的应用仍然处于起步阶段，循证医学将进一步促使超声成像成为物理治疗宣教的核心内容。

（宋悦译，孙秀丽、苗娅莉校）

参考文献

[1] Shobeiri SA. Appearance of the levator ani muscle subdivisions in endovaginal three-dimensional ultrasonography. Obstet Gynecol. 2009;114(5):1145–6.

[2] DeLancey JO, Morgan DM, Fenner DE, Kearney R, Guire K, Miller JM, et al. Comparison of levator ani muscle defects and function in women with and with out pelvic organ prolapse. Obstet Gynecol. 2007;109(2 Pt 1):295–302.

[3] Huebner M, Margulies RU, DeLancey JO. Pelvic architectural distortion is associated with pelvic organ prolapse. Int Urogynecol J. 2008;19(6):863–7.

[4] Junginger B, Baessler K, Sapsford R, Hodges PW. Effect of abdominal and pelvic floor tasks on muscle activity, abdominal pressure and bladder neck. Int Urogynecol J. 2010;21(1):69–77.

[5] Sapsford RR, Hodges PW, Richardson CA, Cooper DH, Markwell SJ, Jull GA. Co-activation of the abdominal and pelvic floor muscles during voluntary exercises. Neurourol Urodyn. 2001;20(1):31–42.

[6] Baessler K, Junginger B. Why do women leak urine? Which continence mechanism(s) fail(s)? Int Urogynecol J. 2013;24(Suppl 1):90–1.

[7] Smith MD, Coppieters MW, Hodges PW. Postural response of the pelvic floor and abdominal muscles in women with and without incontinence. Neurourol Urodyn. 2007;26(3):377–85.

[8] Dumoulin C, Hay-Smith J, Frawley H, McClurg D, Alewijnse D, Bo K, et al. 2014 consensus statement on improving pelvic floor muscle training adherence: international continence society 2011 state-of-the- science seminar. Neurourol Urodyn. 2015;34(7): 600–5.

[9] Cohen BL, Tunuguntla HSGR, Gousse A. Predictors of success for first stage neuromodulation: motor versus sensory response. J Urol. 2006;175(6):2178–80. discussion 80-1

[10] Rostaminia G, Peck JD, Quiroz LH, Shobeiri SA. How well can levator ani muscle morphology on 3D pelvic floor ultrasound predict the levator ani muscle function? Int Urogynecol J. 2015;26(2):257–62.

[11] Rostaminia G, Peck JD, Quiroz LH, Shobeiri SA. Characteristics associated with pelvic organ prolapse in women with signiicant levator ani muscle deiciency. Int Urogynecol J. 2016;27(2):261–7.

[12] Rostaminia G, White D, Hegde A, Quiroz LH, Davila GW, Shobeiri SA. Levator ani deiciency and pelvic organ prolapse severity. Obstet Gynecol. 2013;121(5):1017–24.

[13] Rostaminia G, White DE, Quiroz LH, Shobeiri SA. Visualization of periurethral structures by 3D endovaginal ultrasonography in midsagittal plane is not associated with stress urinary incontinence status. Int Urogynecol J. 2013;24(7):1145–50.

[14] Rostaminia G, White DE, Quiroz LH, Shobeiri SA. Levator plate descent correlates with levator ani muscle deiciency. Neurourol Urodyn. 2015;34(1):55–9.

[15] Santoro GA, Shobeiri SA, Petros PP, Zapater P, Wieczorek AP. Perineal body anatomy seen by three-dimensional endovaginal ultrasound of asymptomatic nulliparae. Color Dis. 2016;18(4):400–9.

[16] Santoro GA, Wieczorek AP, Dietz HP,

Mellgren A, Sultan AH, Shobeiri SA, et al. State of the art: an integrated approach to pelvic floor ultrasonography. Ultrasound Obstet Gynecol. 2011;37(4):381–96.

[17] Santoro GA, Wieczorek AP, Shobeiri SA, Mueller ER, Pilat J, Stankiewicz A, Battistella G. Interobserver and interdisciplinary reproducibility of 3D endovaginal ultrasound assessment of pelvic floor anatomy. Int Urogynecol J Pelvic Floor Dysfunct. 2011;22(1): 53–9.

[18] Santiago AC, O'Leary DE, Quiroz LH, Nihira MA, Shobeiri SA. An ultrasound approach to the posterior compartment and anorectal dysfunction. Int Urogynecol J. 2015;26(9):1393–4.

[19] Shobeiri SA, Leclaire E, Nihira MA, Quiroz LH, O'Donoghue D. Appearance of the levator ani muscle subdivisions in endovaginal three-dimensional ultrasonography. Obstet Gynecol. 2009;114(1):66–72.

[20] Shobeiri SA, Rostaminia G, White DE, Quiroz LH. The determinants of minimal levator hiatus and their relationship to the puborectalis muscle and the levator plate. BJOG. 2012;120(2):205–11.

[21] Crotty K, Bartram CI, Pitkin J, Cairns MC, Taylor PC, Dorey G, Chatoor D. Investigation of optimal cues to instruction for pelvic floor muscle contraction: a pilot study using 2D ultrasound imaging in pre-menopausal, nulliparous, continent women. Neurourol Urodyn. 2011;30(8):1620–6.

[22] Junginger B, Seibt E, Baessler K. Bladder-neck effective, integrative pelvic floor rehabilitation program: follow-up investigation. Eur J Obstet Gynecol Reprod Biol 2014;174:150–3.

[23] Fisher KA, Shobeiri SA, Nihira MA. The use of standardized patient models for teaching the pelvic floor muscle examination. J Pelvic Med Surg. 2008;14(5): 361–8.

[24] Oversand SH, Atan IK, Shek KL, Dietz HP. The association between different measures of pelvic floor muscle function and female pelvic organ prolapse. Int Urogynecol J. 2015;26(12):1777–81.

[25] Rostaminia G, Peck J, Quiroz L, Shobeiri SA. Levator plate upward lift on dynamic sonography and levator muscle strength. J Ultrasound Med. 2015;34(10): 1787–92.

[26] Pontbriand-Drolet S, Tang A, Madill SJ, Tannenbaum C, Lemieux MC, Corcos J, Dumoulin C. Differences in pelvic floor morphology between continent, stress urinary incontinent, and mixed urinary incontinent elderly women: an MRI study. Neurourol Urodyn. 2016;35(4):515–21.

[27] Sherburn M, Murphy CA, Carroll S, Allen TJ, Galea MP. Investigation of transabdominal real-time ultrasound to visualise the muscles of the pelvic floor. Aust J Physiother. 2005;51(3):167–70.

[28] Avery AF, O'Sullivan PB, McCallum M. Evidence of pelvic loor muscle dysfunction in subjects with chronic sacroiliac joint pain syndrome. In: Singer Kp, editor. Proceedings of the 7th Scientiic Conference of the International Federation of Orthopaedic Manipulative Therapists. Perth, WA, Australia; 2000. p. 35–8.

[29] Thompson JA, O'Sullivan PB, Briffa K, Neumann P, Court S. Assessment of pelvic floor movement using transabdominal and transperineal ultrasound. Int Urogynecol J Pelvic Floor Dysfunct. 2005;16(4): 285–92.

[30] Peng Q, Jones R, Shishido K, Constantinou CE. Ultrasound evaluation of dynamic responses of female pelvic floor muscles. Ultrasound Med Biol. 2007;33(3):342–52.

[31] Constantinou CE, Peng Q, Omata S. Visualization of the dynamics of the female pelvic floor relex and steady state function. In: Tavares JM, Jorge RM, editors. Computational vision and medical image processing: recent trends. Vol. 19, computational methods in applied sciences. Dordrecht: Springer Science+Business Media; 2011. p. 37–74.

[32] Tunn R, Albrich S, Beilecke K, Kociszewski

J, Lindig-Knopke C, Reisenauer C, et al. Interdisciplinary S2 k guideline: sonography in urogynecology: short version-AWMF registry number: 015/055. Geburtshilfe Frauenheilkd. 2014;74(12):1093–8.

[33] Tunn R, Schaer G, Peschers U, Bader W, Gauruder A, Hanzal E, et al. Updated recommendations on ultrasonography in urogynecology. Int Urogynecol J Pelvic Floor Dysfunct. 2005;16(3):236–41.

[34] Baessler K, O'Neill SM, Maher CF, Battistutta D. Australian pelvic floor questionnaire: a validated interviewer-administered pelvic floor questionnaire for routine clinic and research. Int Urogynecol J Pelvic Floor Dysfunct. 2009;20(2):149–58.

[35] Baessler K, O'Neill SM, Maher CF, Battistutta D. A validated self-administered female pelvic floor questionnaire. Int Urogynecol J. 2010;21(2):163–72.

[36] Peng Q, Jones RC, Constantinou CE. 2D ultrasound image processing in identifying responses of urogenital structures to pelvic floor muscle activity. Ann Biomed Eng. 2006;34(3):477–93.

[37] DeLancey JO, Trowbridge ER, Miller JM, Morgan DM, Guire K, Fenner DE, et al. Stress urinary incontinence: relative importance of urethral support and urethral closure pressure. J Urol. 2008;179(6):2286–90.. discussion 90

[38] Delancey JO. Why do women have stress urinary incontinence? Neurourol Urodyn. 2010;29(Suppl 1):S13–7.

[39] Baessler K, Junginger B. Which mechanisms keep us continent? The role of pelvic floor muscles, bladder neck support and motor control. Int Urogynecol J. 2012;23(Suppl 2):219–20.

[40] Miller JM, Ashton-Miller JA, DeLancey JO. A pelvic muscle precontraction can reduce cough-related urine loss in selected women with mild SUI. J Am Geriatr Soc. 1998;46(7):870–4.

[41] Miller JM, Sampselle C, Ashton-Miller J,

Hong GR, DeLancey JO. Clariication and conirmation of the Knack maneuver: the effect of volitional pelvic floor muscle contraction to preempt expected stress incontinence. Int Urogynecol J Pelvic Floor Dysfunct. 2008;19(6):773–82.

[42] Smith MD, Coppieters MW, Hodges PW. Postural activity of the pelvic floor muscles is delayed during rapid arm movements in women with stress urinary incontinence. Int Urogynecol J Pelvic Floor Dysfunct. 2007;18(8):901–11.

[43] Lovegrove Jones RC, Peng Q, Stokes M, Humphrey VF, Payne C, Constantinou CE. Mechanisms of pelvic floor muscle function and the effect on the urethra during a cough. Eur Urol. 2010;57(6):1101–10.

[44] Constantinou CE. Dynamics of female pelvic floor function using urodynamics, ultrasound and Magnetic Resonance Imaging (MRI). Eur J Obstet Gynecol Reprod Biol. 2009;144(Suppl 1):S159–65.

[45] de Araujo MP, Mascarenhas T, da Roza TH, Jorge RN, Pestana M, Santos JA, et al. Evaluation of pelvic floor disorders and pelvic floor muscle function in nullipa-rous high physical activity women. (Oral Presentation 177). Int Urogynecol J Pelvic Floor Dysfunct. 2011;22(Suppl 1):S172–3.

[46] Shishido K, Peng Q, Jones R, Omata S, Constantinou CE. Inluence of pelvic floor muscle contraction on the proile of vaginal closure pressure in continent and stress urinary incontinent women. J Urol. 2008; 179(5):1917–22.

[47] Dumoulin C, Peng Q, Stodkilde-Jorgensen H, Shishido K, Constantinou C. Changes in levator ani anatomical coniguration following physiotherapy in women with stress urinary incontinence. J Urol. 2007;178(3 Pt 1):970–7.. quiz 1129

[48] Denson L, Shobeiri SA. Imaging of urethral bulking agents: a sonographer's perspective. J Diagn Med Sonography. 2013;29(6):255–9.

[49] Manonai J, Rostaminia G, Denson L, Shobeiri SA. Clinical and ultrasonographic study of patients presenting with transvaginal mesh complications. Neurourol Urodyn. 2016;35(3):407–11.

[50] Quiroz LH, Shobeiri SA, White D, Wild RA. Does age affect visualization of the levator ani in nulliparous women? Int Urogynecol J. 2013;24(9):1507–13.

[51] Shobeiri SA, White D, Quiroz LH, Nihira MA. Anterior and posterior compartment 3D endovaginal ultrasound anatomy based on direct histologic comparison. Int Urogynecol J. 2012;23(8): 1047–53.

[52] van Delft K, Sultan A, Thakar R, Schwertner-Tiepelmann N, Kluivers K. The relationship between postpartum levator ani muscle avulsion and signs and symptoms of pelvic floor dysfunction. BJOG. 2014;121(9):1164–71.

[53] van Delft K, Thakar R, Sultan A, IntHout J, Kluivers K. The natural history of levator avulsion one year following childbirth: a prospective study. BJOG. 2015;122(9):1266–73.

[54] Dietz HP, Shek C. Levator avulsion and grading of pelvic floor muscle strength. Int Urogynecol J. 2007;19(5):633–6.

[55] Dietz HP, Shek C, De Leon J, Steensma AB. Ballooning of the levator hiatus. Ultrasound Obstet Gynecol. 2008;31(6):676–80.

[56] Dietz HP, Simpson JM. Levator trauma is associated with pelvic organ prolapse. BJOG. 2008;115(8): 979–84.

[57] Baessler K, Metz M, Junginger B. Valsalva verssus straining: There is a distinct difference in resulting bladder neck and puborectalis muscle position. Neurourol Urodyn. 2017;9999:1–7. doi:10.1002/nau.23197.

[58] Rostaminia G, White D, Quiroz L, Shobeiri SA. Freehand acquisition of 3D transperineal pelvic floor volume does not yield accurate measurements. Pelviperineology. 2013;32:99–103.

[59] Baessler K, Junginger B. Gymnastics for urinary incontinence—destroying the myth. Neurourol Urodyn. 2010;21(Suppl 1):248–9.

[60] Baessler K, Vollhaber H, Ruehl M, Junginger B. Is BMI associated with increased intraabdominal pressure and lower bladder neck position and greater genital hiatus on ultrasound? (Oral Presentation 059). Int Urogynecol J. 2014;25(Suppl 1):S135–6.

第 17 章　新型的成像技术和操作方法

学习目的

1. 学习剪切波弹性成像（shear wave elasticity imaging，SWEI）超声。

2. 学习光声成像（photoacoustic imaging，PAI）超声。

3. 了解一个新兴领域——阴道触觉成像（vaginal tactile imaging，VTI）超声。

17.1　弹性成像（EI）超声

弹性成像超声，也称作超声弹性成像或超声波弹性成像，自 20 世纪 90 年代初作为一种评估组织机械性能的非侵入性手段被引入以来[1~3]，已经广泛应用于临床前期和临床实践中[4~14]。在临床上，弹性成像超声是将对临床诊断有用的组织硬度信息叠加到 2D 灰阶解剖图上，并以可视化的图像模式展示出来。

弹性成像超声技术已经应用于女性生殖系统检查。

文献报道，自由臂超声实时弹性成像技术（real-time elastography，RTE）用于一项对 12 名健康孕妇进行阴道超声（TVUS）检查的队列研究中。实时弹性成像技术是通过用手持阴道探头对感兴趣区域轻轻地反复手动加压来完成。在这种触诊成像过程中，实时弹性图像叠加在 2D 灰阶图像上，并与 2D 灰阶图像分屏显示在屏幕上（图 17.1），使弹性图像色阶分布与解剖结构的相关性一目了然。该研究样本量虽然小，但仍发现子宫颈弹性总体呈增加趋势[15]。

Swiatkowska Freund 等人进行了一项研究，对 29 名足月引产女性采用弹性成像技术评估，用探头适度按压宫颈进行检查。结果显示，引产成功女性和引产失败女性宫颈内口的弹性成像指数平均值有显著差异，但宫颈外口和阴道中段附近的组织却没有显示出类似的差异。作者观察到弹性成像"可以在引产前指导判断宫颈成熟"，并指出"由于受试者之间没有统一的标准，该技术存在局限性"[16, 17]。在一项涵盖 112 名孕妇的横断面研究中，妊娠期的不同时间截点之间，宫颈测值没有统计学差异。对于直接受压区域的应变数值，作者认为组织位移变化率的测量仅反映探头施加的压力，而并非是可以反映宫颈成熟度的组织学变化。在弹性超声成像技术成为可靠的临床工具之前，还必须采取严谨的操作步骤使测量组织受压标准化[17, 18]。此外妇女的生殖系统是复杂的，这将使得施加压力标准化更具挑战性。

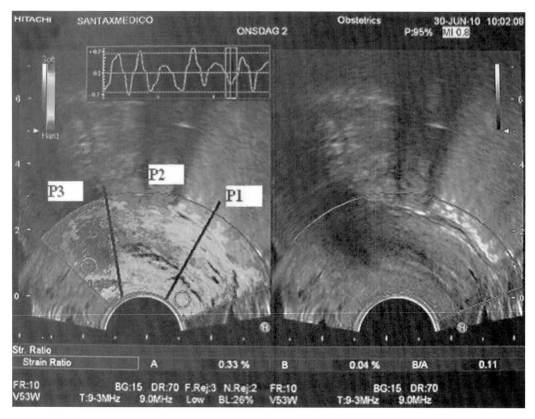

图 17.1　2D 图像（右侧）和叠加在 2D 图像（左侧）上的弹性成像（彩色）同屏显示。下半部分 P1，中间部分 P2，上半部 P3（大约各占 1/3）和宫颈管。对应于颜色分布 P1 中的应变率（左）大于 P3 中的应变率（右）（Khalil 等报道并授权 [15]）

17.2　宫颈和子宫的声辐射力脉冲成像和剪切波弹性成像

理想的检查方式是不依赖操作者并且无需标准化。不需要使用探头进行加压，聚焦超声产生的声辐射力可达深部组织，达到可控性"触诊"：①检测声辐射力激励区域（region of excitation，ROE）内的组织位移，生成组织硬度的相对差异图像[声辐射力脉冲成像（acoustic radiation force impulse，ARFI）]。②检测从声辐射力激励区域离开的剪切波传播速度来量化组织硬度

（SWEI）。受电子控制声辐射力作用后，组织产生位移和剪切波，剪切波的传播速度直接反映了组织的内在软硬度 [19]。Carson 等人使用剪切波弹性成像对切除的子宫标本进行研究，评价其区分成熟度的价值。作者认为如果考虑部位，患者之间的比较可以区分成熟与未成熟 [20]。

Su 等人在他们的人体实验研究中应用声辐射力脉冲成像和剪切波弹性成像，对 58 名术前经病理证实的宫颈癌患者的宫颈进行了研究。他们发现恶性病变（硬的）与正常宫颈组织（软的）之间具有显著统计学差异。作者认为，声辐射力脉冲成像或剪切波弹性成像均

对宫颈癌的评估具有较高的敏感性和特异性，可以作为硬度评估的一种客观方法，具有潜在的临床诊断价值[21]。在有两名高度怀疑平滑肌瘤和子宫平滑肌瘤患者的病例研究中，Furukawa 等人认为剪切波弹性成像 是诊断子宫平滑肌瘤的有效方法[22]（图 17.2）。

Gennisson 等人对妊娠期妇女的宫颈和子宫进行剪切波弹性成像研究，定量分析宫颈的弹性，并对收缩状态的子宫弹性进行随访，研究子宫的各向异性。研究中使用 7 MHz 的腔内探头对 20 名妊娠女性的宫颈弹性进行定量分析。使用 8 MHz 的线阵探头经腹对 5 名女性的子宫体弹性进行定量分析。对子宫收缩时的弹性变化进行实时监测（图 17.3）。剪切波弹性成像是使用相同探头评估剪切波相对于探头角度的速度变化，可以使用该技术研究不同深度的子宫各向异性。收缩时的弹性值与子宫压力测量的金标准相关[23]。

在 Tanaka 等人的研究中，应用剪切波弹性成像对 11 名正常经阴道分娩女性胎盘娩出前、娩出后即刻、娩出后第 1 和 2 小时进行观察，研究胎盘娩出后子宫体和子宫颈基线硬度是否发生变化。研究发现，子宫体的硬度随着时间的推移发生了显著的变化，而子宫颈未见明显改变。研究还发现，胎盘分娩即刻及娩出后第 1、2 小时，子宫体硬度与胎盘分娩前相比明显升高；在上述 4 个观察时间点，子宫体硬度均显著高于宫颈硬度[24]。虽然随着深度增加声衰减的影响的确存在，但 Hernandez-Andrade 等人对 154 名妊娠 11~36 周孕妇的研究表明，探头到宫颈不同区域的深度不会显著影响孕妇宫颈的剪切波速度估计值[25]。

Peng 等人利用组织运动追踪法，对普通扫描过程中不容易被捕获和观察到的一些重要信息进行评估，这些信息与盆底肌肉（PFM）应对诱发潜在尿失禁（UI）动态压力的反应相关。他们对 22 名无症状女性和 9 名压力性尿失禁（SUI）女性进行了会阴超声检查。其中，女性的年龄和生育情况离散度较大。对肛直肠角（ARA）的腹侧背侧和前部尾侧运动进行分析，并分析了位移、轨迹、速度和加速度方面的运动学参数。该结果揭示了盆底肌肉在防止快速变化和压力增加情况下发生尿失禁的可能机制。统计分析表明，无症状女性和压力性尿失禁女性的盆底肌肉反应在仰卧位和站立位实验中均有显著差异[26]。

17.3　卵巢组织和宫颈管的光声成像

光声（photoacoustic，PA）技术是一种非常有前景的医学成像技术，它利用组织吸收的光能转化为声能，提供一种无创的、深度的、实时的定量光学对比[27~29]。Salehi 等人使用了他们专为光声成像设计的阴道探头，对离体的良性和恶性人卵巢组织进行成像检查（图 17.4）。其可以生成能够显示卵巢良性囊肿和卵巢恶性肿瘤表面血管不同分布的重建图像[30、31]。

Aguirre 等使用 1.75-D 阵列探头，对正常猪卵巢组织进行成像，并与组织

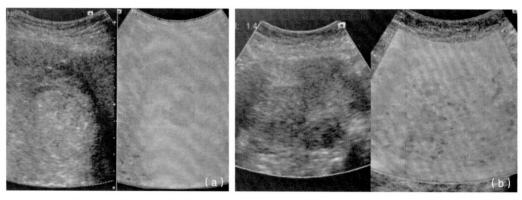

图 17.2　子宫平滑肌肉瘤超声（a）和平滑肌瘤（b）图像。左：灰阶超声图像。右：声辐射力脉冲图像。在声幅射力脉冲图像中看到蓝色、黄色、绿色和红色呈不规则分布，暗示内部存在不同成分的结构。在灰阶图像上的点状高回声在声幅射力脉冲上显示为明显的蓝色（经允许引自 Furukawa 等人 [22]）

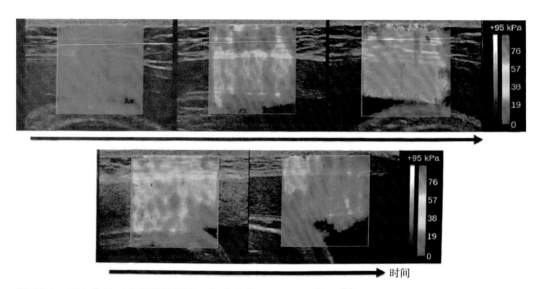

图 17.3　子宫收缩时定量弹性图（经允许引自 Gennisson 等人 [23]）

学图像相比较（图 17.4）。作者表示，他们的结果显示了超声和光声图像良好的匹配。他们描述了血管具有强烈的光吸收，尤其是血管丰富的黄体和光吸收低的卵泡 [32]。

　　光声成像对生物组织深处的异常血管生成很敏感，并且能够在宫颈外口和宫颈管内进行完整扫描。基于这个假设，Peng 等人通过宫颈阴道镜检查活检获得

30 个宫颈管组织样品，并进行光声成像。他们的研究表明，与正常组织相比，宫颈病变部位的吸收更强。光声成像平均光吸收预测值在正常组织和宫颈病变部位之间的差异有统计学意义 [33]。

　　利用峰值光声信号为 700 nm 的纤维素纳米颗粒，应用光声成像技术建立人卵巢癌小鼠模型（图 17.5）。比较注射前图像（B~D 组）与注射后图像（Bi~Di

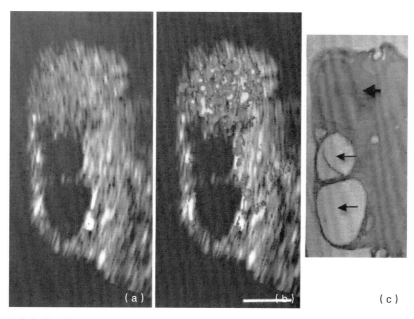

图 17.4　重建卵巢图像。（a）2D 超声图像。（b）2D 超声图像上的光声图像。（c）苏木精和伊红染色的组织学切片。白色尺条代表 5 mm（经允许引自 Aguirre 等人 [32]）

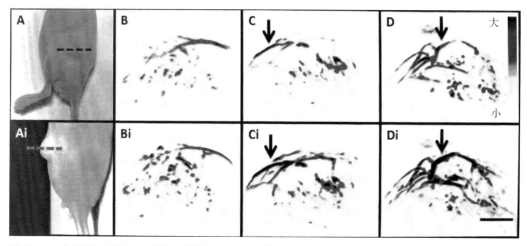

图 17.5　小鼠肿瘤的光声成像。使用 A 和 Ai 两个不同的成像平面视图在 B–D 组（虚线）中创建效果图。上面的图像是注射碳基纳米片（CNPs）之前的图像，下面用"i"表示的是注射后的图像。B 是没有注射；C 是 1.2 mg/mL；D 是 2.4 mg/mL。D 中的亮度标尺和 Di 中比例尺条表示 3 mm 适用于所有图像。箭头强调光声在注射后的图像中对比度特别高的区域（经允许引自 Jokerst 等人 [34]）

组），观察到肿瘤中光声信号强度明显增加。值得注意的是，纤维素纳米颗粒在纤维素（一种天然存在的酶）的存在下可进行生物降解，表明在临床转化中具有重要的优势 [34]。

17.4 女性盆底触觉成像

在20世纪末，弹性成像技术出现了，用于对软组织黏弹性特性的测量和可视化，使得古老的触诊技术获得新生[35]。弹性成像在医学诊断及治疗监测领域的应用正在稳步扩大。它已经证明软组织的弹性对其结构和状态高度敏感。软组织杨氏模量的变化幅度超过3个数量级，从千帕到数百千帕，似乎是软组织最敏感的物理特性之一，可提供有价值的诊断信息[5, 36]。很多盆底功能障碍性疾病（PFD），包括盆腔器官脱垂（POP）、压力性尿失禁、性功能障碍、先天性生殖道异常等，在骨盆结构的力学性能上均有明显的表现。因此，弹性成像可以绘制骨盆底弹性图，为骨盆底生物力学评估和监测开辟了新的可能性[37, 38]。此外，基于触觉成像的弹性成像技术还可以测量肌肉收缩能力。

触觉成像又称"机械成像"，是一种可以把触觉转换成数字图像的医学成像模式。触觉成像是一个 $P(x, y, z)$ 的函数，其中 P 是软组织变形时软组织表面的压力，x、y、z 是测量压力 P 的坐标[39, 40]。触觉成像是一个压力图，需指定组织变形的方向[40]。

17.5 功能性触觉成像

功能性触觉成像（functional tactile imaging，FTI）属于弹性成像的一种，是将一个感兴趣区域的肌肉活动转化为一种动态压力模式 $P(x, y, t)$，其中 t 为时间，x、y 为测量压力 P 的坐标。研究肌肉活动包括自主收缩（如挤压盆底）、无意识的反射性收缩（如由于咳嗽引起的）、无意识的放松或 Valsalva 动作（向下转向）[41, 42]。

阴道触觉成像探头，如图17.6所示，沿探头两侧每2.5 mm布置配备96个压力传感器，1个方向传感器（加速度计）和1个带微型加热器的温度传感器[43]。在临床检查过程中，探头获取阴道壁的压力反应。阴道触觉成像检测步骤包括从阴道的各个部位采集数据。在检查过程中，从探头传感器采集的数据实时显示在阴道触觉成像显示器上。阴道产生的压力图（TI）整合了每个压力传感元件所获得的压力和定位数据。此外，阴道触觉成像还记录盆底肌肉的动态收缩。

阴道触觉成像仪，型号2S（高级触觉成像，Artann Laboratories，West Trenton，NJ，USA），包括数据分析工具和报告功能。它既可以结合空间测

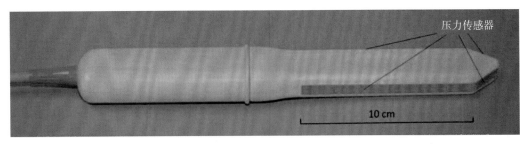

图17.6 阴道触觉成像仪，型号2S（高级触觉成像，Artann Laboratories,West Trenton, NJ, USA）。压力传感器排列在探头的外表面（高亮显示）

量数据、压力等级、压力图内的压力梯度的计算来显示阴道的解剖结构，还可以评估盆底肌肉收缩能力（肌力）（图17.7）。检查程序允许进行 8 个临床试验（表 17.1）。

在一项有 22 名受试者参与的临床试验研究中 [40, 43]，用阴道触觉成像测试分析了盆腔器官脱垂敏感的触觉成像

指标 1-4 （表 17.1）。发现 9 个指标对盆腔器官脱垂敏感 [单因素方差分析 $P<0.05$ 和（或）t 检验 $P<0.05$ 和相关因子 r $-0.73\sim-0.56$)][44, 45]。盆底肌肉收缩的过程中观察到多个压力峰值。指标（参数）列表包括在指定位置的肌肉收缩期间的压力、压力梯度和动态压力反应。这些描述女性盆底生物力学特征的

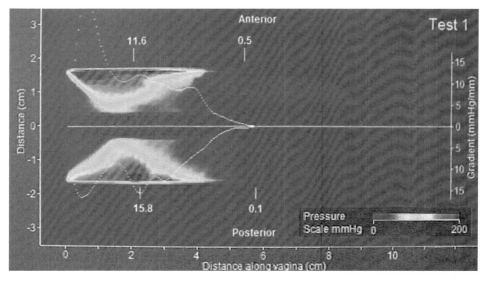

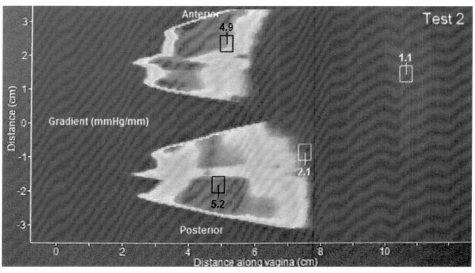

图 17.7 临床通过阴道触觉成像仪获得的图像结果（高级触觉成像，Artann Laboratories,West Trenton, NJ，USA）。正常骨盆底支持的 26 岁患者，测试 1: 探头置入，测试 2: 探头仰角，测试 3: 探头旋转和测试 5: 自主盆底肌肉收缩

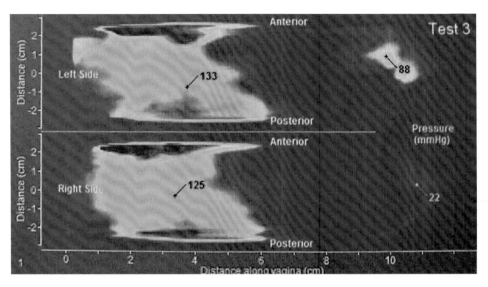

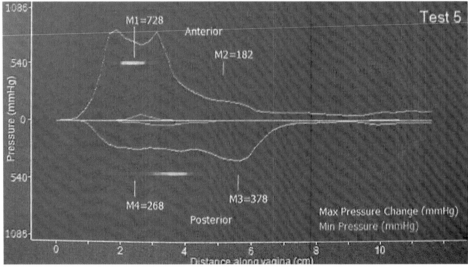

图 17.7　续

参数可用于支持女性盆腔器官脱垂的有效治疗。

在另一项有 26 名受试者的临床研究中，通过 VTI 4-8 检测发现，Valsalva 动作、盆底肌肉收缩和无意识的放松时获得的压力图，也可用于盆腔器官脱垂特性的量化描述[41]。盆底肌肉的功能成像，可以加深对盆底功能生物力学的认识，借此帮助我们理解盆底肌肉在盆腔器官脱垂形成中的作用，以及盆腔器官

脱垂治疗效果。观察发现前、后、左和右的自主性肌肉收缩振幅明显不同，这一研究有利于识别肌肉撕脱，以及不同功能情况下的特点。在盆底肌肉非自主收缩时的压力模式（如咳嗽）与自主收缩在振幅、峰值位置有明显区别；盆底功能正常的患者在自主肌肉收缩和非自主肌肉收缩中显示的压力幅度均高于压力性尿失禁患者；压力性尿失禁患者肌肉收缩时（如咳嗽）的压力模式与非压

表 17.1 阴道触诊成像仪的操作步骤及说明

操作步骤	说明
步骤 1：置入探头	沿整个阴道前后壁进行触诊成像，计算压力梯度和解剖尺寸
步骤 2：探头仰角	与盆底支撑结构相关的阴道顶端和阴道后壁的触觉成像，计算压力梯度和解剖尺寸
步骤 3：旋转探头	阴道左侧和右侧的触觉图像（阴道壁周围的触感图像），计算解剖尺寸
步骤 4：Valsalva 动作	记录 Valsalva 动作中沿整个阴道由前到后盆底肌肉收缩反应的动态压力
步骤 5：自主盆底肌肉收缩（前后对比）	记录自主盆底肌肉收缩中沿整个阴道由前到后反应的动态压力
步骤 6：自主盆底肌肉收缩（左右对比）	记录自主盆底肌肉收缩中沿整个阴道由左到右反应的动态压力
步骤 7：非自主盆底肌肉放松	记录无意识盆底肌肉放松中沿整个阴道由前到后反应的动态压力
步骤 8：非自主盆底肌肉收缩	记录在咳嗽时沿整个阴道由前到后反应的动态压力

力性尿失禁患者有明显的结构差异[42]。

17.6　总结

虽然超声可以观察盆底结构和运动变化情况，然而弹性成像和阴道触觉成像则可量化这些可视结构特性。理想的盆底成像方式最终会将 3D 超声、弹性成像、阴道触觉成像功能结合为一体。

（耿京、孙秀丽译，苗娅莉校）

参考文献

[1] Lerner RM, Parker KJ, Holen J, Gramiak R, Waag RC. Sono-elasticity: medical elasticity images derived from ultrasound signals in mechanically vibrated targets. In: Kessler LW, editor. Acoustical imaging. Vol.16. Proceedings of the Sixteenth International Symposium, June 10–12, 1987. New York/London:Plenum Press; 1988. p. 317–27.

[2] Ophir J, Céspedes I, Ponnekanti H, Yazdi Y, Li X. Elastography: a quantitative method for imaging the elasticity of biological tissues. Ultrason Imaging. 1991;13(2):111–34.

[3] Skovoroda AR, Emelianov SY, Lubinski MA, Sarvazyan AP, O'Donnell M. Theoretical analysis and veriication of ultrasound displacement and strain imaging. IEEE Trans Ultrason Ferroelectr Freq Control. 1994;41(3):302–13.

[4] Gao L, Parker KJ, Lerner RM, Levinson SF. Imaging of the elastic properties of tissue—a review. Ultrasound Med Biol. 1996;22(8):959–77.

[5] Sarvazyan A, Hall TJ, Urban MW, Fatemi M, Aglyamov SR, Garra BS. An overview of elastography – an emerging branch of medical imaging. Curr Med Imaging Rev. 2011;7(4):255–82.

[6] Zaleska-Dorobisz U, Kaczorowski K, Pawluś A, Puchalska A, Inglot M. Ultrasound elastography review of techniques and its clinical applications. Adv Clin Exp Med. 2014;23(4):645–55.

[7] Ribbers H, Lopata RG, Holewijn S, Pasterkamp G, Blankensteijn JD, de Korte CL. Noninvasive two-dimensional strain imaging of arteries: validation in phantoms and preliminary experience in carotid arteries in vivo. Ultrasound Med Biol. 2007;33(4):530–40.

[8] Hall TJ, Zhu Y, Spalding CS. In vivo real-time free-hand palpation imaging. Ultrasound Med Biol. 2003;29(3):427–35.

[9] Kim K, Johnson LA, Jia C, Joyce JC, Rangwalla S, Higgins PDR, Rubin JM. Noninvasive ultrasound elasticity imaging (UEI) of Crohn's disease: animal model. Ultrasound Med Biol. 2008;34(6):902–12.

[10] Burnside ES, Hall TJ, Sommer AM, Hesley GK, Sisney GA, Svensson WE, et al. Differentiating benign from malignant solid breast masses with US strain imaging. Radiology. 2007;245(2):401–10.

[11] Luo J, Fujikura K, Homma S, Konofagou EE. Myocardial elastography at both high temporal and spatial resolution for the detection of infarcts. Ultrasound Med Biol. 2007;33(8):1206–23.

[12] Rubin JM, Xie H, Kim K, Weitzel WF, Emelianov SY, Aglyamov SR, et al. Sonographic elasticity imaging of acute and chronic deep venous thrombosis in humans. J Ultrasound Med. 2006;25(9):1179–86.

[13] Stidham RW, Xu J, Johnson LA, Kim K, Moons DS, McKenna BJ, et al. Ultrasound elasticity imaging for detecting intestinal fibrosis and inlammation in rats and humans with Crohn's disease. Gastroenterology. 2011;141(3):819–26.e1.

[14] Weitzel WF, Kim K, Rubin JM, Wiggins RC, Xie H, Chen X, et al. Feasibility of applying ultrasound strain imaging to detect renal transplant chronic allograft nephropathy. Kidney Int. 2004;65(2):733–6.

[15] Khalil MR, Thorsen P, Uldbjerg N. Cervical ultrasound elastography may hold potential to predict risk of preterm birth. Dan Med J. 2013;60(1):A4570.

[16] Swiatkowska-Freund M, Preis K. Elastography of the uterine cervix: implications for success of induction of labor. Ultrasound Obstet Gynecol. 2011;38(1): 52–6.

[17] Feltovich H, Hall TJ, Berghella V. Beyond cervical length: emerging technologies for assessing the pregnant cervix. Am J Obstet Gynecol. 2012;207(5): 345–54.

[18] Molina FS, Gómez LF, Florido J, Padilla MC, Nicolaides KH. Quantiication of cervical elastography: a reproducibility study. Ultrasound Obstet Gynecol. 2012;39(6):685–9.

[19] Nightingale K. Acoustic radiation force impulse (ARFI) imaging: a review. Curr Med Imaging Rev. 2011;7(4):328–39.

[20] Carlson LC, Feltovich H, Palmeri ML, del Rio AM, Hall TJ. Statistical analysis of shear wave speed in the uterine cervix. IEEE Trans Ultrason Ferroelectr Freq Control. 2014;61(10):1651–60.

[21] Su Y, Du L, Wu Y, Zhang J, Zhang X, Jia X, et al. Evaluation of cervical cancer detection with acoustic radiation force impulse ultrasound imaging. Exp Ther Med. 2013;5(6):1715–9.

[22] Furukawa S, Soeda S, Watanabe T, Nishiyama H, Fujimori K. The measurement of stiffness of uterine smooth muscle tumor by elastography. SpringerPlus 2014;3:294. doi:10.1186/2193-1801-3-294.

[23] Gennisson JL, Muller M, Ami O, Kohl V,

Gabor P, Musset D, Tanter M. Shear wave elastography in obstetrics: quantiication of cervix elasticity and uterine contraction. In: 2011 IEEE International Ultrasonics Symposium, Orlando, FL. 2011. p. 2094–7. doi:10.1109/ULTSYM.2011.0519. Accessed 21 Nov 2016.

[24] Tanaka T, Makino S, Saito T, Yorifuji T, Koshiishi T, Tanaka S, et al. Attempt to quantify uterine involution using acoustic radiation force impulse before and after placental delivery. J Med Ultrason. 2010;38(1):21–5.

[25] Hernandez-Andrade E, Aurioles-Garibay A, Garcia M, Korzeniewski SJ, Schwartz AG, Ahn H, et al. Effect of depth on shear-wave elastography estimated in the internal and external cervical os during pregnancy. J Perinat Med. 2014;42(5):549–57.

[26] Peng Q, Jones R, Shishido K, Constantinou CE. Ultrasound evaluation of dynamic responses of female pelvic floor muscles. Ultrasound Med Biol. 2007;33(3):342–52.

[27] Ntziachristos V. Going deeper than microscopy: the optical imaging frontier in biology. Nat Methods. 2010;7(8):603–14.

[28] Emelianov SY, Li PC, O'Donnell M. Photoacoustics for molecular imaging and therapy. Phys Today. 2009;62(8):34–9.

[29] Wang LV, Hu S. Photoacoustic tomography: in vivo imaging from organelles to organs. Science. 2012;335(6075):1458–62.

[30] Salehi HS, Kumavor PD, Li H, Alqasemi U, Wang T, Xu C, Zhu Q. Design of optimal light delivery system for co-registered transvaginal ultrasound and photoacoustic imaging of ovarian tissue. Photoacoustics. 2015;3(3):114–22.

[31] Salehi HS, Wang T, Kumavor PD, Li H, Zhu Q. Design of miniaturized illumination for transvaginal coregistered photoacoustic and ultrasound imaging. Biomed Opt Express. 2014;5(9):3074–9.

[32] Aguirre A, Guo P, Gamelin J, Yan S, Sanders MM, Brewer M, Zhu Q. Coregistered three-dimensional ultrasound and photoacoustic imaging system for ovarian tissue characterization. J Biomed Opt. 2009;14(5):054014. doi:10.1117/1.3233916.

[33] Peng K, He L, Wang B, Xiao J. Detection of cervical cancer based on photoacoustic imaging—the in-vitro results. Biomed Opt Express. 2014;6(i):135–43.

[34] Jokerst JV, Van de Sompel D, Bohndiek SE, Gambhir SS. Cellulose nanoparticles are a biodegradable photoacoustic contrast agent for use in living mice. Photoacoustics. 2014;2(3):119–27.

[35] Sarvazyan AP. Elastic properties of soft tissues. In: Levy M, Bass HE, Stern RR, editors. Handbook of elastic properties of solids, liquids and gases, vol. 3. New York: Academic Pres; 2001. p. 107–27.

[36] Sarvazyan A, Egorov V. Mechanical imaging - a technology for 3-D visualization and characterization of soft tissue abnormalities: a review. Curr Med Imaging Rev. 2012;8(1):64–73.

[37] Egorov V, van Raalte H, Sarvazyan A. Vaginal tactile imaging. IEEE Trans Biomed Eng. 2010;57(7): 1736–44.

[38] Egorov V, van Raalte H, Lucente V. Quantifying vaginal tissue elasticity under normal and prolapse conditions by tactile imaging. Int Urogynecol J. 2012; 23(4):459–66.

[39] Sarvazyan A. Mechanical imaging: a new technology for medical diagnostics. Int J Med Inform. 1998;49(2): 195–216.

[40] van Raalte H, Egorov V. Characterizing female pelvic floor conditions by tactile imaging. Int Urogynecol J. 2015;26(4): 607–9 (with video

supplement).

[41] van Raalte H, Lucente V, Egorov V. High deinition pressure mapping of the pelvic floor muscles during Valsalva manever, voluntary muscle contraction and involuntary relaxation (abstract). In: American Urogynecologic Society 36th Annual Meeting, Seattle, WA, 13–17 Oct 2015.

[42] van Raalte H, Lucente V, Egorov V. Pressure mapping of voluntary and involuntary muscle contraction for assessment of SUI conditions (abstract). In: International Continence Society 45th Annual Meeting. Montreal, Canada, 6–9 Oct 2015.

[43] van Raalte H, Egorov V. Tactile imaging markers to characterize female pelvic floor conditions. Open J Obstet Gynecol. 2015;5(9):505–15.

[44] Egorov V, Sarvazyan AP. Mechanical imaging of the breast. IEEE Trans Med Imaging. 2008;27(9): 1275–87.

[45] Egorov V, Ayrapetyan S, Sarvazyan AP. Prostate mechanical imaging: 3-D image composition and feature calculations. IEEE Trans Med Imaging. 2006; 25(10):1329–40.

第 18 章　盆底生物力学的影像学研究

学习目标

1. 认识盆底的 3D 结构。

2. 了解盆底功能。

3. 认识阴道分娩和慢性压力对盆底的力学影响。

18.1　引言

1/10 的女性在生命中的某个阶段会发生盆底功能障碍性疾病，有的甚至严重到需要手术治疗，其中 1/3 的女性需要二次手术治疗[1]。

女性盆底组织由不同的肌肉和结缔组织组成，它们共同发挥作用，为盆腔器官提供支持作用[2]。临床上，我们需要在了解盆底肌肉（PFM）损伤的作用机制和盆底各部分解剖结构、功能和相互联系的基础上，思考如何预防盆底损伤，进一步寻找手术失败的原因。对于直立行走的我们，盆底组织在解剖结构和应力改变上显得非常重要，然而我们很难直接观察和测量这些盆底结构和它们之间的作用机制。幸运的是，随着医学成像技术的发展，计算模型可以为我们定量分析这些无法直接看到的复杂力学系统。生物力学是一门研究生物体系结构与功能关系的学科，生物医学工程师可以利用计算机生物模型来了解女性盆腔力学原理，以及盆底功能障碍性疾病发生发展的力学原因[3]。新的成像方法和现代计算机软件的出现，可建立个体化计算模型来模拟和分析盆底结构的力学情况，这或许可帮助我们解决泌尿妇科领域许多长期存在的问题。

建立患者个体化的生物力学模型有两个主要步骤：

1. 重建患者盆底 3D 解剖结构和几何学结构。

2. 对各解剖结构的材料特性进行评估。

重建患者 3D 解剖结构的前提是有高分辨率图像和分析系统，但是材料的性质往往是未知的，而文献中使用的参数却各不相同。一旦完成以上两个步骤，我们就可以进行模拟或仿真研究各种应力对盆底结构的影响，然而这个过程中的每一个方面都具有独特的挑战性。接下来我们总结分析一下目前个体化盆底模型的最新进展。

18.2　女性盆底个体化 3D 重建

MRI 是研究盆底疾病最常用的影像学方法，可以清晰、立体地识别盆底解剖结构[4]，从而重建出逼真的盆底 3D 几何模型进行生物力学模拟分析[5~8]。这个过程需要设定 MRI 的切片厚度，手动分割每层 MRI 图像中肌肉的边界，将每层相叠加重建出 3D 图像[7]（图18.1）。

1995 年，Melchert 等人[9]利用 MRI 数据重建孕妇骨盆和胎头几何模型，并将数据导入有限元模型（FEM）分析研究分娩对盆底的力学损伤。DeLancey 和 Ashton-Miller 在 2004 年采集一位 34 岁未育女性的盆底 MRI 数据，根据文献报道识别肛提肌（LAM）各部分及周围结缔组织的走形，并基于此重建几

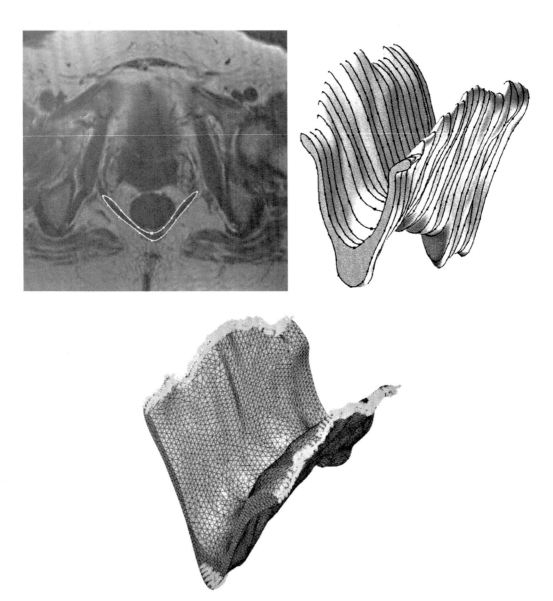

图 18.1　耻骨内脏肌的 MRI 图像。在此基础上构建 3D 几何模型，并用于有限元建模（经允许引自 Saleme 等人[7]）

何模型模拟分析阴道分娩时肛提肌的拉伸变化[10]。

2008 年 Li 等人采集一位运动员和一位非运动员的 MRI 数据重建盆底模型，分析运动员的第二产程是否会更长[11]（图 18.2）；研究中他们也做出了盆底各部分之间的相互作用和力学联系的推论。2008 年，Hoyte 等人采集了一名 21 岁未生育女性的从坐骨结节至髋臼上部的 MRI 数据，并重建出盆腔几何模型，利用一个直径 9 cm 的球体模拟胎头通过阴道模拟阴道分娩过程中，肛提肌伸展的程度和力学分布[12]。

综上所述，上述研究和其他研究已经证明了利用 MRI 构建人体盆底几何模型在研究盆底方面的潜力。然而 MRI 也具有一些局限性，如花费高昂且不宜推广，这也限制了利用 MRI 进行纵向研究，特别是追踪妊娠期和产妇的盆底变化。另一方面，相对于其他成像方式，

超声是一种安全、廉价和易获取的成像方法。最近，Shobeiri 的团队报道了如何通过 3D 超声获取盆底影像和重建盆底结构 3D 模型的方法。首先，他们通过高分辨率阴道内超声（EVUS）采集轴位盆底图像（层厚 0.2 mm），运用医学影像阅读器 OsiriX（Pixmeo）手动分割出会阴浅横肌（STP）、耻骨肛门肌、耻骨直肠肌（PRM）、髂尾肌、肛门括约肌复合体（ASC）、直肠、直肠黏膜、阴道、尿道、耻骨下支、耻骨联合，存储每个结构的几何形状；然后将他们分别导入 3D–Coat 软件（Pilgway）中进行线条平滑处理和上色；最终在 Meshlab（Visual Computing Lab—ISTI—CNR）中重建 3D 模型（图 18.3）。3D 超声可以清晰地显示盆底解剖结构，如果配合更先进的图像分析方法和 3D 模型重建方法会使它在重建和分析个体化盆底模型方面更具发展前景。

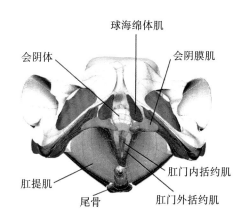
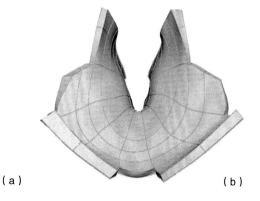

（a）　　　　　　　　　　　　　　　　　（b）

图 18.2　（a）基于 MRI 图像重建一名非运动员女性的盆底模型，由 13 个部分构成。（b）用 3D 网格表示肛提肌（经允许引自 Li 等人[11]）

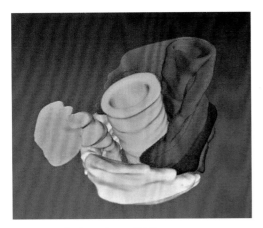

图 18.3　超声重建 3D 模型

18.3　盆底组织的材料属性

有限元模型是目前研究盆底生物力学的主要力学模型，重建 3D 解剖结构，按照材料性质配对不同的组织元素，模拟生物力学对这些组织的影响。本文将介绍一些盆底有限元模型。有限元仿真模型超出了本书的范围，将不做叙述。

材料属性（如硬度和黏度）是指组织结构在外力作用下的物理特性。为了定量研究某些材料的力学性能，通常采用建立本构模型来模拟材料变形时应力与应变之间的关系。Neo-Hookean 模型和 Mooney-Rivlin 模型是盆底组织中常用的两种超弹性连续体模型。

Martin 等 人 应 用 Neo-Hookean 本构模型模拟盆底肌肉与尾骨、腱弓、闭孔筋膜、闭孔内肌之间的非线性应力应变响应[8]。假定盆底肌肉呈各向同性。该模型是建立在先前发展的骨骼肌模型[8, 13]——$\sigma = \sigma$ incomp+ σ matrix+ σ fiber 基础上，柯西应力张量方程（Cauchy stress tensor equations）

的 σ incomp、σ matrix、σ fiber 分别代表了材料不可压缩性、超弹性矩阵和肌纤维。希尔（three-element Hill）肌肉模型用来计算肌纤维生物力学。一阶常微分方程模拟了肌肉激活动力，并广泛用于骨骼肌模型。Neo-Hookean 模型假定肛提肌具有各向同性、均质性和不可压缩性，在此前提条件下模拟肛提肌与胎头之间的机械相关作用[11, 14]。应变能量函数定义为 $\psi = c_1$（tr（C）－3），肛提肌的材料常数设为 10 kPa，胎头的材料常数设为 100 kPa；tr（C）是 C（Cauchy-Green 形变张量）的常量。在第二产程有限元模型中，采用了一个能模拟各向异性超弹性响应的且稍有不同的 Neo-Hookean 模型。

$$W = C(I_1 - 1) + \begin{cases} \dfrac{k_1}{2k_2}\left[e^{k_2\left(\lambda^2-1\right)^2}\right], \lambda \geq 1 \\ 0, \lambda < 1. \end{cases}$$

第二项关于纤维增强是为了模拟肛提肌和会阴体的各向异性[15]。与更高阶的 Mooney-Rivlin 模型相比，Neo-Hookean 模型更加简单，可操作性更强[15]。

其他研究者运用 Mooney-Rivlin 本构模型模拟肛提肌的非线性超弹性材料性质。应变能函数为 $W = c_{10}$（I_1-3）－c_{20}（I_2-3），I_1 和 I_2 是 Cauchy-Green 形变张量的常量，在特定对象模型中 Noakes 等将参数分别设定为 c_{10}=4.5 kPa，c_{20}= 2 kPa[16]。Lee 等人在更早研究中设置的参数分别为 c_{10}=2.5 kPa 和 c_{20}=0.625 kPa[17]。

上述研究均需设定一个固定的材料参数值，而弹性成像（EI）技术是一种新兴的成像模式，可以直接测量组织力学特性。这项技术是在 20 世纪 90 年代才开始发展，它可绘制组织刚度图，从而客观量化临床医生的触诊。从物理学角度看，弹性成像的目的是定量分析杨氏模量（Young's modulus），即与刚度对应的物理参数。弹性成像有两个重要的优点：

1. 不同生物组织的杨氏模量显著不同，所以与传统成像方法对比，它具有更强的对比性，是评估不同组织特征的理想参数。

2. 杨氏模量代表组织的刚度，可代表并量化临床医生触诊感觉，具有一定的诊断价值。此外，临床上触诊需要直接接触组织，所以只能应用于浅表器官；而弹性成像技术可以应用于深部器官，为评估器官功能提供了可能 [18]。

Chen 等人研发了一种运用弹性成像技术测量会阴体弹性系数的有效方法[18]，并证实可用于评估年轻未育女性会阴体的弹性模量（图 18.4）。另一种基于超声的定量分析盆底结构的方法是剪切波弹性成像（SWEI）[19, 20]。与 Chen 等人提出的静态方法相比 [18]，剪切波弹性成像虽不能探测深层组织，但它可以用动态评估盆底肌肉特有的剪切波速和剪切模量。

18.4 未来展望：使用超声波定量评估

目前，3D 超声成像是评价分娩盆底损伤标准诊断方法，可灵敏地观察肌肉大体结构变化。但在观察与肌肉损伤和恢复过程相关的组织成分细微变化时

不具优势，个体化生物力学模型在这方面可提供参考。总的来说，3D 超声可用于重建患者的特异性解剖结构，弹性成像用于评估组织材料的性能。

此外，还有其他组织特征与功能可能是相关的，结构即在肌肉功能中起着重要作用。有学者分别利用尸体和大鼠的实验表明年龄增长和分娩影响肛提肌的组织属性 [21, 22]。目前，也有相关肛提肌结构特性的系统性研究 [23]。我们建议以后将这些实验数据纳入计算机生物力学模型，从而更真实地评估肛提肌的力学特性。

与常规超声比较，定量超声（quantitative ultrasound，QUS）技术依赖于处理超声图像数据的方式，重点在观察部分组织微结构的局部变化 [24]。在已有文献中报道的定量超声，它是利用数据模型来处理超声的原始数据 [25]。另一种方法是对原始超声数据进行频谱处理，利用线性回归分析得到定量参数 [25]，从而全面了解组织的显微结构改变 [25]。定量超声现已广泛应用于鉴别健康组织和病变组织 [24, 25]。此外，定量超声作为非侵入性技术用于评估宫颈显微结构改变与早产风险的相关性分析 [26~28]。3D 超声、定量超声以及类似的方法不仅可以定量描述不同程度盆底损伤的特征，还可以帮助预测和管理阴道分娩相关损伤、肌肉无力、尿失禁（UI）或粪失禁（FI），以及盆腔器官脱垂（POP）。

这些定量的方法可构建复杂的盆底肌肉的生物力学模型以供可视化分析与分娩相关的盆底损伤和功能障碍，这也是目前研究所迫切需要的。

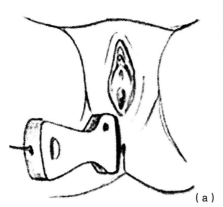

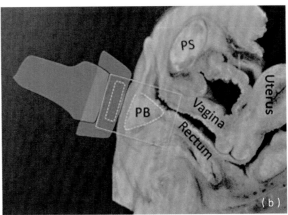

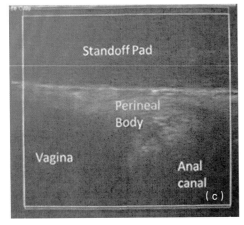

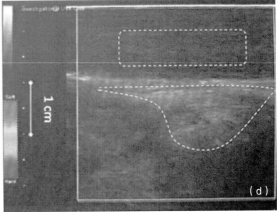

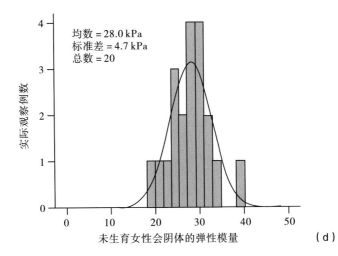

图18.4 （a）和（b）显示了（c）和（d）图中对应的探头位置和解剖区域。通过弹性超声成像图像，可以测量出间隔垫与会阴体的空间比例。（e）图结果显示，20名未生育女性会阴体的弹性模量服从正态分布（经允许引自 Chen 等人[18]）

18.5　结论

盆底生物力学的研究帮助我们了解盆底损伤和盆底功能障碍相关的病理生理学机制，这些机制很难通过其他方法得到。生物力学模型可用于模拟盆底功能障碍和阴道分娩，也为个体化诊疗和手术方案的制订提供重要参考。为了建立更切合实际的特定科学模型，未来我们需要研究可行且低廉的成像模式，特别是可用于妊娠期女性，以获得更高质量、更清晰的图像。超声不仅能够提供大体解剖情况，而且可分析组织结构的物理特性（如弹性成像），还可以评估显微结构变化（如定量超声），从而从不同的角度对盆底功能障碍性疾病进行研究，这对预防和改善盆底疾病十分重要。

（贾元元、孙秀丽译，

刘娟、苗娅莉校）

参考文献

[1] Rostaminia G, Abramowitch S. Finite element modeling in female pelvic floor medicine: a literature review. Curr Obstet Gynecol Rep. 2015;4(2):125–31.

[2] Shobeiri SA, editor. Practical pelvic loor ultrasonography: a multicompartmental approach to 2D/3D/4D ultrasonography of pelvic floor. New York: Springer; 2014.

[3] Hoyte L, Damaser M. Biomechanics of the female pelvic floor. London, UK: Academic Press/Elsevier; 2016.

[4] DeLancey JOL, Kearney R, Chou Q, Speights S, Binno S. The appearance of levator ani muscle abnormalities in magnetic resonance images after vaginal delivery. Obstet Gynecol. 2003;101(1):46–53.

[5] Janda Š, van der Helm FCT, de Blok SB. Measuring morphological parameters of the pelvic floor for inite element modelling purposes. J Biomech. 2003;36(6): 749–57.

[6] Alexandre F, Sayed RF, Mascarenhas T, Jorge RM, Parente MP, Fernandes AA, Tavares JM. 3D reconstruction of pelvic floor for numerical simulation purpose. In: VIPIMAGE-ECCOMAS. 2008. p. 359–62.

[7] Saleme CS, Parente MPL, Jorge RMN, Pinotti M, Silva-Filho AL, Roza T, et al. An approach on determining the displacements of the pelvic floor during voluntary contraction using numerical simulation and MRI. Comput Methods Biomech Biomed Engin. 2011;14(4):365–70.

[8] Martins JA, Pato MP, Pires EB, Jorge RM, Parente M, Mascarenhas T. Finite element studies of the deformation of the pelvic floor. Ann N Y Acad Sci. 2007;1101(1):316–34.

[9] Melchert F, Wischnik A, Nalepa E. The prevention of mechanical birth trauma by means of computer aided simulation of delivery by means of nuclear magnetic resonance imaging and inite element analysis. J Obstet Gynaecol. 1995;21(2):195–207.

[10] Lien K-C, Mooney B, DeLancey JOL, Ashton-Miller JA. Levator ani muscle stretch induced by simulated vaginal birth. Obstet Gynecol. 2004;103(1):31–40.

[11] Li X, Kruger JA, Chung JH, Nash MP, Nielsen PM. Modelling childbirth: comparing athlete and non-athlete pelvic floor mechanics. In: Metaxas D, Axel L, Fichtinger G, Székely G, editors. Medical image computing and computer-assisted intervention-MICCAI, Vol 5242. Lecture Notes in Computer Science. Berlin Heidelberg: Springer; 2008. p. 750–7.

[12] Hoyte L, Damaser MS, Warield SK,

Chukkapalli G, Majumdar A, Choi DJ, et al. Quantity and distribution of levator ani stretch during simulated vaginal childbirth. Am J Obstet Gynecol. 2008;199(2):198e1–5.

[13] Martins JAC, Pires EB, Salvado R, Dinis PB. A numerical model of passive and active behavior of skeletal muscles. Comput Methods Appl Mech Eng. 1998;151(3–4):419–33.

[14] Li X, Kruger JA, Chung J-H, Nash MP, Nielsen PMF. Modelling the pelvic floor for investigating dificulties during childbirth. In: Proc. SPIE 6916, Medical Imaging 2008: Physiology, Function, and Structure from Medical Images, 69160V (March 12, 2008); doi:10.1117/12.769898.

[15] Jing D, Ashton-Miller JA, DeLancey JOL. A subject-speciic anisotropic visco-hyperelastic inite element model of female pelvic floor stress and strain during the second stage of labor. J Biomech. 2012;45(3): 455–60.

[16] Noakes KF, Pullan AJ, Bissett IP, Cheng LK. Subject speciic inite elasticity simulations of the pelvic floor. J Biomech. 2008;41(14):3060–5.

[17] Lee SL, Darzi A, Yang GZ. Subject speciic inite element modelling of the levator ani. Med Image Comput Comput Assist Interv. 2005;8(Pt 1):360–7.

[18] Chen L, Low LK, DeLancey JO, Ashton-Miller JA. In vivo estimation of perineal body properties using ultrasound quasistatic elastography in nulliparous women. J Biomech. 2015;48(9):1575–9.

[19] Palmeri ML, Feltovich H, Homyk AD, Carlson LC, Hall TJ. Evaluating the feasibility of acoustic radiation force impulse shear wave elasticity imaging of the uterine cervix with an intracavity array: a simulation study. IEEE Trans Ultrason Ferroelectr Freq Control. 2013;60(10):2053–64.

[20] Sarvazyan AP, Rudenko OV, Swanson SD, Fowlkes JB, Emelianov SY. Shear wave elasticity imaging: a new ultrasonic technology of medical diagnostics. Ultrasound Med Biol. 1998;24(9):1419–35.

[21] Alperin M, Cook M, Tuttle LJ, Esparza MC, Lieber RL. Impact of vaginal parity and aging on the architectural design of pelvic floor muscles. Am J Obstet Gynecol. 2016;215(3):312.e1–9.

[22] Alperin M, Lawley DM, Esparza MC, Lieber RL. Pregnancy-induced adaptations in the intrinsic structure of rat pelvic floor muscles. Am J Obstet Gynecol. 2015;213(2):191.e1–7.

[23] Tuttle LJ, Nguyen OT, Cook MS, Alperin M, Shah SB, Ward SR, et al. Architectural design of the pelvic floor is consistent with muscle functional subspecialization. Int Urogynecol J. 2013;25(2):205–12.

[24] Oelze ML, Mamou J. Review of quantitative ultrasound: envelope statistics and backscatter coeficient imaging and contributions to diagnostic ultrasound. IEEE Trans Ultrason Ferroelectr Freq Control. 2016;63(2):336–51.

[25] Mamou J, Oelze ML. Quantitative ultrasound in soft tissues. Dordrecht: Springer Netherlands; 2013.

[26] Feltovich H, Nam K, Hall TJ. Quantitative ultrasound assessment of cervical microstructure. Ultrason Imaging. 2010;32(3):131–42.

[27] House M, Feltovich H, Hall TJ, Stack T, Patel A, Socrate S. Three-dimensional, extended field-of-view ultrasound method for estimating large strain mechanical properties of the cervix during pregnancy. Ultrason Imaging. 2012;34(1):1–14.

[28] Reusch LM, Feltovich H, Carlson LC, Hall G, Campagnola PJ, Eliceiri KW, et al. Nonlinear optical microscopy and ultrasound imaging of human cervical structure. J Biomed Opt. 2013;18(3):031110.1–11.

第 19 章　盆底超声测验

对于以下问题，每个问题只有一个正确答案。

1. 以下 3D 容积超声图像，请指出哪个方向是前面？

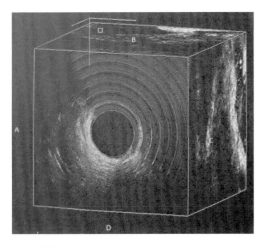

[A]

[B]

[C]

[D]

2. 以下 3D 容积超声图像，请指出哪个方向是头侧？

[A]

[B]

[C]

[D]

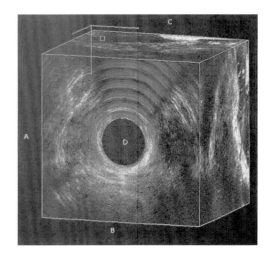

3. 以下 3D 容积超声图像，请指出哪个部分是阴道？

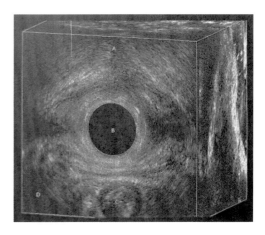

[A]

[B]

[C]

[D]

4. 以下 3D 容积超声图像，请指出哪部分是会阴浅横肌？

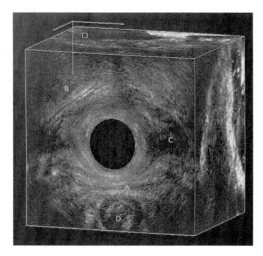

[A]

[B]

[C]

[D]

5. 以下图像是用什么探头获得的？

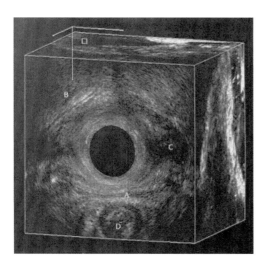

[A] BK 2052 360° 探头

[B] BK 8848 凸阵探头

[C] BK 8848 线阵探头

[D] BK 8802 会阴探头

6. 以下 3D 容积超声图像，请指出哪部分是耻骨会阴肌？

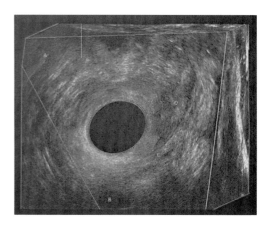

[A]

[B]

[C]

[D]

7. 以下 3D 容积超声图像，请指出哪部分是耻骨肛门肌？

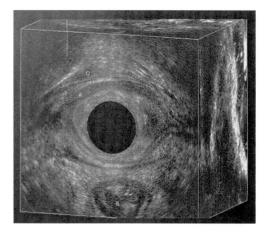

[A]

[B]

[C]

[D]

8. 以下 3D 容积超声图像，请指出哪部分是耻骨直肠肌？

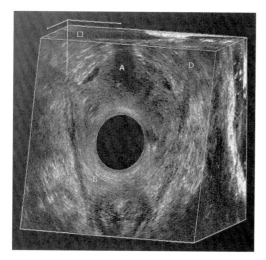

[A]

[B]

[C]

[D]

9. 以下 3D 容积超声图像，请指出哪部分是髂尾肌？

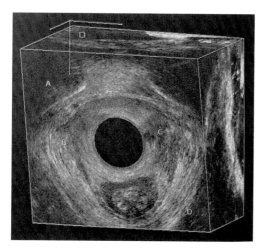

[A]

[B]

[C]

[D]

10. 以下图像显示的是什么切面？

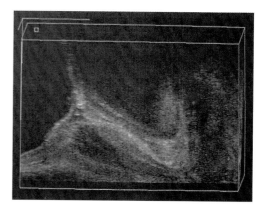

[A] 矢状面

[B] 冠状面

[C] 轴平面

[D] 头向

11. 以下图像是用什么探头获得的？

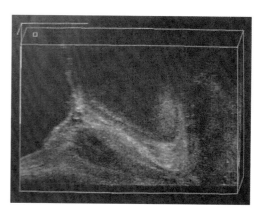

[A] BK 2052 360° 探头

[B] BK 8848 凸阵探头

[C] BK 8848 线阵探头

[D] BK 8802 会阴探头

12. 以下 3D 容积超声图像, 请指出哪个方向是前面?

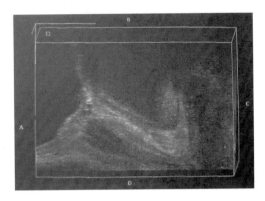

    [A]

    [B]

    [C]

    [D]

13. 以下 3D 容积超声图像, 请指出哪部分是耻骨弓?

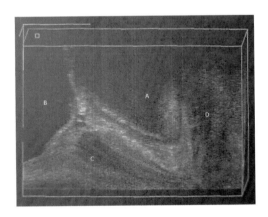

    [A]

    [B]

    [C]

    [D]

14. 以下 3D 容积超声图像, 请指出哪层是膀胱三角区?

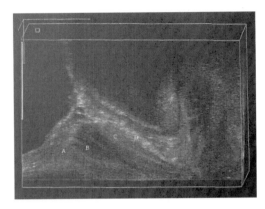

    [A]

    [B]

    [C]

    [D]

15. 以下 3D 容积超声图像, 请指出哪层是尿道腔?

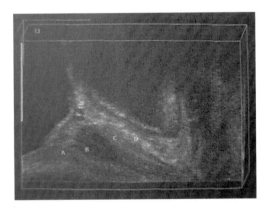

    [A]

    [B]

    [C]

    [D]

16. 以下 3D 容积超声图像，请指出哪层是纵向 / 环形平滑肌？

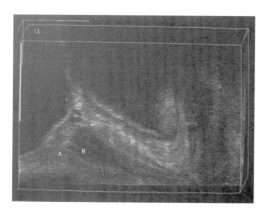

[A]

[B]

[C]

[D]

17. 以下 3D 容积超声图像，请指出哪层是横纹肌层（横纹括约肌）？

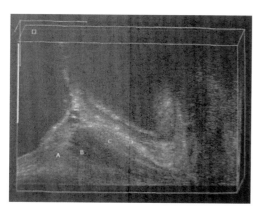

[A]

[B]

[C]

[D]

18. 以下图像显示的是什么切面？

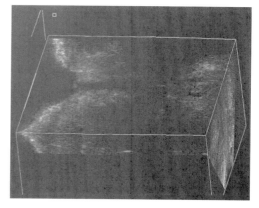

[A] 肛直肠的矢状面

[B] 尿道膀胱的冠状面

[C] 肛门的轴位图

[D] 肛提肌的头侧观

19. 以下图像是用什么探头获得的？

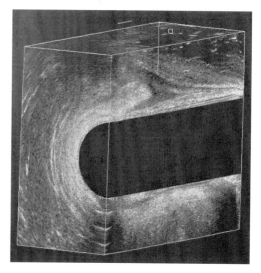

[A] BK 2052 360° 探头

[B] BK 8848 凸阵探头

[C] BK 8848 线阵探头

[D] BK 8802 会阴探头

20. 以下 3D 容积超声图像，请指出哪部分是肛门外括约肌？

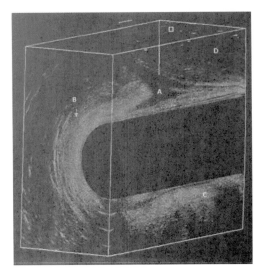

[A]

[B]

[C]

[D]

21. 以下 3D 容积超声图像，请指出哪部分是提肌板？

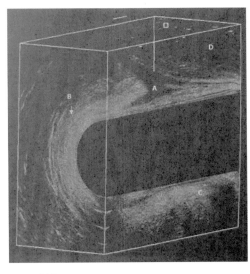

[A]

[B]

[C]

[D]

22. 以下 3D 容积超声图像，请指出哪部分是肛门内括约肌？

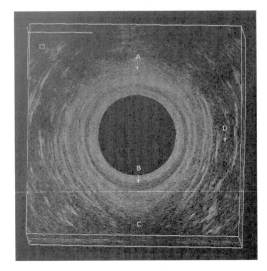

[A]

[B]

[C]

[D]

23. 以下 3D 容积超声图像，请指出哪部分是肛门外括约肌？

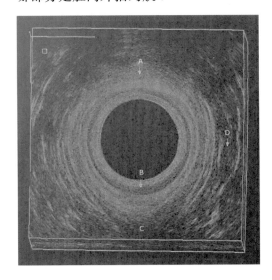

[A]

[B]

[C]

[D]

24. 以下 3D 容积超声图像，请指出哪个方向是后面？

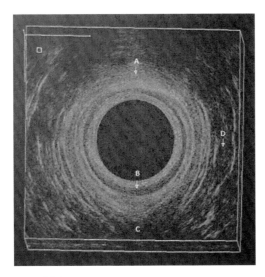

[A]

[B]

[C]

[D]

25. 以下图像显示的是什么切面？

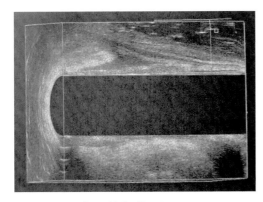

[A] 肛直肠的矢状面

[B] 尿道膀胱的冠状面

[C] 肛门的轴位图

[D] 肛提肌的头侧观

26. 以下 3D 容积超声图像，请指出哪部分是会阴体？

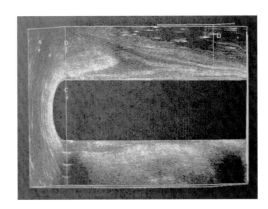

[A]

[B]

[C]

[D]

27. 以下 3D 容积超声图像，请指出哪部分是肛直肠？

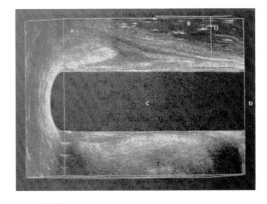

[A]

[B]

[C]

[D]

28. 以下 3D 容积超声图像，请指出哪部分是阴道？

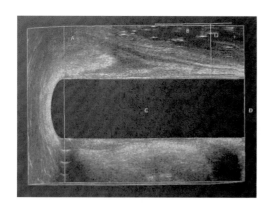

[A]

[B]

[C]

[D]

29. 以下 3D 容积超声图像，请指出哪个方向是头侧？

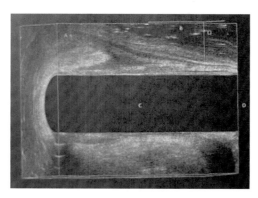

[A]

[B]

[C]

[D]

30. 以下 3D 容积超声图像，请指出哪部分是肛门内括约肌？

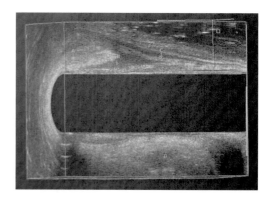

[A]

[B]

[C]

[D]

31. 以下 3D 容积超声图像，请指出哪部分是肛门外括约肌？

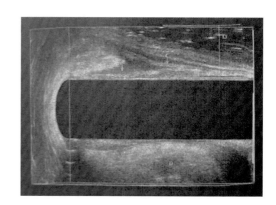

[A]

[B]

[C]

[D]

32. 以下 3D 容积超声图像，请指出哪部分是提肌板？

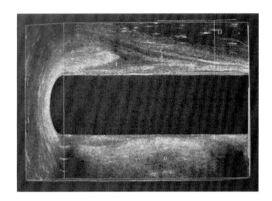

[A]

[B]

[C]

[D]

33. 以下 3D 容积超声图像，请指出哪部分是直肠阴道的筋膜？

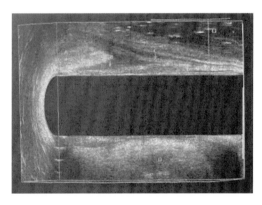

[A]

[B]

[C]

[D]

34. 以下图像是用什么探头获得的？

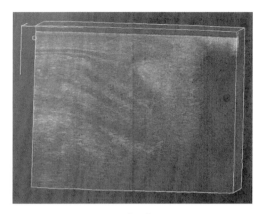

[A] 2052 360° 探头

[B] 8848 凸阵探头

[C] 8848 线阵探头

[D] 8802 会阴探头

35. 以下图像显示的是什么切面？

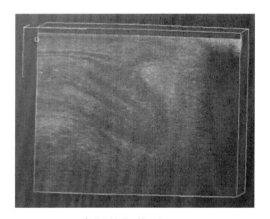

[A] 肛直肠的矢状面

[B] 尿道膀胱的冠状面

[C] 肛门的轴位图

[D] 肛提肌的头侧观

36. 以下 3D 容积超声图像，请指出哪部分是阴道？

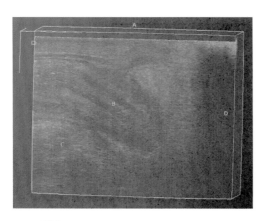

[A]

[B]

[C]

[D]

37. 以下 3D 容积超声图像，请指出哪部分是肛直肠？

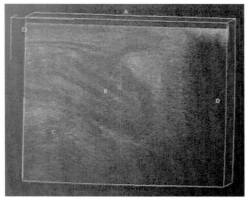

[A]

[B]

[C]

[D]

38. 以下 3D 容积超声图像，请指出哪部分是肛门括约肌？

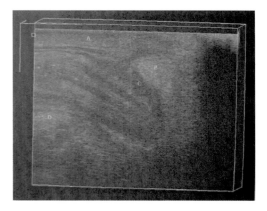

[A]

[B]

[C]

[D]

39. 以下 3D 容积超声图像，请指出哪部分是提肌板？

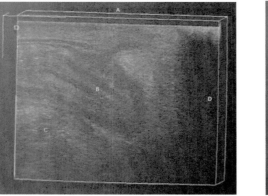

[A]

[B]

[C]

[D]

40. 以下 3D 容积超声图像，请指出哪部分是肛门内括约肌？

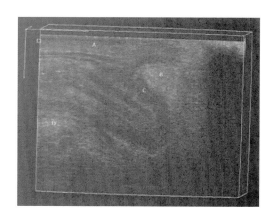

　　[A]

　　[B]

　　[C]

　　[D]

41. 以下图像是用什么探头获得的？

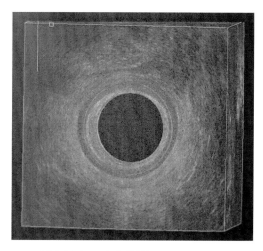

　　[A] 2052 360° 探头

　　[B] 8848 凸阵探头

　　[C] 8848 线阵探头

　　[D] 8802 会阴探头

42. 以下图像显示的是什么切面？

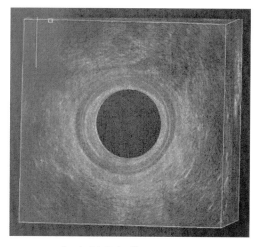

　　[A] 肛直肠的矢状面

　　[B] 尿道膀胱的冠状面

　　[C] 肛门的轴位图

　　[D] 肛提肌的头侧观

43. 以下 3D 容积超声图像，请指出哪部分是阴道？

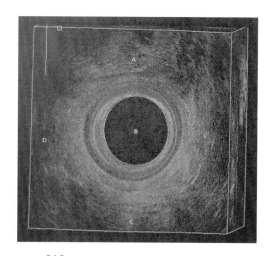

　　[A]

　　[B]

　　[C]

　　[D]

44. 以下 3D 容积超声图像，请指出哪部分是肛直肠？

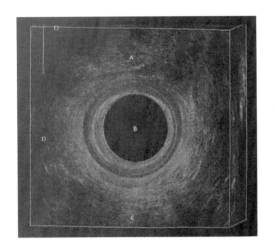

[A]

[B]

[C]

[D]

45. 以下 3D 容积超声图像，请指出缺陷结构或此处不该看到的异常结构是什么？

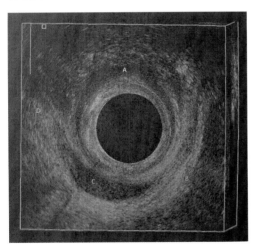

[A]

[B]

[C]

[D]

46. 以下图像显示的是什么切面？

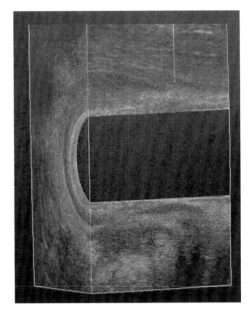

[A] 肛直肠的矢状面

[B] 尿道膀胱的冠状面

[C] 肛门的轴位图

[D] 肛提肌的头侧观

47. 以下 3D 容积超声图像，请指出哪部分是肛直肠？

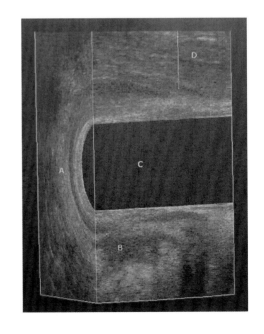

[A]

[B]

[C]

[D]

48. 以下 3D 容积超声图像，请指出哪部分是肛门外括约肌？

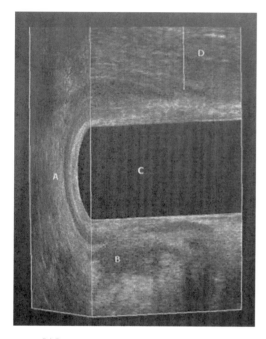

[A]

[B]

[C]

[D]

49. 以下 3D 容积超声图像，请指出缺陷结构或此处不该看到的异常结构是什么？

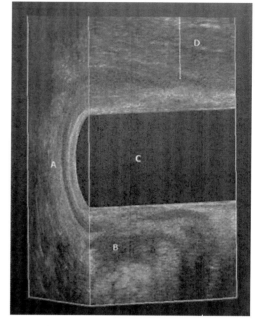

[A]

[B]

[C]

[D]

50. 以下图像是用什么探头获得的？

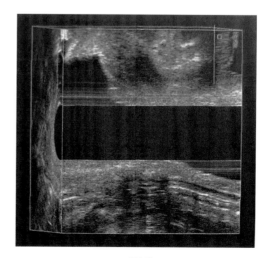

[A] 2052 360° 探头

[B] 8848 凸阵探头

[C] 8848 线阵探头

[D] 8802 会阴探头

51. 以下图像显示的是什么切面？

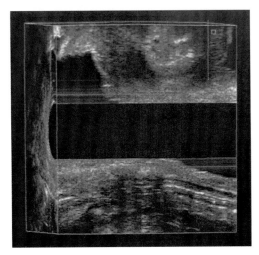

[A] 肛直肠的矢状面

[B] 尿道膀胱的冠状面

[C] 肛门的轴位图

[D] 肛提肌的头侧观

52. 以下 3D 容积超声图像，请指出哪部分是阴道？

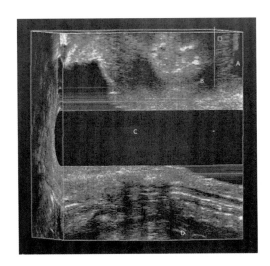

[A]

[B]

[C]

[D]

53. 以下 3D 容积超声图像，请指出哪部分是肛直肠？

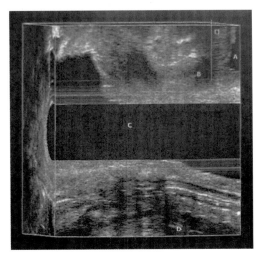

[A]

[B]

[C]

[D]

54. 以下 3D 容积超声图像，请指出哪部分是尿道？

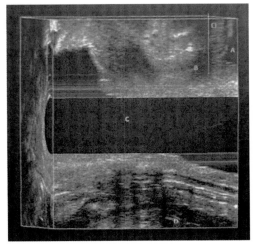

[A]

[B]

[C]

[D]

55. 以下 3D 容积超声图像，请指出哪部分是膀胱？

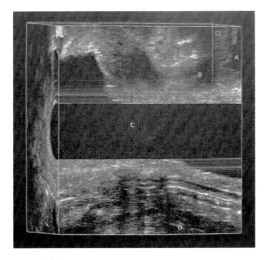

[A]

[B]

[C]

[D]

56. 以下 3D 容积超声图像，请指出后植入的金属样组织。

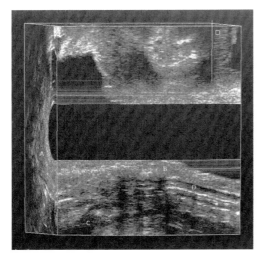

[A]

[B]

[C]

[D]

57. 以下图像显示的是什么切面？

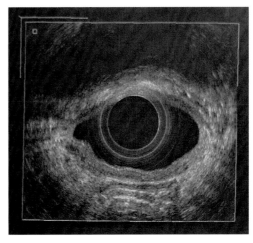

[A] 肛直肠的矢状面

[B] 尿道膀胱的冠状面

[C] 肛门的轴位图

[D] 肛提肌的头侧观

58. 以下 3D 容积超声图像，请指出哪部分是阴道？

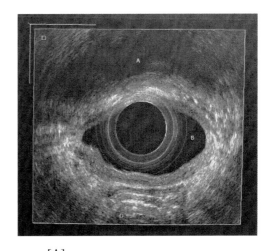

[A]

[B]

[C]

[D]

59. 以下 3D 容积超声图像，请指出哪部分是膀胱？

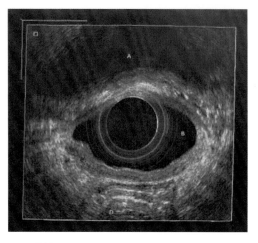

[A]

[B]

[C]

[D]

60. 以下 3D 容积超声图像，请指出后植入的金属样组织。

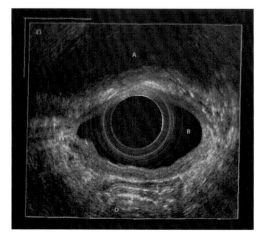

[A]

[B]

[C]

[D]

测验答案

1. [B]
2. [C]
3. [B]
4. [A]
5. [A]
6. [C]
7. [C]
8. [C]
9. [B]
10. [A]
11. [C]
12.[B]
13. [A]
14. [A]
15. [B]
16. [C]
17. [D]
18. [B]
19. [A]
20. [B]
21. [C]
22. [B]
23. [A]
24. [C]
25. [A]
26. [D]
27. [C]
28. [B]
29. [D]
30. [B]

31. [A]
32. [D]
33. [C]
34. [C]
35. [A]
36. [A]
37. [B]
38. [B]
39. [D]
40. [C]
41. [A]
42. [C]
43. [A]
44. [B]
45. [C]
46. [A]
47. [C]
48. [A]
49. [B]
50. [A]
51. [A]
52. [C]
53. [D]
54. [B]
55. [A]
56. [D]
57. [C]
58. [B]
59. [A]
60. [C]

（吴桂珠译，孙秀丽、苗娅莉校）